HANDBUCH DER MIKROSKOPISCHEN ANATOMIE DES MENSCHEN

BEGRÜNDET VON
WILHELM v. MÖLLENDORFF

FORTGEFÜHRT VON
WOLFGANG BARGMANN
KIEL

VIERTER BAND
NERVENSYSTEM

ACHTER TEIL
DAS KLEINHIRN
ERGÄNZUNG ZU BAND IV/1

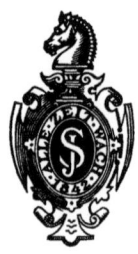

SPRINGER-VERLAG BERLIN HEIDELBERG GMBH
1958

NERVENSYSTEM

ACHTER TEIL

DAS KLEINHIRN

ERGÄNZUNG ZU BAND IV/1

VON

JAN JANSEN UND ALF BRODAL

PROFESSOREN DER ANATOMIE
ANATOMISCHES INSTITUT DER UNIVERSITÄT OSLO/NORWEGEN

MIT 197 ZUM TEIL FARBIGEN ABBILDUNGEN

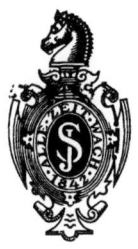

SPRINGER-VERLAG BERLIN HEIDELBERG GMBH

1958

Alle Rechte, insbesondere das der Übersetzung in fremde Sprachen, vorbehalten

Ohne ausdrückliche Genehmigung des Verlages ist es auch nicht gestattet, dieses Buch oder Teile daraus auf photomechanischem Wege (Photokopie, Mikrokopie) zu vervielfältigen

© by Springer-Verlag Berlin Heidelberg 1958
Ursprünglich erschienen bei Springer-Verlag 1958
Softcover reprint of the hardcover 1st edition 1958

ISBN 978-3-662-21750-4   ISBN 978-3-662-21749-8 (eBook)
DOI 10.1007/978-3-662-21749-8

Standort:
Signatur: XBB 600-4,8
Akz.-Nr.:   MB 478
Id.-Nr.:   H41846

Die Wiedergabe von Gebrauchsnamen, Handelsnamen, Warenbezeichnungen usw. in diesem Werk berechtigt auch ohne besondere Kennzeichnung nicht zu der Annahme, daß solche Namen im Sinn der Warenzeichen- und Markenschutz-Gesetzgebung als frei zu betrachten wären und daher von jedermann benutzt werden dürften

Vorwort.

Die Forschung auf dem Gebiet der Neuroanatomie und Neurophysiologie befindet sich zur Zeit in einer expansiven Periode. In einem stetig rascheren Tempo erscheinen neue Beobachtungen und Befunde, welche Änderungen unserer altbewährten Auffassungen nötig machen. Unter diesen Umständen ist es strenggenommen unmöglich, eine gänzlich erschöpfende und zeitgemäße Darstellung unseres Wissens auf einem Gebiet wie dem des Kleinhirns zu geben. Wir befürchten deshalb, daß es zum Thema gehörige Arbeiten geben mag, die wir trotz allen Suchens übersehen haben. Jedoch hoffen wir, daß alle wichtigeren Beiträge zum Thema Berücksichtigung gefunden haben.

In unserer Darstellung haben wir soweit als möglich versucht, funktionelle Gesichtspunkte anzulegen, und wir haben uns bemüht, einander widersprechende Befunde kritisch zu beurteilen. Da bekanntlich jedes Urteil notwendigerweise bis zu einem gewissen Grade subjektiv gefärbt ist, sind wir uns darüber im klaren, daß andere Forscher unsere Ansichten vielleicht in einigen Punkten nicht teilen werden.

Aus praktischen Gründen haben wir den Stoff dieser Darstellung so aufgeteilt, daß der eine von uns (J. J.) für die Abschnitte über die Morphologie, die zentralen Kerne, die efferenten Verbindungen und die Glia, der andere (A. B.) für die Abschnitte über die Kleinhirnrinde, die afferenten Verbindungen und die Gefäßversorgung verantwortlich ist.

Bei der Ausarbeitung dieses Beitrages zum „Handbuch der mikroskopischen Anatomie" haben wir aus manchen Quellen wertvolle Hilfe erhalten. In unserem Institut haben wir das Glück gehabt, Beistand auf den verschiedenen technischen Gebieten zu erhalten. Zu großem Danke sind wir deshalb unseren Assistenten verpflichtet: Fräulein S. Mörch für die Anfertigung von zahlreichen Originalzeichnungen und Umzeichnungen von Abbildungen aus Arbeiten anderer Forscher; Herrn E. Risnes für die photographische Arbeit; Fräulein K. Schmidt für die histologische Arbeit; Fräulein E. Grön und Fräulein O. Gorset für Hilfe bei der Verarbeitung des Manuskripts und der damit verbundenen Aufgaben.

Dr. Olof Larsell, Portland, Dr. Clement A. Fox, Milwaukee, und Drs. Madge und Arnold Scheibel, Los Angeles, haben uns mit originalen Illustrationen von noch nicht veröffentlichten Befunden versehen. Dafür bringen wir ihnen unseren herzlichsten Dank entgegen. Auch danken wir diesen Freunden und Kollegen für interessante und erleuchtende Diskussionen über ihre Befunde und über Probleme der Kleinhirnanatomie im allgemeinen.

Herr Professor Wolfgang Bargmann, Kiel, hat sich durch seine genaue Durchprüfung unserer Manuskripte, besonders in bezug auf das Sprachliche, verdient gemacht. Ihm und dem *Springer-Verlag* bringen wir unseren besten Dank für eine angenehme Zusammenarbeit und Bereitwilligkeit in der Erfüllung unserer Wünsche zum Ausdruck.

Oslo, im Frühjahr 1957. Jan Jansen Alf Brodal

Inhaltsverzeichnis.

	Seite
Einleitung	1
A. Die Morphologie des Kleinhirns	2
I. Die Phylogenese des Kleinhirns	3
1. Kleinhirn der Cyclostomen	3
2. Kleinhirn der Fische	6
3. Kleinhirn der Amphibien	10
4. Kleinhirn der Reptilien	14
5. Kleinhirn der Vögel	17
II. Die Morphogenese des Kleinhirns der Säugetiere	22
1. Lobus flocculonodularis	24
2. Corpus cerebelli	27
a) Lobus anterior corporis cerebelli	29
b) Lobus posterior corporis cerebelli	31
α) Paraflocculus	35
β) Lobulus paramedianus	37
γ) Lobulus ansiformis	38
δ) Lobulus simplex	38
III. Die Morphologie des Kleinhirns der Säugetiere	39
1. Lobus flocculonodularis	48
2. Corpus cerebelli	49
IV. Die Morphogenese des menschlichen Kleinhirns	57
1. Lobus anterior	70
2. Lobus posterior	71
a) Tonsilla-Paraflocculus ventralis	71
b) Lobulus biventer — Paraflocculus dorsalis	74
c) Lobulus quadrangularis (pars posterior) — Lobulus simplex	75
d) Lobulus semilunaris — Lobulus ansiformis	76
e) Lobulus gracilis — Lobulus paramedianus	78
V. Die Morphologie und Gliederung des menschlichen Kleinhirns	79
VI. Zusammenfassende Übersicht über Entwicklung und prinzipielle Gliederung des Kleinhirns der Wirbeltiere und des Menschen	87
B. Histologie der Kleinhirnrinde und der zentralen Kerne	91
I. Die Kleinhirnrinde	91
1. Die ontogenetische Entwicklung der Kleinhirnrinde beim Menschen	93
2. Histologie der Kleinhirnrinde	100
a) Die Purkinje-Zellen	101
b) Die inneren Stern- oder Korbzellen	110
c) Die äußeren Sternzellen	112

	Seite
d) Die Körner	113
e) Die Golgi-Zellen (große Sternzellen) der Körnerschicht	119
f) Die Faserstruktur der Kleinhirnrinde	123
α) Die Fasergeflechte der Kleinhirnrinde	123
β) Die Moosfasern und die Glomeruli	127
γ) Die Kletterfasern	134
δ) Die Cajal-Smirnowschen Fasern	139
g) Der Leitungsmechanismus der Kleinhirnrinde	141
h) Die Glia-Architektonik der Kleinhirnrinde	146
II. Die zentralen Kleinhirnkerne	150
1. Die phylogenetische Entwicklung	150
2. Die Kleinhirnkerne des Menschen	154
a) Der Nucleus fastigii oder Dachkern	154
b) Der Nucleus globosus oder Kugelkern	155
c) Der Nucleus emboliformis oder Pfropfkern	155
d) Der Nucleus dentatus oder Zahnkern	157
III. Die Markmasse des Kleinhirns, Assoziations- und Commissurfasern	162
C. Die Faserverbindungen des Kleinhirns	165
Methoden zum Studium der Faserverbindungen	165
I. Afferente Verbindungen des Kleinhirns	167
1. Spinocerebellare Verbindungen	167
a) Der Tractus spinocerebellaris dorsalis	167
b) Der Tractus spinocerebellaris ventralis	174
c) Intermediäre spinocerebellare Fasern	178
2. Tractus cuneocerebellaris	178
3. Olivocerebellare Verbindungen	183
4. Pontocerebellare Verbindungen	202
5. Reticulocerebellare Verbindungen	216
a) Kleinhirnverbindungen aus dem Nucleus reticularis tegmenti pontis (BECHTEREW)	217
b) Kleinhirnverbindungen aus dem Nucleus reticularis paramedianus medullae oblongatae	218
c) Kleinhirnverbindungen aus dem Nucleus reticularis lateralis	221
6. Perihypoglossocerebellare Verbindungen	228
7. Rubrocerebellare Verbindungen	230
8. Tectocerebellare Verbindungen	232
9. Trigeminocerebellare Verbindungen	233
10. Vestibulocerebellare Verbindungen	235
11. Andere cerebellarafferente Verbindungen	239
II. Efferente Verbindungen des Kleinhirns	241
1. Corticonucleäre Verbindungen	241
2. Efferente Verbindungen der Kleinhirnkerne	247
a) Cerebellofugale Fasern des unteren Kleinhirnstiels	248
α) Fasciculus uncinatus oder Hakenbündel	249
β) Fibrae fastigiobulbares rectae	250
b) Brachium conjunctivum oder Bindearm	251
α) Ursprung des Brachium conjunctivum	251
β) Fasertopographie des Brachium conjunctivum und der Decussatio brachiorum conjunctivorum	251

		Seite
	γ) Brachium conjunctivum descendens dorsale	254
	δ) Brachium conjunctivum descendens ventrale	255
	ε) Brachium conjunctivum ascendens	256
c)	Efferente Kleinhirnverbindungen beim Menschen	263
d)	Zusammenfassung über die efferenten Kleinhirnverbindungen	266

D. Gefäßversorgung des Kleinhirns ... 269
    I. Die Kleinhirnarterien ... 269
        1. Die Arteria cerebelli superior ... 269
        2. Die Arteria cerebelli inferior anterior ... 272
        3. Die Arteria cerebelli inferior posterior ... 273
        4. Die arterielle Versorgung der zentralen Kleinhirnkerne ... 276
    II. Die Kleinhirnvenen ... 278
    III. Das Gefäßnetz der Kleinhirnrinde ... 278

E. Schlußbetrachtungen ... 280

Literatur ... 290

Namenverzeichnis ... 309

Sachverzeichnis ... 317

Einleitung.

Seit dem Erscheinen von Jakobs Kapitel über das Kleinhirn in der ersten Auflage dieses Handbuches ist mehr als ein Vierteljahrhundert verflossen. In dieser Zeitspanne haben unsere Kenntnisse von der feineren Organisation des Zentralnervensystems eine erhebliche Erweiterung erfahren.

Überblickt man diese Fortschritte, so wird sofort klar, daß sie nicht ausschließlich der reinen Anatomie zuzuschreiben sind, sondern vielmehr in nächster Beziehung zu der Entwicklung der modernen Neurophysiologie stehen. In großem Ausmaße haben sich Anatomie und Physiologie des Zentralorgans in jüngster Zeit gegenseitig ergänzt und befruchtet. Die Verwendung der modernen verfeinerten Apparatur zur Registrierung kleinster elektrischer Potentialschwankungen hat es den Neurophysiologen erlaubt, Auskünfte über Einzelheiten der Funktionsweise des Nervensystems zu gewinnen, wie es nie zuvor möglich war. Das Registrieren von Potentialen an verschiedenen Stellen des Zentralnervensystems nach natürlicher oder künstlicher (vorzugsweise elektrischer) Reizung von Receptoren oder nach Reizung von Nerven, Kernen und Fasersystemen hat neue Verbindungen zwischen verschiedenen Abschnitten aufgedeckt. Auch die Strychninmethode von Dusser de Barenne (s. Dusser de Barenne und McCulloch 1939), auch „physiologische Neuronographie" genannt, — als ein den anatomischen Methoden gleichwertiges Verfahren angesprochen, — ist in großem Ausmaße zur Klärung von Faserverbindungen verwendet worden.

Obwohl aber mittels dieser elektrophysiologischen Methoden zahlreiche bisher unbekannte Verbindungen aufgefunden worden sind, hat die Neurophysiologie die morphologischen Methoden und das Studium der feineren Struktur des Zentralorgans keineswegs überflüssig gemacht. Denn erstens können die elektrophysiologischen Methoden in der großen Mehrzahl der Fälle keine endgültigen Auskünfte darüber geben, ob eine nachgewiesene Verbindung aus einem oder aus mehreren hintereinander geschalteten Neuronen aufgebaut ist. Dies gilt auch für die Strychninmethode, obwohl es allgemein heißt, daß die durch das Strychnin erzeugten Potentiale sich nicht über Synapsen fortpflanzen, was aber bisher kaum bewiesen ist und kaum als eine allgemein gültige Regel gelten darf. Zweitens hat das erweiterte Verständnis der Funktion der einzelnen Nervenzellen klar gemacht, daß für ein volles Begreifen der Wirksamkeit der einzelnen Kerne und Grisea eine genaue Kenntnis der Synaptologie unerläßlich ist. Drittens ist wegen der Fehlerquellen der elektrophysiologischen Methodik und der Ausführung dieser Versuche in Narkose des Experimentaltieres ein negativer Befund nicht ausschlaggebend.

Die Fragen, welche die neueren neurophysiologischen Ergebnisse aufgeworfen haben und die mit der Methodik dieser Forschungsrichtung nicht gelöst werden können, vermögen genaue anatomische Untersuchungen größtenteils zu klären. Zwar sind die Methoden der Strukturforschung auch mit Fehlerquellen behaftet, sie sind aber anderer Art als diejenigen, die den Funktionsuntersuchungen eigen sind. Es darf wohl gesagt werden, daß der Bedarf an Kenntnissen der detaillierten morphologischen Organisation des Nervensystems heute größer ist als je zuvor, und daß demzufolge die mikroskopische Anatomie dieses Organsystems großen

Aufgaben gegenübergestellt ist. Die oben angeführten Betrachtungen haben auch für das Kleinhirn ihre Gültigkeit. Die neueren neurophysiologischen Entdeckungen haben einen Antrieb zum Studium der mikroskopischen Anatomie dieses Organs gegeben, aber auch klar gemacht, daß noch sehr viele Lücken in unserem Wissen auf diesem Gebiete bestehen.

Was die reine mikroskopische Anatomie im engeren Sinne betrifft, haben die letzten Dezennien verhältnismäßig wenige neue Erkenntnisse über das Kleinhirn selbst gebracht. Die Fortschritte betreffen hauptsächlich zwei Gebiete der Kleinhirnanatomie, erstens die morphogenetische Gliederung des Organs, zweitens seine Faserverbindungen mit anderen Abschnitten des Zentralnervensystems. Systematische Studien über die ontogenetische Entwicklung des Kleinhirns verschiedener tierischer Species und des Menschen haben dazu beigetragen, daß wir heute rationellen Einteilungsprinzipien des Kleinhirns und seiner Lappen nähergerückt sind als zuvor. Die Studien über die Faserverbindungen des Kleinhirns sind zwar fast ausschließlich an tierischem Material vorgenommen worden, aber soweit nicht Befunde am Menschenkleinhirn den experimentellen Resultaten direkt widersprechen, dürfen wir annehmen, daß die Verhältnisse bei Tier und Mensch grundsätzlich gleich sind, und daß deswegen die tierexperimentellen Ergebnisse für das Verständnis des Menschenkleinhirns verwertet werden können. Die erweiterten Kenntnisse über die Faserverbindungen des Kleinhirns haben in Verbindung mit physiologischen Studien erhebliche Fortschritte in unserem Verständnis der Kleinhirnfunktion gebracht.

Der Aufgabe gegenübergestellt, eine zusammenfassende und möglichst vollständige Darstellung der Errungenschaften auf dem Gebiete der mikroskopischen Anatomie des Kleinhirns zu geben, werden wir unseren Ausgangspunkt in der meisterhaften Schilderung JAKOBS aus dem Jahre 1928 nehmen. Nur ausnahmsweise werden wir auf das ältere Schrifttum zurückgreifen, welches in der ersten Auflage dieses Handbuches besprochen worden ist. Es erhellt aus dem voran Angeführten, daß das Hauptgewicht in unserer Darstellung auf die Morphogenese des Kleinhirns und auf seine Faserverbindungen gelegt werden muß. Obwohl unser Thema, strenggenommen, die mikroskopische Anatomie des Kleinhirns ist, werden wir gelegentlich auch Befunde heranziehen, welche durch physiologische Methoden gewonnen wurden. Dies ist dann berechtigt, wenn solche Untersuchungen Auskünfte über die Struktur des Organs geben oder diesbezügliche Fragen aufwerfen. Nach der Darstellung des heutigen Standes unseres Wissens über die mikroskopische Anatomie des Kleinhirns ist natürlich zu überlegen, wie sich die morphologischen Befunde funktionell deuten lassen, und inwiefern sie mit den Errungenschaften der modernen Neurophysiologie im Einklang stehen oder ihnen widersprechen. Dies soll im letzten Abschnitt unserer Darstellung versucht werden.

A. Die Morphologie des Kleinhirns.

Kaum ein Gehirnteil weist einen solchen Reichtum an Formvariationen von Tierart zu Tierart auf wie das Wirbeltierkleinhirn. Hier findet man beinahe alle Übergänge: von dem primitiven Zustand bei den Cyclostomen, wo das Kleinhirn fast auf eine frontalgestellte dünne Platte beschränkt ist, bis zu den äußerst komplizierten Formen, die man bei manchen Säugetieren antrifft. Es ist darum nicht zu verwundern, daß diese morphologische Vielfalt seit dem Anfang der Hirnforschung eine besondere Anziehungskraft auf die Morphologen ausgeübt hat. Was mag wohl die Ursache dieser außerordentlichen Formvariabilität von Art zu Art sein? Gibt es in diesem anscheinend zufälligen und bunten Wirrwarr eine Gesetzmäßigkeit, ein System, das es ermöglicht, die verschiedenen Kleinhirnformen der Wirbeltiere in ein allgemeines Schema einzufügen? Diese und verwandte Fragen — es genügt, hier das Problem der Kleinhirnlokalisation zu erwähnen — haben die Morphologen bis in die letzte Zeit beschäftigt. Viel Tatsachenmaterial zur Beleuchtung der Kleinhirnmorphologie ist im Laufe der letzten Jahrzehnte veröffentlicht worden; und man kann jetzt wohl sagen, daß wenigstens die Hauptzüge der Morphologie des Wirbeltierkleinhirns klargelegt sind, wenn auch manche Teilfragen noch strittig bleiben.

Da es nun in überzeugender Weise klargelegt ist, ganz besonders durch die umfassenden und außerordentlich schönen Untersuchungen von O. LARSELL, daß das Kleinhirn der ganzen Wirbeltierreihe nach demselben Prinzip gebaut ist, kann eine Übersicht über die phylogenetische Entwicklung dieses Organs das Verstehen der morphologischen Verhältnisse im menschlichen Kleinhirn erleichtern. Wir werden deshalb bei der Schilderung der Kleinhirnmorphologie unseren Ausgangspunkt in der Phylogenese nehmen, mit besonderer Rücksicht auf das, was seit dem Erscheinen von A. JAKOBS ausgezeichnetem Handbuchkapitel im Jahre 1928 veröffentlicht worden ist.

I. Die Phylogenese des Kleinhirns.
1. Kleinhirn der Cyclostomen.

Ob primitiv oder rudimentär, bleibt noch eine offene Frage; so viel steht aber fest, daß das einfachste Kleinhirn der ganzen Wirbeltierreihe bei den *Cyclostomen* zu finden ist. Besonders bei den *Myxinoiden* ist das Verhalten des Kleinhirns eine umstrittene Frage gewesen. Wir verweisen auf die eingehende Darstellung LARSELLS (1957) und beschränken uns hier auf eine kurze Besprechung einiger neuerer Arbeiten.

Bei erwachsenen *Myxinoiden* gelang es weder CONEL (1931) noch JANSEN (1930), ein Kleinhirn mit Sicherheit zu identifizieren. Was von HOLMGREN (1919) bei *Myxine* als Kleinhirn beschrieben worden war, wurde von den obengenannten Verfassern als Mittelhirn aufgefaßt. Doch war CONEL (1929) der Meinung, daß bei *Bdellostoma*embryonen wahrscheinlich ein Kleinhirnrudiment im cephalen Ende des Rhombencephalons vorhanden ist. Vor kurzem hat LARSELL (1947a) dies bestätigt und außerdem überzeugend zeigen können, daß auch bei erwachsenen *Bdellostoma* ein Kleinhirnrudiment erkennbar ist, und zwar vertreten durch eine kleine Commissura acusticolateralis mit begleitenden Zellen aus der Area acusticolateralis. Ein eigentliches Cerebellargewebe gibt es bei den *Myxinoiden* nicht (CONEL 1931). Die kleinen Zellen, die sich aus der Area acusticolateralis medial entlang der Commissur erstrecken, repräsentieren aber die erste Anlage von cerebellaren, cellulären Elementen (LARSELL 1957). Ein äußeres Kleinhirn ist aber nicht zu sehen, was mit der dürftigen Entwicklung sowohl der Seitenlinienorgane als auch des Vestibularapparates bei den *Myxinoiden* gut übereinstimmt.

Die Fasern der Commissura acusticolateralis kommen aus Zellen im ventromedialen Teil der Area acusticolateralis und aus ähnlichen Zellen, die die Commissur medialwärts begleiten (LARSELL 1947a, 1957). Im Mediosagittalschnitt bilden die Commissurfasern ein kleines, aber distinktes Bündel dort, wo die Tela chorioidea an der Unterfläche des Mittelhirns angeheftet ist.

Bei den *Petromyzonten* ist das Kleinhirn besser entwickelt als bei den *Myxinoiden* und bildet, wie die Abb. 1 zeigt, eine beinahe quergestellte Platte am

1*

oralen Ende des 4. Ventrikels, dorsal und etwas caudal von dem Eintritt des N. trigeminus im Hirnstamm (ARIËNS KAPPERS 1934, PEARSON 1936, LARSELL 1947a, HEIER 1948). Schon makroskopisch fällt dabei eine innige Beziehung zu der Area acusticolateralis auf, indem das Kleinhirn, wie aus der Abb. 1 ersichtlich ist, seitlich caudalwärts umbiegt und kontinuierlich in die genannte Area übergeht. Dies primitive Verhalten gibt uns einen Schlüssel zum Verständnis der Kleinhirnmorphologie der höheren Wirbeltiere, wie jüngst von LARSELL (1957) hervorgehoben.

Die nahe Verknüpfung zwischen Kleinhirn und der Area acusticolateralis wird auch embryologisch bestätigt. Das Studium der *Larvenstadien (Ammocoetes)* zeigt, daß die Area acusticolateralis den Mutterboden bildet, aus dem sich der größte Teil des erwachsenen Kleinhirns entwickelt. PEARSON (1936) betont, daß das Kleinhirn bei den *Petromyzonten* die direkte Fortsetzung der Kerne der Vestibular- und Seitenlinien-Nerven bildet. HEIER (1948) befürwortet eine ähnliche Auffassung und unterscheidet dabei einen oberflächlichen Lob. auricularis (= Lobulus lateralis) und ein periventriculär gelegenes Corpus cerebelli (Abb. 2). Ersterer bildet nach HEIER die Fortsetzung der Area vestibularis, während letzteres angeblich mit der Area lineae lateralis kontinuierlich zusammenhängt. Bezüglich dieses letzten Punktes teilen wir die Anschauung von HEIER nicht, sondern stimmen LARSELL (1957) bei, wenn er das Corpus cerebelli als mit dem Nucleus sensorius superior n. trigemini zusammenhängend auffaßt. Mit anderen Worten: die zwei Teile des primitiven Kleinhirns von *Petromyzon*, Lobulus lateralis und Corpus cerebelli, sind als rostrale Fortsetzungen der Area acusticolateralis, bzw. der Area trigemini zu betrachten. Das Kleinhirn unterscheidet sich aber laut LARSELL (1957) von der Area acusticolateralis insoweit, als nur der Nucleus medialis dieser Area sich in das Kleinhirn hinein fortsetzt, um dort eine primordiale Lamina granularis zu bilden. Auch sind sowohl die Nervenzellen des Kleinhirns als auch die Faserverbindungen gegenüber denen der Area acusticolateralis etwas modifiziert. Zerstreute, größere Nervenzellen mit weitverzweigten Dendriten sind als Vorläufer der Purkinje-Zellen aufgefaßt worden (JOHNSTON 1902, LARSELL 1947a, 1957), obwohl HEIER (1948) bei *Petromyzon fluviatilis* keine größeren, den Purkinje-Zellen ähnlichen Neurone finden konnte.

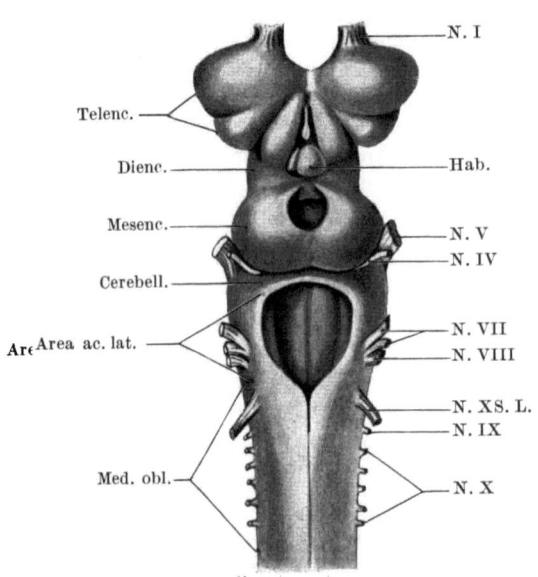

Abb. 1. Gehirn vom *Neunauge (Entosphenus tridentatus,* GARDNER). Dorsalansicht × 5. Aus LARSELL (1947a).

Die Area acusticolateralis ist von einer dünnen, oberflächlichen Faserschicht bedeckt. Diese sog. Crista cerebellaris erstreckt sich rostralwärts von der Ebene der Vestibulariswurzel, setzt sich auf der Kleinhirnplatte fort und bildet das, was gewöhnlich Molekularschicht des Kleinhirns genannt wird (SAITO, T. 1930, PEARSON 1936, LARSELL 1957). Im ausgewachsenen Kleinhirn kreuzt die Molekularschicht die Mittellinie. Strukturell stimmt die Molekularschicht mit der Crista cerebellaris überein. Doch hebt LARSELL (1957) hervor, daß eine gewisse funktionelle Verschiedenheit schon wahrnehmbar ist, indem neben einer größeren Zahl von trigeminalen, bulbären und spinalen Fasern auch lobo- und tectocerebellare Fasern vorhanden sind.

Trotz seiner bescheidenen Größe und einfachen Morphologie hat das Kleinhirn der *Petromyzonten* ziemlich komplizierte *Faserverbindungen*, wie die folgende Zusammenfassung der neueren Untersuchungen von STEFANELLI (1935), PEARSON (1936), WOODBURNE (1936), LARSELL (1947a) und HEIER (1948) zeigt.

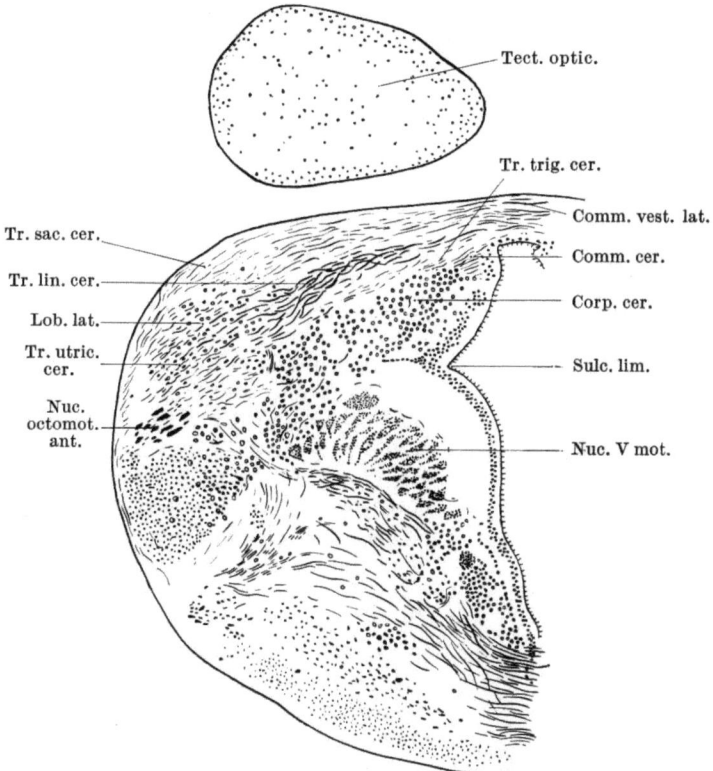

Abb. 2. Frontalschnitt durch das Kleinhirn vom *Neunauge (Petromyzon fluviatilis)*. Bodian-Silberpräparat. Umgezeichnet nach HEIER (1948).

Was die afferenten Verbindungen betrifft, so stammen primäre Fasern sowohl aus den Vestibular- und Seitenlinien-Nerven, wie aus dem N. trigeminus (Tractus utriculocerebellaris, saccocerebellaris, lineocerebellaris und trigeminocerebellaris, HEIER 1948). Die Vestibular- und Seitenlinienfasern kreuzen teilweise die Mittellinie und bilden die Commissura vestibulolateralis (Abb. 2). Spinale Fasern bilden den Tractus spinocerebellaris, der ventralen spinocerebellaren Bahn der höheren Wirbeltiere entsprechend (LARSELL 1957). Trigemino- und spinocerebellare Fasern kreuzen im Kleinhirn die Medianebene und bilden eine Commissura cerebellaris (Abb. 2). Tectocerebellare wie mesencephalo(tegmento)cerebellare Fasern verbinden Mittelhirn und Kleinhirn, und aus dem Lobus inferior hypothalami entspringt der Tractus lobocerebellaris.

Die efferenten Verbindungen des Kleinhirns werden von dorsalen Bogenfasern gebildet und strahlen fächerartig nach dem Mittelhirn und der Medulla oblongata aus. Oralwärts verlaufende Fasern repräsentieren zweifellos ein primordiales Brachium conjunctivum, dessen Fasern auch zu dem Thalamus gelangen (LARSELL 1957). Cerebellotectale Fasern sind gleichfalls beschrieben worden (PEARSON 1936, HEIER 1948).

2. Kleinhirn der Fische.

Bei den *Fischen* ist das Kleinhirn viel größer und auch komplizierter gebaut als bei den *Cyclostomen* (ARIËNS KAPPERS 1934). Mit VAN DER HORST (1925a) kann man gewissermaßen drei verschiedene Entwicklungsrichtungen des Kleinhirns der Fische unterscheiden, repräsentiert durch *Plagiostomen*, *Chondrostei* und *Teleostei*. Diese sind äußerlich so verschieden, daß ein Vergleich bis jetzt auf recht große Schwierigkeiten stieß. Kürzlich ist es aber LARSELL (1957) gelungen, die verschiedenen Kleinhirnformen der Fische in das allgemeine Wirbeltierschema einzuordnen.

Wie aus Abb. 3 hervorgeht, zerfällt das Kleinhirn der *Plagiostomen* in zwei Hauptabschnitte: Corpus cerebelli und Lobus vestibulolateralis (LARSELL 1957).

Der Lobus vestibulolateralis ist in Abb. 4 nach partieller Entfernung des Corpus cerebelli dargestellt. Im Sinne LARSELLs umfaßt dieser Kleinhirnabschnitt die paarige Aurikel mit dem interauriculären Band, die Eminentia granularis ventralis, den oralen Teil und die mediale Verlängerung des Nucleus medialis der Area acusticolateralis und die Commissura vestibulolateralis. Auf eine eingehende Beschreibung der einzelnen Abschnitte des Lobus vestibulolateralis muß hier verzichtet werden; wir verweisen den interessierten Leser auf LARSELLs (1957) umfassende Darstellung.

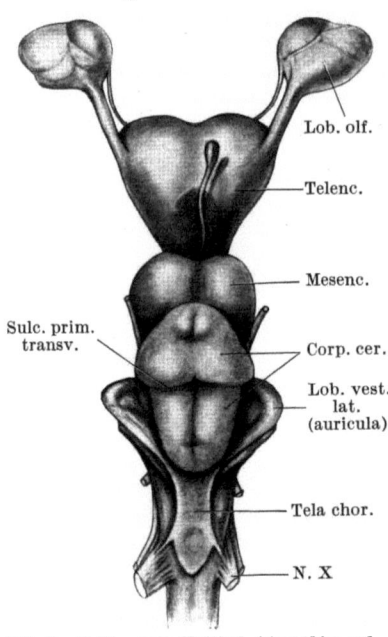

Abb. 3. Gehirn vom *Haifisch* (*Acanthias vulgaris*). Dorsalansicht × 1. Aus LARSELL (1957) nach STERZI (1909).

Erwähnt sei nur, daß die Aurikel aus zwei Blättern besteht, einem oberen und einem unteren, die rostral ineinander übergehen (s. Abb. 4) und mit dem Plexus chorioideus zusammen den Hohlraum des Recessus lateralis auriculae einschließen. Medial ist das obere Aurikelblatt durch einen vertikal umgebogenen Teil (Pars medialis auriculae, PALMGREN 1921) mit dem Corpus cerebelli verbunden und hängt mit dem oberen Aurikelblatt der Gegenseite zusammen. Das untere Aurikelblatt ist mit dem dorsalen Teil der Area acusticolateralis kontinuierlich verbunden, während das Oberblatt der Aurikel oralwärts durch eine transversalgestellte Platte unter dem hinteren Teil des Corpus cerebelli mit der Medulla oblongata zusammenhängt. Dabei ist LARSELLs (1957) Feststellung interessant, daß die zusammenhängenden Furchen, nämlich Sulcus para-auricularis und Sulcus postremus, die den Lobus vestibulolateralis von dem Corpus cerebelli abgrenzen, der Fissura posterolateralis (LARSELL) bei den Säugetieren homolog sind.

LARSELL (1957) stellt weiter fest, daß der Lobus vestibulolateralis der *Selachier* alle die einzelnen Abschnitte einschließt, die man bei den *Chondrostei* und *Urodelen* findet.

Das median gelegene Corpus cerebelli wölbt sich, wie aus Abb. 3 hervorgeht, oralwärts über den caudalen Teil des Mittelhirns und caudalwärts über den vierten Ventrikel. Eine seichte, mediane Längsfurche deutet einen bilateralen Ursprung des Corpus cerebelli an (Abb. 3). Vergleicht man eine Reihe *Selachier*-Kleinhirne, so scheint es offenbar, daß die zwei Hauptteile des Kleinhirns sich binnen weiter Grenzen unabhängig voneinander entwickeln. Während der Lobus vestibulolateralis bei allen Arten annähernd gleichgestaltet ist, zeigt das Corpus cerebelli recht bedeutende Variationen der Form und Größe. So ist das Corpus cerebelli bei den größeren und mehr rezenten Arten bedeutend besser entwickelt und dabei durch eine wechselnde Anzahl Querfurchen aufgeteilt. Wie im Medianschnitt zu sehen ist (Abb. 5), verzweigt sich der Hohlraum des Kleinhirns oral- und caudalwärts. Die Ventrikelwand ist in der Medianebene verhältnismäßig dünn,

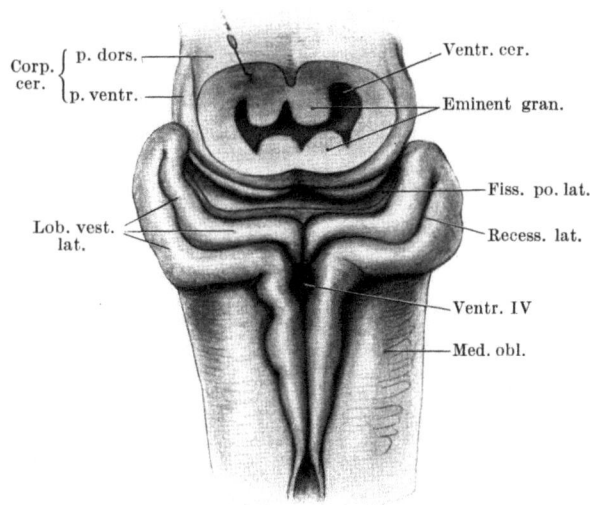

Abb. 4. Kleinhirn vom *Haifisch (Acanthias vulgaris)* von hinten, nach Entfernung des hintersten Teils des Corpus cerebelli. Aus LARSELL (1957) nach STERZI (1909).

nur von Ependym und Molekularschicht gebildet. Beiderseits von der Medianebene ist die Wand dagegen durch mächtige längsverlaufende, wallförmige Ansammlungen von Körnchenzellen (Eminentia granularis, Abb. 4) verdickt.

Histologisch ist die Kleinhirnrinde der *Plagiostomen* im Prinzip wie bei den höheren Wirbeltieren gebaut. Nur ist die Körnerschicht nicht gleichmäßig über die ganze Rinde verteilt, sondern in den oben erwähnten Eminentiae granulares des Corpus cerebelli, den Körnchenzellmassen der Aurikel und des interauricularen Bandes konzentriert. Die Purkinje-Zellen bilden eine zusammenhängende, 1–2 Zellen dicke Schicht, oberflächlich von einer Lamina molecularis be-

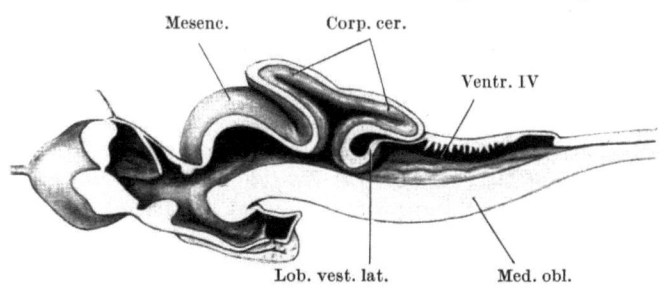

Abb. 5. Medianschnitt durch das Gehirn von *Acanthias vulgaris*. Aus LARSELL (1957) nach STERZI (1909).

deckt. Die letztgenannte schließt die Verzweigungen der Purkinje-Zelldendriten und die parallel verlaufenden Fasern der Körnchenzellen sowie zerstreute Sternzellen ein, aber keine Korbzellen.

Innere Kleinhirnkerne kommen bei den *Plagiostomen* nicht vor. Wohl aber gibt es eine große subcerebellare Zellanhäufung, in der Eminentia cerebellaris ventralis gelegen, die LARSELL (1957) in Anlehnung an ARIËNS KAPPERS (1921) als ein Zwischenstadium zwischen dem Nucleus octavomotorius der *Petromyzonten* und dem Nucleus cerebellaris der *Amphibien* auffaßt. Diese Auffassung wird dadurch unterstützt, daß der Kern Fasern sowohl aus der Kleinhirnrinde und der Area acusticolateralis wie aus dem N. vestibularis und den Seitenlinien-Nerven empfängt.

Die Faserverbindungen des *Plagiostomen*-Kleinhirns können hier unter Hinweis auf ARIËNS KAPPERS (1921, 1947), ARIËNS KAPPERS, HUBER und CROSBY (1936) und LARSELL (1957) nur summarisch erwähnt werden.

Der Lobus vestibulolateralis wird von primären und sekundären Fasern aus den Vestibular- und Seitenlinienorganen beherrscht. Ein Teil dieser Fasern, durch Fasern aus der Aurikel verstärkt, bilden wie bei den *Cyclostomen* und auch allen höheren Wirbeltieren eine Commissura vestibulolateralis. Wenn auch von Vestibular-Fasern nicht ganz frei — recht viele solcher scheinen im hintersten Teil des Corpus cerebelli (Lobulus posticus) zu enden — so wird doch das Corpus cerebelli von spinalen (Tract. spinocerebellaris dorsalis und ventralis), bulbären (Tract. trigeminocerebellaris, Tract. olivocerebellaris, wahrscheinlich auch reticulocerebellaren Fasern), mesencephalen (Tract. mesencephalocerebellaris, Tract. tectocerebellaris) und hypothalamischen (Tract. lobocerebellaris, ARIËNS KAPPERS 1947) Verbindungen beherrscht.

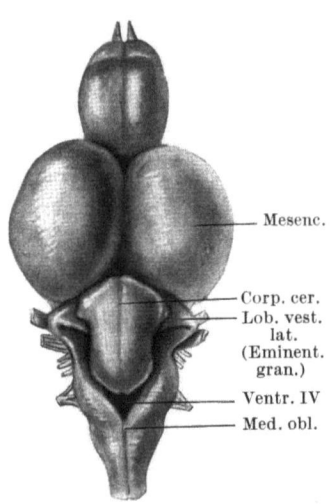

Abb. 6. Kleinhirn vom *Knochenfisch*, junger *Lachs*. Dorsalansicht. Aus LARSELL (1957).

Die efferenten Kleinhirnfasern kann man mit ARIËNS KAPPERS, HUBER und CROSBY (1936) in die folgenden drei Systeme einteilen. 1. Tract. cerebellomotorius cruciatus und rectus, Fasern überwiegend aus dem Lobus vestibulolateralis. 2. Brachium conjunctivum anterius, Fasern die zum Teil aus dem primitiven Kleinhirnkern stammen, zum Teil wahrscheinlich Purkinje-Axone repräsentieren, und die nach Kreuzung im Mittelhirn teilweise zu dem Oculomotoriuskern verlaufen, meistens aber zwischen großen Nervenzellen im Mittelhirn und Thalamus verschwinden. 3. Tract. cerebellovestibularis und cerebellobulbaris.

Für eine eingehende Beschreibung des Kleinhirns der *Chondrostei* müssen wir auf die umfassenden Darstellungen von HOCKE HOOGENBOOM (1929) und LARSELL (1957) verweisen. Hier sei nur erwähnt, daß das Kleinhirn dieser *Fische* gewissermaßen eine Zwischenstellung einnimmt zwischen *Plagiostomen* und *Teleostiern*. LARSELL gelang es, im Kleinhirn von *Polyodon* und *Acipenser* dieselben Anteile wie im *Selachier*kleinhirn zu identifizieren. Dabei sind die beiden Blätter der Aurikel des Lobus vestibulolateralis nicht so massiv wie bei den *Selachiern* (LARSELL 1957). Das mediangelegene Corpus cerebelli ragt ventralwärts in den 4. Ventrikel hinein und hängt rostralwärts, wie bei den *Teleostiern*, mit der sog. Valvula cerebelli zusammen. Die letztere bildet eine massive, unpaare Fortsetzung des Basalteils des Corpus cerebelli und ist in den Hohlraum des Mittelhirns eingestülpt. Wo die Valvula dorsolateralwärts mit dem Tectum mesencephali zusammenhängt, liegt eine kleine Gruppe von Nervenzellen, die HOOGENBOOM (1929) Nuc. lateralis valvulae bezeichnete. Eine andere Zellgruppe, in der Übergangszone zwischen der Medulla oblongata und dem Corpus cerebelli gelegen, wird von HOOGENBOOM Nuc. lateralis cerebelli benannt und repräsentiert vielleicht einen Vorläufer dieses Kerns bei höheren Wirbeltieren (LARSELL 1957).

Das Kleinhirn der *Knochenfische* weicht dem Anschein nach in vielen Hinsichten von demjenigen der *Plagiostomen* ab. Doch ist es LARSELL in seiner erschöpfenden Analyse gelungen, eine weitgehende Homologisierung der verschiedenen Anteile der *Plagiostomen-* und *Teleostier*kleinhirne durchzuführen. Indem wir auf die zusammenfassende Übersicht von ARIËNS KAPPERS, HUBER und CROSBY (1936) und die ausführliche Darstellung von LARSELL (1957) verweisen, beschränken wir uns hier auf einige Hauptzüge.

Wie aus der Abb. 6 hervorgeht, ist das Corpus cerebelli bei den *Knochenfischen* verhältnismäßig groß, während der Lobus vestibulolateralis bei den meisten Arten eine ziemlich bescheidene Entwicklung zeigt und in manchen Fällen sein diverticuläres Aussehen fast verloren hat. Das Corpus cerebelli ist wie der Lobus vestibulolateralis bilateral angelegt, wird aber während der Entwicklung durch sekundäre Verschmelzung bei vielen Arten in ein anscheinend unpaares Gebilde verwandelt.

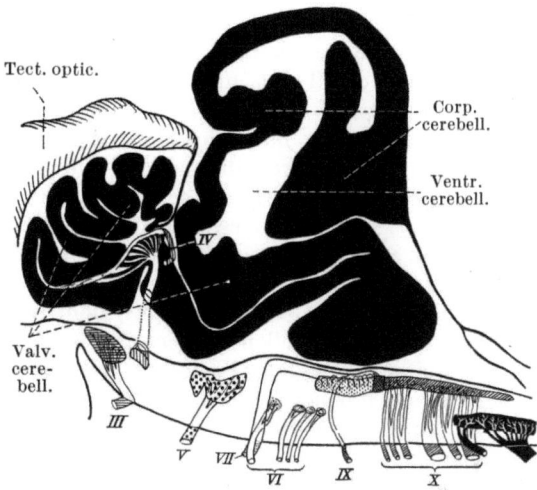

Abb. 7. Medianschnitt durch das Kleinhirn von *Megalops cyprinoides* (BROUSS). Bei diesem Knochenfisch sind das Kleinhirn und die Valvula cerebelli besonders groß. Umgezeichnet nach VAN DER HORST (1925).

Sehr bemerkenswert ist die *Valvula cerebelli*, die meistens als ein rostraler Auswuchs des Corpus cerebelli beschrieben wird. Bei den meisten *Knochenfischen* ist die Valvula anscheinend unpaar. Ihr bilateraler Ursprung scheint aber unzweifelhaft. Die afferenten Verbindungen der Valvula (s. unten) machen es offenbar, daß dieser Kleinhirnanteil als eine selbständige funktionelle Einheit betrachtet werden muß, wie LARSELL (1957) mit Recht betont. Die Valvula zeigt große Variationen von Art zu Art, anscheinend besonders abhängig von der wechselnden Entwicklung der Seitenlinienorgane. Bei *Megalops* (Abb. 7), wo die Seitenliniennerven mächtig entwickelt sind, bildet die Valvula ein gefaltetes Läppchen, das den Mittelhirnventrikel ausfüllt und dazu mit einem caudalen Vorsprung in den 4. Ventrikel hinein versehen ist. Am größten ist die Valvula bei den *Mormyriden*, wo die Seitenliniennerven und ganz besonders der hintere Zweig derselben enorm ausgebildet sind. Bei diesen *Fischen* überwächst die hypertrophische Valvula das ganze übrige Gehirn, wie von SUZUKI (1932) und ARIËNS KAPPERS, HUBER und CROSBY (1936) bestätigt.

Auch bei den *Knochenfischen* gibt es *keine intracerebellaren Kerne*. Eine im subcerebellaren Tegmentum gelegene Zellgruppe wird aber von PEARSON (1936) u. a. als ein Vorläufer der Kleinhirnkerne betrachtet. LARSELL (1957) hält es für wahrscheinlich, daß die erwähnte Gruppe dem primitiven Nucleus cerebellaris der *Selachier* und dem Nucleus cerebelli der *Amphibien* entspricht.

Die Faserverbindungen des Kleinhirns der *Knochenfische* stimmen mit denjenigen der *Selachier* gut überein.

Der Lobus vestibulolateralis wird durch afferente Fasern aus den Vestibular- und Seitenlinienorganen und der Area acusticolateralis beherrscht. Ein Teil dieser Fasern bildet eine charakteristische Commissura vestibulolateralis.

Die Valvula cerebelli empfängt die Hauptmasse ihrer afferenten Verbindungen aus der Area acusticolateralis und dem Nucleus lateralis valvulae (LARSELL 1957). Auch der Tract. mesencephalocerebellaris anterior (s. unten) gibt zufolge PEARSON (1936) Fasern an die Valvula ab.

Die afferenten Fasern für das Corpus cerebelli stammen aus dem Rückenmark (Tract. spinocerebellaris), dem verlängerten Mark (Tract. olivocerebellaris, wozu sich auch wohl reticulocerebellare Fasern gesellen, und Tract. trigeminocerebellaris), dem Mittelhirn (Tract. mesencephalocerebellaris anterior und posterior) und dem Hypothalamus (Tract. lobocerebellaris). Der Tract. mesencephalocerebellaris anterior (Tract. tectocerebellaris, ARIËNS KAPPERS 1947) hat seinen Ursprung dort, wo das Tegmentum und der Torus longitudinalis im rostralen Ende des Mittelhirns zusammenfließen. Bei dem *Mondfisch (Orthagoriscus)*, wo visuelle sensorische Impulse dominieren, ist der Tract. mesencephalocerebellaris anterior (Tract. praetectocerebellaris, BURR 1928) die größte afferente Kleinhirnbahn. Er ist aber auch bei blinden *Höhlenfischen* vorhanden (CHARLTON 1933), was zeigt, daß der Tract. mesencephalocerebellaris anterior nicht ausschließlich optische Eindrücke vermittelt (LARSELL 1957). Der Tract. mesencephalocerebellaris posterior hat seinen Ursprung in dem Nucleus lateralis valvulae, um in dem Corpus cerebelli und der Valvula zu enden. Diese Nervenbahn ist groß, wo der sekundäre gustatorische Kern wohl entwickelt ist (*Siluroiden* und *Cyprinoiden*), und ganz besonders groß bei den *Mormyriden* mit ihrem hypertrophischen Seitenliniensystem (ARIËNS KAPPERS 1947).

LARSELL (1957) spricht die Vermutung aus, daß Impulse aus dem Torus semicircularis, dem Ganglion isthmi, dem sekundären gustatorischen Kern und vielleicht anderen Quellen in dem Nucleus lateralis valvulae korreliert werden, ehe sie weiter nach dem Kleinhirn geleitet werden.

Der Tract. lobocerebellaris kommt aus dem Lobus inferior hypothalami und verläuft zu der Valvula und dem Corpus cerebelli. Da der Lobus inferior Geschmacks- und Geruchsverbindungen besitzt und ferner mit einem Receptororgan in dem *Saccus vasculosus* verbunden ist, vermittelt der Tract. lobocerebellaris vielleicht Eindrücke der genannten Art zu dem Kleinhirn (ARIËNS KAPPERS, HUBER und CROSBY 1936).

Die efferenten Verbindungen des Kleinhirns der *Knochenfische* umfassen mesencephale und bulbäre Anteile (ARIËNS KAPPERS, HUBER und CROSBY 1936). Ein Teil der erstgenannten Fasern bildet das Brachium conjunctivum anterius, dessen Fasern aus dem Corpus cerebelli kommen und anscheinend durch Fasern aus subcerebellaren Zellen verstärkt werden (LARSELL 1957). Die Brachium conjunctivum-Fasern enden nach Kreuzung in dem Tegmentum mesencephali, zum Teil auch in dem Oculomotoriuskern. Während TUGE (1935) in seinen Marchi-Experimenten keine Fasern jenseits des Mittelhirns verfolgen konnte, scheinen nach BRICKNERs (1929) Untersuchungen Fasern auch zum Thalamus zu verlaufen. Die Kleinhirn-Mittelhirnverbindungen umfassen ferner zufolge TUGE (1934) einen Tract. cerebellotectalis aus dem Corpus cerebelli. Unter den descendierenden Fasern aus dem Kleinhirn hebt TUGE (1935) die Verbindungen mit dem Nucl. reticularis tegmenti bulbi und dem Nucl. raphes als die wichtigsten hervor. Andere Fasern verbinden sich angeblich mit den Kernen der IV., VII., vielleicht auch der V. und VI. Hirnnerven.

3. Kleinhirn der Amphibien.

Unsere gegenwärtige Kenntnis von dem Kleinhirn der *Amphibien* verdanken wir in erster Reihe den eingehenden Untersuchungen von HERRICK (1914, 1924, 1930, 1948) und LARSELL (1920, 1923, 1925, 1926, 1931, 1932a, 1934, 1957). In

Anlehnung an diese grundlegenden Arbeiten werden wir hier zunächst eine Übersicht über die Hauptzüge im Aufbau des *Amphibien*kleinhirns geben, indem wir den speziell interessierten Leser betreffs Einzelheiten auf die genannten Originalarbeiten verweisen.

Das Kleinhirn ist, wie HERRICK (1924), LARSELL (1931, 1932a, 1957) und DOW (1942b) hervorheben, bei den niederen *Amphibien* ein kleines und primitives Organ, viel mehr dem Kleinhirn der *Cyclostomen* als dem der *Fische* ähnlich, was beim Vergleich der Abb. 1, 3 und 8 sofort offenbar wird. Eben wegen dieser Primitivität enthüllt indessen das Studium des Kleinhirns der *Amphibien* gewisse fundamentale Beziehungen, die für das ganze Verständnis dieses Organs ausschlaggebend sind.

Schon bei jungen Larvenstadien konnte LARSELL (1932a) die erste Anlage des Kleinhirns im dorsolateralen Teil des rhombencephalen Segments des Hirnrohres erkennen. Die folgende Entwicklung macht offenbar, wie LARSELL (1957) jüngst dargestellt hat, daß das Kleinhirnprimordium eine dorsomediale Verlängerung des vorderen Endes der somatisch-sensorischen Längszone der Medulla oblongata verkörpert. Wie bekannt, differenziert sich der dorsolaterale Teil der sensorischen Längszone zu Area acusticolateralis (Kerne der Vestibular- und Seitenliniennerven), während sich medial

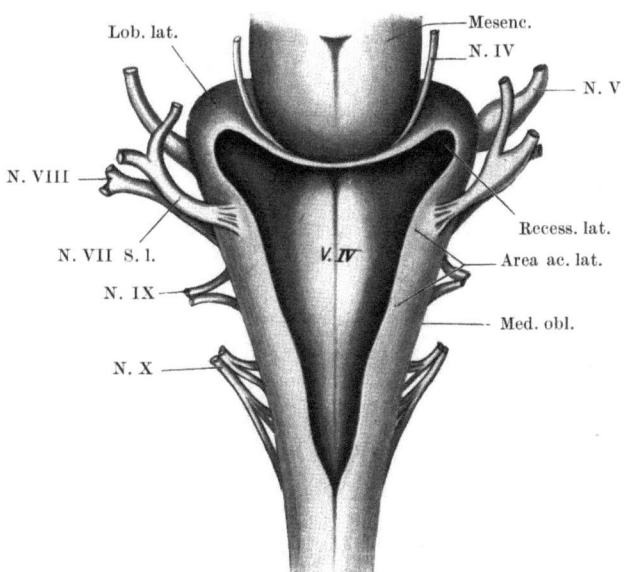

Abb. 8. Rhombencephalon vom *Salamander (Triturus torosus)*.
Umgezeichnet nach LARSELL (1957).

ein allgemein-somatisch-sensorisches Kerngebiet (Area trigemini, HERRICK 1924) bildet. Was nun besonders interessant und wichtig erscheint, ist der Umstand, daß durch die Larsellschen Untersuchungen folgendes klar wurde: die von LARSELL definierten morphologischen Hauptteile des Kleinhirns, nämlich der Lobus flocculonodularis (auf diesem phylogenetischen Stadium durch den Lobus vestibulolateralis repräsentiert) und das Corpus cerebelli, entsprechen den zwei Abschnitten der somatisch-sensorischen Längszone, der Area acusticolateralis, bzw. der Area trigemini von HERRICK (1924) (LARSELL 1957). Die Area acusticolateralis geht, wie schematisch in Abb. 9 dargestellt, ohne scharfe Grenze in den Lobulus lateralis des Lobus vestibulolateralis über und der trigeminale Teil der somatisch sensorischen Längszone setzt sich in das Corpus cerebelli fort.

Wie bei den *Fischen* und den höheren Wirbeltieren bildet der 4. Ventrikel auch bei den *Amphibien* beiderseitig einen Recessus lateralis, aus dem sich ein Diverticulum von wechselnder Größe vorwärts, lateral von dem Mittelhirn erstreckt (Abb. 8).

In den Wänden dieses Diverticulums differenziert sich das Kleinhirn, indem der Lobulus lateralis vorzugsweise den vorderen Teil des Bodens und die angrenzenden Teile der lateralen vorderen und medialen Wand bildet, während der hintere Teil der medialen Wand und der angrenzende Teil des Bodens durch das Corpus cerebelli gebildet werden (Abb. 9). Diese beiderseitig angelegten Kleinhirnabschnitte sind dann durch eine frontalgestellte, bogenförmige Platte gegenseitig verbunden (Abb. 10). In dieser Platte setzt sich ein celluläres Band aus dem Lobulus lateralis medialwärts und dorsalwärts fort und folgt dabei einem Bündel von Vestibularis- und Commissurfasern (Abb. 9, 10, Comm. lat.), das der Commissura vestibulolateralis der *Fische* homolog ist. Dieses Zellband entspricht laut LARSELL (1957) dem cellularen Teil der Pars medialis des Lobus vestibulolateralis der *Selachier*.

Das Corpus cerebelli wölbt sich bei erwachsenen Tieren mehr oder weniger in den hinteren und medialen Teil des Recessus lateralis hinein. Wie im Larsellschen Diagramm (Abb. 9) klar hervortritt, ist das beiderseitige Corpus cerebelli durch die Commissura cerebelli verbunden, was an geeigneten Querschnitten schön zu sehen ist (Abb. 10). Entlang dieser Commissur erstrecken sich Zellen aus dem Corpus cerebelli vorwärts und dorsomedialwärts, um eine ventrorostrale Lage in der Kleinhirnplatte einzunehmen. Diese mediale celluläre Verlängerung des Corpus cerebelli ist bei den verschiedenen Arten mehr oder weniger stark entwickelt, erreicht aber bei den niederen wasserlebenden *Amphibien* nicht die Medianebene, wo die Kleinhirnplatte deshalb membranös bleibt und nur

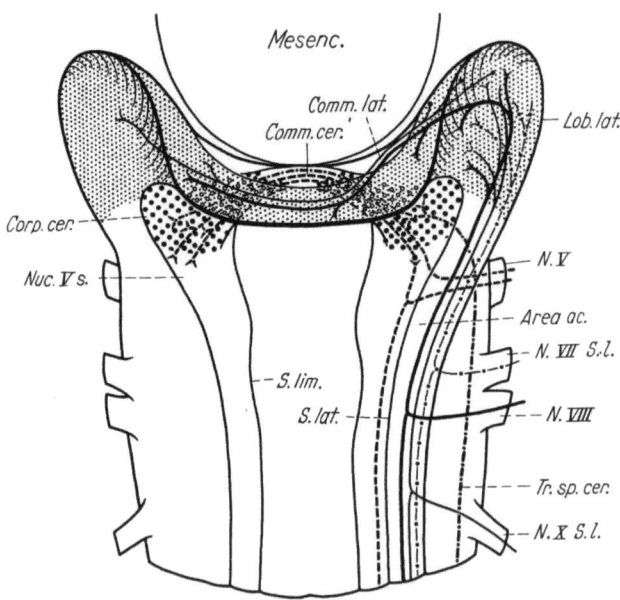

Abb. 9. Schematische Darstellung des Rhombencephalon vom *Salamander*. Dorsalansicht. Lobus vestibulolateralis (*Lob. lat.*) fein punktiert. Corpus cerebelli (*Corp. cer.*) grob punktiert. *Area ac.* Area acustica; *Comm. cer.* Commissura cerebelli; *Comm. lat.* Commissura vestibulolateralis; *Lob. lat.* Lobulus lateralis; *N. V, VII S. l., VIII, X S. l.* Wurzeln des fünften, siebenten, achten und zehnten Gehirnnerven. Aus LARSELL (1957).

von den commissuralen Fasern durchsetzt ist. Wie in dem Schema (Abb. 9) dargestellt, wird die ventral im Kleinhirn gelegene Verbindungsbrücke zwischen den beiden Hälften des Corpus cerebelli auf ihrer dorsalen Seite von der Commissura vestibulolateralis und dem die Commissur begleitenden interlobulären Zellband überlagert.

Völlig übereinstimmend mit den Verhältnissen bei den Fischen umfaßt das Kleinhirn auch bei den erwachsenen *urodelen Amphibien* einen Lobulus vestibulolateralis und ein Corpus cerebelli, beide paarige Gebilde, die durch eine bogenförmige Platte gegenseitig verbunden sind. Dazu kommt noch die von HERRICK (1914) beschriebene, an das Corpus cerebelli angrenzende Eminentia ventralis cerebelli im Boden des Recessus lateralis. Da die Mehrzahl der Fasern des übrigens schwach entwickelten Brachium conjunctivum von den Zellen der Eminentia ventralis herrühren, hält HERRICK (1914) es für wahrscheinlich, daß die Eminentia den Vorläufer der zentralen Kleinhirnkerne darstellt und nennt deshalb diese Zellen in seiner großen Monographie über das *Amphibien*gehirn (1948) Nucleus cerebelli (Abb. 10), eine Auffassung, der sich auch LARSELL (1957) anschließt.

Während das Corpus cerebelli bei allen wasserlebenden *Amphibien* klein ist, besitzen diese mit Seitenlinienorganen versehenen Tiere verhältnismäßig große Lobuli laterales. Den Körnerzellen ähnliche Elemente an der dorsolateralen Ecke des Recessus lateralis werden von LARSELL (1957) mit der Auricula der *Selachier* homologisiert. Die Ketten von Körnerzellen — entlang dem rostralen Teil der Area acusticolateralis und dem lateralen Teil der Kleinhirnplatte — scheinen dabei die rudimentären unteren, bzw. oberen Lippen der Auricula zu repräsentieren (LARSELL 1957).

Auch bei den Larvenstadien der schwanzlosen *Amphibien* sind die Lobuli laterales verhältnismäßig groß. Dem Verlust der Seitenlinienorgane und ihrer

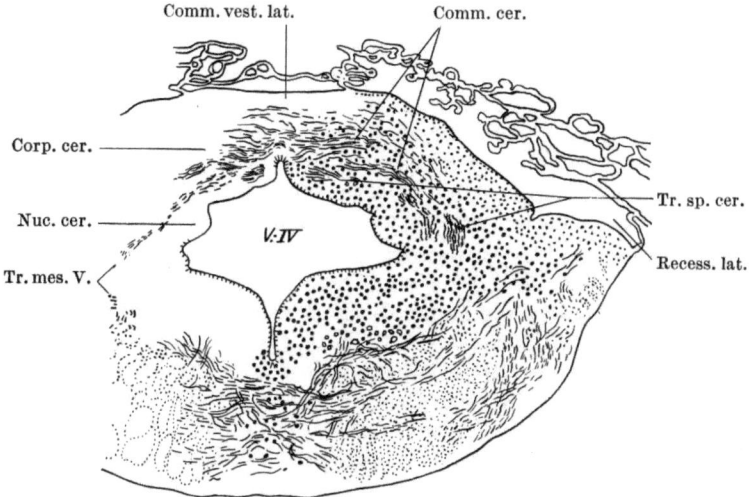

Abb. 10. Frontalschnitt durch das Kleinhirn des *Salamanders (Amblystoma tigrinum)*. Aus HERRICK (1948).

Nerven während der Metamorphose folgt indessen eine markante Reduktion dieses Kleinhirnabschnittes, indem der ventrale Teil des Lobulus lateralis im Boden des vorderen Diverticulums verschwindet (LARSELL 1957). Nur eine Zellplatte neben dem Corpus cerebelli mit einer ohrenähnlichen rostrolateralen Ausstülpung bleibt übrig. Letztere wird durch eine Furche, die homolog dem lateralen Teil der Fissura posterolateralis ist, von dem Corpus cerebelli abgegrenzt. Die Zellplatte und ihre rostrolaterale Ausstülpung verkörpern den kleinen Flocculus des erwachsenen *Frosches*. Umgekehrt ist das Corpus cerebelli bei den *Anuren* recht groß und seine ursprüngliche bilaterale Anlage wird lediglich durch eine seichte sagittale Furche angedeutet (RÖTHIG 1927). Auf Frontalschnitten bildet das Corpus cerebelli einen dicken Bogen, der median einen engen Kleinhirnventrikel einschließt.

Die *Faserverbindungen* stimmen im Prinzip mit denen der *Fische* überein; diesem Gegenstand kann hier nur eine kurze Besprechung gewidmet werden. (Betreffs Einzelheiten siehe die angeführten Arbeiten von HERRICK, LARSELL und RÖTHIG, auf welche diese summarische Darstellung sich gründet.) Die afferenten Verbindungen umfassen Wurzelfasern aus dem Trigeminus und dem N. vestibularis. Letztere sind bei *Urodelen* und Larvenstadien der *Anuren* auch von Wurzelfasern der Seitenliniennerven begleitet. Die vestibulären Fasern geben

Kollateralen an den Nucleus cerebelli ab, verzweigen sich im Lobulus lateralis und bilden die Commissura vestibularis, die übrigens auch wirkliche Commissurfasern umfaßt (HERRICK 1914, LARSELL 1931), wie Abb. 9 zeigt. Viele vorzugsweise sekundäre Vestibularisfasern enden auch im Corpus cerebelli (LARSELL 1957). Die Trigeminusfasern, durch intertrigeminale Commissurfasern aus dem Nucleus sensorius superior n. trigemini verstärkt, bilden — wie von LARSELL (1920, 1931, 1957) und HERRICK (1948) gezeigt — die Commissura cerebellaris und erreichen das Corpus cerebelli (HERRICK 1948). Dieser Commissur gesellen sich auch Fasern der Tract. spino- und bulbocerebellaris bei, die beiderseitig im Corpus cerebelli enden und die dem Tract. spinocerebellaris ventralis der *Säuger* entsprechen.

Die zahlreichen bulbären Fasern dieses Systems schließen aller Wahrscheinlichkeit nach auch Fasern von Zellen ein, die der unteren Olive entsprechen, obwohl die Olive bei den *Amphibien* keine massive Kernmasse bildet.

Aus dem Tectum mesencephali und dem Corpus posticum (Vorläufer des Colliculus inferior) kommt der Tract. tectocerebellaris (LARSELL 1923, 1931, 1932a, 1937, RÖTHIG 1927, KASHIWAMURA 1955). Es scheint nach LARSELL klar, daß die tectocerebellaren Verbindungen sowohl einen optischen (aus dem Tectum opticum) als auch einen akustischen Anteil (aus dem Corpus posticum) einschließen (LARSELL 1957). Auch Fasern aus dem sog. sekundären Visceralkern (HERRICK) dringen anscheinend in das Corpus cerebelli ein.

Was die efferenten Fasern betrifft, so bilden Axone aus dem Nucleus cerebelli, durch Purkinje-Zellen verstärkt, ein Brachium conjunctivum. Nach Kreuzung im Tegmentum mesencephali enden die Fasern in einem Gebiet, das nach ARIËNS KAPPERS, HUBER und CROSBY (1936) den Mutterboden des Nucleus ruber der *Säuger* bildet. HERRICK (1948) konnte indessen bei *Urodelen* keinen roten Kern identifizieren. Andere efferente Fasern ziehen zu der Medulla oblongata und bilden dabei cerebello-motorische und -bulbäre Verbindungen. Ein Teil dieser Fasern wird von LARSELL (1957) als möglicher Vorläufer des Fasciculus uncinatus von RUSSELL betrachtet.

Histologisch findet man im Kleinhirn der *Amphibien* die drei Hauptschichten der Kleinhirnrinde. LARSELL (1957) hat aber beim *Frosch* weder Kletterfasern noch Korbzellen gefunden.

4. Kleinhirn der Reptilien.

Die äußere Morphologie des Kleinhirns der *Reptilien* ist, wie besonders LARSELL (1926, 1932b, 1945, 1957) hervorhebt, ziemlich großen Variationen unterworfen, je nach Lebensweise und Bewegungsart der verschiedenen Ordnungen. Am kleinsten ist das Kleinhirn bei den extremitätenfreien *Reptilien*, am größten bei den *Krokodilen*, während das Kleinhirn der *Schildkröten* eine Zwischenstufe repräsentiert. Bei den *Schlangen* ist dabei das Kleinhirn zungenähnlich mit einer dorsocaudal gerichteten Spitze gestaltet, während viele *Eidechsen* ein schildförmiges, nach oben und vorwärts gebogenes, evertiertes Kleinhirn besitzen. Bei den *Schildkröten* dagegen bildet das Kleinhirn einen ziemlich massiven caudal gerichteten Bogen. Noch massiver ist das Kleinhirn bei den *Krokodilen*.

Für eine eingehendere Beschreibung des Kleinhirns verschiedener *Reptilien* müssen wir auf die Untersuchungen von HINDENACH (1931, *Sphenodon*), LARSELL (1926, *Eidechsen, Schlangen*), SHANKLIN (1930, *Chamaeleon*) und FREDERIKSE (1931, *Lacerta vivipara*) hinweisen. Hier werden wir uns im wesentlichen auf eine Besprechung des *Alligator*kleinhirns als Beispiel eines hochentwickelten

*Reptilien*kleinhirns beschränken und basieren uns dabei vornehmlich auf LARSELL (1932b, 1945, 1957).

Im allgemeinen ist das Kleinhirn der *Reptilien* durch eine verhältnismäßig kräftige Entwicklung des Corpus cerebelli gekennzeichnet, während der Flocculus nach dem Wegfall des Lateralisanteils klein ist.

Bei jungen *Alligator*embryonen besteht die Kleinhirnanlage aus zwei Seitenplatten, die durch eine dünne Brücke über dem Medianplan vereinigt sind (KRABBE 1939). In der Folge wird die ursprünglich membranöse Verbindungsbrücke durch lebhafte Zellproliferation immer mehr solide, wenn auch die beiderseitige Anlage des Corpus cerebelli in der Mittellinie lange markiert bleibt. Von der Seite betrachtet (Abb. 11) ist die ohrenähnliche Anlage des Flocculus schön zu sehen, die oralwärts und aufwärts von der Medulla oblongata um den Recessus lateralis biegt.

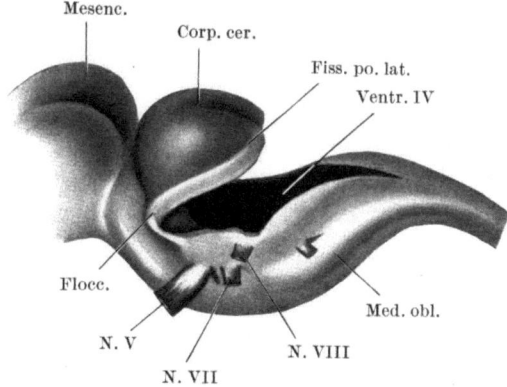

Abb. 11. Kleinhirn von *Alligator Mississippiensis*. Embryo REESES Stadium XXI + × 6. Aus LARSELL (1957).

Wie aus der Abb. 11 hervorgeht, setzt sich dabei die Flocculusanlage in eine bandförmige Zellmasse längs dem lateralen und caudalen Rand des Corpus cerebelli fort, von letzterem durch die Fissura posterolateralis abgegrenzt. Diese Furche kann nicht ganz bis an die Mittellinie verfolgt werden. Die Randzone wird caudomedial dicker und bildet eine ventrikuläre Vorwölbung, die einen Nodulus vorzuspiegeln scheint (LARSELL 1957).

Das Corpus cerebelli der erwachsenen *Krokodile* ist durch zwei transverselle Furchen, Sulc. anterior und posterior von INGVAR (1918), in drei Läppchen geteilt. In Anlehnung an INGVAR deutet LARSELL (1957) den Sulc. anterior als homolog der Fissura prima der *Säuger*. Der Sulc. posterior dagegen wird von INGVAR (1918) als homolog der Fissura praepyramidalis aufgefaßt, während

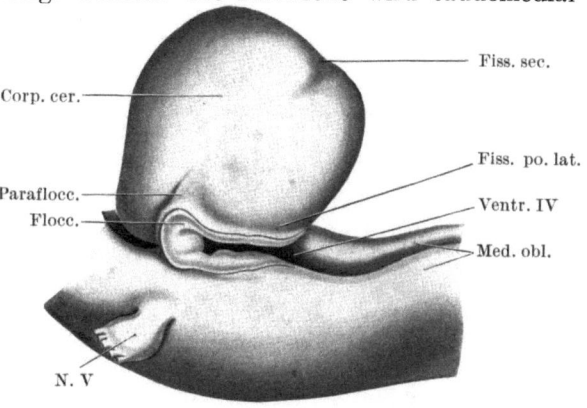

Abb. 12. Kleinhirn von *Alligator Mississippiensis*. Junges Tier, 1 m lang. Aus LARSELL (1957).

LARSELL (1934, 1957) gute Belege dafür liefert, daß es sich hier um das Homologon der Fissura secunda handle. Der Teil des Corpus cerebelli, der hinter dieser Furche liegt, setzt sich lateralwärts fort und bildet mit dem Flocculus ganz wie bei den *Vögeln* (LARSELL 1948) einen ohrähnlichen, lateralen Fortsatz, dessen nichtflocculären Teil LARSELL (1957) als einen beginnenden Paraflocculus auffaßt (Abb. 12).

LARSELL (1926, 1932b, 1945) hat ferner die Aufmerksamkeit darauf gelenkt, daß man bei vielen *Reptilien*formen im Corpus cerebelli auch einen medianen Teil — Pars interposita — von einer beiderseitigen Pars lateralis unterscheiden kann. Bei den *Schlangen*, deren Fortbewegung ausschließlich durch die Körpermuskulatur erfolgt, ist die Pars interposita besonders wohl entwickelt, während die Pars lateralis des Corpus cerebelli sehr klein ist. Bei *Gerrhonotus*, dessen kleine Füße während der Bewegung durch ausgesprochene Wackelbewegung des Körpers unterstützt werden, sind sowohl Pars interposita als Pars lateralis des Corpus cerebelli wohl entwickelt und voneinander besser abgesetzt als bei allen bisher beschriebenen *Reptilien* (LARSELL 1957). Bei *Reptilien*arten, die den Körper vom Boden abheben und auf den Füßen laufen, ist die Pars interposita reduziert, weil die Pars lateralis vergrößert ist. LARSELL (1926, 1932b) ist deshalb geneigt, die Entwicklung der Pars interposita und Pars lateralis in Zusammenhang mit der Differenzierung und Funktion der Körpermuskulatur bzw. der Extremitätenmuskulatur zu sehen.

Es scheint somit eine allgemeine Regel zu sein, daß *Reptilien*arten, deren Extremitäten für die Lokomotion besonders wichtig sind, eine wohlentwickelte Pars lateralis besitzen, während bei den extremitätenfreien Arten die Pars interposita vergrößert und die Pars lateralis reduziert sind. Diese Beobachtungen sind besonders interessant im Lichte der neuerdings im Säugerkleinhirn gefundenen corticalen Längszonen (JANSEN und BRODAL 1940, 1942, CHAMBERS und SPRAGUE 1955a, b), die weiter unten (S. 89) besprochen sind.

Entsprechend dem Nucleus cerebelli der *Amphibien* findet man bei den *Reptilien* zwei *Kleinhirnkerne*, einen medialen und einen lateralen (Abb. 142), wie von LARSELL (1926, 1932b), HAUSMAN (1929), SHANKLIN (1930), WESTON (1936) u. a. beschrieben. Nach LARSELL (1957) sprechen Lage und Faserverbindungen dafür, daß der Nucleus medialis dem Nucleus fastigii der *Säuger* homolog ist und daß der Nucleus lateralis wenigstens einem Teil des Nucleus interpositus entspricht. Der Nucleus lateralis der *Reptilien* darf dagegen nicht mit dem Nucleus lateralis der *Subprimaten* und *Affen*, d. h. dem Nucleus dentatus der *Primaten*, verwechselt werden (LARSELL 1957).

Was den Ursprung der Kleinhirnkerne der *Reptilien* betrifft, so gehen die Auffassungen etwas auseinander. ARIËNS KAPPERS (1947) ist der Meinung, daß die Kleinhirnkerne sich aus dem Vestibulariskern entwickeln. HERRICK (1948) dagegen und mit ihm LARSELL (1957) hält eine intermediäre Zone des Tegmentum, mit dessen motorischer Zone nahe verknüpft, für den Ursprungsort der Kleinhirnkerne.

Die *Faserverbindungen* des *Reptilien*kleinhirns sind während der letzten Jahrzehnte von LARSELL (1926, 1932b), SHANKLIN (1930), HINDENACH (1931), WESTON (1936), HUBER und CROSBY (1926, 1933), JUH SHEN SHYU (1939), KAWAKAMI (1954) u. a. untersucht worden. Die afferenten Verbindungen stimmen im wesentlichen mit denen der niederen Wirbeltiere überein. Aus dem Rückenmark stammen die Tract. spinocerebellaris dorsalis und ventralis. Letzterer bildet den Hauptbestandteil der Commissura cerebellaris (LARSELL 1957). Die Tractus vestibulocerebellares, früher von BECCARI (1912) und INGVAR (1918) beschrieben, bestehen nach LARSELL (1926, 1932b) und WESTON (1936) aus primären und sekundären Vestibularisfasern, die im Flocculus beiderseitig und in dem gleichseitigen Nucleus medialis enden. Viele Fasern kreuzen zur Gegenseite, wobei eine Verbindung ähnlich der Commissura vestibulo-lateralis der *Ichthyopsiden* angedeutet wird (LARSELL 1957). An die sekundären Vestibularisfasern schließen sich Fasern aus dem Nucleus laminaris (DE LANGE 1917, SHANKLIN 1930, LARSELL 1932b, WESTON 1936, ARIËNS KAPPERS 1947) an und bilden den Tract. cochleovestibulocerebellaris von ARIËNS KAPPERS, HUBER und CROSBY (1936).

Primäre und sekundäre Trigeminusfasern bilden ferner einen Tract. trigeminocerebellaris, dessen sekundäre Fasern im trigeminalen Hauptkern und dem spinalen Trigeminuskern entspringen (HUBER und CROSBY 1926, SHANKLIN 1930, LARSELL 1932b, WOODBURNE 1936, JUH SHEN SHYU 1939, KAWAKAMI 1954). Fasern aus dem mesencephalen Trigeminuskern passieren auch ins Kleinhirn hinein (WESTON 1936). Ferner sind olivocerebellare Fasern (LARSELL 1932b, SHANKLIN 1930 u. a.) und bulbocerebellare Fasern aus der reticulären Substanz (WESTON 1936) beschrieben worden.

Endlich sind tectocerebellare Verbindungen bei einer Reihe von *Reptilien*arten beobachtet worden (HUBER und CROSBY 1926, 1933, LARSELL 1926, 1932b, SHANKLIN 1930, HINDENACH 1931, WESTON 1936, KAWAKAMI 1954, KASHIWAMURA 1955 u. a.). Direkte und gekreuzte Fasern enden in der Lamina granularis und molecularis, gewissermaßen auch im Nucleus medialis (WESTON 1936).

Die efferenten Verbindungen bestehen teils aus Fasern, welche die „juxtacerebellaren" Kerne und den Nucleus medialis mit dem roten Kern und dem Subthalamus verbinden und als ein primitives Brachium conjunctivum aufgefaßt werden (HUBER und CROSBY 1926, LARSELL 1926, 1932b, PAPEZ 1929, SHANKLIN 1930, HINDENACH 1931, FREDERIKSE 1931, KAWAKAMI 1954). Teils bilden die Fasern aus dem Nucleus medialis ein gekreuztes, Fasciculus uncinatus-ähnliches Bündel, dessen Fasern in dem Deiterschen Kern und dem descendierenden Vestibulariskern enden. Dazu kommen weit sich erstreckende Verbindungen mit dem Tegmentum (WESTON 1936).

Das Kleinhirn der *Reptilien* hat die drei charakteristischen Schichten: Lamina molecularis, die Purkinje-Zellenschicht und die Lamina granularis.

5. Kleinhirn der Vögel.

Das Kleinhirn der *Vögel* ist in den letzten drei Jahrzehnten Gegenstand einer Reihe umfassender Untersuchungen gewesen. Wir nennen die Arbeiten von CRAIGIE (1928, 1930), SANDERS (1929), SCHOLTEN (1946), LARSELL (1948, 1957), LARSELL und WHITLOCK (1952), WHITLOCK (1952) und SÆTERSDAL (1956a[1]). Ganz besonders wichtig ist dabei, daß es LARSELL (1948, 1952) gelang, eine detaillierte Homologisierung von Vermisabschnitten der *Vögel* und *Säuger* durchzuführen. Wir werden uns in der folgenden kurzen Übersicht weitgehend auf die eingehende Darstellung von LARSELL (1957) stützen.

Das Kleinhirn der *Vögel* bildet, wie die Abb. 13 und 14 zeigen, einen ziemlich hohen, sowohl rostrocaudal wie auch von Seite zu Seite gebogenen Hirnteil, dessen hinteres Basalgebiet seitlich mehr oder weniger hervorragt, um die sog. Auricula zu bilden. Eine spaltförmige Ausbuchtung des 4. Ventrikels ragt dorsal tief ins Kleinhirnmark hinein (Abb. 15). Zahlreiche transversal verlaufende Furchen teilen das Kleinhirn in Folien, deren Zahl, wie schon BRANDIS (1894) zeigte, mit der Körpergröße des Species wächst, deren allgemeines Muster jedoch grundsätzlich ähnlich ist (LARSELL 1948). Ehe wir auf LARSELLs Analyse des Foliummusters näher eingehen, sei nur hervorgehoben, daß das Kleinhirn bei den *Vögeln* wie bei den niederen Wirbeltieren von denselben zwei fundamentalen

---

[1] SÆTERSDAL (1956a) hat jüngst die Morphogenese des Kleinhirns bei fünf *Vogel*arten (*Gallus domesticus, Phasianus colchicus, Anas domestica, Columba domestica* und *Turdus pilaris*) studiert und konnte dabei die von LARSELL (1948) beobachtete frühe embryonale Entwicklung der Fissura posterolateralis bestätigen. So geben die Befunde SÆTERSDALs einen weiteren Beweis für die Berechtigung der LARSELLschen primären morphologischen Einteilung des Kleinhirns in die Hauptabschnitte Lobus flocculonodularis und Corpus cerebelli. Was indessen die Furchen des Corpus cerebelli betrifft, so fand SÆTERSDAL in seinem Material, daß das Corpus cerebelli primär von der Fissura secunda zerteilt wird, weshalb der Verfasser hervorhebt, daß das Problem der Reihenfolge der Furchen des *Vogel*kleinhirns noch nicht endgültig gelöst ist.

Teilen, dem Lobus flocculonodularis und dem Corpus cerebelli, gebildet wird. Das *Vogel*kleinhirn zeigt aber dabei dem *Reptilien*kleinhirn gegenüber eine absolut und relativ viel stärkere Entwicklung des Corpus cerebelli. Der Lobus flocculonodularis ist indessen klein, was besonders für den Flocculus auffallend ist. Letzterer ist, wie aus der Abb. 14 hervorgeht, durch den Seitenteil der Fissura posterolateralis von dem Paraflocculus getrennt. Doch sind Flocculus und Paraflocculus des *Vogel*kleinhirns am Ende dieser Furche durch eine kleine Rindenbrücke verbunden (Abb. 14). Zusammen bilden Flocculus und Paraflocculus die obenerwähnte, seitlich hervorragende Aurikel des *Vogel*kleinhirns, die

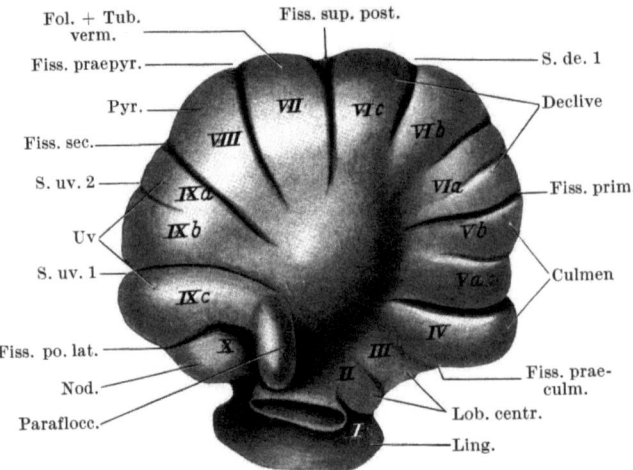

Abb. 13. Kleinhirn der *Taube (Columba livia)*. Seitenansicht × 6²/₅. Aus LARSELL (1948).

mit der Aurikel der niederen Wirbeltiere nicht zu verwechseln ist (LARSELL 1957). Denn bei den letztgenannten Tieren hat die Aurikel bloß zu dem vestibulolateralen Abschnitte des Kleinhirns Beziehung, während die Aurikel der *Vögel* sowohl von einem Teil des Lobus flocculonodularis, dem Flocculus, wie von einem Teil des Corpus cerebelli, dem Paraflocculus, gebildet wird. Zwar sind bei erwachsenen *Vögeln* die beiden Teile miteinander sehr innig verbunden und der auriculäre Teil der Fissura posterolateralis in vielen Fällen beinahe völlig verwischt. Im embryonalen Gehirn dagegen sind die zwei Komponenten der Aurikel deutlich erkennbar (LARSELL 1957).

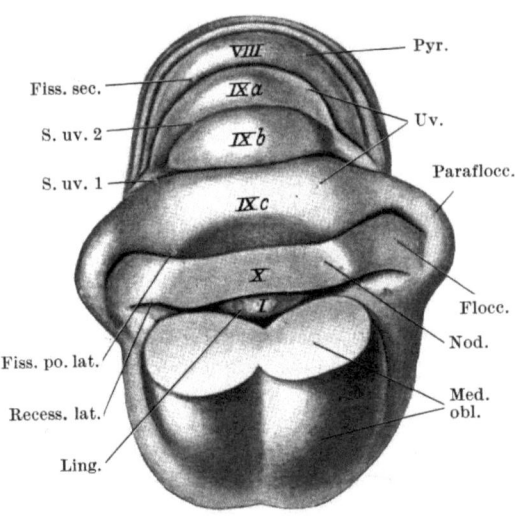

Abb. 14. Kleinhirn der *Taube (Columba livia)* von hinten gesehen. × 6²/₅. Aus LARSELL (1948).

Als Grundlage für die folgende Übersicht über die Morphologie des Vogelkleinhirns wählen wir das Cerebellum der *Taube*, dessen Furchen und Folien wohl entwickelt und charakteristisch sind. In allen von ihm untersuchten Vogelarten konnte LARSELL (1948) zehn charakteristische Folien unterscheiden, die auf dem Medianschnitt (Abb. 15) erkennbar sind. LARSELL hat die Folien mit den römischen Zahlen I—X bezeichnet. Diese primären Folien sind wieder bei den verschiedenen Arten mehr oder weniger in sekundäre und tertiäre Subfolien aufgeteilt. Folium I, das bei der *Taube* verhältnismäßig groß ist, wird von LARSELL (1948, 1957) mit der Lingula identifiziert. Wie aus der Abb. 15 zu sehen ist, setzt sich der vordere Rand dieses Foliums in das Velum medullare anterius fort. Die Folien II und III repräsentieren den Lobulus centralis, wie durchgehend definiert. Sowohl das Folium III wie das Folium IV ist mitunter bei der *Taube* wie auch bei anderen Arten in Subfolien (IIIa, IIIb, IVa, IVb) gespalten (LARSELL und WHITLOCK 1952). Das Folium IV bildet mit dem Folium V das Culmen des *Säuger*kleinhirns. Das Folium V ist bei den meisten Arten in die Subfolien Va und Vb geteilt. Die genannten fünf Folien machen den Lobus anterior des Corpus cerebelli aus, durch die Fissura prima von dem Lobus posterior getrennt. Die letztgenannte Furche, von INGVAR (1918) mit x bezeichnet, ist von ihm als das Homologon der Fissura prima der Säuger identifiziert worden, eine Auffassung, die sowohl ARIËNS KAPPERS, HUBER und CROSBY (1936) als auch LARSELL (1948) teilen. Der Lobus posterior des Corpus cerebelli im Vogelkleinhirn umfaßt die Folien VI—IX. Das Folium VI ist, wie die Abb. 15 zeigt, in die Subfolien VIa, VIb und VIc eingeteilt. Die Furche zwischen dem Folium VI und Folium VII wird von LARSELL (1948) als die Fissura superior posterior identifiziert. Das Folium VII ist häufig in Subfolien VIIa und VIIb gespalten und entspricht dem Folium und Tuber vermis im *Säuger*kleinhirn. Eine Furche, die LARSELL mit der Fissura

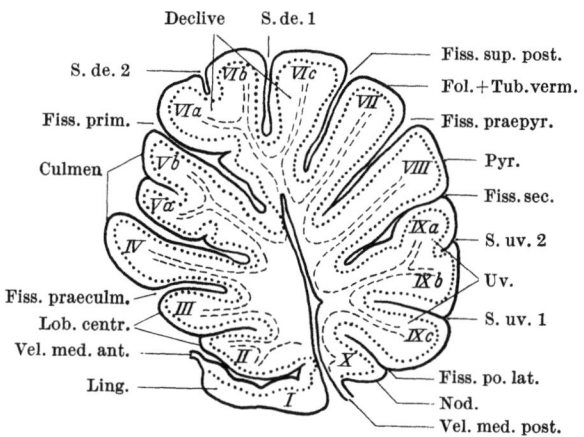

Abb. 15. Medianschnitt durch das Kleinhirn der erwachsenen *Taube*. × 6²/₅. Aus LARSELL (1948).

praepyramidalis homologisiert, grenzt das Folium VII von dem Folium VIII ab. Letzteres repräsentiert die Pyramis des *Säuger*kleinhirns. Das Folium IX ist bei allen *Vögeln* und vor allem bei den guten Fliegern verhältnismäßig groß. Eine auffallende und charakteristische Furche, die Furche y von INGVAR (1918) — von LARSELL als die Fissura secunda identifiziert — grenzt das Folium IX nach vorn ab, während die hintere Grenze von der Fissura posterolateralis gebildet wird. Das Folium IX repräsentiert somit die Uvula. Das Läppchen ist, wie auch die Uvula der *Säuger*, weiter in die Subfolien IXa, IXb und IXc (Abb. 14 und 15) eingeteilt. Wie aus den Abb. 13 und 14 hervorgeht, setzt sich das Subfolium IXc seitlich in den parafloccularen Teil der *Vogel*-Auricula fort. Das Folium X bildet abschließend den Nodulus des Lobus flocculonodularis.

LARSELLs eingehende Analyse des *Vogel*kleinhirns hat somit klar gemacht, daß dieses grundsätzlich aus denselben Läppchen, die man im Vermis des *Säuger*kleinhirns findet, aufgebaut ist.

Hemisphären in dem Sinne der Kleinhirnhemisphären der *Säuger* kommen dagegen offenbar nicht vor (Abb. 14). Doch macht LARSELL (1948, 1957) darauf aufmerksam, daß auch bei den *Vögeln* ein Kleinhirnhemisphärenrudiment wohl vorkommt. Wie die Seitenansicht zeigt (Abb. 13), bleibt der mediobasale Teil der Seitenfläche furchenfrei und eben. Diese kleine folienfreie Rindenarea beherbergt laut LARSELL den wahrscheinlichen Mutterboden der Kleinhirnhemisphäre der *Säuger*, eine Auffassung, zu deren Gunsten auch unsere Untersuchungen über die pontocerebellare Projektion sprechen, indem dieses Rindengebiet eine Mehrzahl der pontocerebellaren Fasern empfängt (BRODAL, KRISTIANSEN und JANSEN 1950).

Ehe wir die Morphologie des *Vogel*kleinhirns verlassen, sei noch erwähnt, daß die *Vogel*-Aurikel bei dem *Kolibri* ungewöhnlich groß ist (CRAIGIE 1928), und daß bei dem *Pinguin* der Paraflocculus beinahe die ganze Aurikel bildet (LARSELL 1957).

Wir wenden uns dann den *Kleinhirnkernen* zu, die bei den *Vögeln* besser differenziert sind als bei den *Reptilien*. SANDERS (1929) beschreibt in guter Übereinstimmung mit CAJAL (1908, 1909—1911) vier Kerngruppen; DOTY (1946) hat kürzlich diese Befunde bestätigt (Abb. 143). Der Nucleus internus, von CRAIGIE (1928) Nucleus fastigii genannt, ist der größte von den vier Kerngruppen und zweifelsohne mit dem Nucleus fastigii der *Säuger* zu homologisieren. Der Nucleus intermedius erstreckt sich weiter dorsal als die übrigen Kerngruppen und wird von LARSELL (1957) mit dem Nucleus interpositus der *Säuger* verglichen. Der Nucleus intercalatus besteht aus sehr kleinen Zellen. Der Nucleus lateralis breitet sich weiter caudal und ventral aus als die übrigen Gruppen. Dieser Kern ist nach LARSELL (1957) wahrscheinlich in rudimentärer Form der Nucleus lateralis der *Säuger*, wie von BRUNNER (1919) definiert. Der Kern ist offenbar nicht mit dem Nucleus lateralis der *Reptilien* identisch, obwohl man mit LARSELL (1957) annehmen darf, daß der Nucleus intermedius und lateralis der *Vögel* aus dem Nucleus lateralis der Reptilien hervorgegangen sind.

Die *Faserverbindungen* des Kleinhirns der *Vögel* stimmen grundsätzlich mit denen der niederen Wirbeltiere überein. SANDERS (1929), LARSELL (1948) und WHITLOCK (1952) haben neuerdings das Vorhandensein der schon von früheren Forschern beschriebenen vestibulocerebellaren Verbindungen bestätigt. Diese Bahnen enthalten sowohl primäre wie sekundäre Fasern. In seinen Experimenten mit der Marchi-Methode und mit der Methode der retrograden Degeneration fand WHITLOCK (1952) bei *Tauben*, daß die vestibulocerebellaren Bahnen hauptsächlich Beziehungen zu dem Lobus flocculonodularis haben. Einige Fasern enden vielleicht auch in den angrenzenden Teilen von Uvula und Paraflocculus. Silberimprägniertes Embryonalmaterial deutet ferner darauf, daß auch die Kleinhirnkerne ein Terminalgebiet für vestibuläre Fasern verkörpern (WHITLOCK 1952). Dagegen gelang es WHITLOCK in seinen Experimenten nicht, die jüngst von SANDERS (1929) und KAPPERS (1947) beschriebenen cochleocerebellaren Verbindungen zu demonstrieren. Einige primäre, vorwiegend aber sekundäre Vestibularisfasern bilden wie bei niederen Wirbeltieren innerhalb des Lobus flocculonodularis eine Commissura vestibularis (LARSELL 1948, WHITLOCK 1952).

Bezüglich der spinocerebellaren Verbindungen fand WHITLOCK (1952), daß sich die Fasern der dorsalen sowohl wie der ventralen Bahn im Kleinhirn teilweise kreuzen. Im Gegensatz zu SANDERS (1929) konnte er keine Fasern zu den Kleinhirnkernen verfolgen. Alle Fasern enden in der Rinde und zwar in den Folien II bis V, VIa und VIb, mehr zerstreut auch in VIII und IX.

Mit den spinocerebellaren Bahnen kommen primäre wie auch sekundäre trigeminocerebellare Fasern (CRAIGIE 1928) aus dem Nucleus sensorius superior (SANDERS 1929, WOODBURNE 1936), was WHITLOCK (1952) experimentell bestätigen konnte. Die Fasern, die sich teilweise in der Commissura cerebelli kreuzen, enden zufolge WHITLOCK vornehmlich im Folium VI, aber auch in den Folien V und VII. Die Commissura cerebelli liegt unmittelbar hinter Folium II und besteht aus spinocerebellaren und trigeminalen Fasern, von welchen letztere sowohl primäre wie sekundäre sind (WHITLOCK 1952).

Das Vorkommen von tectocerebellaren Verbindungen bei den *Vögeln* wurde schon um die Wende des Jahrhunderts beschrieben (MÜNZER und WIENER 1898 u. a.)

und jüngst von CRAIGIE (1928), SANDERS (1929), LARSELL (1948) und WHITLOCK (1952) bestätigt. Experimentell konnte man feststellen, daß die Fasern von Zellen in Tectum und Nucleus isthmi herrühren und vornehmlich in den Folien VI, VII und VIII, zum Teil vielleicht auch im Folium IX, enden (WHITLOCK 1952).

Die olivocerebellaren Fasern sind gekreuzt und über die ganze Rinde, möglicherweise mit Ausnahme von Folium X, verteilt (WHITLOCK 1952). Reticulocerebellare Fasern folgen laut SCHIMAZONO (1912) den olivocerebellaren.

Das Vorkommen von Ponsrudimenten bei den *Vögeln* wurde von PAPEZ (1929) angedeutet, von BRODAL, KRISTIANSEN und JANSEN (1950) experimentell bewiesen und von WHITLOCK (1952) und HARKMARK (1954) bestätigt. Die pontocerebellaren Fasern enden vornehmlich in dem lateralen folienfreien Rindengebiet, den lateralen Teilen der Folien VI—VIII und dem Paraflocculus (BRODAL, KRISTIANSEN und JANSEN 1950).

WHITLOCK (1952) hat die afferenten Verbindungen des *Vogel*kleinhirns auch mit elektrophysiologischen Methoden überprüft, und konnte dabei nicht nur die mit histologischen Methoden bestimmten Terminalgebiete der wichtigsten Bahnen bestätigen, sondern auch zeigen, daß innerhalb des spinocerebellaren Systems eine gewisse somatotopische Lokalisation vorhanden ist, grundsätzlich übereinstimmend mit den Befunden von SNIDER und STOWELL (1942, 1944) und ADRIAN (1943) bei *Säugern*.

Die efferenten Verbindungen des Kleinhirns der *Vögel* stammen überwiegend aus den Kleinhirnkernen, d. h., die meisten Purkinje-Zellen sind bei den *Vögeln* in innere Kleinhirnelemente verwandelt worden und ihre Axone bilden corticonucleäre Verbindungen.

Aus den medialen Kleinhirnkernen kommt der Tract. cerebellobulbospinalis, dessen Fasern teilweise gekreuzt sind. ARIËNS KAPPERS, HUBER und CROSBY (1936) halten es für wahrscheinlich, daß diese Bahn dem Fasciculus uncinatus (RUSSELL) bei den *Säugern* entspricht. SCHIMAZONO (1912) verfolgte in Marchi-Präparaten die Fasern dieser Bahn zur Medulla oblongata, wo angeblich Fasern in den motorischen Kernen des N. trigeminus und N. facialis enden, während sich andere im Seitenstrang der Medulla spinalis bis zum caudalen Teil des Dorsalmarks fortsetzen. Aus den Kleinhirnkernen kommen ferner Fasern, die in dem Deitersschen Kern und beiderseitig um die reticulären Kerne der Medulla oblongata enden (SCHIMAZONO 1912, SANDERS 1929). Auch schließen sich Fasern aus den Kleinhirnkernen dem Fasciculus longitudinalis medialis an (GROEBBELS 1927, ARIËNS KAPPERS 1947). Das Brachium conjunctivum ist nach LARSELL (1957) augenscheinlich von Fasern aus sämtlichen Kleinhirnkernen gebildet, was in gutem Einklang mit unseren experimentellen Beobachtungen am Säugerkleinhirn steht (JANSEN und JANSEN 1955). Die meisten Fasern endigen nach Kreuzung im roten Kern. MUSKENS (1930) behauptet, daß einige Fasern des Brachium conjunctivum weiter zum Thalamus laufen. Diese Fasern nehmen ihren Ursprung in dem medialen Kleinhirnkern und kreuzen in der Commissura ventralis cerebelli. Schließlich erwähnen wir eine striocerebellare Verbindung, die jüngst von CRAIGIE (1928), HUBER und CROSBY (1929) u. a. beschrieben wurde, von deren Vorhandensein sich indessen WHITLOCK (1952) nicht überzeugen konnte. ARIËNS KAPPERS, HUBER und CROSBY (1936) halten es für nicht ausgeschlossen, daß hier in der Tat eine cerebellostriäre Verbindung vorliegt.

Das Kleinhirn der *Vögel* scheint sämtliche Zellen- und Faserelemente einzuschließen, die man im *Säuger*kleinhirn findet, weshalb wir auf diese Beschreibung (S. 100 ff.) hinweisen.

Die vorangehende Übersicht über die phylogenetische Entwicklung des Kleinhirns von den *Cyclostomen* bis zu den *Vögeln* zeigt, daß das Kleinhirn aller dieser Tiere grundsätzlich ähnlich gebaut ist. Es besteht aus zwei Hauptteilen, die voneinander durch die Fissura posterolateralis getrennt sind: Lobus vestibulolateralis (bei *Reptilien* und *Vögeln* Lobus flocculonodularis genannt) und Corpus cerebelli.

Der Lobus vestibulolateralis wird von Impulsen aus den Vestibular- und (wo diese vorkommen) Seitenlinienorganen beherrscht und stellt somit ein Vestibulocerebellum dar.

Das Corpus cerebelli wechselt weit mehr als der Lobus vestibulolateralis sowohl in Größe wie Form und wird mit zunehmender Größe durch transversale Furchen in charakteristische Läppchen geteilt. Das Corpus cerebelli bildet Terminalgebiete für afferente Nervenbahnen aus dem Rückenmark, der Medulla oblongata und dem Mittelhirn und repräsentiert somit eine Sammelstelle für Impulse aus allen Sinnesorganen, mit Ausnahme des Vestibularapparates. Bemerkenswert ist dabei die starke Entwicklung des Corpus cerebelli der *Vögel* und die Aufteilung desselben in Läppchen, die offenbar mit denen des Vermis des *Säuger*kleinhirns homologisierbar sind. Auch möchten wir hervorheben, daß die afferenten Bahnen in ihrer Verbreitung teilweise auf bestimmte Rindengebiete beschränkt sind und daß eine gewisse somatotopische Lokalisierung vorhanden ist.

Die efferenten Verbindungen des Kleinhirns haben ihren Ursprung teilweise in der Kleinhirnrinde, teilweise in den Kleinhirnkernen und laufen zu Thalamus, Mesencephalon, Pons, Medulla oblongata und Medulla spinalis.

Ehe wir die Übersicht über die Phylogenese mit der Morphologie des *Säuger*kleinhirns abschließen, scheint es zweckmäßig, an dieser Stelle zuerst einen kurzen Überblick über die Morphogenese des Kleinhirns der *Säuger* einzuschalten, um das Verständnis der teilweise recht komplizierten morphologischen Verhältnisse des *Säuger*kleinhirns zu erleichtern.

II. Die Morphogenese des Kleinhirns der Säugetiere.

Wie allgemein erkannt, spielt das Studium der Morphogenese eine maßgebende Rolle für das Verstehen der Morphologie. Ein schönes Beispiel dafür gibt eben die Erforschung der Kleinhirnmorphologie. Trotz der zahlreichen und umfassenden Untersuchungen während der ersten Jahrzehnte durch Pioniere der Kleinhirnforschung wie STROUD, ELLIOT SMITH, BRADLEY, BOLK, EDINGER und INGVAR waren indessen viele Fragen der Kleinhirnmorphologie unbeantwortet oder strittig geblieben. Zwar waltete darüber Einigkeit, daß das Kleinhirn aller *Säugetiere*, trotz dieser Formvielfältigkeit unter den verschiedenen Arten, sich in ein gemeinsames Einteilungsschema einordnen läßt. Betreffend der Einzelheiten dieses Schemas herrschten indessen ziemlich weitgehende Meinungsunterschiede, zum Teil grundsätzlicher Art.

So wurde das *Säuger*kleinhirn von BOLK (1906) in zwei Hauptlappen geteilt, während ELLIOT SMITH (1902), EDINGER (1910), INGVAR (1918) und JAKOB (1928) drei Lappen unterschieden, die aber von den Verfassern teilweise verschieden abgegrenzt wurden. EDINGER hielt dabei auch an der alten Teilung der Lappen in Mittelstück (Vermis) und Seitenteile (Hemisphären) fest. BRADLEY (1903, 1904, 1905) wurde schließlich durch seine embryologischen Studien zu einer Fünfteilung des Kleinhirns geführt.

Auch waren die Meinungen geteilt in bezug auf die weitere Aufteilung der Lappen in Läppchen und bezüglich des gegenseitigen Verhaltens zwischen Vermis- und Hemisphärenanteilen. Autoren wie BRADLEY und EDINGER vertraten die Auffassung, daß eine bestimmte, gesetzmäßige Beziehung zwischen den einzelnen

Vermis- und Hemisphärenläppchen vorhanden sei, während BOLK ein solches Prinzip nur teilweise akzeptiert. Insbesondere bereitet die Deutung der Verhältnisse in dem hinteren Teil des Kleinhirns Schwierigkeiten.

Seitdem JAKOB (1928) seine Übersicht über das Kleinhirn schrieb, sind nun eine Reihe von Abhandlungen erschienen, die neues Licht auf diese Fragen werfen. Ganz besonders hat sich LARSELL dabei verdient gemacht. Die folgende Übersicht über die Morphogenese des *Säuger*kleinhirns stützt sich deshalb größtenteils auf seine Untersuchungen.

Die erste Andeutung einer Kleinhirnanlage findet man bei den *Säugern* sehr früh im Embryonalleben (beim *Opossum* am 11. Tag, LARSELL 1935) als eine dünne Platte, die oralwärts mit dem Mittelhirn zusammenhängt und caudalwärts in das epitheliale Dach des 4. Ventrikels übergeht (Abb. 16, 17). Die Platte überbrückt den oralen Teil des 4. Ventrikels und wird sehr frühzeitig von zwei charakteristischen Commissuren durchsetzt (Abbildung 16). LARSELL (1935) konnte die mehr oralwärts gelegene als *Commissura cerebellaris* und die andere als die *Commissura vestibularis* identifizieren. Die Commissura cerebellaris ist aus sekundären, möglicherweise auch einigen primären Trigeminusfasern

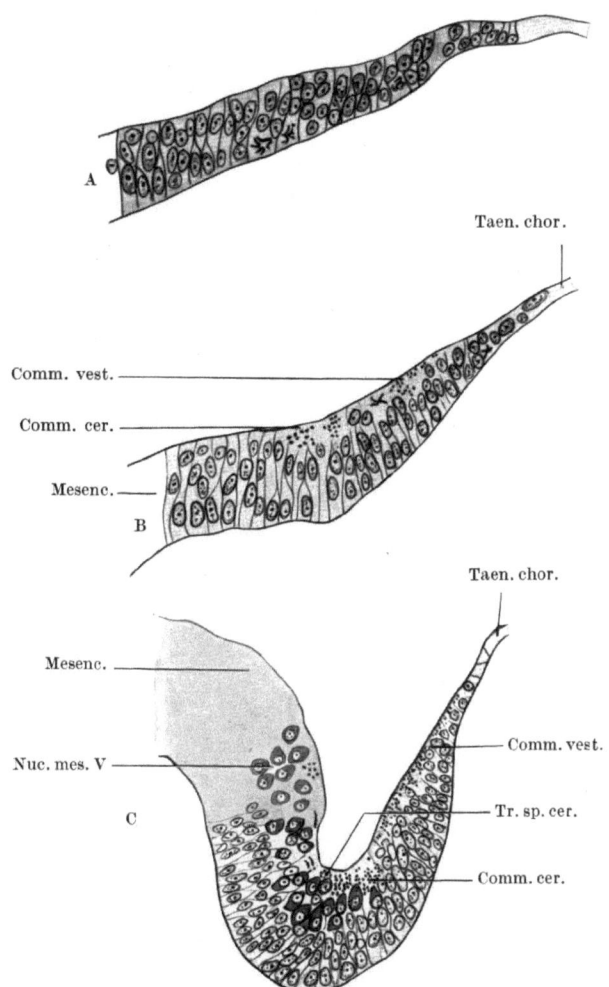

Abb. 16. Medianschnitte durch Kleinhirnregion von *Opossum*-Embryonen. A Stadium 30 von MCCRADY, früh 11. Tag. × 144. B Etwas weiter fortgeschrittenes Stadium. × 144. C Stadium 34 von MCCRADY, früh 13. Tag. × 108. Aus LARSELL (1935).

sowie auch spinocerebralen Fasern zusammengesetzt, während die Commissura vestibularis, die mit der Commissura vestibulolateralis der *Fische* und wasserlebenden *Amphibien* identisch ist, von vestibularen Wurzelfasern und wirklichen interfloccularen Commissurfasern gebildet wird. Die Fasern der letztgenannten Commissur laufen dem caudalen Rand der Kleinhirnanlage parallel. Kurz nach dem Erscheinen der Commissuren ist in der jetzt dicker gewordenen Kleinhirnplatte entsprechend dem Verlauf der Commissura vestibularis die erste Kleinhirnfurche wahrnehmbar. Dies ist die schon bei den *niederen Wirbeltieren* beschriebene

Fissura posterolateralis von LARSELL, eine Furche, die mit der Fissura IV von BRADLEY (1903), Fissura postnodularis et floccularis von STREETER (1912) und dem Sulcus anonymus von HOCHSTETTER (1929) identisch ist. Die Fissura posterolateralis überquert, wie besonders schön an jungen Embryonalstadien zu sehen ist (Abb. 18, 19, 20, 21, 25), die hintere Fläche der Kleinhirnanlage und ist laut LARSELL (1934) nicht nur die phylo- und ontogenetisch ersterscheinende, sondern auch die morphologisch wichtigste Kleinhirnfurche.

In diesen frühen Embryonalstadien teilt die Furche die Kleinhirnanlage in zwei bilateral vorhandene Teile: die primordialen Anlagen des *Lobus flocculonodularis* und des *Corpus cerebelli*, die zwei fundamentalen Teile des *Säuger*kleinhirns. Seitlich setzt sich die Fissura posterolateralis auf der lateralen Fläche

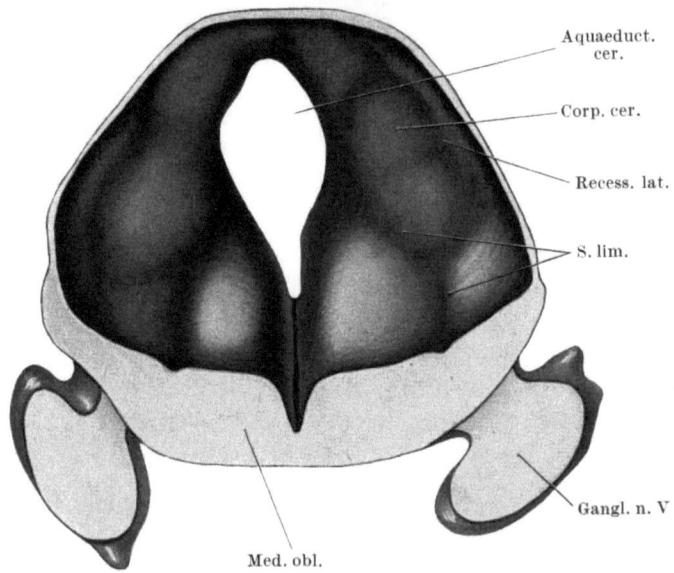

Abb. 17. Graphische Rekonstruktion der Kleinhirnanlage vom *Opossum*-Embryo, Stadium 33 von MCCRADY, spät 12. Tag, von hinten gesehen. × 30. Aus LARSELL (1935).

der Medulla in einem zwischen den trigeminalen und vestibularen Längszonen verlaufenden Sulcus fort (Abb. 25). Man bekommt, wie LARSELL (1935) hervorhebt, den bestimmten Eindruck, daß die vestibulare Längszone der Medulla oblongata (spezielle sensorische Längszone) sich in dem Lobus flocculonodularis fortsetzt, während das Corpus cerebelli eine Fortsetzung der trigeminalen (allgemein sensorischen) Längszone darstellt. Seitlich, wo die Kleinhirnplatte in die Flügelplatte des verlängerten Markes übergeht, bildet sich, wie die Abb. 18, 19, 20 und 21 zeigen, eine mit zunehmender Brückenbeuge wachsende seitliche Ausstülpung des Medullarrohres, wodurch der Recessus lateralis ventriculi quarti entsteht, dessen rostrale Wand von der Flocculusanlage gebildet wird, während die caudale Wand sich zu dem Tuberculum acusticum entwickelt (LARSELL 1954).

Nach dieser Orientierung über die erste Phase der Entwicklung des Säugerkleinhirns werden wir die Weiterentwicklung der zwei Hauptteile verfolgen.

1. Lobus flocculonodularis.

Wie oben erwähnt, wird die Kleinhirnplatte schon früh durch die Fissura posterolateralis in zwei Hauptabschnitte gegliedert. Die Anlage des Lobus flocculonodularis bildet dabei in den frühen Entwicklungsstadien eine ziemlich gleich breite, bandförmige Zone parallel dem hinteren und lateralen Rand der Kleinhirnplatte, wie z. B. an dem jungen *Wal*embryo in Abb. 28 zu sehen ist. Aus dem medialen Teil der bandförmigen Zone entwickelt sich in der Folge der Nodulus, während der laterale Teil die Flocke bildet. Seitlich biegt das Primordium des Lobus flocculonodularis ventralwärts und vorwärts, um dann entsprechend dem Recessus lateralis ventriculi quarti in die Rautenlippe caudal-

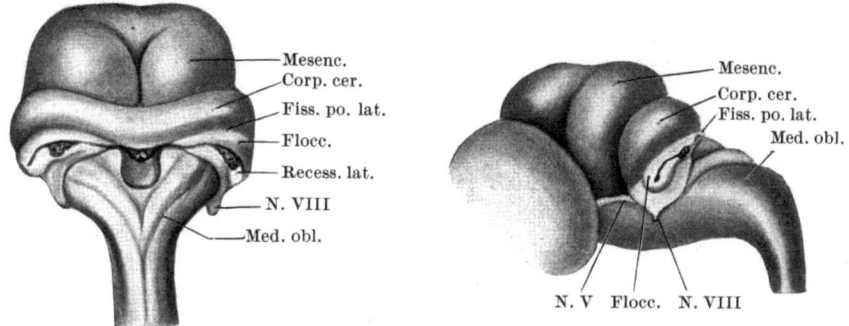

Abb. 18 u. 19. Embryo der *Fledermaus (Corynorhinus sp.)* von 12 mm SSL. Kleinhirnanlage von hinten und von der Seite gesehen. Umgezeichnet nach LARSELL und DOW (1935).

wärts umzubiegen (Abb. 18—21). An dem freien hinteren Rand des Lobus flocculonodularis ist die epitheliale Decke des 4. Ventrikels befestigt. In der weiteren Entwicklung läuft, wie es scheint, der Flocculus den übrigen Teilen des Lobus flocculonodularis voran. So ist der Flocculus beim *Schwein* nach LARSELL (1954) schon bei einem 12 mm-Embryo erkennbar, während die ersten Spuren

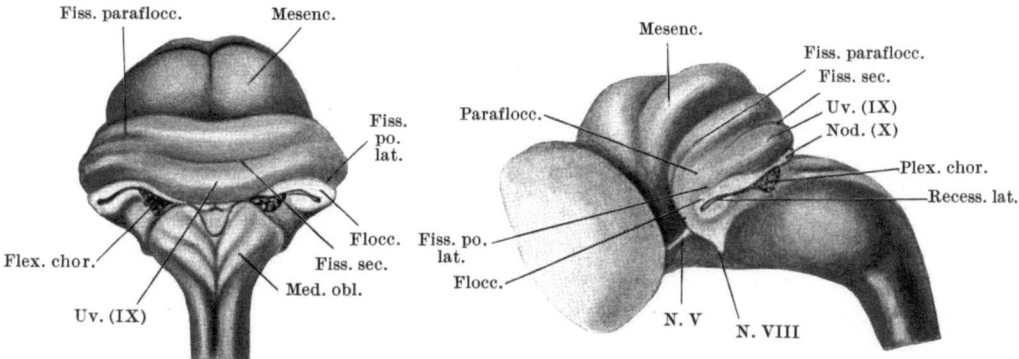

Abb. 20 u. 21. Embryo der *Fledermaus (Corynorhinus sp.)* von 16 mm SSL. Kleinhirnanlage von hinten und von der Seite gesehen. Umgezeichnet nach LARSELL und DOW (1935).

vom Nodulus erst bei einem 50 mm-Embryo als eine corticale Anschwellung beiderseits der Medianebene vorhanden sind. Die bilateralen Anlagen verschmelzen bald und bilden einen medianen Nodulus. Der anfangs verhältnismäßig recht große Lobus flocculonodularis ist zu dieser Zeit dem Corpus cerebelli gegenüber schon wesentlich an Größe zurückgeblieben, wie aus den Abb. 19 und 27 hervorgeht. Mit zunehmender Breite der Kleinhirnanlage wird die ursprünglich ziemlich massive Verbindung zwischen Flocculus und Nodulus allmählich in die Länge gezogen und dabei in einem schmalen Stiel, dem Pedunculus flocculi, umgewandelt. Bei einigen *Säugern*, wie *Opossum*, *Pferd*, *Wal* und mitunter beim *Menschen*, wird dabei die corticale Struktur dieser Verbindungsbrücke bewahrt.

Bei anderen Arten, z. B. *Fledermaus*, geht die Rindenschicht mehr oder weniger vollständig verloren, wobei es häufig schwerfällt, den Pedunculus flocculi makroskopisch von dem Velum medullare auf der einen Seite und von dem Paraflocculusstiel auf der anderen Seite zu unterscheiden, um so mehr, als dieser Abschnitt von der in frühen Entwicklungsstadien von einer Seite bis zur anderen zusammenhängenden Fissura posterolateralis häufig verwischt wird. Dies erklärt die frühere, irreführende Vermischung von Flocculus und Paraflocculus bei der morphologischen Einteilung des Kleinhirns. BRADLEY (1903, 1904, 1905), dem offenbar reichliches Embryonalmaterial zur Verfügung stand, hat die Verhältnisse richtig gedeutet, wie in den letzten Jahrzehnten mehrmals bestätigt worden ist (LARSELL 1935, 1936a, 1937, 1945, 1952, 1953, 1954, 1957, LARSELL und DOW 1935, SCHOLTEN 1943a, b, 1945, 1946, JANSEN 1950, 1952, 1953, 1954a).

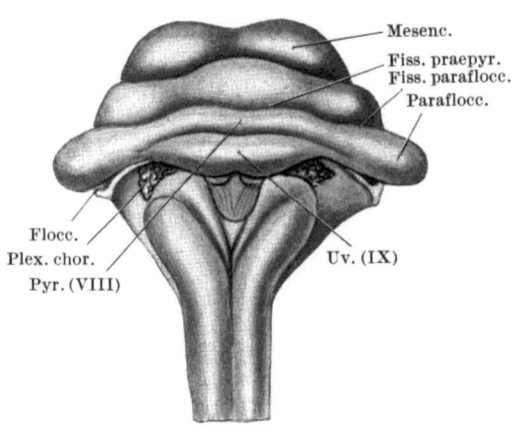

Abb. 22. Embryo der *Fledermaus (Corynorhinus sp.)* von 19 mm SSL. Kleinhirnanlage von hinten gesehen. Umgezeichnet nach LARSELL und DOW (1935).

Was nun die weitere Entwicklung betrifft, wird der Flocculus bei den meisten *Säugern* von dem mächtig expandierenden Paraflocculus überwachsen, so daß

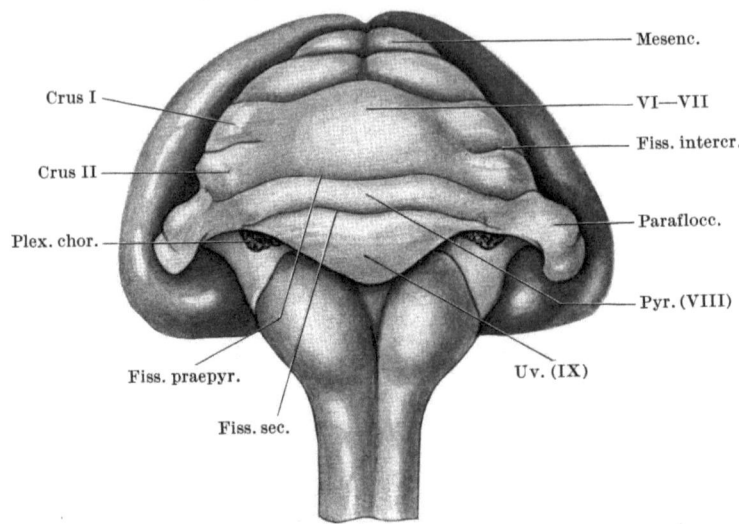

Abb. 23. Embryo der *Fledermaus (Corynorhinus sp.)* von 21 mm SSL. Kleinhirnanlage von hinten gesehen. Umgezeichnet nach LARSELL und DOW (1935).

zwischen letzterem und der Medulla oblongata höchstens das äußerste Ende des auf dem N. statoacusticus reitenden Flocculus auf der Oberfläche wahrnehmbar bleibt (Abb. 20, 22).

Die Flocke begrenzt dabei zusammen mit der Rautenlippe den Recessus lateralis ventriculi quarti, indem sie die mediale und vordere Wand dieser Ausstülpung bildet.

Während die seitlich gelegene Flocke unter dem ventralen Paraflocculus verborgen liegt, wird der Nodulus durch den Druck des rasch wachsenden Corpus

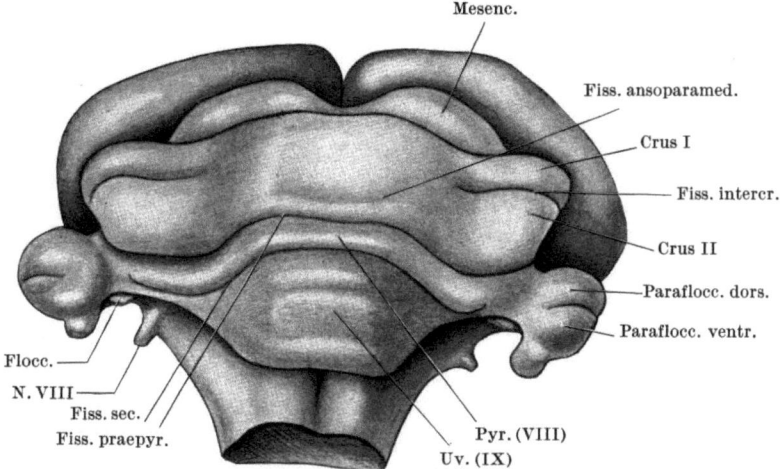

Abb. 24. Kleinhirn der erwachsenen *Fledermaus (Corynorhinus sp.)* von hinten gesehen. × etwa 8. Umgezeichnet nach LARSELL und DOW (1935).

cerebelli allmählich ventralwärts und später vorwärts gedrängt. Auf diese Weise wird das Fastigium ventriculi quarti mehr und mehr eingeengt und zugespitzt.

Wo die Lamina epithelialis sich an den hinteren Rand des Lobus flocculonodularis ansetzt (Taenia chorioidea), bildet die Keimschicht einen schmalen Streifen, der mitunter durch einen Sulcus taeniae von dem Nodulus getrennt ist (Abb. 40).

Wie der Lobus vestibulolateralis der *niederen Wirbeltiere* bildet der Lobus flocculonodularis in erster Reihe ein Terminalgebiet für primäre und sekundäre Vestibularisfasern (Dow 1936, 1942b). Morphogenetische sowohl als auch morphologische Verhältnisse und Faserverbindungen machen es offenbar, daß Lobus vestibulolateralis und Lobus flocculonodularis homologe Gebilde sind. Letzterer besteht aus dem Nodulus, den zwei Flocculi mit ihren Stielen samt der Commissura vestibularis (LARSELL 1937).

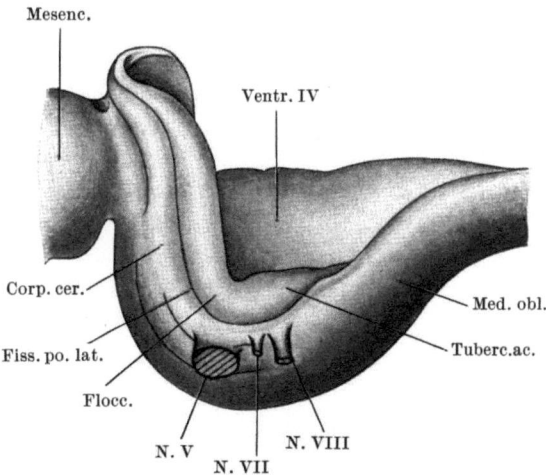

Abb. 25. Seitenansicht der Kleinhirnanlage eines 12 mm *Schweine*-Embryo. × 16. Umgezeichnet nach LARSELL (1954).

2. Corpus cerebelli.

In frühen Entwicklungsstadien des *Säuger*kleinhirns tritt, wie LARSELL (1935) gezeigt hat, die erste Anlage des Corpus cerebelli als ein Wulst auf der ventrikulären Fläche der Kleinhirnplatte hervor (Abb. 17). Diese Anlage bildet, wie bei *niederen Wirbeltieren*, eine metencephale Fortsetzung der allgemein sensorischen Längszone der Medulla oblongata (LARSELL 1957). Eine anfangs schmale transversale Brücke verbindet an der Mittelhirngrenze die bilaterale Anlage (Abb. 25).

Von der Mittelhirngrenze ausgehend und caudalwärts fortschreitend, verschmelzen in der Folge allmählich die beiderseitigen Anlagen. Noch lange wird indessen der bilaterale Ursprung des Corpus cerebelli durch einen tiefen, von der Anlage des Lobus flocculonodularis begrenzten Einschnitt des hinteren Randes markiert (Abb. 25, 26).

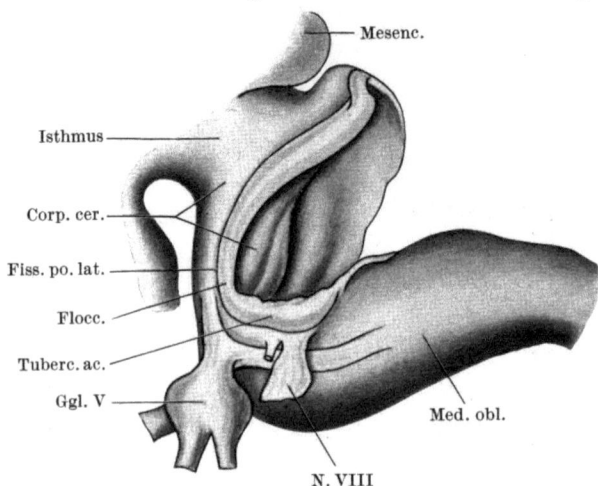

Abb. 26. Kleinhirnanlage eines 20 mm *Schweine*-Embryo, von lateral hinten gesehen. × 12. Umgezeichnet nach LARSELL (1954).

Dem Mediosagittalplan entsprechend hält sich die Kleinhirnplatte eine Zeitlang dünn, so daß die beiden Hälften des Corpus cerebelli durch eine tiefe mediangestellte ventrikuläre Furche getrennt sind (Abbildung 29).

Die von LARSELL übernommenen Abb. 25 und 26 illustrieren schön die Kleinhirnanlage in einem frühen Stadium der Entwicklung beim *Schwein*. In der Folge nimmt die Anlage des Corpus cerebelli erheblich an Dicke zu. Die zwei Hälften verschmelzen in der Medianebene breit. Mit dem rasch wachsenden Volum wölbt sich das Corpus cerebelli dorsal und caudalwärts und drängt das Mittelstück des Lobus flocculonodularis (Nodulus) immer mehr ventrikelwärts (Abb. 27), dabei ein immer spitzeres Fastigium bildend.

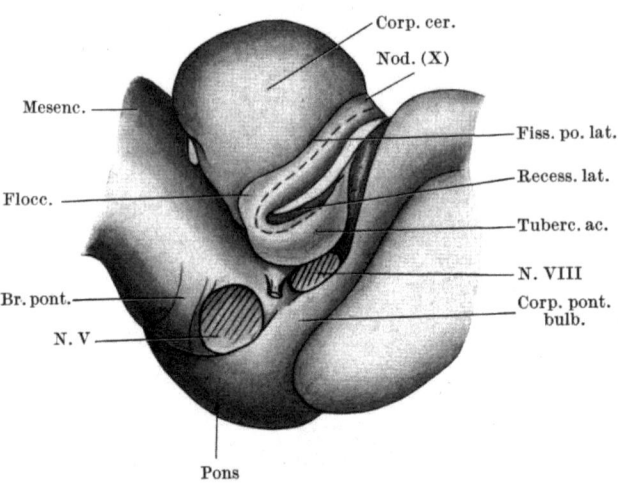

Abb. 27. Seitenansicht der Kleinhirnanlage eines 62 mm *Schweine*-Embryo. × 12. Umgezeichnet nach LARSELL (1954).

Durch das Entstehen der Fissura prima ungefähr halbwegs zwischen dem Velum medullare anterius und der Fissura posterolateralis wird das Corpus cerebelli in zwei anfangs ziemlich gleich große Lappen geteilt, die LARSELL (1935, 1936a, 1937) — teilweise in Anlehnung an BOLK (1906) u. a. — Lobus anterior und Lobus posterior des Corpus cerebelli genannt hat. Wenn wir jetzt die weitere Differenzierung dieser Lappen verfolgen, wird ein viel bestätigter Unterschied offenbar: der Lobus anterior bewahrt während der ganzen Entwicklung und bei allen Arten eine verhältnismäßig einfache Form. Der Lobus posterior macht dagegen zum Teil sehr komplizierte Entwicklungsvorgänge durch und ist von Art zu Art Sitz der größten morphologischen Variationen.

a) Lobus anterior corporis cerebelli.

Ein Blick auf die Abb. 31 zeigt, daß der Lobus anterior in eine Reihe von transversal verlaufenden, sowohl Mittelstück (Vermis) wie Seitenanteile (Hemisphären) umfassenden Läppchen aufgeteilt wird. Da die Furchen nicht alle gleichzeitig erscheinen und außerdem ihre Tiefen und Längen wechseln, ist die Frage der weiteren Aufgliederung des Lobus anterior lange Gegenstand von Meinungsunterschieden gewesen, trotz der großen Übereinstimmung des Tatsachenmaterials.

Die Meinungsunterschiede betreffen aber nicht nur die Frage der Zahl von Läppchen sondern auch die Frage, ob in dem Lobus anterior neben dem trans-

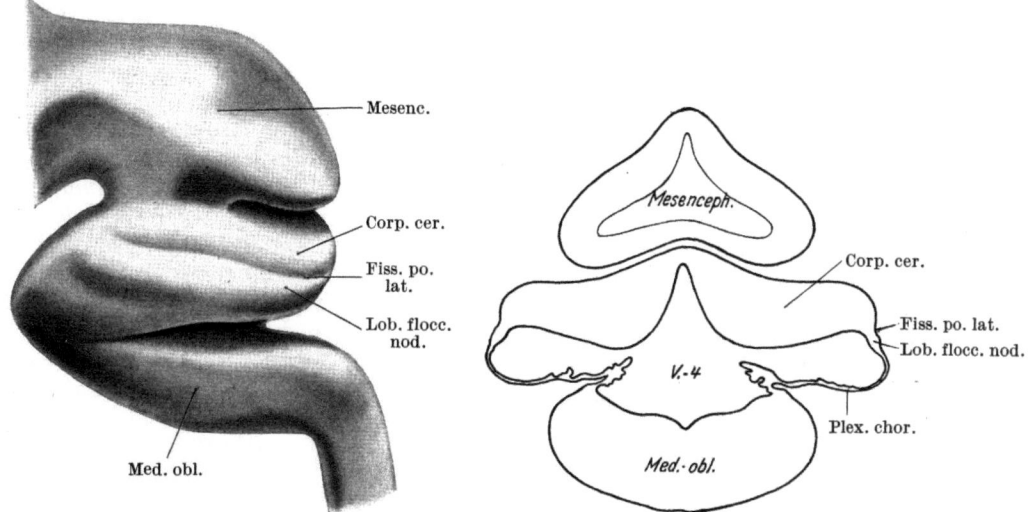

Abb. 28. Seitenansicht der Kleinhirnanlage eines *Wal*-Embryo *(Balaenoptera physalus)* von 145 mm Länge. × 7. Umgezeichnet nach JANSEN (1950).

Abb. 29. Frontalschnitt durch das Medullarrohr mit Kleinhirnanlage des gleichen *Wal*-Embryo wie Abb. 28. × 7. Aus JANSEN (1950).

versalen Teilungsprinzip auch ein sagittales vorhanden ist, d. h. ob man auch mit Vermis- und Hemisphärenteilen zu rechnen hat.

Wir kommen auf diese Fragen weiter unten zurück. Erst werden wir den großen Zügen der Entwicklung folgen, indem wir vor allem die Studien von LARSELL (1952, 1953, 1954) über die Verhältnisse bei *Ratte, Schwein* und *Katze* zugrunde legen.

Schon kurz nach dem Erscheinen der Fissura prima tritt bei der *Ratte* die Fissura praeculminata auf (Abb. 30), wodurch eine Zweiteilung des Lobus anterior entsteht, die den zwei Läppchen des Lobus anterior der *Fledermaus* entspricht (LARSELL 1952). Bei kleinen Repräsentanten der niederen *Säugetiere*, wie z. B. der *Fledermaus*, bleibt es bei dieser Zweiteilung des Lobus anterior. Bei den meisten *Säugern* scheint indessen die Zweiteilung eine rasch vorübergehende Phase darzustellen.

Schon bei einen Tag alten *Ratten* sind in dem Lobus anterior noch zwei Furchen angedeutet, die Fissura praecentralis und der Sulcus intracentralis 1 von LARSELL. Am zweiten Tage ist infolge des weiteren Erscheinens einer Fissura intraculminata 1 eine Fünfteilung des Lobus anterior erkennbar (Abb. 32). Diese fünf Teile repräsentieren die Lobuli I—V von LARSELL (1952). Bei 14 Tagen alten *Ratten* sind die Läppchen des Lobus anterior völlig differenziert, wenn sie auch nicht ihre endgültige Größe erreicht haben. Wie LARSELL (1952) betont, zeigt die Entwicklung des Lobus anterior bei der *Ratte* eine weitgehende Übereinstimmung mit derjenigen der *Vögel* (abgesehen von den Seitenteilen des Lappens, die bei den *Vögeln* zu fehlen scheinen). Grundsätzlich wie bei der *Ratte* verläuft die Entwicklung des Lobus anterior bei dem *Schwein*. Nur entsteht die Fissura praecentralis verhältnismäßig später, so daß die Lobuli I und II eine Zeitlang ein gemeinsames Läppchen bilden (LARSELL 1954). Ferner werden die Läppchen in späteren Entwicklungsstadien weit folienreicher. Die Läppchen III und IV, die wahrscheinlich funktionell verwandt sind (LARSELL 1954), zeigen dabei recht große individuelle Variationen.

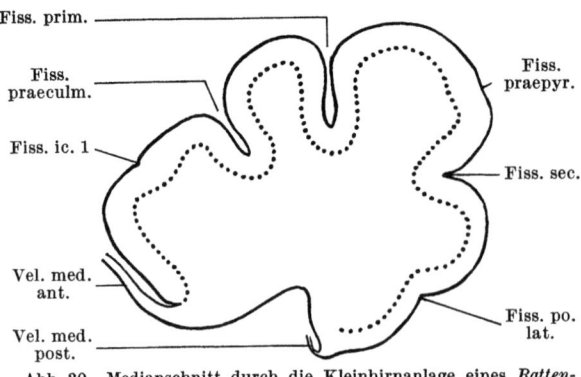

Abb. 30. Medianschnitt durch die Kleinhirnanlage eines *Ratten*-Embryo von 21 Tagen. Umgezeichnet nach LARSELL (1952).

LARSELLS Fünfteilung des Lobus anterior gründet sich in erster Reihe auf das Studium der Entwicklung der Furchen. Die als interlobulär aufgefaßten Furchen sind meistens tiefer als die übrigen Furchen und verlaufen von der einen Seite des Kleinhirns bis zu der anderen, während die intralobulären Furchen den Rand der Hemisphäre nicht erreichen, sondern meistens auf das Mittelstück (Vermis) beschränkt sind. Auch sind, wie schon oben erwähnt, die fünf Läppchen des Lobus anterior des *Säuger*kleinhirns mit den fünf Folien des Lobus anterior des *Vogel*kleinhirns homologisierbar. Gegenüber BOLK (1906), RILEY (1929), SCHOLTEN (1946) u. a. hebt LARSELL (1954) hervor, daß eine Einteilung des Vermis, die sich lediglich auf das Verhalten der Markstrahlung gründet, irreführend sein mag, erstens, weil die Verzweigungen der Markmasse Gegenstand großer Variationen sind und zweitens, weil Markstrahlen mehrerer Läppchen mit der zentralen Markmasse durch einen gemeinsamen Markast verbunden sein können.

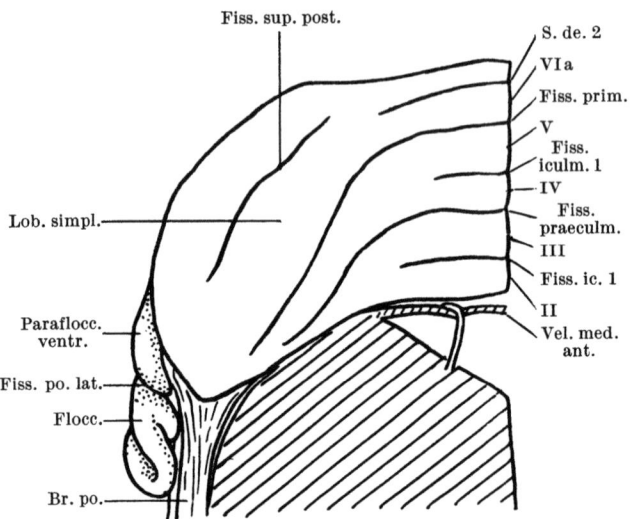

Abb. 31. Rechte Hälfte des Kleinhirns einer 2 Tage alten *Ratte* von vorn gesehen. × 28. Aus LARSELL (1952).

Unsere Studien über die Morphogenese des Kleinhirns der *Wale* (JANSEN 1950, 1954a) zeigen auch, daß die Entwicklungsvorgänge in dem Lobus anterior dieser Tiere ähnliche Stadien durchmachen, wie von LARSELL für die obengenannten *Säuger* beschrieben.

Der Behauptung BOLKs (1906), daß die Furchen des Lobus anterior immer median angelegt werden und lateralwärts in die Seitenteile hineinwachsen, wird gewissermaßen durch LARSELLs Befunde (1954) widersprochen, indem z. B. die Fissura praeculminata in getrennten seitlichen und medianen Segmenten angelegt wird.

Was die Morphogenese des Hemisphärenteils des Lobus anterior betrifft, so können wir uns kurz fassen. Wie aus der Abb. 31 hervorgeht, sind die Seitenteile bei neugeborenen *Ratten* bedeutend weniger entwickelt als das Vermisgebiet. Auf diesem Stadium sind seitlich nur zwei durch die Fissura praeculminata getrennte Folien vorhanden. Während der folgenden Entwicklung nehmen die Hemisphärenteile verhältnismäßig mehr an Größe zu, sind aber auch bei der erwachsenen *Ratte* recht bescheiden und wenig differenziert (Abb. 44).

Bei den höheren *Säugetieren* und ganz besonders bei *Primaten* ist die Entwicklung und Differenzierung der Hemisphärenteile des Lobus anterior viel weiter gegangen, wie aus der Besprechung der Morphogenese des Kleinhirns des *Menschen* ersichtlich ist.

b) Lobus posterior corporis cerebelli.

Die Aufklärung der feineren Morphologie des Lobus posterior hat den Anatomen lange große Schwierigkeiten bereitet. Jedoch hat besonders die embryologische Forschung der letzten zwei Jahrzehnte Antwort auf eine Reihe von Fragen geben können.

Ehe wir uns mit der Entwicklung der einzelnen Läppchen beschäftigen, lohnt es sich vielleicht, den morphologisch wichtigsten Furchen des Lobus posterior eine kurze Besprechung zu widmen.

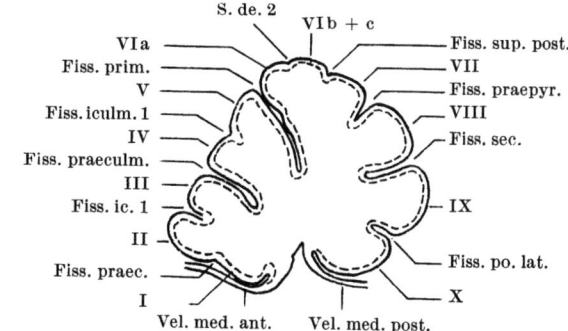

Abb. 32. Medianschnitt durch das Kleinhirn einer 2 Tage alten *Ratte*. × 28. Aus LARSELL (1952).

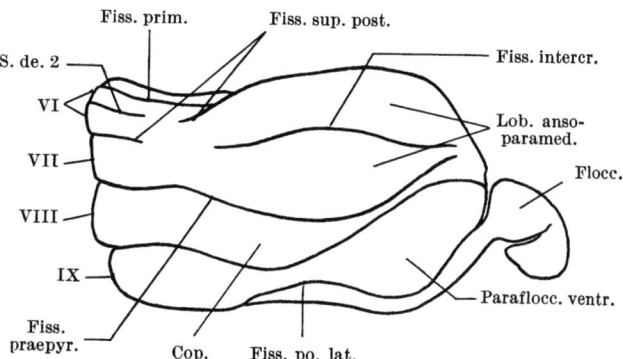

Abb. 33. Kleinhirn einer 2 Tage alten *Ratte* von oben gesehen. × 20. Aus LARSELL (1952).

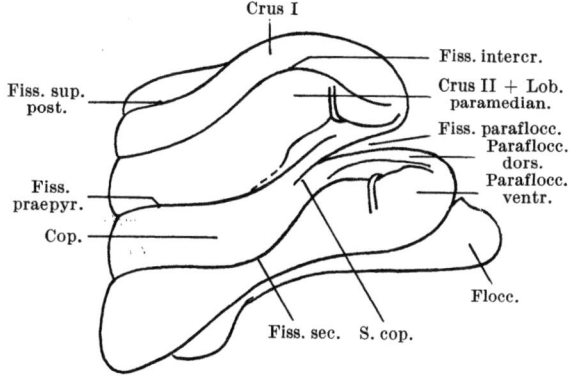

Abb. 34. Seitenansicht der rechten Hälfte des Kleinhirns einer 4 Tage alten *Ratte*. Crus II nach vorn und Paraflocculus ventralis nach hinten gezogen. × 22,5. Aus LARSELL (1952).

Neuerdings haben LARSELL (1937, 1952, 1957), SCHOLTEN (1945, 1946) und JANSEN (1950, 1954a) bei einer Reihe von *Säugern* die alte Beobachtung von BRADLEY (1904) bestätigt, daß die *Fissura parafloccularis* kurz nach dem

Erscheinen der Fissura secunda in dem Vermis lateral auf der Hemisphäre sichtbar wird. SCHOLTEN (1945) hebt dabei in Anlehnung an STROUD (1895) und BRADLEY (1903) hervor, daß diese Furche unabhängig von den Vermisfurchen ist. Ausnahmsweise kann sich die Furche, wie es scheint, vorübergehend mit der Fissura secunda vereinigen (JANSEN 1950), aber die Regel ist klar, daß die medianwärts wachsende Furche in dem Vermis zwischen der Fissura praepyramidalis und der Fissura secunda einschneidet (Abb. 39).

Kurz nach dem Erscheinen der Fissura parafloccul256 taucht die *Fissura intraparaflocculäris* (F. intratonsillaris) auf. Diese Furche läuft mit der Fissura paraflocculäris parallel und teilt den Paraflocculus in einen ventralen und einen dorsalen Teil. Medial vereinigt sich die Fissura intraparaflocculäris meistens mit der Fissura secunda, weshalb LARSELL (Abb. 34) für die beiden Furchen den

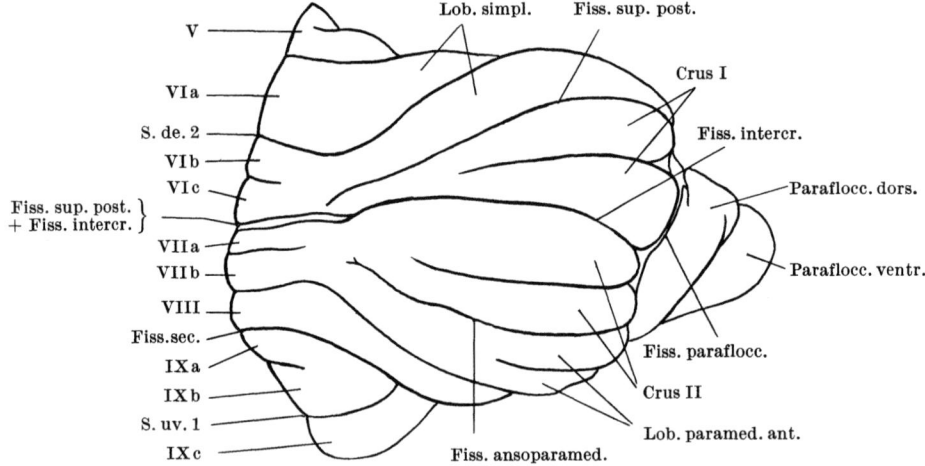

Abb. 35. Dorsalansicht der rechten Hälfte des Kleinhirns einer 10 Tage alten *Ratte*. × 15.

Namen Fissura secunda benützt. Es kommt aber auch vor, daß die zwei Furchen statt zusammenzulaufen, aneinander vorbeiwachsen.

Es herrscht in der Literatur darüber Einigkeit, daß die das Tuber vermis und die Pyramis voneinander abgrenzende *Fissura praepyramidalis* zuerst median erkennbar ist, um sich dann lateralwärts zu verlängern. Dagegen gehen die Meinungen in bezug auf das Verhältnis zwischen der Fissura praepyramidalis und der Fissura paraflocculäris auseinander. ABBIE (1934a) beschreibt das Zusammenfließen dieser Furchen bei *Echidna*. Eine ähnliche Beziehung beobachteten LARSELL und DOW (1935) bei der *Fledermaus* (Abb. 22). SCHOLTEN (1945) dagegen hebt hervor, daß das Zusammenfließen dieser Furchen nur scheinbar ist, indem die Enden der Furchen in der Tiefe durch eine corticale Lamelle getrennt sind. Unsere Untersuchungen (JANSEN 1950) über die Morphogenese des Kleinhirns der *Cetaceen* (Abb. 39) bestätigen die Befunde von SCHOLTEN.

Ebenso wie die Fissura paraflocculäris und intraparaflocculäris entsteht die *Fissura ansoparamediana* (JANSEN 1950), die den Lobulus paramedianus von dem Lobulus ansiformis abgrenzt, lateral in den Hemisphären (Abb. 37, 38) um in den meisten Fällen sekundär mit einer entsprechenden Furche in dem Vermis zusammenzulaufen, wie von LARSELL (1952, 1954) bei der *Ratte* bzw. beim *Schwein* dargestellt. Mitunter bleiben die zwei Teile der Furche durch eine schmale corticale Zone voneinander getrennt (Abb. 35). Durch spätere Expansion in der Umgebung der Fissura ansoparamediana bleibt der mediale Teil der

Furche mehr oder weniger in der Tiefe verborgen. Bei Betrachtung der Kleinhirnoberfläche erhält man zunächst den Eindruck, daß die Fissura ansoparamediana entweder mit der Fissura praepyramidalis oder zuweilen auch mit der Fissura intercruralis zusammenläuft. Zieht man indessen die benachbarten Läppchen auseinander, kann man sofort feststellen, daß der eigentliche Boden der beiden Furchen voneinander durch ein oder mehrere Folien getrennt ist.

Auch die *Fissura posterior superior* ist zuerst lateral in der Hemisphäre wahrnehmbar (Abb. 31), und zwar kurz nach dem Erscheinen der Fissura intraparafloccularis. Die Furche wächst dann medianwärts, um meistens mit einer in dem Vermis schon vorhandenen Furche zusammenzufließen (Abb. 33). Durch diese Furche wird der Lobulus ansiformis von dem Lobulus simplex abgegrenzt.

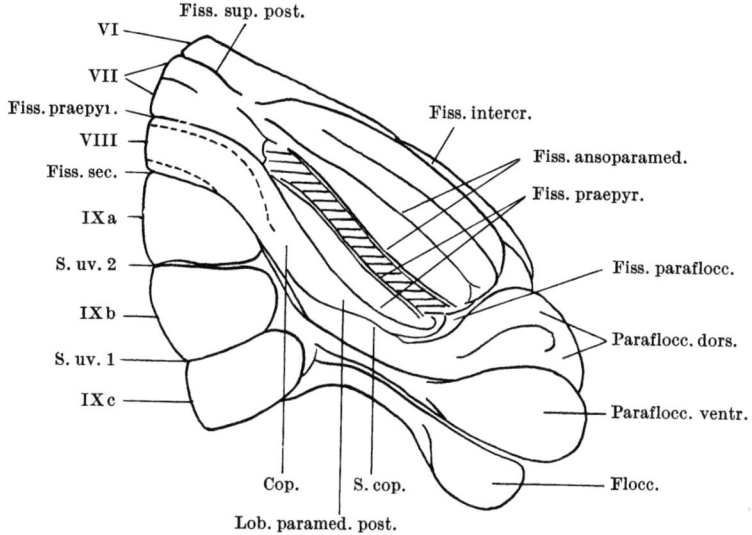

Abb. 36. Posterolaterale Ansicht der rechten Kleinhirnhälfte einer 10 Tage alten *Ratte*. Pars anterior lobuli paramediani entfernt. × 15. Aus LARSELL (1952).

Der Vermisteil der Furche ist nach den Untersuchungen von LARSELL (1952, 1953) bei der *Ratte* und *Katze* häufig ein zusammengesetzter, indem die Fissura posterior superior und die Fissura intercruralis, mitunter auch die Fissura ansoparamediana, medianwärts zusammenfließen (Abb. 35).

Nach dieser Besprechung der morphologisch wichtigsten Furchen wenden wir uns der Morphogenese der einzelnen Läppchen zu.

Im Wurmgebiet des Lobus posterior der *Ratte* werden die Anlagen der *Uvula* und *Pyramis* (Lobuli VIII und IX, LARSELL) am frühesten differenziert. Die Differenzierung dieser zwei Läppchen scheint ungefähr gleichzeitig anzufangen, verläuft aber schneller und setzt sich offenbar in dem Lobulus IX weiter fort.

Die Differenzierung des Lobulus IX der *Ratte* wird nach LARSELL (1952) durch das Auftreten eines Sulcus uvularis 1 (5 Tage nach Geburt) gekennzeichnet, wodurch der Lobulus IX in die Sublobuli IXa + b und IXc eingeteilt wird. Am 7. Tage tritt dann der Sulcus uvularis 2 auf; auf diese Weise werden IXa und IXb voneinander getrennt. Des öfteren wird (am 10. Tag) in vielen Fällen der Lobulus IXc durch einen Sulcus uvularis 3 in IXc und IXd geteilt. LARSELL (1953, 1954, 1957) konnte das regelmäßige Auftreten der genannten intrauvularen Furchen bei einer Reihe von *Säugetieren* feststellen und wir haben ihr Vorhandensein im Kleinhirn der *Bartenwale* bestätigt.

Wie schon erwähnt, ist die Differenzierung von *Lobulus VIII*, der Pyramis der *Ratte* nicht sehr umfassend. Zwar wird bei 10 Tagen alten *Ratten* an der die Fissura secunda begrenzenden Fläche ein seichter Sulcus intrapyramidalis wahrnehmbar (LARSELL 1952). Eine Aufteilung des Läppchens in Subfolien kommt indessen auch bei der erwachsenen *Ratte* nicht vor (Abb. 48). Bei *höheren Säugern* dagegen differenziert sich der Lobulus VIII mehr. So wird bei dem 150 mm SSL Embryo vom *Schwein* das Läppchen durch den Sulcus intrapyramidalis in die Sublobuli VIIIa und b geteilt (LARSELL 1954), die beide während der folgenden Entwicklung in mehrere Subfolien zerfallen.

Wie aus der Abb. 34 hervorgeht, setzt sich der Lobulus VIII seitlich in der Copula pyramidis fort. Auf diese Weise steht das genannte Wurmläppchen,

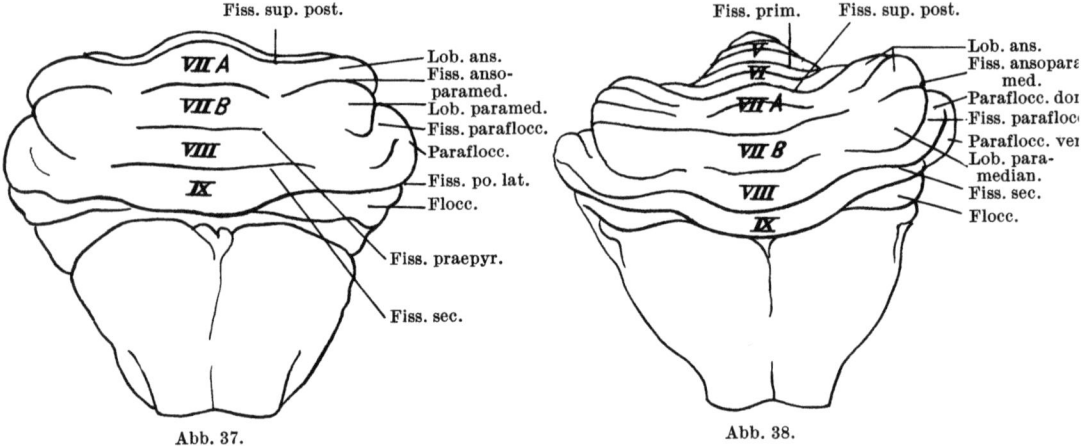

Abb. 37. Abb. 38.
Abb. 37. Kleinhirn eines 95 mm *Schweine*-Embryo von oben gesehen. Vergrößert. Umgezeichnet nach LARSELL (1954).

Abb. 38. Kleinhirn eines 125 mm *Schweine*-Embryo von oben gesehen. Vergrößert. Umgezeichnet nach LARSELL (1954).

wie LARSELL (1952) hervorhebt, sowohl mit dem Paraflocculus dorsalis als auch mit dem Lobulus paramedianus posterior in Verbindung (Abb. 36). Ähnliche Beziehungen sind für eine Reihe von *Säugern* beschrieben (SCHOLTEN 1946, LARSELL 1952, 1953, 1954, 1957, JANSEN 1950).

Der *Lobulus VII* (Folium-Tuber vermis) ist bei der *Ratte* unmittelbar nach der Geburt erkennbar, zeigt aber keine Andeutung sekundärer Folienbildung, bis der Wurmteil der Fissura ansoparamediana das Läppchen um den zehnten Lebenstag in die Sublobuli VIIa und VIIb teilt (LARSELL 1952). Der Sublobulus VIIb wird von LARSELL (in Anlehnung an SCHOLTEN 1946) Tuber posterius genannt, das sich seitlich mit dem Lobulus paramedianus anterior verbindet (Abb. 35). Ähnliche Verhältnisse finden sich bei der *Katze* und dem *Schwein*, doch werden die Sublobuli während der weiteren Entwicklung bedeutend folienreicher, was in vielen Fällen (z. B. *Katze*) zu S-förmiger Distorsion dieses Wurmgebietes führt.

Laut LARSELL (1952) ist *Lobulus VI*, Declive, im Wurmteil des Lobus posterior der *Ratte*, der erst zuletzt völlig differenziert wird. Unmittelbar nach der Geburt findet man indessen die hintere Grenze des Lobulus VI, durch den Wurmabschnitt der Fissura superior posterior markiert. Während der folgenden Entwicklung wird das Läppchen zuerst (am 2. Tag) durch eine Furche, die LARSELL mit dem Sulcus declivialis 2 der *Vögel* identifiziert, in VIa und VIb + c geteilt. Später (am 6. Tag) führt in den meisten Fällen das Erscheinen eines Sulcus declivialis 1 zur Trennung der Subfolien VIb und c. Im Prinzip ganz ähnlich verläuft die Entwicklung des Lobulus VI beim *Schwein* und bei der *Katze* (LARSELL 1953, 1954), was bei dem *Bartenwal* auch der Fall ist (JANSEN 1950).

α) Parafloculus.

Die nach LARSELL und DOW (1935) wiedergegebenen Abbildungen von *Fledermaus*embryonen (Abb. 18—24) belegen in fast diagrammatischer Weise die großen Züge in der Morphogenese der Hauptabschnitte des Lobus posterior. Mit dem Entstehen der Fissura secunda kurz nach dem der Fissura prima wird schon früh die Uvula im hinteren Teil des Mittelstücks der Kleinhirnanlage abgegrenzt. Unmittelbar nach dem Entstehen der Fissura secunda kann man seitlich in der Kleinhirnhemisphäre — zwischen der Fissura posterolateralis und der eben erschienenen Fissura paraflocularis — den primor-

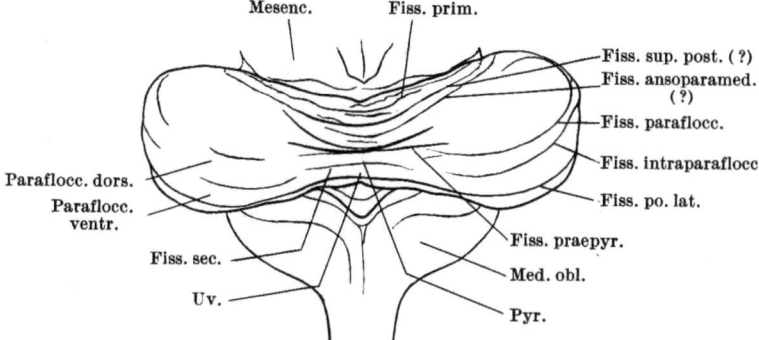

Abb. 39. Dorsalansicht der Kleinhirnanlage eines *Wales (Balaenoptera physalus)*. Embryo von 24 cm. × 4. Aus JANSEN (1954).

dialen Parafloculus identifizieren (Abb. 21). Wie die Abb. 22 besonders schön und überzeugend zeigt und LARSELL (1935, 1936a, 1952) mit Nachdruck hervorhebt, steht der Parafloculus medial mit der Uvula und der Pyramis in Verbindung, was SCHOLTENS (1946) gründliche embryologische Untersuchungen an einer Reihe von *Säugetieren* und unsere eigenen an *Cetaceen* (JANSEN 1950, 1954a) auch bestätigen (Abb. 39). Die Fissura posterolateralis markiert dabei die gegenseitige morphologische Unabhängigkeit des Flocculus und Parafloculus voneinander (Abb. 18—21, 39), wie LARSELL (1937) u. a. gegenüber BOLK (1906) betonen. Der Parafloculus wächst verhältnismäßig kräftig und bildet bei der *Fledermaus* ein kolbenähnliches, lateral hervorragendes Läppchen, das bald durch eine kleine Furche in einen Parafloculus dorsalis und einen Parafloculus ventralis getrennt wird (Abb. 22—24). Die Verbindung mit der Uvula und der Pyramis wird dabei stielähnlich in die Länge gezogen und dieser Parafloculusstiel wird, wie die Abb. 24 zeigt, wiederum durch eine laterale Verlängerung der Fissura secunda in zwei Teile der Länge nach geteilt, wenn auch die seitliche Verlängerung der Fissura secunda bei der *Fledermaus* nicht zu Konfluenz mit der den Parafloculus dorsalis und ventralis trennenden Furche führt. Gewinnt man doch durch Betrachtung der Abb. 24 den bestimmten Eindruck, daß der Parafloculus dorsalis einer seitlichen Verlängerung der Pyramis entspricht, und daß der Parafloculus ventralis als eine seitliche Verlängerung der Uvula anzusehen ist, eine Auffassung, die durch die Befunde bei anderen *Säugern* völlig bestätigt wird. So findet LARSELL (1952, 1953, 1954), daß die Fissura secunda bei der *Maus*, dem *Schwein*, der *Katze* und dem *Affen* sich in den Paraflocculus hinein erstreckt und den Paraflocculus dorsalis und ventralis voneinander trennt.

SCHOLTEN (1945) hat der Entwicklung und Morphologie des Paraflocculus bei einer Reihe von Säugern (*Kuh, Katze, Wal, Affen* u. a.) und beim *Menschen* ein besonders eingehendes Studium gewidmet. Seine Auffassung von der Entwicklung des Paraflocculus ist in aller Kürze folgende: Kurz nach der Bildung der Fissura secunda im Mittelstück der Kleinhirnanlage taucht die Fissura praepyramidalis auf, unmittelbar von der Fissura paraflocculdaris gefolgt. Letztere wird im Gegensatz zu der Fissura secunda und der präpyramidalen Furche beiderseitig angelegt. Die Fissura paraflocculdaris wächst in medialer Richtung, wodurch das Paraflocculusprimordium immer markanter hervortritt. Gleichzeitig wächst die Fissura secunda lateralwärts in den Paraflocculus hinein, wo die Furche mit einem im Paraflocculus schon entstandenen Sulcus verschmilzt. So wird der Paraflocculus in einen dorsalen und einen ventralen Paraflocculus geteilt; diese sind medialwärts mit der Pyramis bzw. der Uvula verbunden. Es sei noch erwähnt, daß — wie SCHOLTEN betont — die medial wachsende Fissura paraflocculdaris sich nicht mit der Fissura praepyramidalis vereinigt, sondern diese Furche caudal passiert.

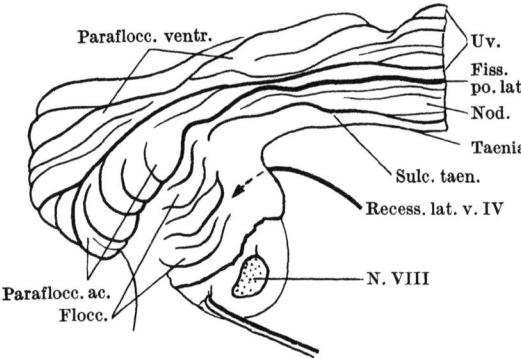

Abb. 40. Ein Teil der linken Kleinhirnhälfte eines *Wales* (*Balaenoptera physalus*). Embryo von 220 cm von hinten gesehen. Wurzel des Nervus statoacusticus (N. VIII) nach medial gezogen um Flocculus (Flocc.) und Paraflocculus accessorius (Paraflocc. ac.) freizulegen. × 2. Aus JANSEN (1950).

Die Morphogenese des Kleinhirns der *Cetaceen* steht in guter Übereinstimmung mit den oben referierten Befunden (JANSEN 1950, 1954a). Bei den *Walen*, deren Paraflocculus alle anderen Kleinhirnabschnitte weit an Größe übertrifft und beim erwachsenen Tier ungefähr die Hälfte der Kleinhirnhemisphäre umfaßt, bilden sich beiderseitig früh in der Embryonalentwicklung (Abb. 39) zwei Hemisphärenfurchen, die wir als die Fissura paraflocculdaris und intraparaflocculdaris identifizieren konnten. In der Folge verlängern sich die beiden Furchen medianwärts. Die Fissura intraparaflocculdaris tritt dabei in nahe Beziehung zu der Fissura secunda, vereinigt sich mit letzterer oder wächst an ihrem lateralen Ende ein wenig oral oder caudal vorbei. Hier im Grenzgebiet zwischen Vermis und Hemisphäre sind Variationen und Asymmetrien im Verhalten der Fissuren recht häufig. Die Fissura paraflocculdaris wächst in die Pyramis hinein, in Einklang mit den Befunden bei anderen *Säugern* (LARSELL 1937 u. a.). Mitunter scheint es aber, als ob sich die Fissura paraflocculdaris mit der Fissura secunda vereinige. Diese Variation im Verhalten der Furchen erklärt wohl zum Teil die Meinungsunterschiede, die noch in der Literatur hinsichtlich der Wechselbeziehung zwischen Hemisphären- und Vermisläppchen herrschen. So fanden wir (JANSEN 1954a) bei einer Serie von *Finwal*embryonen, daß der Paraflocculus dorsalis bald mit der Pyramis, bald mit der Uvula verbunden war, wenn auch in älteren Stadien die erste Verbindung vorherrschend war. Der Paraflocculus ventralis ist immer mit der Uvula verbunden. Mitunter kommt dazu eine kleine Verbindung mit dem hintersten Folium der Pyramis.

Es bleibt noch übrig, dem caudalsten, von uns *Paraflocculus accessorius* genannten Teil des Paraflocculus ventralis einige Worte zu widmen, da er von bedeutendem theoretischem Interesse ist. Dieses Läppchen, das schon in frühen Embryonalstadien erkennbar ist, bildet später einen kolbenähnlichen, durch die Fissura posterolateralis von dem Flocculus getrennten lateralen Auswuchs, der durch einen langen Stiel mit dem hintersten Folium der Uvula verbunden ist (Abb. 40). STREETER (1912) und LARSELL (1947b) haben gezeigt, daß die Nebenflocke von HENLE beim *Menschen* ganz ähnliche Beziehungen hat, weshalb wir den Paraflocculus accessorius des *Wales* als identisch mit der Nebenflocke von HENLE betrachten. LARSELL (1948) betrachtet die Nebenflocke als homolog dem Paraflocculus der *Vögel*, dessen Verbindung mit dem Vermis eben auf das hinterste Folium der Uvula beschränkt ist. Wir werden weiter unten auf den Paraflocculus accessorius zurückkommen (s. S. 73 u. 87).

Die oben referierten Befunde widersprechen den Forschern, die entweder den ganzen Paraflocculus lediglich in Verbindung entweder mit der Pyramis (HALLER 1931) oder der Uvula (INGVAR 1918, RILEY 1929) dargestellt haben. Das in den letzten Jahren vorgebrachte Tatsachenmaterial gibt, wie es scheint, eindeutige Belege dafür, daß der Paraflocculus dorsalis morphologisch in Beziehung zu der Pyramis steht, während der Paraflocculus ventralis mit der Uvula verbunden ist, in voller Bestätigung der Befunde von BRADLEY (1905), MUSSEN (1929), LARSELL und DOW (1935), LARSELL (1936a) u. a.

β) Lobulus paramedianus.

Durch den lateralen Teil der Fissura ansoparamediana wird ein Hemisphärenläppchen mittelhirnwärts von dem Paraflocculus abgegrenzt. Dies ist der Lobulus paramedianus von BOLK, ein Läppchen, das offenbar phylogenetisch jünger ist als sowohl Paraflocculus wie auch Lobulus ansiformis.

Die erste Anlage des Lobulus paramedianus wird bei den meisten *Säugern* kurz nach der Bildung des Paraflocculus wahrnehmbar, wie auch unsere Untersuchungen neuerdings über die Morphogenese des Kleinhirns der *Cetaceen* bestätigen (JANSEN 1950, 1954a). LARSELL (1952) gibt eine genaue Beschreibung der Morphogenese dieses Läppchens bei der *Ratte*.

Am Ende des Embryonallebens setzt sich bei der *Ratte* der Lobulus VIII von LARSELL, d. h. Pyramis, lateralwärts in der Copula pyramidis fort (Abb. 33). Im frühen postnatalen Leben wird die Copula, wie aus Abb. 34 hervorgeht, durch eine Verlängerung der Fissura paraflocccularis (Sulcus copularis) lateral in zwei Äste geteilt, von denen der hintere den Stiel des Paraflocculus dorsalis bildet, während der vordere sich lateralwärts in ein Folium fortsetzt, das LARSELL (1952) Pars posterior lobuli paramediani nennt. Seitlich von der Fissura praepyramidalis hängt der hintere Teil des Lobulus paramedianus mit der auf diesem Stadium gemeinsamen Anlage zum Crus II und Pars anterior lobuli paramediani zusammen (Abb. 34). Mit der Entwicklung der Fissura ansoparamediana, die bei der *Ratte* verhältnismäßig spät erfolgt, wird die Pars anterior lobuli paramediani (LARSELL) von dem Crus II abgegrenzt und kann medialwärts verfolgt werden, wo das Läppchen mit dem Tuber vermis posterius (Lobulus VIIb von LARSELL) verbunden ist (Abb. 35). Der Lobulus paramedianus besteht somit bei der *Ratte* aus zwei Hauptteilen, Pars anterior und Pars posterior, die mit dem Tuber vermis posterius (Lobulus VII B, LARSELL) bzw. mit dem vorderen Teil des Pyramis (Lobulus VIII, LARSELL) verbunden sind (Abb. 36).

Wie LARSELL gezeigt hat, ist die Entwicklung des Lobulus paramedianus beim *Schwein* (1954) und bei der *Katze* (1953) grundsätzlich ähnlich. In frühen Embryonalstadien vom *Schwein* ist der Zusammenhang des Lobulus paramedianus sowohl mit dem Tuber vermis posterius als mit der Pyramis unzweideutig (Abb. 37). Später in der Morphogenese wird die Verbindung zwischen dem Lobulus paramedianus und der Pyramis weniger augenfällig, indem die Rindenbrücke zwischen beiden durch die Vertiefung der Fissura praepyramidalis in die Tiefe gezogen und verschmälert wird (Abb. 38).

Die oben beschriebenen Beziehungen zwischen Lobulus paramedianus und Vermisanteilen stimmen mit den Befunden von SCHOLTEN (1946) überein und werden auch vollends durch unsere Untersuchungen an *Wal*embryonen bestätigt. Nur ist bei den *Cetaceen* die Verbindung des Lobulus paramedianus mit dem Tuber vermis posterius viel schwächer als die Verbindung mit der Pyramis.

γ) Lobulus ansiformis.

Unter dem Lobulus ansiformis verstehen wir das von BOLK (1906) beschriebene Hemisphärenläppchen, das vorne durch die Fissura posterior superior von dem Lobulus simplex getrennt ist und nach hinten durch die Fissura ansoparamediana von dem Lobulus paramedianus abgegrenzt wird.

In dem kleinen und primitiven Kleinhirn der *Fledermaus*, dessen Entwicklung LARSELL und Dow (1935) so schön illustrieren (Abb. 18—24), sind die Fissurae posterior superior und ansoparamediana nicht mit Sicherheit erkennbar. Bei diesem primitiven *Säuger* bilden deshalb die Lobuli simplex, ansiformis und paramedianus ein gemeinsames Läppchen, das jedoch in späteren Embryonalstadien durch eine seitliche Furche in zwei Teile geteilt wird (Abb. 24). LARSELL und Dow deuten diese Furche als die Fissura intercruralis und identifizieren die zwei Teile des Läppchens mit dem Crus I und II von BOLK. Letzteres steht in einem frühen Embryonalstadium medial mit dem Vermis sowohl vor wie hinter der Fissura praepyramidalis in Verbindung.

Einen besseren Einblick in die Morphogenese des Lobulus ansiformis geben die Untersuchungen an *höheren Säugern* von SCHOLTEN (1946), ACIRÓN (1950), LARSELL (1952, 1953, 1954, 1957) und JANSEN (1950, 1954a). Schon bei 37 mm langen *Ratten*embryonen sind die Fissura superior posterior und die Fissura magna cerebelli (F. intercruralis) erkennbar (ACIRÓN 1950), und somit ist der Lobulus ansoparamedianus von BOLK (1906), d. h. Crus I und die gemeinsame Anlage des Crus II und des Lobulus paramedianus, markiert. Etwas später verbindet sich die Fissura posterior superior mit einer entsprechenden Vermisfurche, wodurch die Lobuli VI (Declive) und VII (Folium-Tuber vermis) von LARSELL (1952) getrennt werden. Dem Lobulus VII entspricht in der Hemisphäre der Lobulus ansoparamedianus von BOLK, d. h. das Crus I, Crus II und der Lobulus paramedianus, Pars anterior von LARSELL. Bei 10 Tagen alten *Ratten* (Abb. 35) ist der Lobulus VII durch eine Furche, die LARSELL als den Vermisteil der Fissura ansoparamediana auffaßt, in VIIa (Folium-Tuber vermis) und VIIb getrennt, letzteres auch Tuber vermis posterius genannt. Wie aus der Abb. 35 hervorgeht, ist bei der 10 Tage alten *Ratte* auch der Hemisphärenteil der Fissura ansoparamediana zur Entwicklung gekommen und dadurch der Lobulus paramedianus von dem Crus II abgegrenzt. Die Korrespondenz des letzteren Läppchens mit dem Vermisfolium VIIa geht aus der Abb. 35 klar hervor. Über das Verhalten des Crus I bleibt man dagegen etwas im unklaren, obwohl die Abb. 35 den Eindruck erweckt, daß das Läppchen mit dem Lobulus VI in Verbindung steht. Eine bessere Einsicht in diese Frage gibt das Studium der Morphogenese des Lobulus ansiformis des *Schweines*, jüngst von LARSELL (1954) dargestellt. Bei diesem Tier ist das Crus I wie auch das Crus II mit dem vorderen Teil, Sublobulus VIIa, des Tuber vermis verbunden (Abb. 38). Eine ähnliche Verbindung zwischen Lobulus ansiformis und Vermis wurde bei einer Reihe von anderen *Säugern* gefunden (SCHOLTEN 1946, LARSELL 1953, JANSEN 1950).

δ) Lobulus simplex.

BOLK (1906), dem wir diesen Namen verdanken, definiert den Lobulus simplex etwas unpräzis als jenen Teil des Lobus posterior, der unmittelbar hinter dem Sulcus primarius gelagert ist, wohin die Sulci paramediani nicht vorgedrungen sind. Diese etwas lockere Definition ist wohl dafür verantwortlich, daß RILEY (1929) den Lobulus simplex als äußerst variabel, mitunter als fehlend beschreibt. In Anlehnung an HOCHSTETTER, LARSELL u. a. werden wir unter dem Lobulus simplex jenen Teil des Lobus posterior corporis cerebelli verstehen, der zwischen der Fissura prima und der Fissura superior posterior gelegen ist. Die relative Größe dieses Läppchens schwankt bedeutend; es ist aber mit wenigen Ausnahmen bei allen *Säugern* erkennbar.

Der Lobulus simplex (Lobulus VI + H VI von LARSELL) kommt in der Morphogenese etwas später als der Paraflocculus zur Entwicklung. Mit dem Entstehen der Fissura superior posterior, die erst seitlich erscheint, um sich dann medianwärts zu verlängern, wird der Lobulus simplex von dem Lobulus ansiformis abgegrenzt. Das Mittelstück entspricht dem Declive des menschlichen Kleinhirns, der Seitenteil dem Lobus quadrangularis, Pars posterior. In der Folge entstehen zwei charakteristische Furchen, die LARSELL (1952, 1953, 1954) die decliven Furchen 1 und 2 nennt. In dieser Weise wird Declive bei der *Ratte*, der *Katze*, dem *Schwein*, dem *Affen* (LARSELL l. c.) wie auch bei den *Walen* (JANSEN 1950) dreigeteilt (Lobulus VI a, VI b, VI c, von LARSELL). In späteren Stadien kommen noch dazu die Folien VI d, VI e, VI f auf der hinteren Wand der Fissura prima. LARSELL (1952) macht darauf aufmerksam, daß der Vermisteil des Lobulus simplex (bei der *Ratte*) der sich am spätesten differenzierende Vermisteil ist.

In den frühen Stadien ist der Hemisphärenteil des Lobulus simplex beim *Schwein* relativ groß. Später bleibt indessen dieser Teil des Lobulus zurück, im Vergleich mit den nächstliegenden Hemisphärenläppchen, während der Vermisteil des Läppchens mehr dominierend wird (LARSELL 1954).

III. Die Morphologie des Kleinhirns der Säugetiere.

Es erscheint uns zweckmäßig, die Übersicht über die Morphologie des Kleinhirns der Säuger mit einer Besprechung der *Monotremen* einzuleiten, weil das Kleinhirn dieser Tiere ein natürliches Bindeglied zwischen *Vögeln* und *Säugern* bildet.

Die neuesten Berichte über das *Kleinhirn der Monotremen* verdanken wir MARION HINES (1929) und ABBIE (1934a), die das *Schnabeltier (Ornithorhynchus anatinus)* bzw. den *Ameisenigel (Echidna aculeata)* untersucht haben. Leider weichen die Ansichten dieser Verfasser in so vielen Punkten voneinander ab, daß eine endgültige Deutung des *Monotremen*kleinhirns ohne eine Neubearbeitung dieser Gehirne mit besonderer Rücksicht auf die Morphogenese kaum möglich ist. Jedoch erscheint uns die Morphologie des Kleinhirns der *Monotremen* so wichtig, daß wir dessenungeachtet eine Besprechung und Analyse dieser Arbeiten berechtigt finden.

Das Kleinhirn des *Schnabeltieres* (Abb. 41 a, b) wird zufolge MARION HINES durch die Fissura prima und secunda in drei Lappen zerlegt, und zwar den Lobus anterior (Lingula, Lobulus centralis und Culmen), den Lobus medius (Lobulus simplex, Declive, Folium, Tuber vermis und Pyramis) und den Lobus posterior (Uvula und Nodulus). Wie die Abb. 41a zeigt, kann man bei dem *Schnabeltier* keine Kleinhirnhemisphären unterscheiden. Die Folien des Lobus medius setzen sich ventrolateral fort, um ventral in den Pons überzugehen. Paraflocculus und Flocculus sind nur mit dem Lobus posterior verbunden und bilden seitliche Fortsetzungen der Uvula bzw. des Nodulus (MARION HINES 1929).

Bei dem *Ameisenigel* (Abb. 43a und b) beschreibt ABBIE (1934a) auch drei Lappen, die aber nicht mit den von MARION HINES beim *Schnabeltier* erkannten identisch sind. Die Diskrepanz rührt von einer verschiedenen Deutung der Fissura prima her, die ABBIE in Übereinstimmung mit den Verhältnissen bei den meisten *Säugern* mit der tiefsten Furche des Kleinhirns identifiziert, während MARION HINES die tiefste, gegen den vorderen Pol des Kleinhirns befindliche Furche als die Fissura prima auffaßt. Wie die Abb. 43b zeigt, ist die

Konsequenz der ABBIEschen Deutung ein riesengroßer Lobulus anterior und ein kleiner Lobus medius, was nach ABBIE charakteristisch für das Kleinhirn der Monotremen sein soll.

Betrachten wir das Kleinhirn der *Monotremen* im Lichte unseres jetzigen Wissens, so läßt sich kaum leugnen, daß der Abbieschen Auffassung recht schwerwiegende Einwände widersprechen. Erstens ist die Tiefe nur eines der Kriterien, das die Fissura prima kennzeichnet; es gibt sowohl bei *Säugern* sowie besonders bei *Vögeln* Fälle, in denen andere Furchen, beispielsweise die Fissura

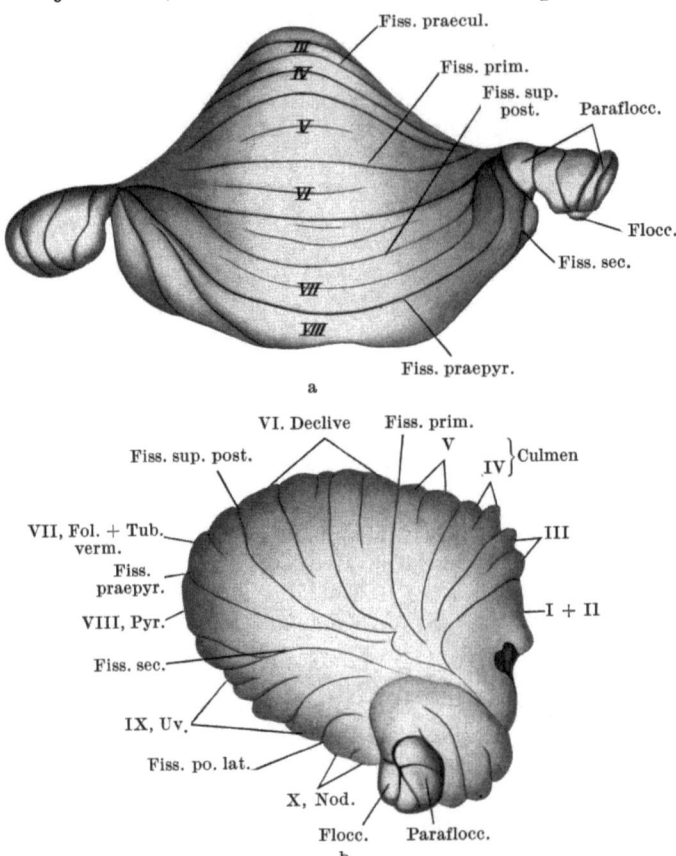

Abb. 41 a u. b. Kleinhirn vom *Schnabeltier (Ornithorhynchus anatinus)*. a von oben gesehen, b Seitenansicht. Umgezeichnet und geändert nach MARION HINES (1929).

praepyramidalis oder Fissura secunda, ebenso tief oder tiefer als die Fissura prima sind (Abb. 15). Ferner gehört zu den Kriterien der Fissura prima, daß die Furche schräg von oben nach unten — hinten gegen das Fastigium gerichtet ist (RILEY 1929, JANSEN 1950). Wie aus der Abb. 42 hervorgeht, steht MARION HINES' Identifizierung der Fissura prima mit dem letztgenannten Kriterium in gutem Einklang.

Mit Recht betont MARION HINES die große Ähnlichkeit des Kleinhirns des *Schnabeltieres* mit demjenigen der *Vögel*. Es läßt sich nach unserer Meinung nicht leugnen, daß ein Vergleich der Medianschnitte dieser Kleinhirne (Abb. 15 und 42) im großen und ganzen entscheidend zugunsten der Hinesschen Auffassung des *Monotremen*kleinhirns spricht, wenn sich auch Einzelheiten diskutieren lassen.

In der Abb. 42 haben wir versucht, die Larsellsche Einteilung des Kleinhirns der *Vögel* auf das Kleinhirn des *Schnabeltieres* zu beziehen. Auf eine nähere Begründung der Identifizierung der einzelnen Läppchen müssen wir hier verzichten, nur möchten wir erwähnen, daß die Abgrenzung von Pyramis (Lobulus VIII) und Folium-Tuber vermis (Lobulus VII) unsicher bleibt.

Wie bei den *Vögeln* bildet der Paraflocculus die seitliche Fortsetzung der Uvula und entspricht somit dem Paraflocculus ventralis der übrigen *Säuger*. Ein Paraflocculus dorsalis ist bei dem *Schnabeltier* kaum erkennbar, obwohl ein Vorläufer desselben in der seitlichen Fortsetzung der Pyramisfolien möglicherweise vorhanden ist, so wie ein Rudiment der übrigen Hemisphärenteile in den Seitenteilen der Lobuli V—VII verborgen sein mag.

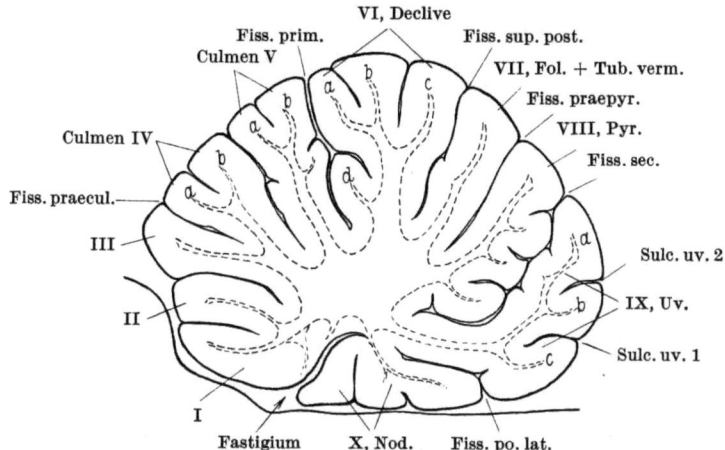

Abb. 42. Sagittalschnitt durch das Kleinhirn vom *Schnabeltier (Ornithorhynchus anatinus)* ein wenig seitlich von der Medianebene. Unter Anwendung von LARSELLS Terminologie verändert und umgezeichnet nach MARION HINES (1929, Abb. 2).

Vergleicht man das Kleinhirn von *Schnabeltier* und *Ameisenigel*, so fällt sofort in die Augen, daß bei letzterem eine Kleinhirnhemisphäre vorhanden ist, obwohl — wie ABBIE hervorhebt — der Paraflocculus den größten Teil desselben ausmacht. Soweit man es aus den Abbildungen beurteilen kann, sind indessen bei dem *Ameisenigel* sowohl ein Paraflocculus dorsalis als auch Rudimente von Lobulus ansiformis und Lobulus simplex vorhanden. Das Kleinhirn des *Ameisenigels* bildet somit einen natürlichen Übergang zu dem typischen *Säuger*kleinhirn.

Das Kleinhirn der *Säugetiere* ist, wie schon mehrmals hervorgehoben, durch eine Fülle verschiedener Formen gekennzeichnet. Als Grundlage für die weitere Besprechung dieser vielgestaltigen Morphologie scheint es nun zweckmäßig, erst ein in bezug auf Form generalisiertes Kleinhirn zu betrachten. Wir haben für diesen Zweck das *Kleinhirn der Ratte* gewählt, auch deshalb, weil LARSELL (1952) diesem Kleinhirn neuerdings eine eingehende Analyse gewidmet hat. Des Vergleiches wegen knüpfen wir noch an die Besprechung der einzelnen Läppchen Bemerkungen an über die Verhältnisse bei *Katzen* und *Affen*[1].

Die Abb. 44—48 geben die großen Linien im Bau des *Rattenkleinhirns* wieder. Von oben gesehen ist das Kleinhirn oval; von diesem Gesichtspunkt, wie auch von vorn und hinten gesehen, scheint die klassische Einteilung des Kleinhirns in einen medianen Vermis und zwei Hemisphären wohl begründet, wenn auch eine zusammenhängende Fissura paramediana nicht vorhanden ist. Lateral,

---

[1] Betreffs des *Kaninchen*kleinhirns siehe BRODAL (1940).

von der Hemisphäre teilweise bedeckt, stellt der wohlentwickelte Paraflocculus ein Gebilde dar, dessen Stiel sich der Flocculus topographisch eng anschließt (Abb. 44 und 47). Die Abb. 47 zeigt die untere Fläche des isolierten Kleinhirns

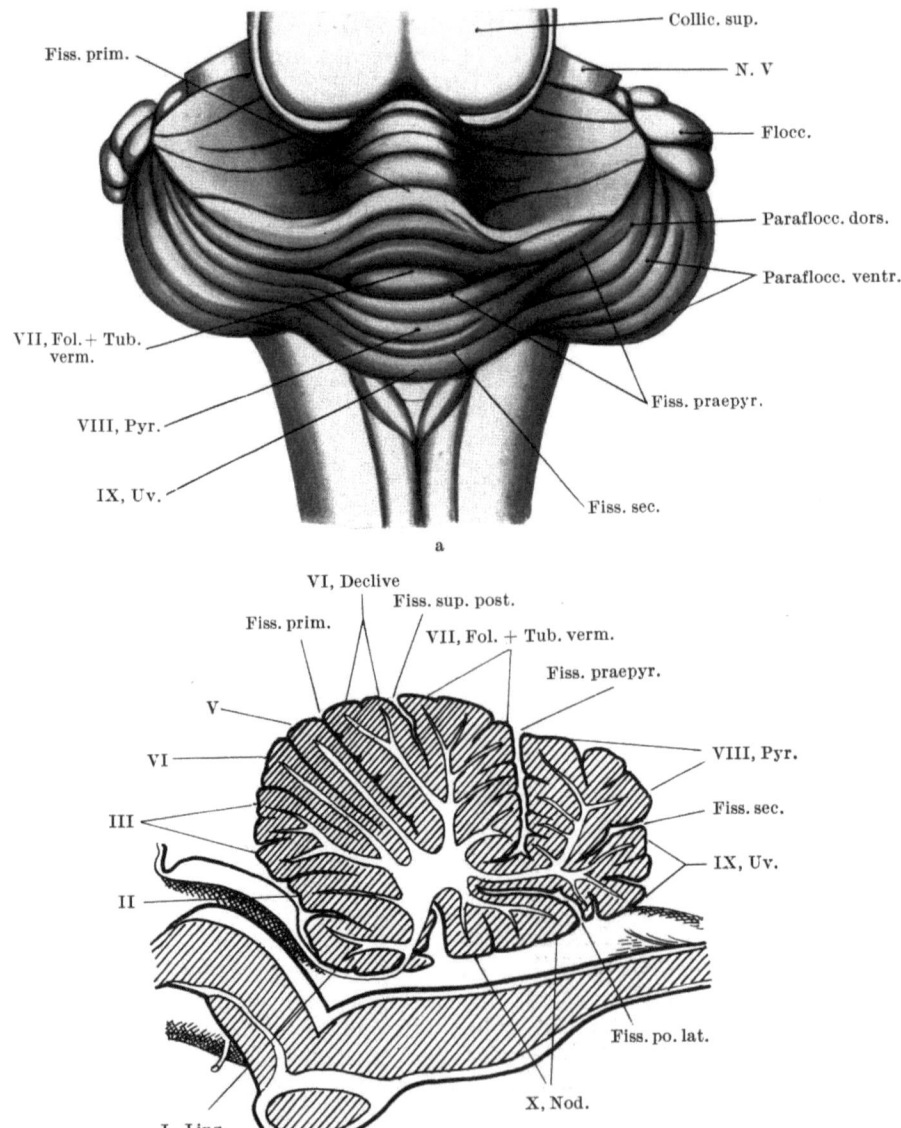

Abb. 43. a u. b. Kleinhirn vom *Ameisenigel (Echidna aculeata)*. a von oben gesehen, b Medianschnitt. Umgedeutet und umgezeichnet nach ABBIE (1934).

mit den durchschnittenen drei Kleinhirnstielen, Pedunculus cerebelli superior (Brachium conjunctivum), medius (Brachium pontis) und inferior (Corpus restiforme), deren topographische Beziehungen aus der Abb. 47 ohne weiteres hervorgehen. Der Recessus lateralis des vierten Ventrikels erstreckt sich lateral um den Pedunculus cerebri inferior, seitlich von dem Pedunculus flocculi begrenzt.

Der Medianschnitt des Kleinhirns, in der Abb. 48 wiedergegeben, zeigt eine allgemeine Orientierung über die Hauptabschnitte des Vermis. Wie schon oben erwähnt, hat LARSELL auf Grundlage seiner umfassenden vergleichend-anatomischen Studien die klassische Einteilung des Vermis in Lingula, Lobulus centralis, Culmen, Declive, Folium und Tuber vermis, Pyramis, Uvula und Nodulus durch eine Aufteilung des Vermis in 10 Läppchen, Lobuli I—X, ersetzt. Dabei muß als besonders wichtig und wertvoll hervorgehoben werden, daß LARSELL (1948, 1952, 1957) diese Läppchen nicht nur bei allen von ihm untersuchten *Säugern*, sondern auch bei den *Vögeln* wiederfinden konnte. Man fragt sich natürlich, was denn die Kriterien für die Identifizierung eben dieser Läppchen seien? LARSELL gründet seine Einteilung auf das morphogenetische und morphologische Verhalten der Furchen. Die morphologisch wichtigen, von LARSELL als inter-

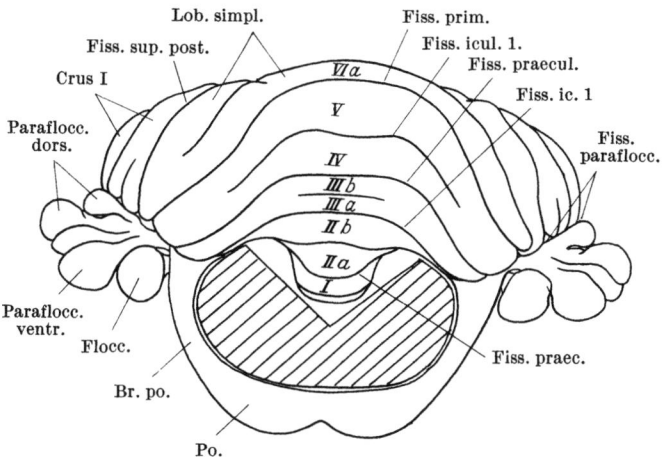

Abb. 44. Kleinhirn der *Ratte* von vorn gesehen. × 4. Aus LARSELL (1952).

lobuläre aufgefaßten Furchen, erscheinen im allgemeinen früh im Embryonalleben, sind in den meisten Fällen tief und erstrecken sich bis an den Rand der Hemisphäre, ein Kennzeichen, dem LARSELL besondere Wichtigkeit beilegt.

Bei der *Ratte* ist, wie aus der Abb. 48 hervorgeht, das Muster des Arbor vitae ziemlich einfach. Doch ist schon hier an vielen Läppchen eine weitere Differenzierung angedeutet, die man bei höheren Tieren in charakteristischer und mehr ausgesprochener Weise wiederfindet.

Was nun die Homologie der zehn Läppchen des Vermis betrifft, hält LARSELL (1952) es in erster Linie auf Grund seiner entwicklungsgeschichtlichen Studien für möglich, daß der *Lobulus I* der *Ratte* aller Wahrscheinlichkeit nach sowohl mit der Lingula des *Menschen* als auch mit dem Folium I des *Vogel*kleinhirns homolog ist. Wenn auch unter Zweifeln, neigte zu seiner Zeit auch BOLK (1906) zu der Auffassung, daß die Lingula des menschlichen Kleinhirns und der Lobulus 1 seiner Nomenklatur homologe Strukturen sind.

LARSELL (1952) macht darauf aufmerksam, daß Verschiedenheiten in der Entwicklung der Becken-Schwanzmuskulatur mit entsprechenden Variationen in der Entwicklung von Lingula und der benachbarten Kleinhirnrinde verbunden sind. So ist bei den *Primaten* mit wohlentwickeltem Schwanz die Lingula von bedeutender Größe. Da ferner CHANG und RUCH (1949) bei den *Schwanzaffen (Hapale)* experimentell demonstriert haben, daß spinocerebellare Fasern aus den Schwanzsegmenten des Rückenmarks in der Lingula enden, gibt es gute Belege dafür, daß dieses Läppchen in irgendeiner Weise mit der Funktion der Schwanzmuskulatur assoziiert ist.

Bei der *Katze* (Abb. 52) ist der Lobulus I, mit dem der *Ratte* verglichen, verhältnismäßig klein, indem das Läppchen ein ziemlich tiefes Folium und eine mit dem Velum medullare anterius verbundene Rindenplatte umfaßt. Das Läppchen besteht so bei der *Katze* aus zwei charakteristischen Folien, die sich nicht oder nur wenig auf die Hemisphäre fortsetzen.

Der Lobulus I des *Macacus* (Abb. 56) besteht aus drei Folien, I a, I b, I c, von wechselnder Größe. Das Velum medullare anterius ist dabei mit der Basis des Folium I a verbunden. Bei *Macacus* setzt sich das Folium I c als ein schmaler Streifen auf der Hemisphäre fort. Viel größer, wenn auch nur mit drei Folien versehen, ist der Lobulus I bei dem *Schwanzaffen Ateles*. Sowohl Folium I b

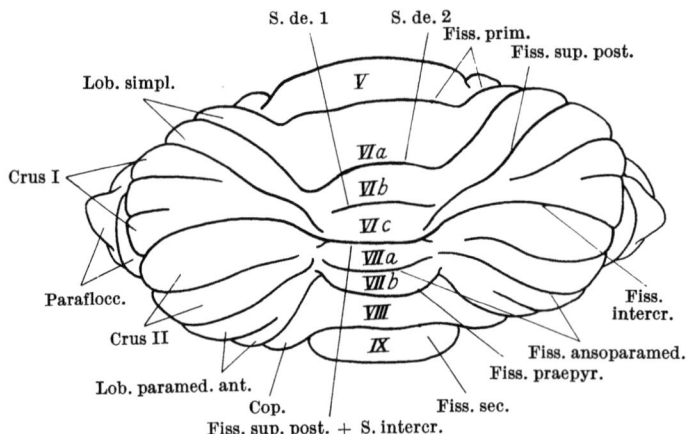

Abb. 45. Kleinhirn der *Ratte* von oben gesehen. × 4. Aus LARSELL (1952).

als auch Folium I c setzen sich auf der Hemisphäre fort, wobei letzteres eine ziemlich breite, lateral zugespitzte Rindenzone bildet. Wie schon erwähnt, steht wohl die Entwicklung des Lobulus I bei *Ateles* in Zusammenhang mit der wichtigen Rolle, die der Greifschwanz dieser *Affen* spielt.

Der *Lobulus II* ist groß bei der *Ratte* (wie auch bei *Schwanzaffen* und vielen anderen *Säugern*), mit Andeutung einer Zweiteilung wie bei vielen *Vögeln* (Abb. 44 und 48). Es ist möglich, daß auch Lobulus II, dessen Folien bei dem *Schwanzaffen* Fasern aus den Rückenmarksegmenten der Schwanzmuskulatur empfangen (CHANG und RUCH 1949), im Dienste der Becken-Schwanzmuskulatur steht (LARSELL 1952). Im allgemeinen zeigen Lobulus II der *Ratte* und Folium II der *Vögel* große Ähnlichkeit bezüglich Form und sekundärer Aufteilung. Aller Wahrscheinlichkeit nach entspricht LARSELLs Lobulus II dem Lobulus 2 von BOLK (1906).

Der Lobulus II der *Katze* (Abb. 52) besteht im allgemeinen aus zwei Folien, II a und II b, die beide durch seichte Furchen zweigeteilt sind und sich lateralwärts auf der Hemisphäre erstrecken. Bei den *Affen* (Abb. 57) stimmt der Lobulus II im großen und ganzen morphologisch mit dem Läppchen bei der *Katze* überein. Bei dem mit Greifschwanz ausgestatteten *Ateles* ist indessen der Lobulus II viel größer als bei *Macacus* und zeichnet sich besonders auch durch die Entwicklung des Hemisphärenteils des Läppchens aus.

Wie aus Abb. 44 und 48 hervorgeht, wird der *Lobulus III* durch den Sulcus intracentralis 2 von LARSELL zweigeteilt, Sublobulus III a und III b. So ist es auch bei den *Vögeln*, wo die Beine eine besonders wichtige Rolle in der Antigravitätsfunktion spielen (LARSELL 1952). LARSELLs Lobulus III und BOLK Lobulus 3 sind homologe Strukturen.

Der *Lobulus III* der erwachsenen *Katze* unterliegt ziemlich großen Variationen, ist aber regelmäßig durch eine Furche (Fissura intracentralis 2 LARSELL 1953) in IIIa und IIIb aufgeteilt (Abbildung 52), die beide wiederum eine weitere Aufteilung zeigen können. Auch bei *Macacus* kann man einen Lobulus IIIa und IIIb unterscheiden, beide durch seichte Furchen weiter aufgeteilt (Abbildung 56). Die Lobuli II und III entsprechen infolge LARSELLs (1953) Auffassung dem Lobulus centralis der klassischen Terminologie.

Der *Lobulus IV* ist durch die Fissura praeculminata von dem Lobulus III getrennt. Ersterer bildet mit dem Lobulus V den Lobulus 4 von BOLK. Bei der *Ratte* (Abb. 44 und 48) scheint es auch naheliegend, die *Lobuli IV und V* als eine morphologische Einheit aufzufassen. Wenn man aber mit LARSELL bei der morphologischen Einteilung des Kleinhirns die Furchenbildung als Hauptkriterium betrachtet, gibt es gute Belege für die Larsellsche Einteilung. Die Fissura intraculminata 1 (LARSELL) ist nämlich bei manchen Arten ebenso tief wie die anderen Hauptfurchen, was auch BOLK

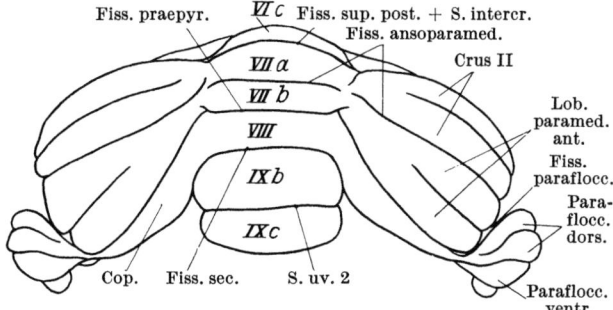

Abb. 46. Kleinhirn der *Ratte* von hinten gesehen. × 4. Aus LARSELL (1952).

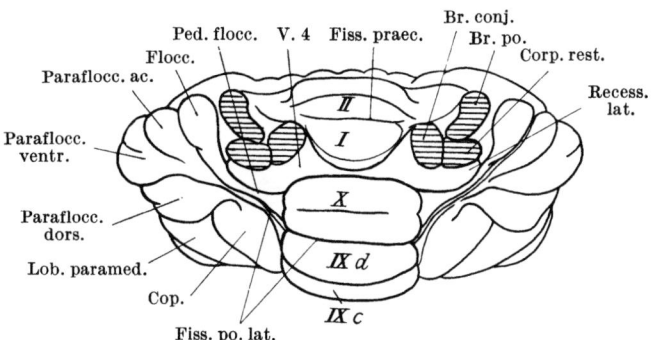

Abb. 47. Kleinhirn der *Ratte* von unten gesehen. × 4. Aus LARSELL (1952).

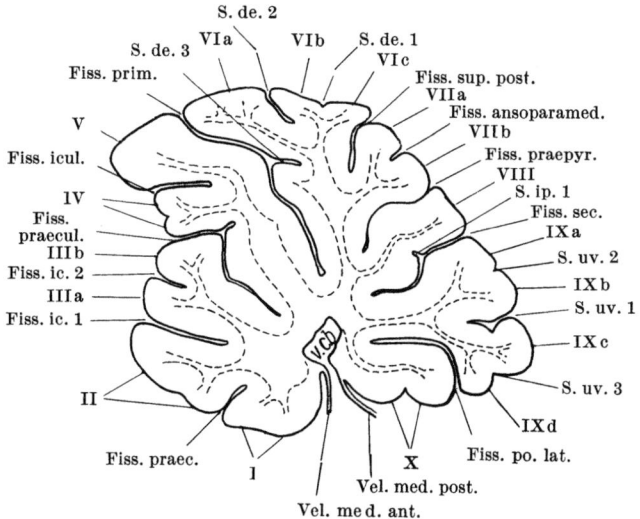

Abb. 48. Medianschnitt des Kleinhirns der *Ratte*. × 7,5. Aus LARSELL (1952).

(1906) dazu veranlaßte, in solchen Fällen seinen Lobulus 4 in Lobulus 4A und 4B zu teilen, dem Lobulus IV und V von LARSELL entsprechend. Die Ähnlichkeit dieser Läppchen mit denen der *Vögel* fällt sofort in die Augen, wenn man die Abb. 15 und 48 vergleicht.

Schon im *Ratten*kleinhirn ist eine weitere Aufteilung des Lobulus IV angedeutet (Abb. 48). Bei der *Katze* und dem *Macacus* kann man in manchen Fällen mit Recht von zwei Sublobuli dieses Läppchens sprechen (Abb. 52 und 56). Offenbar steht aber die Differenzierung dieses Läppchens im umgekehrten Verhältnis zu der Differenzierung der Nachbarläppchen III und V (LARSELL 1953). Auf der caudalen Fläche der Fissura praeculminata, die den Lobulus IV von dem Lobulus III trennt, ist ein Folium IVd wahrnehmbar (Abb. 56).

Der *Lobulus V* ist bei der *Katze* durch die Fissura intraculminata 2 (LARSELL 1953) in zwei Sublobuli geteilt, die beide weiter in Folien aufgeteilt sind (Abb. 52). Bei *Macacus* findet man ein sehr ähnliches Folienmuster (Abb. 56).

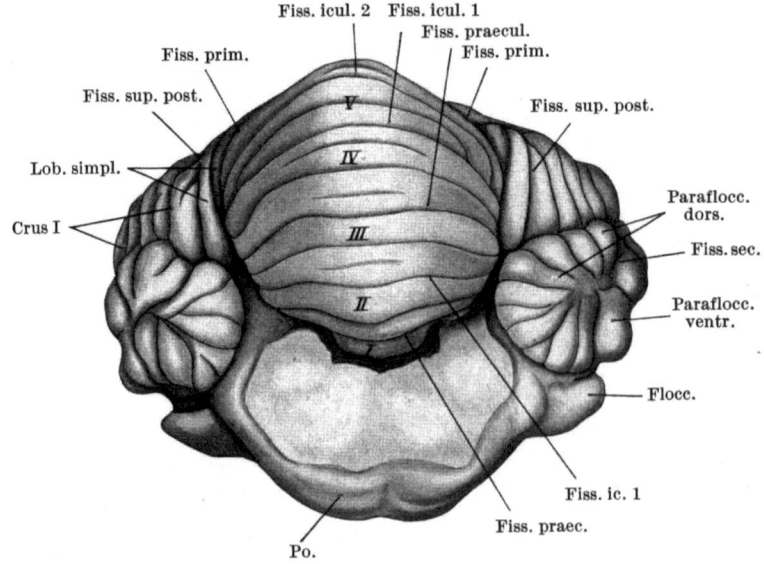

Abb. 49. Kleinhirn der *Katze* von vorn gesehen. Aus LARSELL (1953).

Die Lobuli I—V bilden zusammen den Lobus anterior des Corpus cerebelli, der, wie mehrmals hervorgehoben, bei allen *Säugern* durch große Gleichartigkeit gekennzeichnet ist.

Wir wollen nun die mehr komplizierten Verhältnisse in dem Lobus posterior betrachten. Unmittelbar hinter der Fissura prima, von der Fissura superior posterior caudal begrenzt, liegt *Lobulus VI* von LARSELL, ein wohl definiertes Rindengebiet, das dem Declive der alten Nomenklatur und dem Folium VI der *Vögel* entspricht (Abb. 45, 48). Bei der erwachsenen *Ratte* ist der Lobulus VI durch die „declivEN" Sulci 1 und 2 von LARSELL in drei Sublobuli VIa, VIb und VIc geteilt. Die prinzipielle Ähnlichkeit mit dem Folium VI der *Vögel* ist dabei auffallend. Auch findet man sowohl bei *Vögeln* als auch bei *Säugetieren* auf dem hinteren Ufer der Fissura prima ein Folium VId (Abb. 48), das sich allmählich verschmälernd in der Hemisphäre fortsetzt.

Genau wie bei der *Ratte* ist auch bei der *Katze* der Lobulus VI durch drei Oberflächenfolien, VIa, VIb und VIc gekennzeichnet (Abb. 52). Das Folium VId auf der caudalen Wand der Fissura prima wird von LARSELL (1953) als homolog dem ähnlich genannten Folium bei der *Ratte* und den *Vögeln* angesehen. Auch bei *Macacus* findet man ein ähnliches Bild (Abb. 53, 56).

Das Vermisläppchen unmittelbar hinter dem Lobulus VI, von LARSELL *Lobulus VII* genannt, ist bei der *Ratte* caudal von einer tiefen Furche abgegrenzt, die entwicklungsgeschichtlich sowohl als auch vergleichend-anatomisch unzweifelhaft der Fissura praepyramidalis entspricht (LARSELL 1952). Bei einigen Spezimina, aber nicht bei allen, ist dieses Rindengebiet von einem seichten Sulcus in zwei beinahe gleiche Teile getrennt (Abb. 45, 48). Diese bei der *Ratte* ganz kurze Furche ist nach LARSELL das Vermissegment der Fissura ansoparamediana von JANSEN (1950) und entspricht dem Sulcus *a* von BRADLEY (1903). Die Ähnlichkeit des Lobulus VII mit dem Folium VII der *Vögel* ist so vollkommen, daß LARSELL die Homologie für unzweifelhaft hält. Der Lobulus VII ist mit dem Folium und Tuber vermis des *Menschen*kleinhirns identisch.

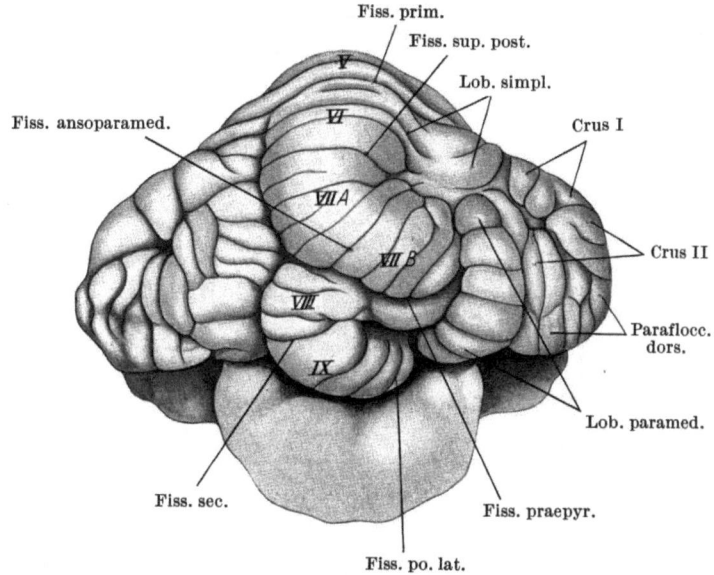

Abb. 50. Kleinhirn der *Katze* von oben hinten gesehen. Aus LARSELL (1953).

Eine mächtige Entwicklung des Lobulus VII bei der *Katze* hat zu einer S-förmigen Biegung dieses Vermisgebietes geführt, so daß bei dem erwachsenen Tier der Sublobulus VIIB vollständig zur rechten Seite der Mittellinie verschoben ist (Abb. 50, 51). Im Medianschnitt (Abb. 52) ist deshalb nur ein in der Tiefe der Fissura praepyramidalis verborgener Teil des Sublobulus VIIB durch den Schnitt getroffen.

Wie die Abb. 53 und 56 zeigen, ist bei *Macacus* der Lobulus VII verhältnismäßig klein, oberflächlich nur von den Folien a, b, c des Sublobulus VIIA repräsentiert. Das Folium VIIa ist dabei durch die Fissura intercruralis (horizontalis) von den Folien b und c getrennt. Ersteres entspricht dem Folium cacuminis des menschlichen Kleinhirns, während die Folien VIIb + VIIc dem Tuber vermis homolog sind. Der Sublobulus VIIB, bei *Macacus* vollständig in der Tiefe der Fissura praepyramidalis verborgen (Abb. 56), wird von LARSELL (1953) Tuber vermis posterius genannt.

LARSELLs *Lobulus VIII*, zwischen der Fissura praepyramidalis und der Fissura secunda gelegen (Abb. 45, 46), entspricht offenbar infolge seiner Form und topographischen Lage der Pyramis des Kleinhirns der *Menschen* und auch dem Folium VIII der *Vögel*, obwohl letzteres mitunter mehr differenziert ist als bei der *Ratte*. Der Lobulus VIII setzt sich lateralwärts in der sog. Copula pyramidis fort (Abb. 45, 46).

Wegen der S-förmigen Distorsion (Abb. 50, 51) erscheint der Lobulus VIII der *Katze* im Mediansschnitt verhältnismäßig allzu klein (Abb. 52). Bei *Macacus* dagegen kommt der große Lobulus VIII auch im Mediansschnitt (Abb. 56) zu vollem Recht. Eine tiefe Fissura intrapyramidalis teilt das Läppchen in die beinahe gleich großen Sublobuli VIII A und VIII B, welche beide viele Folien umfassen (Abb. 56).

Der von der Fissura secunda und der Fissura posterolateralis begrenzte *Lobulus IX* oder Uvula umfaßt vier oberflächliche Folien, die Larsell IX a, IX b, IX c und IX d benennt. Die Ähnlichkeit mit den Verhältnissen bei den *Vögeln* fällt sofort auf beim Vergleich der Abb. 15 und 48. Sowohl bei den *Vögeln* wie bei der *Ratte* wird das Läppchen durch Sulcus uvularis 1 halbiert,

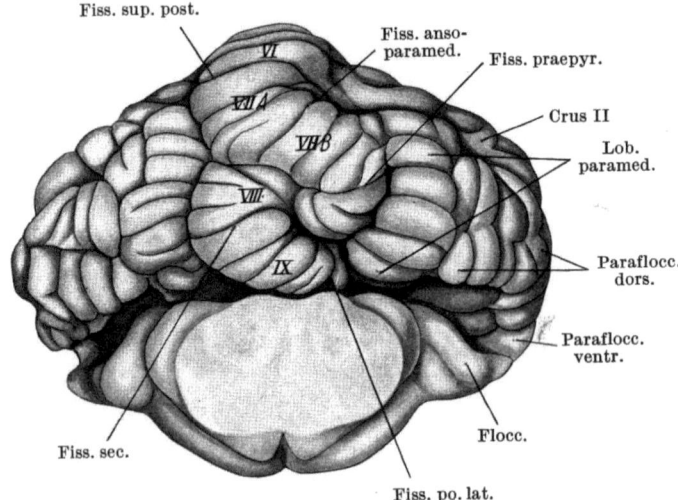

Abb. 51. Kleinhirn der *Katze* von hinten gesehen. Aus Larsell (1953).

und beide Hälften werden wieder durch Sulcus uvularis 2 und 3 geteilt. Larsell hält es deshalb auch für unzweifelhaft, daß der Lobulus IX der *Ratte* und das Folium IX der *Vögel*, beide mit ihren Unterabteilungen, gegenseitig homolog sind.

Auch der Lobulus IX ist bei der *Katze* gewissermaßen von der S-förmigen Distorsion des hinteren Vermisgebietes beeinflußt. Die prinzipielle strukturelle Ähnlichkeit fällt aber sofort ins Auge beim Vergleich der Abb. 48 und 52, und so ist es auch bei *Macacus* (Abb. 56).

Der *Lobulus X*, schließlich, der vorne durch den medianen Teil der Fissura posterolateralis (Sulcus uvulonodularis) von dem Lobulus IX getrennt ist (Abb. 48, 52, 56), entspricht dem Folium X der *Vögel* und dem Nodulus des menschlichen Kleinhirns.

Nach dieser Übersicht über die Vermisläppchen werden wir jetzt den Lobus flocculonodularis und das Corpus cerebelli etwas näher besprechen.

1. Lobus flocculonodularis.

Wie von Larsell definiert, umfaßt der Lobus flocculonodularis den Nodulus, den Flocculus und den Pedunculus flocculi mit der Commissura vestibularis. Morphologisch repräsentiert dieser Lappen, wie Larsell (1945) betont, den vestibulären Teil des Kleinhirns und entspricht dem Lobus vestibulolateralis der niederen Wirbeltiere. Wie schon erwähnt, kann dieser Teil des Kleinhirns als ein Derivat der Area vestibularis betrachtet werden.

Durch die Fissura posterolateralis ist der Lobus flocculonodularis von dem Corpus cerebelli getrennt. Bei erwachsenen Tieren ist indessen der lang ausgezogene und dünne Flockenstiel häufig so innig mit dem Paraflocculusstiel verwachsen, daß die ursprünglich klare Grenze teilweise verwischt wird. Bei der *Ratte* sind indessen die ursprünglichen Verhältnisse gut erhalten (Abb. 47).

Was Form und Größe betrifft, so ist gewiß, daß sich der Lobus flocculonodularis im großen und ganzen durch einen bemerkenswerten Konservativismus

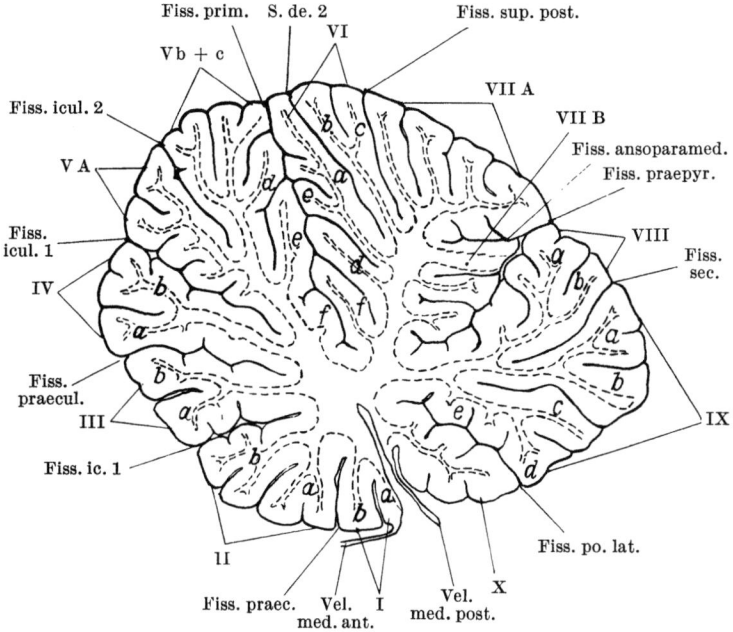

Abb. 52. Medianschnitt durch das Kleinhirn der *Katze*. × etwa 3. Umgezeichnet nach LARSELL (1953).

auszeichnet. Doch gibt es Variationen von Art zu Art. So sprechen unsere morphogenetischen Untersuchungen (JANSEN 1950, 1953, 1954a) entscheidend dafür, daß dieser Lappen bei den *Cetaceen* besonders dürftig entwickelt ist, wenn auch LANGWORTHY (1932) bei dem *Tümmler* einen großen Flocculus beschrieben hat[1]. Auf der anderen Seite ist der Lobus flocculonodularis ziemlich groß, z. B. bei dem *Seehund* und dem *Elefanten* (JANSEN 1954a), sowie bei dem *Macacus* (LARSELL 1953).

2. Corpus cerebelli.

Im Gegensatz zu dem Lobus flocculonodularis ist das Corpus cerebelli, d. h. der Teil des Kleinhirns, der oral von der Fissura posterolateralis liegt, Sitz einer sehr großen morphologischen Variabilität unter den verschiedenen *Säuger*gattungen. Wie oben erwähnt, ist das Corpus cerebelli als ein Derivat der allgemein sensorischen Zone der Flügelplatte zu betrachten, was darauf deuten kann, daß dieser Teil des Kleinhirns primär mit der somästhetischen Sensibilität zu tun hat.

---

[1] Was dieser Verfasser als einen großen Flocculus auffaßt, deuten wir als einen Teil des Paraflocculus ventralis. (Paraflocc. ac., Abb. 60; siehe auch S. 56—57).

Die morphogenetischen Studien des Kleinhirns der *Säuger*, die während der letzten Jahrzehnte erschienen sind (LARSELL 1935, 1936a, b, 1947b, 1952, 1953, 1954, 1957, LARSELL und DOW 1935, SCHOLTEN 1946, JANSEN 1950, 1953, 1954a), sprechen alle zugunsten der Auffassung, daß *eine bestimmte und charakteristische gegenseitige Korrespondenz zwischen Vermisläppchen und Hemisphärenteilen besteht*. Mit anderen Worten, die oben erwähnten Vermisläppchen des Corpus cerebelli, Lobuli I—IX von LARSELL, stehen in charakteristischer Weise in Verbindung mit wohldefinierten Hemisphärenläppchen, deren morphologische Verhältnisse wir jetzt kurz besprechen werden.

BOLK (1906) machte auf die einfachen morphologischen Verhältnisse in dem *Lobus anterior* aufmerksam. Wie die Abb. 44, 49 und 53 zeigen, fehlt in dem Lobus anterior bei *Ratte*, *Katze* und *Macacus* eine deutliche Grenze zwischen Vermis- und Hemisphärenanteilen. Eine Grenze ist jedoch meistens angedeutet

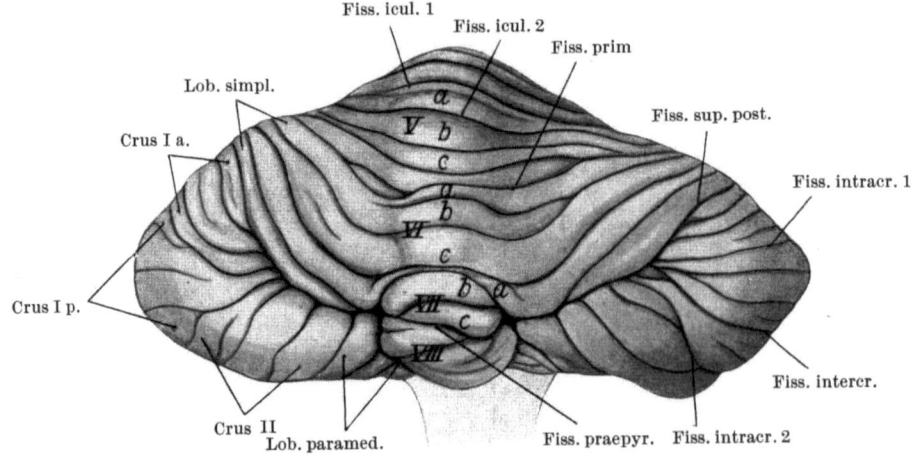

Abb. 53. Kleinhirn des *Affen (Rhesus)* von oben gesehen. ×2. Aus LARSELL (1953).

durch Winkelbiegung der Furchen oder Einschnürung der Folien. Bei einigen Tieren und auch beim *Menschen* ist aber in dem Lobus anterior ein Vermis ziemlich deutlich markiert (Abb. 60 und 93). Es fällt sofort ins Auge, wenn man die Abb. 44, 49 und 57 betrachtet, daß die Hemisphärenanteile des Lobus anterior bei der *Ratte* sehr dürftig entwickelt und viel kleiner als der Vermisteil des Lappens sind, während bei *Macacus* das Verhältnis umgekehrt ist.

Entsprechend den Vermisläppchen I—V hat LARSELL (1957) die korrespondierenden Hemisphärenläppchen Lobuli H I—H V benannt. *Lobulus H I* (Vincula lingulae des menschlichen Kleinhirns) fehlt oder ist nur soeben angedeutet bei der *Ratte*, *Katze* und *Macacus* (Abb. 47, 55). *Lobuli H II und H III* (Ala lobuli centralis) sind dagegen schon besser entwickelt. Die *Lobuli H IV und H V* (Pars anterior lobuli quadrangularis) sind bei allen obenerwähnten Tieren noch größer (Abb. 44, 49 und 57).

Während die Korrespondenz zwischen Vermis- und Hemisphärenabschnitten in dem Lobus anterior klar und eindeutig erscheint, sind die Verhältnisse in dem *Lobus posterior* des erwachsenen *Säuger*kleinhirns viel schwieriger zu deuten, was hauptsächlich mit den sekundären Veränderungen im Gebiete des Sulcus paramedianus zusammenhängt.

Die seitliche Verlängerung des Lobulus VI (Declive), der *Lobulus H VI*, umfaßt bei der *Ratte* zwei breite Folien (Abb. 44). Das erste, unmittelbar hinter der Fissura prima gelegene Folium ist dabei gewöhnlicherweise mit dem Vermisfolium VIa verbunden, während die Folien VIb und VIc sich lateralwärts in dem zweiten Folium des Lobulus H VI fortsetzen. Wie LARSELL (1952) betont, sind aber Variationen nicht selten, wobei auch eine corticale Verbindung zwischen dem Folium VIc und Crus I vorkommt. Lobulus VI und Lobulus H VI bilden zusammen den Lobulus simplex von BOLK, den Pars posterior lobuli quadrangularis der klassischen Terminologie. Wie aus den Abb. 50 und 53 hervorgeht, sind die Verhältnisse bei der *Katze* und *Macacus* prinzipiell ganz ähnlich. Dabei ist der Lobulus H VI bei dem *Macacus* besonders wohl entwickelt und besteht aus vier Oberflächenfolien, während bei der *Katze* der Lobulus H VI lediglich von zwei Folien gebildet wird. Letztere gehen hervor aus Zusammenschmelzung der Folien VIa, VIb, VIc, bald so, daß sich VIa und VIb vereinigen, bald aber auch

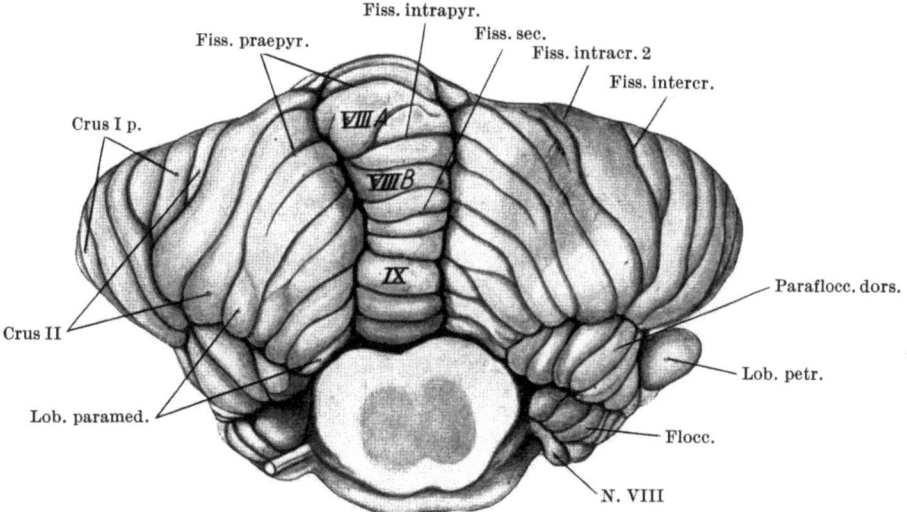

Abb. 54. Kleinhirn des *Affen (Rhesus)* von hinten gesehen. ×2. Aus LARSELL (1953).

durch Vereinigung von VIb und VIc. Mit anderen Worten, es ist einmal LARSELLs declivialer Sulcus 1, ein andermal Sulcus 2, der sich lateralwärts fortsetzt (LARSELL 1953).

Der *Lobulus H VII*, die seitliche Vertretung von Lobulus VII, der Lobulus ansoparamedianus von BOLK, umfaßt Crus I dieses Verfassers (Lobulus semilunaris sup.), Crus II (Lobulus semilunaris inf.) und den Pars anterior lobuli paramediani (LARSELL 1952). Bei der *Ratte* besteht das Crus I aus drei unvollständig getrennten Folien (Abb. 45), während das Crus II von zwei Folien zusammengesetzt ist. Letztere sind medial schmal, mit dem Lobulus VIIa verbunden und nehmen lateralwärts an Breite zu. Wie aus Abb. 45 hervorgeht, wird bei der *Ratte* der Lobulus paramedianus von zwei, medialwärts mit dem Lobulus VIIb verbundenen Folien gebildet. Dazu gesellt sich aber ein mehr oder weniger verborgenes Folium, das in der Tiefe der Fissura praepyramidalis mit der oralen Fläche des Lobulus VIII verbunden ist. Das letztgenannte Folium, Pars posterior lobuli paramediani von LARSELL, steht seitlich von der Fissura praepyramidalis mit dem oralen Teil des Lobulus paramedianus in Verbindung (Abb. 34, 36), ganz so wie es auch SCHOLTEN (1946) bei den von ihm untersuchten *Säugern* fand. Eine genaue Analyse verschiedener Stadien des fetalen Kleinhirns zeigte beim *Menschen* ähnliche Verhältnisse wie bei der *Ratte* (LARSELL 1952).

Der vordere und hintere Teil des Lobulus paramedianus sind somit durch den Seitenteil der Fissura praepyramidalis voneinander unvollständig getrennt.

Der dorsale Teil des *Lobulus VIII* setzt sich lateralwärts in der Copula pyramidis von ELLIOT SMITH fort (Abb. 45). Bei der *Ratte* teilt sich die Copula wieder in zwei Arme, die die Copula mit dem hinteren Teil des Lobulus paramedianus bzw. mit dem Paraflocculus dorsalis verbinden (Abb. 34, 36). Ähnliche Verbindungen zwischen Pyramis und dem Lobulus paramedianus hat LARSELL (1952) auch bei *Kaninchen, Schwein* und *Menschen* gefunden und JANSEN (1950) beim *Wal* beschrieben.

Bei der *Katze* besteht das Crus I aus vier Folien, die, sich vorwärts und ventralwärts biegend, seitwärts von dem Lobulus simplex gelegen sind (Abb. 49, 50). Das Crus II bildet eine Kette von 10 Folien, die sich caudal und medianwärts bis zur Lateralgrenze des Lobulus paramedianus erstrecken (Abb. 50). Die vier hintersten Folien des Crus II sind dabei durch eine tiefere Furche von den anderen

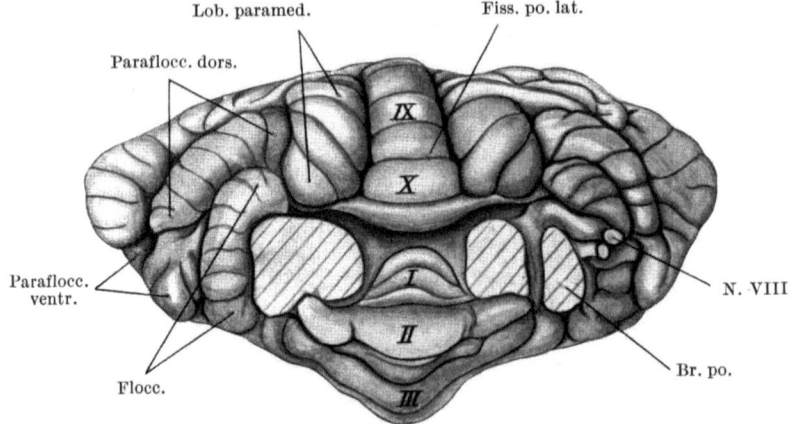

Abb. 55. Kleinhirn des *Affen (Rhesus)* von unten gesehen. × 2. Aus LARSELL (1953).

getrennt und bilden laut LARSELL (1953) eine eigene Gruppe, die mit der von BOLK Ansula benannten Foliengruppe bei *Löwen, Seehunden* und *Bären* identisch ist. LARSELL (1953) spricht die Vermutung aus, daß die Ansula vielleicht einen dritten Teil des Lobulus ansiformis repräsentiere.

Der Lobulus paramedianus der *Katze* ist von 6 Hauptfolien gebildet. Die zwei vordersten sind mit dem Sublobulus VII B verbunden und entsprechen deshalb Pars anterior lobuli paramediani, wie von SCHOLTEN (1946), LARSELL (1952, 1953, 1954, 1957) und JANSEN (1950, 1954a) beschrieben. Die folgenden Folien bilden den Pars posterior lobuli paramediani, dessen Verbindung mit dem Lobulus VIII durch eine kurze, der Copula entsprechende Verlängerung der Basis der Pyramis hergestellt wird (Abb. 58). SCHOLTEN (1946) fand im menschlichen Kleinhirn den Lobulus gracilis, den er mit dem Lobulus paramedianus homologisierte, sowohl mit dem Tuber (Lobulus VII B) als auch mit der Pyramis (Lobulus VIII) verbunden; wir haben ähnliche Verhältnisse beim *Wal* und *Menschen* gefunden (JANSEN 1950, 1953, 1954a, LØYNING und JANSEN 1955).

Bei *Macacus* wird der Lobulus H VII von einer fächerförmigen Reihe von Folien gebildet (Abb. 53). Die Folien des Crus I sind schmäler als die Folien des Crus II und durch ein Markband mit dem Sublobulus VII Aa verbunden (Abb. 56). Die zwei oder drei vordersten Folien des Crus I sind durch eine tiefere Furche (Fissura intracruralis 1, Abb. 53) von den übrigen Folien des Läppchens getrennt, weshalb LARSELL (1953) von einem Crus Ia und Ib spricht. Auch die Folien des Crus II teilt LARSELL in zwei Gruppen, Crus IIa und Crus IIp. Medial ist das Crus II mit den Folien a, b, c des Lobulus VII verbunden.

Pars anterior lobuli paramediani ist beim *Macacus* dürftig entwickelt und vollständig in der Tiefe der Fissura praepyramidalis verborgen (LARSELL 1953). Erst wenn man die Wände der tiefen Fissura praepyramidalis voneinanderzieht, werden zwei oder drei mit dem hinteren Teil des Lobulus VII verbundenen Folien exponiert. Der sichtbare Lobulus paramedianus umfaßt vier seitlich von der Uvula befindliche Folien, die in der Tiefe der Fissura paramediana mit dem

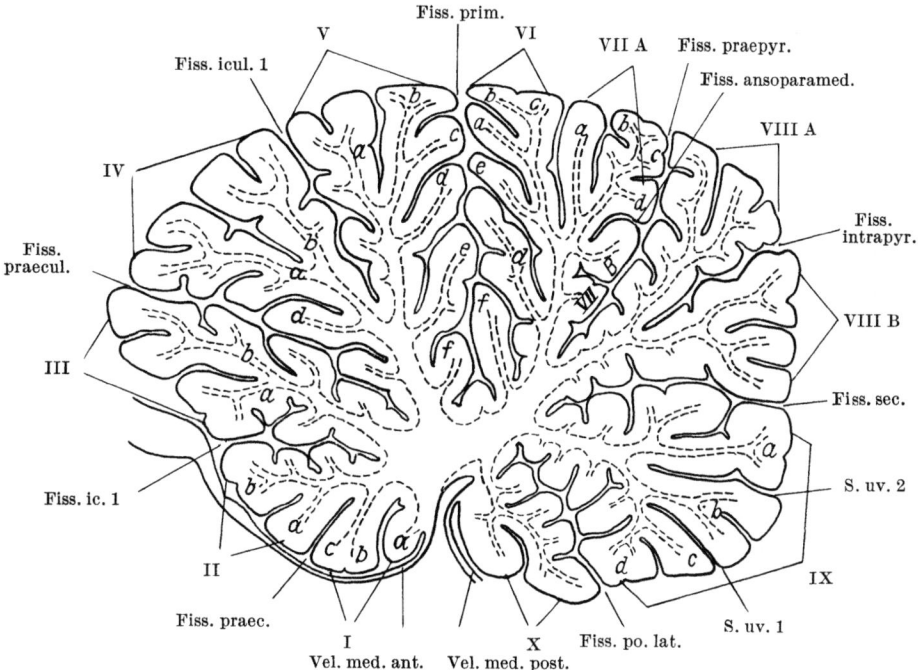

Abb. 56. Medianschnitt durch das Kleinhirn des *Affen (Rhesus)*. × etwa 3. Aus LARSELL (1953).

oralen Teil der Basis des Lobulus VIII verbunden sind (Abb. 59). Diese Folien entsprechen somit dem Pars posterior lobuli paramediani der *Ratte*. Zwei oder drei kurze Folien im Boden der paramedianen Furche, innig mit dem Stiel des Paraflocculus verknüpft, entsprechen der Copula pyramidis der *Ratte* und können als der kopulare Teil des Lobulus paramedianus betrachtet werden (LARSELL 1953).

Wir haben eben gehört, daß die Copula pyramidis, wie von LARSELL definiert, eine Verbindung vermittelt sowohl zwischen Lobulus VIII und dem Lobulus paramedianus, wie auch zwischen dem erstgenannten Läppchen und dem Stiel des Paraflocculus dorsalis. Betrachten wir jetzt die weiteren Beziehungen des Lobulus VIII.

Der *Lobulus H VIII*, Paraflocculus dorsalis, ist bei der erwachsenen *Ratte* gewöhnlich von zwei Hauptfolien gebildet, die sich seitlich jenseits der Begrenzung der übrigen Hemisphäre erstrecken (LARSELL 1952). Wie die Abb. 46 und 47 zeigen, wird das Läppchen durch einen schmalen Stiel mit der Copula pyramidis und dadurch mit der Pyramis, Lobulus VIII, verbunden. Über die Verhältnisse bei der *Katze* gibt Abb. 58 eine gute Übersicht. Der Paraflocculus bildet eine U-förmige Reihe von kurzen Folien um die seitliche Verlängerung der Fissura secunda. Die dorsal von der Furche befindlichen Folien repräsentieren dabei den Paraflocculus dorsalis, dessen stielförmige Verbindung mit der Basis des Lobulus VIII exponiert ist. LARSELL (1953) hebt hervor, daß der Mangel an embryonalem Material bei dem *Macacus* die Analyse des Paraflocculus erschwert. Nach LARSELLs Deutung, die aus den Abb. 55 und 59 hervorgeht, gibt

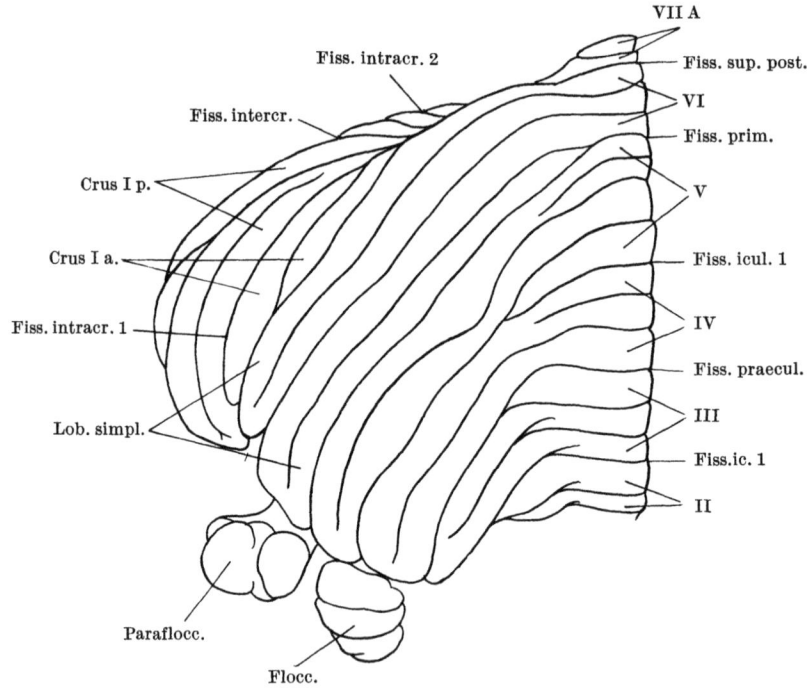

Abb. 57. Kleinhirn des *Affen (Rhesus)*. Rechte Hälfte von vorn gesehen. × 3. Aus LARSELL (1953).

es auch bei dem *Affen* eine prinzipielle Übereinstimmung mit den oben dargestellten Verhältnissen bei der *Katze* und der *Ratte*. Der Paraflocculus dorsalis besteht dabei aus 10 Folien.

Der *Lobulus H IX*, Paraflocculus ventralis der *Ratte*, ist unvollständig in 2—3 Folien zerteilt. Ein schmaler, langgezogener Stiel verbindet das Läppchen mit dem Lobulus IX, Uvula (Abb. 47). Ein keulenförmiger, dem Flocculus angrenzender Teil, dessen Stiel mit dem Stiel des Paraflocculus ventralis verbunden ist, vertritt laut LARSELL (1952) das Homologon der Nebenflocke von HENLE im menschlichen Kleinhirn, von uns Paraflocculus accessorius genannt (JANSEN 1950, 1953, 1954a, LØYNING und JANSEN 1955). Bei der *Katze* wird der Paraflocculus ventralis von einer Reihe von kurzen, durch die Fissura secunda von dem Paraflocculus dorsalis getrennten Folien gebildet (Abb. 58). So ist es auch bei *Macacus* (Abb. 55, 59), wo indessen die geringe Größe dieses Läppchens auffällt (LARSELL 1953).

Nachdem wir durch die vorangehende Besprechung der Kleinhirne von *Ratte*, *Katze* und *Macacus* mit den Hauptzügen der Morphologie des Säugerkleinhirns vertraut geworden sind, seien nur noch einige Beobachtungen über Variationen der Größe und Entwicklung der einzelnen Läppchen bei verschiedenen Arten erwähnt.

Obwohl der Lobus anterior durch ganz besonders ausgeprägte Uniformität gekennzeichnet ist, gibt es doch Variationen von Art zu Art in der relativen

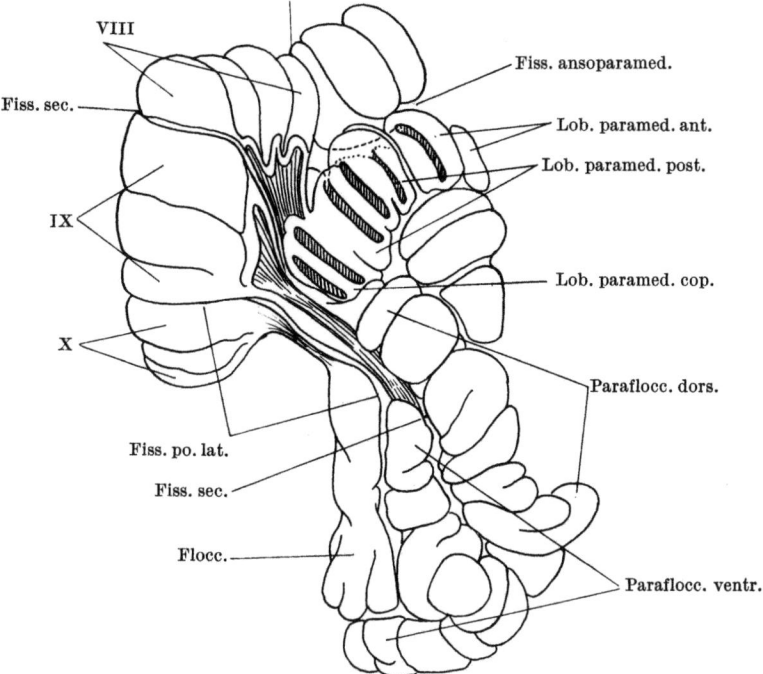

Abb. 58. Hinterer Teil des Kleinhirns der *Katze* nach teilweiser Entfernung des Lobulus paramedianus. Durchschnittene Markstrahlen gestrichelt. Flocculus- und Paraflocculusstiel exponiert. × 3. Aus LARSELL (1953).

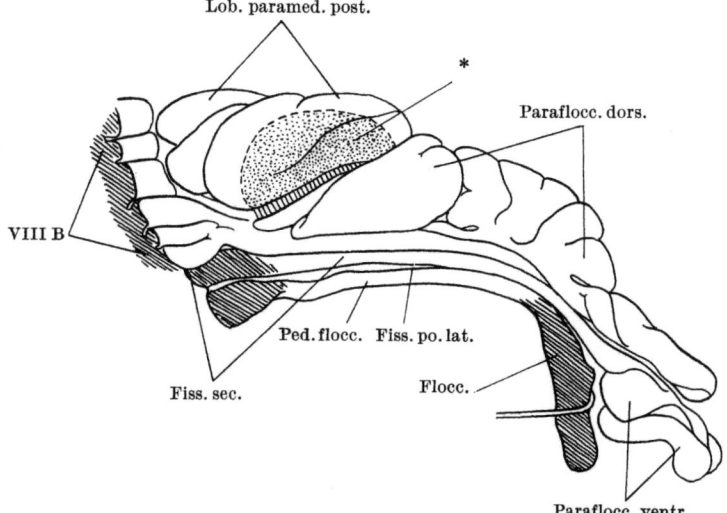

Abb. 59. Hinterer Teil des Kleinhirns des *Affen (Rhesus)* von unten gesehen. Die Folien der Copula pyramidis sind entfernt (*). Der Paraflocculusstiel wird durch eine seitliche Fortsetzung der Fissura secunda in einen Teil für Paraflocculus dorsalis und einen für Paraflocculus ventralis geteilt. × 5. Aus LARSELL (1953).

Größenentwicklung dieses Lappens. So ist der Lobus anterior bei den *Cetaceen* auffallend klein (SCHOLTEN 1946, JANSEN 1950, 1953), ganz besonders die Seitenteile desselben (Abb. 60). Man fragt sich unwillkürlich, ob dies in irgendwelcher Weise mit der extremen Reduktion der Extremitäten dieser Tiere in Zusammenhang steht. Bei anderen wasserlebenden Säugern, wie *Seehund* und noch mehr *Seeotter*, ist der Lobus anterior schon viel besser entwickelt. Sehr groß ist der Lappen bei *Elefanten*, bietet aber beim *Menschen*, besonders was die Seitenteile betrifft, wohl die höchste relative Entwicklung dar.

Noch größere Unterschiede in der relativen Entwicklung der Läppchen kommen indessen in dem Lobus posterior vor. So findet man bei *Elefanten* einen sehr großen Lobulus simplex mit besonders wohlentwickelten Seitenteilen. Auch bei *Cetaceen* (Abb. 61) ist dieses Läppchen recht groß. Bei dem *Seehund* dagegen ist der Fall umgekehrt.

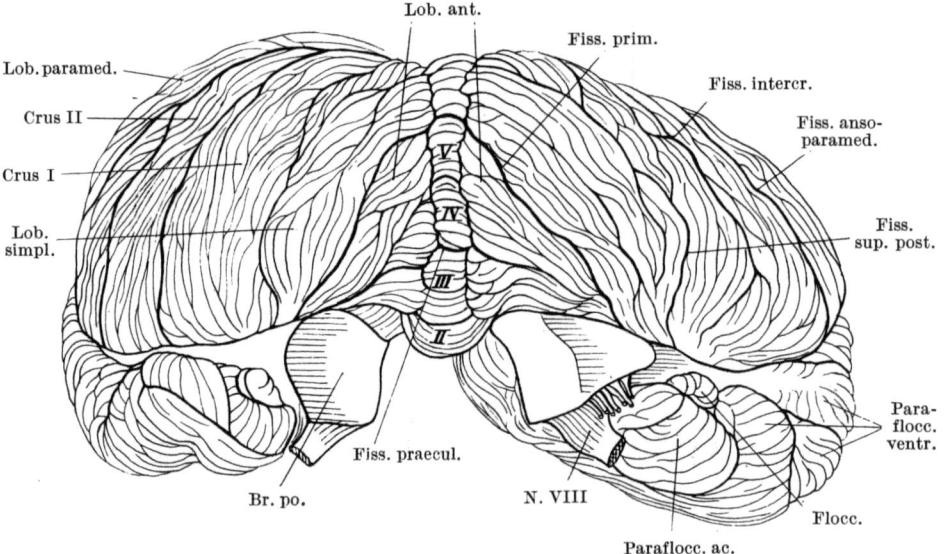

Abb. 60. Kleinhirn des *Finnwals (Balaenoptera physalus)* von vorn gesehen. × ¹/₂. Aus JANSEN (1954a).

Während der Lobulus ansiformis bei *Wiederkäuern* auffallend klein und auch bei *Cetaceen* ziemlich dürftig entwickelt ist (Abb. 61), zeichnet sich das Kleinhirn des *Elefanten* und *Menschen* eben durch die ansehnliche Größe dieses Läppchens aus.

Sehr bemerkenswert ist ferner die Größe des Lobulus paramedianus bei den *Cetaceen* (Abb. 61), wo das Läppchen verhältnismäßig viel größer ist als bei *Elefanten* und *Menschen*.

Wohl bekannt ist schließlich die außergewöhnliche Entwicklung des Paraflocculus bei allen *tauchenden Säugern* und ganz besonders bei den *Cetaceen*, wo der Paraflocculus ventralis allein ebenso groß ist wie die anderen Kleinhirnläppchen zusammen.

In grellem Gegensatz zu dem dominierenden Paraflocculus der *Cetaceen* steht die bescheidene Entwicklung des Lobus flocculonodularis dieser Tiere (JANSEN 1950, 1953, 1954a), ein Verhalten, das mit der ziemlich geringen Größe des N. vestibularis in gutem Einklang steht.

Das Kleinhirn der *Cetaceen*, dessen Morphologie in so mancher Hinsicht eigenartig erscheint, verdient eine spezielle Besprechung. BOLK (1906) war nicht imstande, mit dem Material, das zu seiner Verfügung stand, eine Analyse des *Cetaceen*kleinhirns durchzuführen. Ebensowenig wie BOLK gelang es JELGERSMA (1934), die Fissura prima mit Sicherheit zu identifizieren. Die späteren Untersuchungen von RILEY (1929), LANGWORTHY (1932, 1935),

WILSON (1933), OGAWA (1935), RIES und LANGWORTHY (1937), SCHOLTEN (1946) und uns (JANSEN 1948, 1950, 1953, 1954a) weichen auch in manchen Punkten einer Deutung des Kleinhirns der *Wale* voneinander ab. Nichtsdestoweniger scheint der Schluß völlig berechtigt, daß auch das Kleinhirn der *Cetaceen* in das allgemeine Schema der Morphologie des Säugerkleinhirns eingefügt werden kann. Betreffs Einzelheiten müssen wir auf die genannten Originalarbeiten hinweisen. Hier möchten wir nur einige Divergenzen zwischen SCHOLTENS und unserer eigenen Deutung der morphologischen Befunde bei den *Walen* näher besprechen. Wir stimmen SCHOLTEN bei, wenn er den Lobus anterior als klein charakterisiert. Ganz besonders betrifft das den Hemisphärenteil des Lappens, der geradezu auffallend klein ist. Dagegen ist der Lobulus simplex viel besser entwickelt, was möglicherweise mit der mächtigen Entwicklung des Kopfes dieser Tiere im Zusammenhang steht. Jedoch scheint uns, daß SCHOLTEN den Lobulus simplex zu umfangreich gemacht hat, indem augenscheinlich Teile des Lobulus ansiformis mitgenommen sind. SCHOLTEN kam weiter zu dem Resultat, daß auch der Lobulus ansiformis und ganz besonders das Crus secundum bei den *Cetaceen* ein

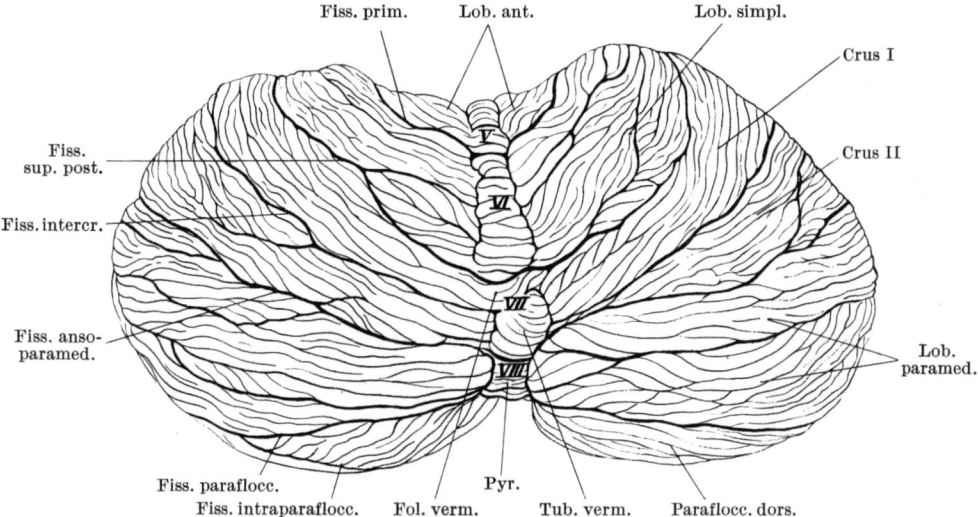

Abb. 61. Kleinhirn des *Finnwals* (*Balaenoptera physalus*) von oben gesehen. ×$^1/_2$. Aus JANSEN (1954a).

großes Läppchen bildet, was im scharfen Gegensatz zu unseren eigenen Schlußfolgerungen steht. Der Unterschied rührt offenbar daher, daß SCHOLTEN Teile der Hemisphäre, die wir als Lobulus paramedianus und Paraflocculus dorsalis auffassen, dem Lobulus ansiformis zurechnet. Während SCHOLTEN den Lobulus paramedianus auf der unteren Fläche des Kleinhirns lokalisiert, sind wir der Meinung, daß das, was SCHOLTEN auf der oberen Kleinhirnfläche Cr. II^a und Cr. II^b nennt, den Lobulus paramedianus ausmacht und somit ein Läppchen bildet, dessen Größe bei den *Cetaceen* nur von dem Paraflocculus übertroffen wird. Was SCHOLTEN ferner als den hintersten Teil des Crus secundum lobuli ansiformis deutet, ist nach unserer Meinung der Paraflocculus dorsalis. Während SCHOLTEN die Ventralfläche der Kleinhirnhemisphäre als von Lobulus paramedianus und Paraflocculus gebildet betrachtet, halten wir die ganze Ventralfläche als von dem Paraflocculus ventralis gebildet, ein Läppchen, das bei den *Cetaceen* riesengroß ist, wie auch früher von BOLK (1906), LANGWORTHY (1932), WILSON (1933) und OGAWA (1935) hervorgehoben worden ist. Schließlich möchten wir mit OGAWA (1935) betonen, daß der Flocculus im Gegensatz zu der früher verbreiteten Auffassung sehr dürftig entwickelt ist, und nur aus 6—8 atrophischen Folien besteht. In der Tat ist der ganze Lobus flocculonodularis bei den *Cetaceen* sehr bescheiden entwickelt.

IV. Die Morphogenese des menschlichen Kleinhirns.

Unsere Kenntnis von der Morphogenese des menschlichen Kleinhirns ist in den letzten Jahrzehnten vornehmlich durch die umfassenden Untersuchungen von JAKOB (1928) und seinem Mitarbeiter HAYASHI, HOCHSTETTER (1929) und

LARSELL (1947b, 1957) erweitert worden. Die folgende Darstellung gründet sich in erster Reihe auf die Befunde dieser verdienten Forscher.

Betrachtet man die Morphogenese des menschlichen Kleinhirns etwas schematisch, so kann man zwei Phasen unterscheiden: Die *erste Phase*, die durch allmählich zunehmende Eversion der Kleinhirnanlage charakterisiert wird und die *zweite Phase*, in der die Anlage eine fortschreitende Inversion erfährt. Während der zweiten Entwicklungsphase entstehen in bestimmter Reihenfolge die Kleinhirnfurchen, wodurch das Kleinhirn allmählich in charakteristische Lobuli geteilt wird. Die erste Entwicklungsphase dauert ungefähr bis Ende des zweiten Embryonalmonats (etwa 40 mm SSL).

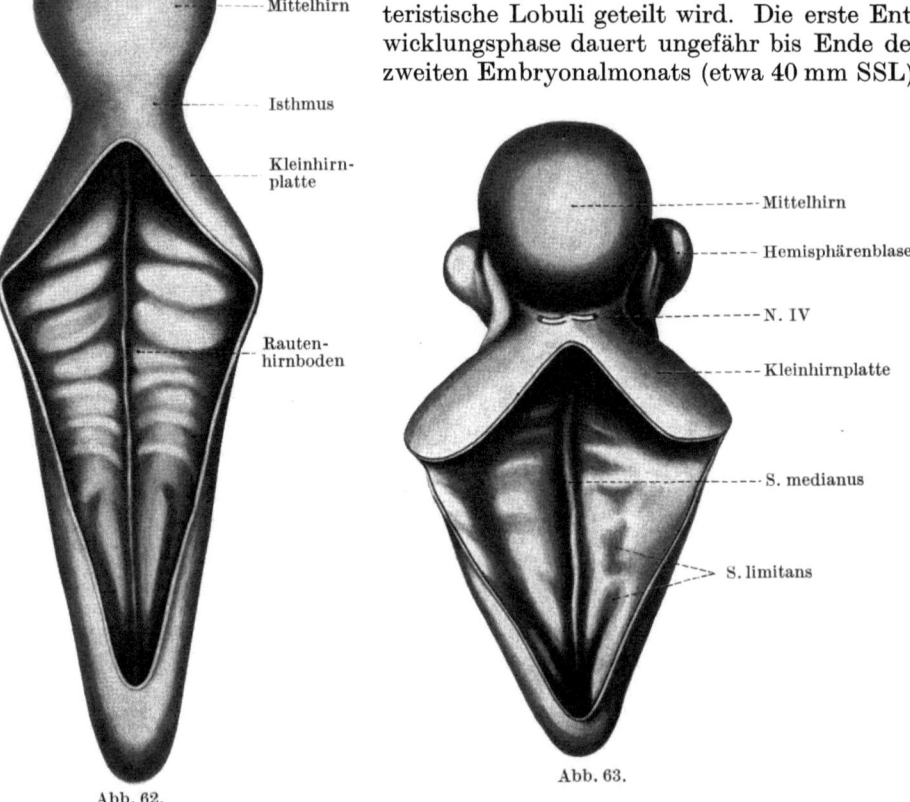

Abb. 62. Mittel- und Rautenhirnanlage eines *menschlichen* Embryos von 7,80 mm. × 20. Aus HOCHSTETTER (1929).

Abb. 63. Dorsalansicht der Gehirnanlage eines *menschlichen* Embryos von 12,84 mm SSL. × 15. Aus HOCHSTETTER (1929).

Wie bekannt, entwickelt sich das Kleinhirn aus einer bilateral symmetrischen Anlage im rostralen Teil des Rautenhirns. Die Abb. 62—68 zeigen die wichtigsten Formveränderungen während der ersten Phase der Morphogenese.

Die erste Anlage des Kleinhirns erkennt man als eine leichte Verdickung der Flügelplatte (Tuberculum oder Crista cerebelli, JAKOB 1928) im Gebiet zwischen der schon angedeuteten Rautenbreite von His und dem Isthmus rhombencephali (Abb. 62). Die beiderseitigen Verdickungen, in der Medianebene durch eine dünne, schmale Brücke verbunden, bilden die *Kleinhirnplatte* (HOCHSTETTER 1929). Die Verhältnisse in den nächst folgenden Stadien (Abb. 63 und 64) sind im Prinzip ähnlich.

Äußerlich ist die Kleinhirnplatte weder gegen den Isthmus noch gegen den Rautenhirnboden scharf abgrenzbar. Ventrikelwärts dagegen ist die Kleinhirnanlage durch den Sulcus limitans (S. lateralis internus rhombencephali, HOCHSTETTER) von dem Rautenhirnboden deutlich abgegrenzt. Die Kleinhirnplatte ist beständig in der Medianebene am dünnsten und schmalsten. Nach der Seite hin verbreitert sie sich und wird dicker, um ventrolateral, entsprechend dem Recessus lateralis, ohne scharfe Grenze in den Seitenrand des Rautenhirnbodens überzugehen.

Im Laufe der folgenden Zeit wächst die Kleinhirnplatte weiter an Breite und Dicke. Nur der Medianteil der Platte bleibt fortwährend dünn und schmal,

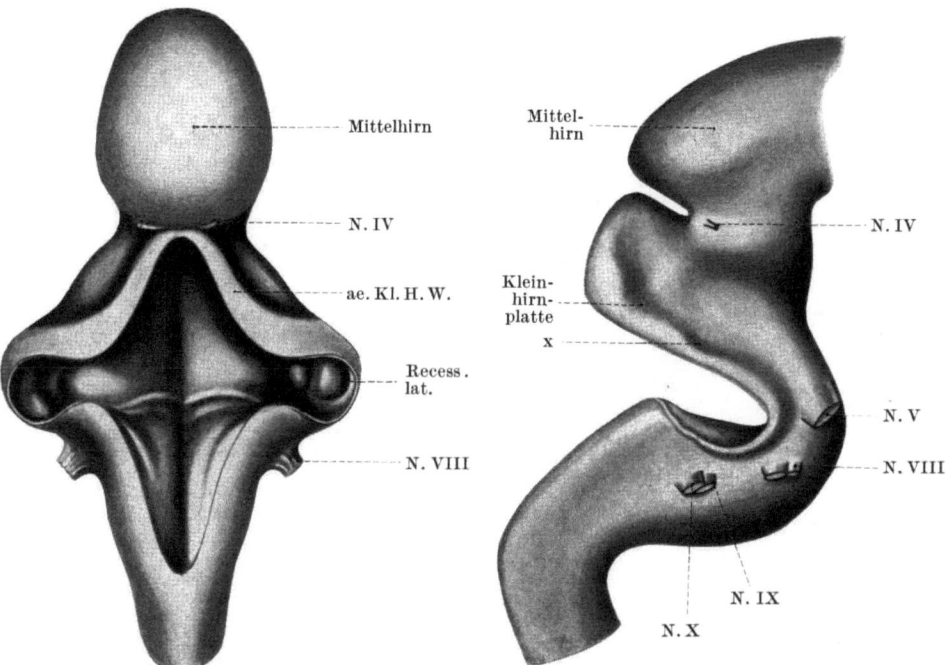

Abb. 64. Dorsalansicht des Mittel- und Rautenhirns eines *menschlichen* Embryos von 13,8 mm SSL. × 15. Aus HOCHSTETTER (1929).

Abb. 65. Profilansicht des Mittel- und Rautenhirns eines *menschlichen* Embryos von 13,8 mm SSL. × 15. Aus HOCHSTETTER (1929).

weshalb die Incisura mediana marginalis (HOCHSTETTER) besonders stark ausgeprägt ist. Während dieser Phase der Entwicklung nimmt die Brückenbeuge rasch zu, wobei seitlich die Ränder der Kleinhirnplatte und der Medulla oblongata sich nähern (Abb. 64). Indem die Flügelplatte in dieser Gegend auswärts und ventral gebogen wird, entsteht der Recessus lateralis ventriculi quarti.

Sehr bemerkenswert ist ferner, daß die früher gleichmäßig gewölbte, äußere Fläche der Kleinhirnplatte jetzt leicht wellenförmig aussieht, indem eine schmale, dem Rande der Platte parallel, transversal verlaufende wulstförmige Vorwölbung — HOCHSTETTERs äußerer Kleinhirnwulst — durch eine seichte Rinne von dem weiter oralwärts liegenden Teil der Kleinhirnplatte abgegrenzt wird (Abb. 64). Die Rinne, wohl dieselbe, die JAKOB (1928) beschrieben und äußere Lippenfurche genannt hat, kann dem hinteren Rand der Kleinhirnplatte parallel bis in die Nachbarschaft des Trigeminus- und Acustico-Facialisursprunges hinab verfolgt werden (HOCHSTETTER 1919), wie aus den Abb. 65 und 66 (x) hervorgeht.

LARSELL (1947b) hat diese Rinne mit seiner Fissura posterolateralis identifiziert, eine Deutung, die uns jedoch fraglich erscheint, wie unten (S. 62) näher begründet wird.

Durch raschen Wuchs der Dicke, wohl auch durch die Eversion der Kleinhirnanlage, wird in der folgenden Zeit die Kleinhirnplatte ventrikelwärts vorgewölbt und bildet so den inneren Kleinhirnwulst von HOCHSTETTER (Abb. 67 und 68). Da zunächst der Medianteil der Kleinhirnplatte dünn bleibt, führt die starke Entwicklung der inneren Kleinhirnwülste zur Bildung einer medianen Furche (S. medianus internus cerebelli von HOCHSTETTER) auf der Ventrikelfläche der Kleinhirnplatte. Diese Furche wird während der folgenden Entwicklung

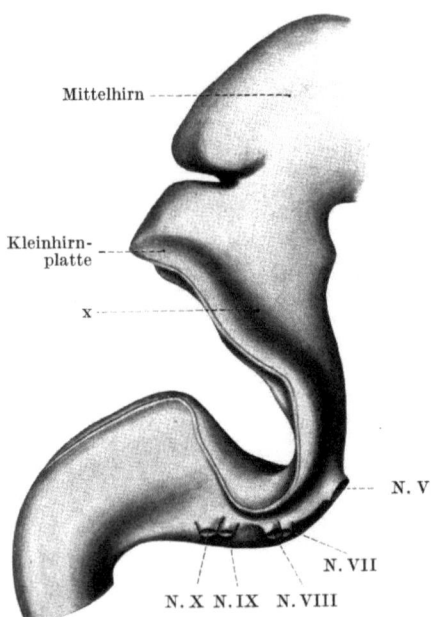
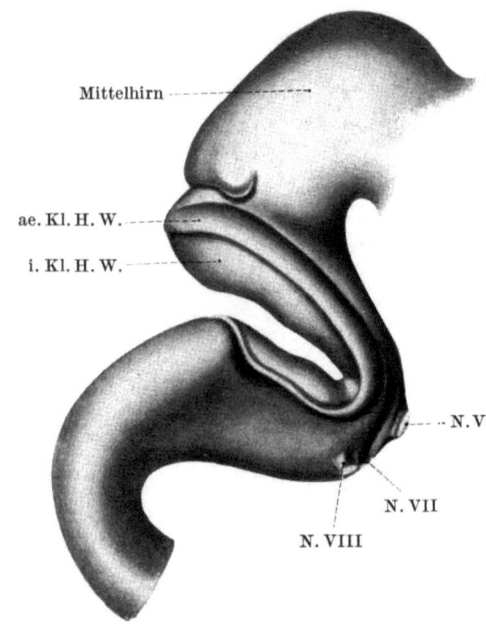

Abb. 66. Profilansicht des Mittel- und Rautenhirns eines *menschlichen* Embryos von 19,40 mm SSL. × 14. Aus HOCHSTETTER (1929).

Abb. 67. Profilansicht des Mittel- und Rautenhirns eines *menschlichen* Embryos von 27 mm SSL. × 10. Aus HOCHSTETTER (1929).

der inneren Kleinhirnwülste allmählich in eine capilläre, tiefe Spalte (Fissura mediana cerebelli) verwandelt. Das Kleinhirn scheint so zunächst aus zwei Hälften zu bestehen.

Längere Zeit hindurch verhält sich die spaltförmige Fissur ziemlich unverändert, um schließlich durch Zusammenwachsen der sie begrenzenden medialen Flächen der Kleinhirnwülste zu verschwinden. Nach HOCHSTETTER erfolgt dieses Zusammenwachsen offenbar zu etwas wechselnden Zeitpunkten bei Embryonen von etwa 40—45 mm SSL. In nicht wenigen Fällen bleibt aber eine Zeitlang — entsprechend dem Grund der Fissur — ein annähernd median verlaufender, mit einem äußerst engen Lumen versehener Kanal erhalten (Abb. 74, x).

Um die Zeit der Obliteration der Fissura mediana cerebelli scheint auch jene Phase, die wir hier etwas willkürlich erste Phase der Kleinhirnentwicklung genannt haben, abgeschlossen, und die zweite Phase eingeleitet. Wenn man spätere Stadien der ersten Phase (Abb. 66, 67) vergleicht, ist offenbar, daß die Brückenkrümmung erheblich zugenommen hat, wodurch das Rautenhirn von der Seite betrachtet schmaler geworden ist. Durch extremes Auseinanderklappen

Die Morphogenese des menschlichen Kleinhirns.

der beiden Seitenhälften des Neuralrohres im Gebiet der Rautenbreite ist ein deutlich ausgeprägter Recessus lateralis gebildet worden, wobei der Rand des Myelencephalon etwas nach außen zu umgebogen ist. Die Incisura marginalis cerebelli ist beinahe verschwunden, und der Wulst am Rande der Außenfläche, HOCHSTETTERs äußerer Kleinhirnwulst, hängt in der Medianebene mit dem der Gegenseite zusammen. Sehr ins Auge fallend bei den Profilansichten dieser Entwicklungsstadien (Abb. 67) ist die ventrikuläre Vorwölbung (HOCHSTETTERs innerer Kleinhirnwulst), die teilweise durch das Dickenwachstum der Kleinhirnplatte, teilweise durch die Evertierung der letzten, bedingt ist. Am Ende dieser Entwicklungsphase bildet die Kleinhirnanlage eine transversale, senkrecht zur Längsachse der Medulla oblongata gestellte Platte, deren äußere Fläche in der Medianebene firstähnlich hervorgewölbt und zu beiden Seiten eingedellt ist (Abb. 68). HAYASHI (1924) und JAKOB (1928) haben die Aufmerksamkeit auf

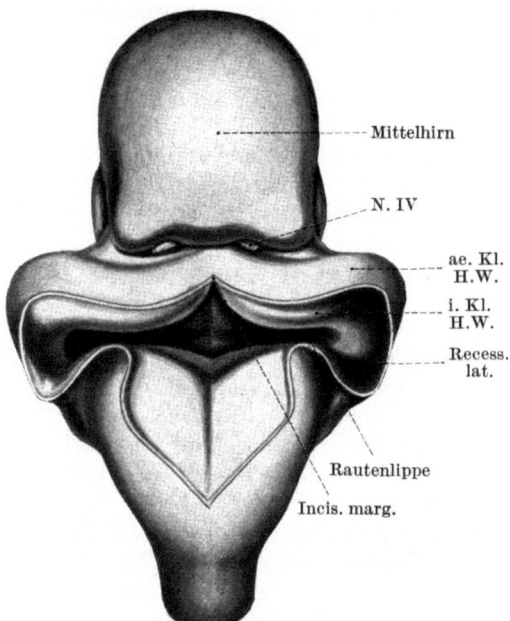

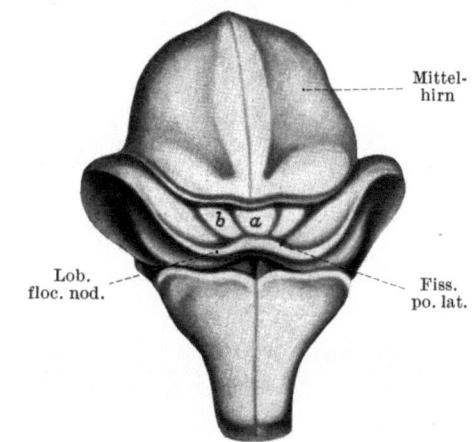

Abb. 68. Dorsalansicht des Gehirns eines *menschlichen* Embryos von 27 mm SSL. × 10. Aus HOCHSTETTER (1929).

Abb. 69. Kleinhirnanlage eines *menschlichen* Embryos in der Mitte bis Ende des 3. Embryonalmonats SSL. = 4,8 cm. × 3. Aus JAKOB (1928).

zwei im Gebiet des „Firstes" (mediale Schenkel der Kleinhirnplatte, JAKOB 1928) nebeneinander gelegene wulstförmige Erhebungen gelenkt (a und b, Abb. 69). Auch auf der ventrikulären Fläche der Kleinhirnplatte lassen sich diese Wülste erkennen. Wir werden weiter unten zu diesen für das Verstehen der weiteren Differenzierung der Kleinhirnanlage wichtigen Strukturen zurückkehren.

Die zweite Phase der Kleinhirnentwicklung wird durch eine fortschreitende Inversion der Kleinhirnplatte eingeleitet. Die damit zusammenhängenden morphologischen Veränderungen gehen aus den Abb. 67—69 hervor. Die äußerlich beiderseitig eingedellte und ventrikelwärts vorgewölbte (konvexe) Kleinhirnplatte wird ungefähr von Mitte des 3. Monats (JAKOB 1928) äußerlich allmählich mehr und mehr gewölbt. Namentlich der Randteil der Kleinhirnplatte (Lippenteil, JAKOB 1928) wird jetzt stark rückwärts gebogen.

Ob dabei eine Verwachsung des ependymalen Daches des 4. Ventrikels mit dem hinteren Teil des Kleinhirns eine Rolle spielt, so daß ein Teil der Kleinhirnanlage, der früher intraventrikulär gelegen war, nun extraventrikulär zu liegen kommt, wie HIS und BOLK meinten, ist unwahrscheinlich. Weder bei *Säugern*

(BRADLEY u. a.) noch beim *Menschen* (INGVAR 1918, MARBURG 1924, JAKOB 1928) ist eine solche Verwachsung sichergestellt.

Mit der Inversion der Kleinhirnanlage treten auf der ventrikulären Fläche charakteristische Veränderungen ein. Am Ende der ersten Phase der Kleinhirnentwicklung ist das ventrikuläre Relief durch die zwei medialen Wülste (a und b) von HAYASHI und JAKOB und die mehr lateral gelegene sog. Dentatumanlage ausgezeichnet. Während der folgenden Entwicklung treten alle diese Wülste immer mehr zurück. Die ventrikuläre Fläche der Kleinhirnplatte wird abgeflacht, und schon bei einem 54 mm Embryo (Abb. 71) ist im Sagittalschnitt eine transversale Furche, die Incisura fastigii, angedeutet.

In diesem Stadium kann man auch an der äußeren Fläche der Kleinhirnanlage die ersten Spuren der bleibenden Furchen wahrnehmen; damit fangen die für das Verstehen der Kleinhirnmorphologie wichtigsten morphogenetischen Veränderungen an.

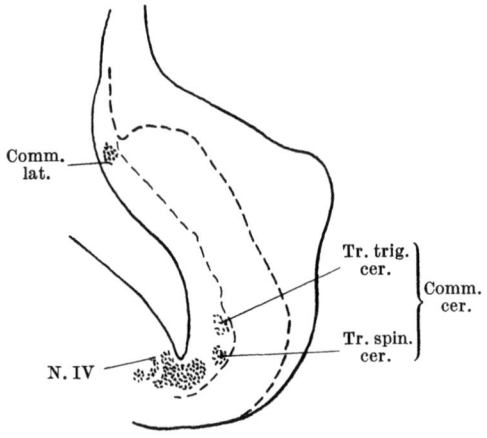

Abb. 70. Sagittalschnitt durch die Kleinhirnanlage eines *menschlichen* Embryos von 17 mm SSL., etwas zur Seite der Mittellinie. × 130. Aus LARSELL (1947).

Als Grundlage für die morphologische Gliederung des Kleinhirns ist sowohl die zeitliche Reihenfolge als auch die Entstehungsweise der Furchen — ob median oder beiderseitig — von maßgebender Bedeutung. Wenn man diese Verhältnisse beurteilen will, muß man sich auch vor Augen halten, daß sich in der Entwicklung der Furchen recht große individuelle Variationen geltend machen, wie besonders BOLK und neuerdings HOCHSTETTER u. a. hervorgehoben haben. Diese individuellen Variationen sind zum Teil die Ursache für die etwas widerstreitenden Angaben in der Literatur.

Wegen ihrer großen morphologischen Bedeutung werden wir uns in der Folge eingehend mit der *Furchenbildung* beschäftigen. Nach HOCHSTETTER (1929) wird die erste Furche an der Oberfläche der menschlichen Kleinhirnanlage bei Embryonen von etwa 50 mm SSL nahe dem hinteren Rand der Kleinhirnplatte sichtbar. Diese Furche, die HOCHSTETTER *Sulcus anonymus* nennt, ist zuerst nur in und unmittelbar seitlich von der Medianebene vorhanden, erstreckt sich aber in den nächstfolgenden Stadien weiter lateral und kann bei einem Embryo von 63 mm SSL „bis auf den an der Begrenzung des Recessus lateralis ventriculi quarti beteiligten Seitenteil des Kleinhirnrandes" verfolgt werden, „wo sie mit der die seitliche Vorwölbung des die Anlage der Hemisphäre bildenden Seitenteiles des äußeren Kleinhirnwulstes begrenzenden Furche zusammentrifft" (HOCHSTETTER l. c. S. 137). LARSELL (1947b) gibt schwerwiegende Belege für seine Auffassung, daß der Sulcus anonymus seiner *Fissura posterolateralis* homolog ist (Abb. 71, 72). Mehr fraglich scheint uns, wie schon erwähnt, LARSELLs Vermutung, daß die in früheren Stadien vorhandene, den äußeren Kleinhirnwulst begrenzende seichte Rinne mit der Fissura posterolateralis identisch ist. Wohl kann auch die seichte Rinne — dem Rande der Kleinhirnplatte parallel — bis in die Nachbarschaft des Trigeminus- und Acustico-Facialisursprunges verfolgt werden (HOCHSTETTER); sie zeigt so eine Ähnlichkeit mit der Fissura posterolateralis. Studiert man aber die Schnitte, die HOCHSTETTER von diesen Stadien wiedergibt, so gewinnt man den bestimmten Eindruck, daß diese Rinne von der Kleinhirnplatte viel mehr abgrenzt als den zukünftigen Lobus flocculonodularis. Uns ist es wahrscheinlicher, daß die Rinne eine durch die Eversion der Kleinhirnplatte hervorgerufene vorübergehende Eindellung darstellt, die mit dem Anfang der zweiten Phase der Kleinhirnentwicklung und der damit verbundenen Inversion der Kleinhirnanlage verschwindet. Aus der Darstellung HOCHSTETTERs geht offenbar auch hervor, daß er die früh auftretende Rinne nicht als Vorläufer seines Sulcus anonymus auffaßt.

Unter allen Umständen bestätigt sich auch beim *Menschen*, was LARSELL (e. g. 1935, 1937, 1957) bei einer langen Reihe von *Säugetieren* und auch bei *Submammaliern* gezeigt hat, daß die *Fissura posterolateralis vor allen anderen Kleinhirnfurchen in der Kleinhirnmorphogenese nachweisbar ist*. So ist es auch phylogenetisch, weshalb man LARSELL beistimmen muß, wenn er dieser Furche eine fundamentale morphologische Bedeutung beimißt.

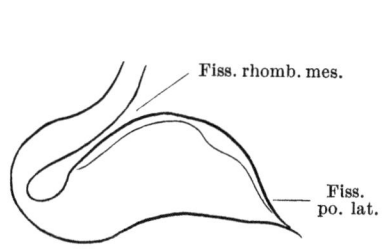
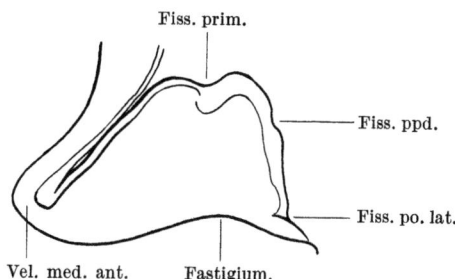

Abb. 71. Medianschnitt durch die Kleinhirnanlage eines *menschlichen* Embryos von 54 mm SSL. × 15. Aus HOCHSTETTER (1929).

Abb. 72. Medianschnitt durch die Kleinhirnanlage eines *menschlichen* Embryos von 68,4 mm SSL. × 15. Aus HOCHSTETTER (1929).

Durch die Fissura posterolateralis wird, wie LARSELL (1947 b) hervorhebt und so überzeugend dokumentiert hat, auch das Kleinhirn des *Menschen* in die zwei Hauptabschnitte: *Lobus flocculonodularis* und *Corpus cerebelli* eingeteilt.

LARSELLs vergleichend-anatomische Untersuchungen (1931, 1932a, b, 1936b) zeigen, daß die zwei charakteristischen Faserstrukturen: Commissura lateralis und Commissura cerebellaris mit Lobus flocculonodularis bzw. Corpus cerebelli, intim verknüpft sind, was besonders in frühen Embryonalstadien deutlich hervortritt. Wie aus der Abb. 70 hervorgeht, hat LARSELL (1947 b) auch beim *Menschen* dasselbe charakteristische Verhältnis gefunden. Die Commissura lateralis wird bei den *Fischen* von Fasern aus den Seitenlinienorganen und dem Vestibularorgan gebildet. Mit dem Verschwinden der Seitenlinienorgane bei den Landtieren fallen auch die Seitenlinienfasern weg und hinterlassen die primären und sekundären Vestibularisfasern, weshalb man jetzt besser von einer Commissura vestibularis sprechen sollte. Die Commissura cerebelli wird von Fasern des Tr. spinocerebellaris und den sekundären (?) Trigeminusfasern zusammengesetzt (LARSELL 1947 b).

Der Lobus flocculonodularis macht beim *Menschen* wie auch bei den *Säugetieren* im allgemeinen einen verhältnismäßig kleinen Teil des Kleinhirns aus. Wie wir sehen werden, sind die morphogenetischen Probleme, die sich an diesen Kleinhirnteil knüpfen, recht einfach, wenn auch Einzelfragen bis zu dieser Zeit umstritten waren. Das Corpus cerebelli dagegen erfährt eine progressive Entwicklung, die mit so komplizierten morphogenetischen Veränderungen verbunden ist, daß erst die eingehenden vergleichend-anatomischen und embryologischen Untersuchungen der letzten 2—3 Jahrzehnte die Lösung der wichtigsten Probleme und Streitfragen gebracht haben.

Für das Verstehen der Morphologie des menschlichen Kleinhirns ist eine eingehende Analyse der Morphogenese des *Corpus cerebelli* unentbehrlich. In diesem Zusammenhang verdanken wir wieder HOCHSTETTER (1929), SCHOLTEN (1946) und LARSELL (1947 b, 1957) besonders wertvolle Beiträge, die der folgenden Darstellung in weitem Maß zugrunde liegen.

Wenn wir jetzt der Reihe nach die Entstehung der Kleinhirnfurchen, ihre weitere Entwicklung und damit die Differenzierung der Kleinhirnlappen verfolgen werden, müssen wir uns immer dabei vor Augen halten, daß diese Entwicklung offenbar ganz bedeutenden individuellen Variationen unterworfen ist, worauf schon BOLK (1906), HOCHSTETTER (1929) u. a. aufmerksam gemacht haben.

Zuerst einige Worte über die Entwicklung der Furchen. Schon kurz nach dem Erscheinen der Fissura postero-lateralis ist die Fissura prima wahrnehmbar (Abb. 72). Der Name rührt von der ursprünglichen Auffassung (KUITHAN 1895, STROUD 1895, ELLIOT SMITH 1902, BOLK 1906 u. a.) her, daß es sich um die erst

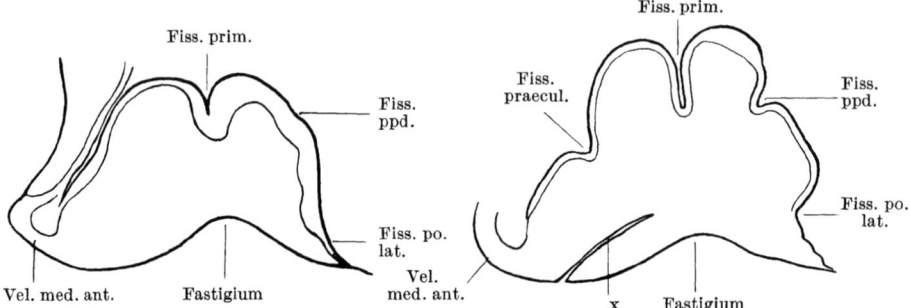

Abb. 73. Medianschnitt durch die Kleinhirnanlage eines *menschlichen* Embryos von 80 mm SSL. × 15. Aus HOCHSTETTER (1929).

Abb. 74. Medianschnitt durch die Kleinhirnanlage eines *menschlichen* Embryos von 105 mm SSL. × 15. Aus HOCHSTETTER (1929).

erscheinende Kleinhirnfurche handle. BRADLEY (1904), HOCHSTETTER (1929) und ganz besonders LARSELL (1935, 1936a, 1937, 1947b, 1952, 1953, 1954, 1957) haben aber durchaus bewiesen, daß die Fissura prima zeitlich *nach* der Fissura posterolateralis folgt und deshalb ihren Namen lediglich als die erste Furche des Corpus cerebelli verdient.

Deutlich als Furche angelegt ist die Fissura prima erst bei einem Embryo von 68 mm SSL (HOCHSTETTER 1929). Schon am Medianschnitt eines 54 mm-Stadiums entdeckt man aber, wie HOCHSTETTER hervorhebt, ohne besondere Schwierigkeit die Stellen, wo etwas später die Fissura prima, die Fissura praepyramidalis und auch die Fissura praeculminata erscheinen werden; denn die Struktur der Rindenanlage im Vermisgebiet, zwischen der Anlage der Fissura prima und der Fissura praepyramidalis, unterscheidet sich deutlich sowohl von der Struktur rostral von der Fissura prima als auch von derjenigen caudal von der Fissura praepyramidalis. Wie die Abb. 73—76 zeigen, übernimmt aber die Fissura prima während der folgenden Entwicklung die Führung. Von der Medianebene wächst die Furche in seitlicher Richtung, um bald das ganze Corpus cerebelli in zwei Teile zu teilen: den *Lobus anterior* und den *Lobus posterior corporis cerebelli* von LARSELL.

Diese zwei Lappen werden nun bald durch eine Reihe von Furchen weiter zerteilt. Offenbar ist dabei der Zeitpunkt für das Auftreten und die Reihenfolge, in welcher die Furchen erscheinen, gewissen individuellen Variationen unterworfen. Nach HOCHSTETTER (1929) wird die Fissura prima von der Fissura praepyramidalis, der Fissura praeculminata und dann von der Fissura secunda gefolgt. LARSELL (1947b) dagegen fand die Fissura secunda früher angelegt als die Fissura praepyramidalis. Jedoch ist auch in LARSELLs Material der 105 mm Stadien die Fissura praepyramidalis tiefer als die Fissura secunda. SCHOLTEN (1946) gibt als Reihenfolge an: 1. F. uvulonodularis (= postero-lateralis), 2. F. prima, 3. F. secunda, 4.Ff. praepyramidalis et praeculminata; dieselbe Reihenfolge, die man bei *Subprimaten* findet. Die Fissura secunda entsteht im Wurm während des 4. Embryonalmonats und wächst nachträglich beiderseitig in die Hemisphären hinein.

Wie JAKOB (1928) mit Recht hervorhebt, bedeutet die Mitte des 4. Embryonalmonats (Embryonen von ungefähr 80—100 mm SSL) ein sehr wichtiges Stadium in der morphogenetischen Entwicklung. Aus den Abb. 73, 74 geht hervor, daß die Inversion der caudalen Kleinhirnabschnitte jetzt im wesentlichen vollendet

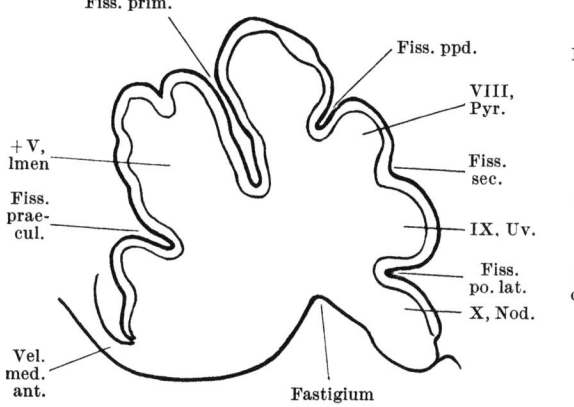
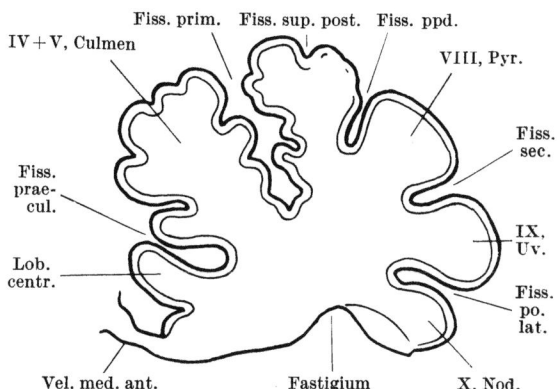

Abb. 75. Medianschnitt durch die Kleinhirnanlage eines *menschlichen* Embryos von 100 mm SSL. × 15. Aus HOCHSTETTER (1929).

Abb. 76. Medianschnitt durch die Kleinhirnanlage eines *menschlichen* Embryos von 125 mm SSL. × 10. Aus HOCHSTETTER (1929).

ist, wobei sich die caudalsten Abschnitte an der Basis den frontalsten Kleinhirnabschnitten genähert haben. Auch hat das gesamte Kleinhirn bedeutend an Ausdehnung zugenommen (Abb. 69). Vor allem fällt aber die reiche transversale Furchung der Kleinhirnoberfläche ins Auge. Dabei ist es besonders bemerkenswert, daß die Furchung in diesem Stadium der Entwicklung in dem vor der Fissura prima gelegenen Abschnitt, dem Lobus anterior, viel weiter fortgeschritten ist als in dem Lobus posterior. JAKOB (1928) hebt wie vor ihm BOLK (1906) hervor, daß die Furchen des Lobus anterior vom Mittelteil des Lappens ihren Ausgang nehmen und ununterbrochen in die lateralen Teile hinüberziehen. Nach HOCHSTETTER (1929) ist aber diese Angabe nicht zutreffend. Dieser Verfasser bildet das Kleinhirn eines Embryo von 110 mm SSL ab, wo — abgesehen von Fissura prima — Vermis- und Hemisphärenfurchen in dem Lobus anterior noch nicht in Zusammenhang stehen. Auch JAKOB (1928) betont, daß die Furchen im Mittelstück des Lobus anterior und Lobulus simplex nicht immer kontinuierlich in die Seitenteile verlaufen, so daß sich auch in diesen Abschnitten der Wurm von den Seitenteilen unterscheidet.

Wie schon oben erwähnt, und in der Abb. 74 gezeigt, ist die Fissura praeculminata die erste Furche, die in dem Lobus anterior auftritt (HOCHSTETTER 1929, LARSELL 1947b). Danach erscheint die Fissura praecentralis, wie auch LARSELL (1947b) hervorhebt, und damit sind die drei klassischen Abschnitte des

Lobus anterior vorhanden: die *Lingula*, der *Lobulus centralis* und das *Culmen* mit ihren seitlichen Verlängerungen, bzw. Vincula lingulae, Ala lobuli centralis und Pars anterior lobuli quadrangularis. BRADLEY (1903, 1904) besteht in seinem Kleinhirnschema auf einer ähnlichen Dreiteilung des Lobus anterior. LARSELL (1947b) findet, wie früher LANGELAAN (1919), gleichfalls drei primäre Unterabteilungen im Lobus anterior und deutet diese drei Teile als identisch mit den obengenannten klassischen Abschnitten. LARSELL (1947b) konnte im embryonalen menschlichen Kleinhirn keinen Hinweis auf die BOLKsche Vierteilung des Lobus anterior finden. Neuerdings ist aber LARSELL (1957) in Übereinstimmung mit seinen Befunden bei anderen *Säugern* und auch bei den *Vögeln* zu einer Fünfteilung des Lobus anterior gekommen. Wie früher hervorgehoben (JANSEN 1954a), kann man gute Belege sowohl für eine Zweiteilung (ELLIOT SMITH), Dreiteilung (LANGELAAN), Vierteilung (BOLK, INGVAR) als auch eine Fünfteilung (LARSELL) anführen, indem — wie LANGELAAN (1919) hervorhebt — das Schema, das das

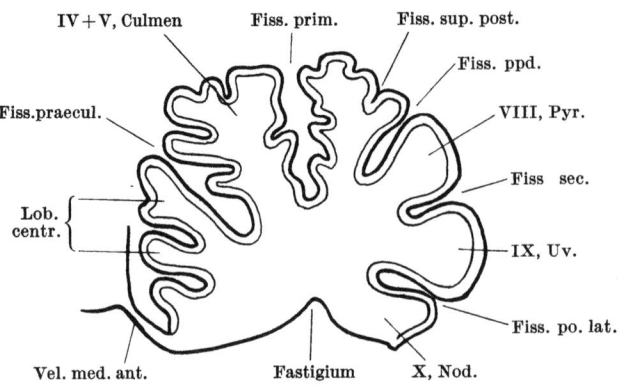

Abb. 77. Medianschnitt durch die Kleinhirnanlage eines *menschlichen* Embryos von 155 mm SSL. × 7,5. Aus HOCHSTETTER (1929).

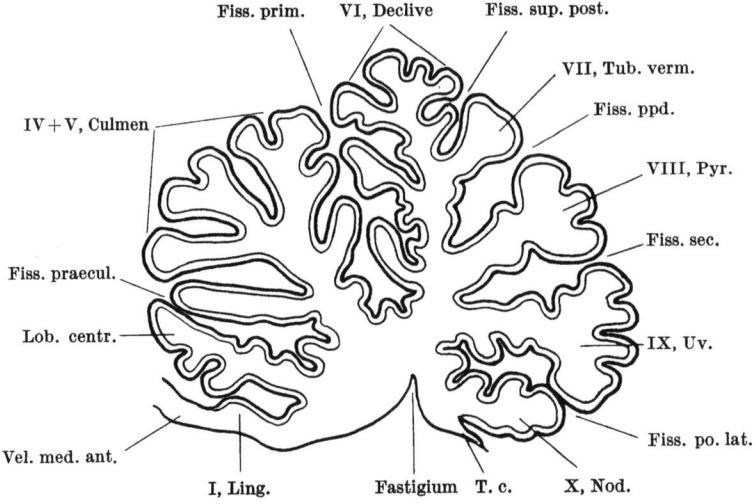

Abb. 78. Medianschnitt durch die Kleinhirnanlage eines *menschlichen* Embryos von 200 mm SSL. × 7,5. Aus HOCHSTETTER (1929).

Kleinhirn am Ende der ersten Entwicklungsphase darstellt, von demjenigen späterer Phasen verschieden ist. Durch seine umfassenden Untersuchungen hat LARSELL (1957) indessen gezeigt, daß abgesehen von einzelnen kleinen und primitiven *Säugern* der Lobus anterior bei sämtlichen von ihm untersuchten *Säugetieren* und auch beim *Menschen* von *fünf charakteristischen Lobuli* gebildet wird. Da diese Fünfteilung des Lobus anterior auch bei den *Vögeln* nachweisbar ist (LARSELL 1948, 1957), scheint es uns am zweckmäßigsten, die Larsellsche Einteilung dieses Lappens anzuwenden und somit auch beim *Menschen* die Lobuli I—V zu unterscheiden.

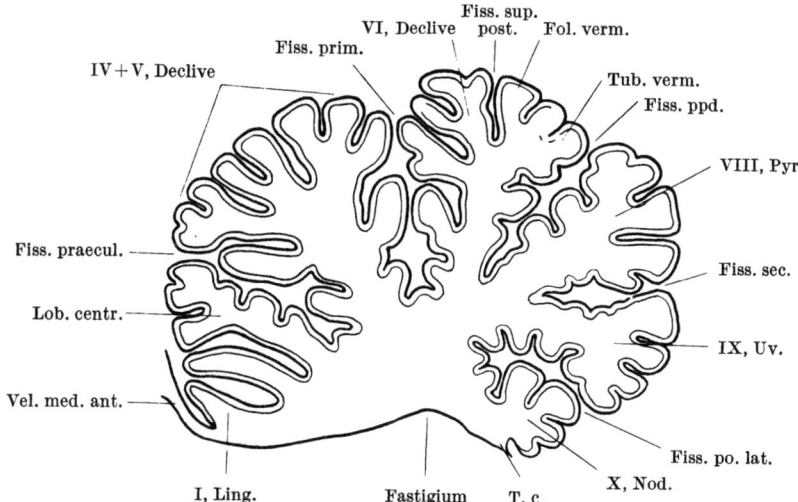

Abb. 79. Medianschnitt durch die Kleinhirnanlage eines *menschlichen* Embryos von 230 mm SSL. × 6. Aus HOCHSTETTER (1929).

Mit Recht hebt LARSELL (1947b) hervor, daß sein Lobus posterior, d. h. alles was sich zwischen der Fissura prima und der Fissura posterolateralis befindet,

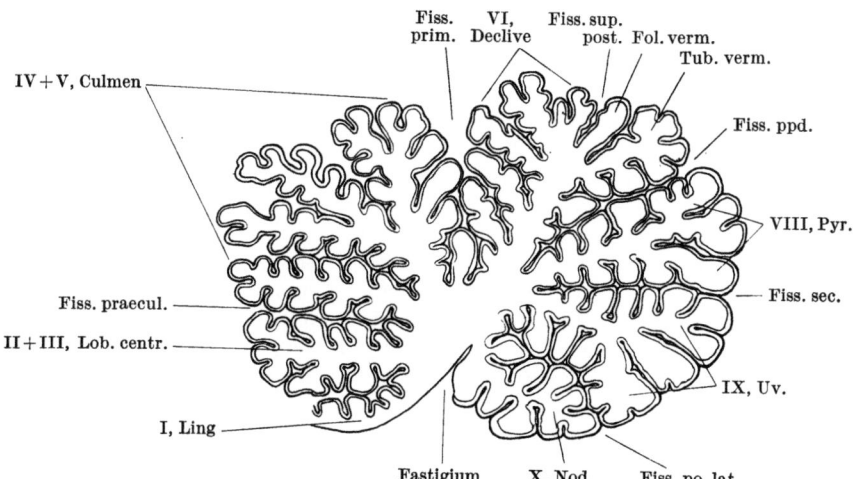

Abb. 80. Medianschnitt durch die Kleinhirnanlage eines *menschlichen* Embryos von 250 mm SSL. × 4. Aus HOCHSTETTER (1929).

den weit kompliziertesten und bei den verschiedenen *Säugern* am stärksten variierten Teil des Kleinhirns darstellt.

Schon BOLK (1906) machte darauf aufmerksam, daß im Lobus posterior die Furchen beiderseitig entstehen, um dann erst sekundär im Mittelteil des Kleinhirns zu verschmelzen oder um sich mit schon in diesem Teil gebildeten Furchen zu vereinigen. Diese Vereinigung der Furchenanlagen unterliegt indessen Zufälligkeiten, die für individuelle Variationen im Furchenmuster prädisponieren, worauf schon ELLIOT SMITH und BOLK, in neuerer Zeit JAKOB (1928), HOCHSTETTER (1929) u. a. aufmerksam gemacht haben.

Aus den Abb. 81 und 82 geht hervor, daß die erste Spur einer Furchenbildung in den Seitenteilen des Lobus posterior, in der seitlichen Verlängerung der Fissura secunda, entsteht. HOCHSTETTER nennt die Furche, die schon im 75 mm-Stadium vorhanden ist, die Fissura praetonsillaris. Bei einem Embryo von 85 mm SSL ist die Furche schon gut ausgeprägt, und ihr Zusammenhang mit der Fissura secunda scheint, wie HOCHSTETTER (1929) schreibt, „über jeden Zweifel erhaben". Die Furche entspricht somit dem Sulcus inferior posterior und entsteht bilateral während des 4. Embryonalmonats, wie zuletzt von SCHOLTEN (1946) in Anlehnung an BOLK (1906) und INGVAR (1918) bestätigt. Etwas später (im 100 mm Stadium-angedeutet) ist beiderseitig rostral von der Fissura praetonsillaris eine Furche sichtbar, die die Hemisphärenvorwölbung in caudomedialer Richtung abgrenzt (Abb. 82). Diese Furche, die HOCHSTETTER Sulcus obliquus nennt,

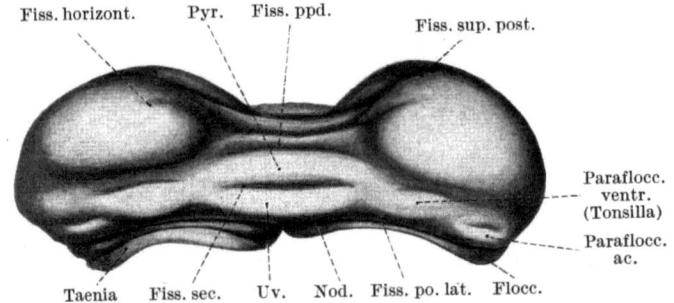

Abb. 81. Dorsalansicht der Kleinhirnanlage eines *menschlichen* Embryos von 120 mm SSL. × 5. Aus LARSELL (1947b).

gewinnt in der Folge, wie bereits von BOLK (1906) beobachtet, medial unmittelbaren Anschluß an die Fissura praepyramidalis. Wenn man HOCHSTETTERs Abbildung (e. g. Abb. 56, Tafel XIII, HOCHSTETTER 1929) genau studiert, ist wohl die nahe Beziehung zwischen dem Sulcus obliquus und der Fissura praepyramidalis offenbar. Es scheint aber auch klar hervorzugehen, daß die zwei Furchen nicht — wenigstens nicht immer — an den Endpunkten ineinander übergehen, sondern die Enden der Furchen passieren aneinander vorbei und sind durch eine corticale Brücke voneinander getrennt, ebenso wie von SCHOLTEN (1946) beschrieben (Abb. 92). Der Sulcus obliquus entspricht somit der Fissura inferior posterior der klassischen Terminologie, einer Furche, die nach SCHOLTEN (1946) bilateral während des 5. Embryonalmonats entsteht.

Das Verhalten der Fissura praetonsillaris (S. inferior anterior) und des Sulcus obliquus (S. inferior posterior) ist von maßgebender Bedeutung für die morphologische Analyse dieses Gebietes des menschlichen Kleinhirns. Es ist wichtig, die Homologie dieser Furchen festzustellen.

Oben (S. 32—33) wurde schon beschrieben, wie bei *Säugern* kurz nach dem Erscheinen der Fissura secunda im caudalen Teil der Kleinhirnhemisphäre lateral zwei parallel verlaufende Furchen zur Entwicklung kommen. In der nächstfolgenden Zeit verlängern sich bei den *Säugern* diese Hemisphärenfurchen (Fissura intraparaflocularis und Fissura paraflocularis) medianwärts, um in enge Beziehung zu der Fissura secunda bzw. der Fissura praepyramidalis zu treten. Mit anderen Worten, die Fissura praetonsillaris und der Sulcus obliquus beim *Menschen* stimmen mit der Fissura intraparaflocularis bzw. der Fissura paraflocularis überein, sowohl was den Zeitpunkt ihres Auftretens in der Ontogenese betrifft, als auch in ihren Beziehungen zu der Fissura secunda bzw. der Fissura praepyramidalis. Dabei vereinigen sich die Fissura intraparafloccularis und die Fissura secunda zu einer Furche, während die Fissura parafloccularis und die Fissura praepyramidalis meistens durch eine Rindenbrücke getrennt bleiben, indem das mediale Ende der Fissura parafloccularis caudal an der Fissura praepyramidalis vorbeipassiert (SCHOLTEN 1946, LARSELL 1952, 1953, 1957, JANSEN 1950, 1954a). Wir halten es deshalb für völlig berechtigt und stimmen zu, wenn SCHOLTEN (1946) den Schluß zieht, daß die Fissura praetonsillaris (S. inferior anterior) und die Fissura intraparafloccularis bzw. der Sulcus obliquus (S. inferior posterior) und die Fissura parafloccularis jeweils homologe Furchen sind. Die Konsequenz dieser Auffassung werden wir weiter unten näher erörtern.

In zeitlicher Reihenfolge nach der Fissura praetonsillaris und Sulcus obliquus tritt auch beim *Menschen* die Fissura posterior superior auf. Die Anlage dieser

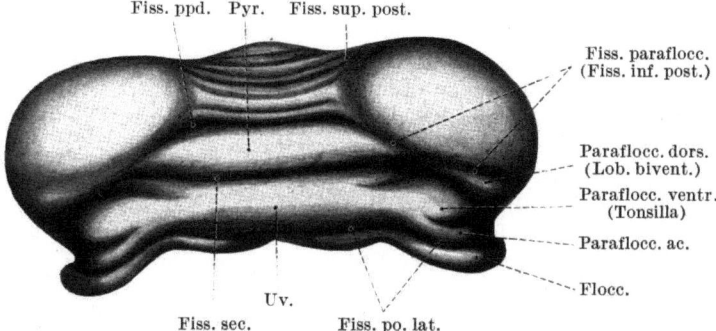

Abb. 82. Dorsalansicht des Kleinhirns eines *menschlichen* Embryos von 130 mm SSL. × 5. Aus LARSELL (1947 b).

Furche entsteht, wie HOCHSTETTER (1929) hervorhebt, beiderseitig in der Kleinhirnhemisphäre und wird von JAKOB (1928) bei einem Embryo von 100 mm SSL abgebildet. Kurz nach ihrem Entstehen setzt sich die Fissura superior posterior medianwärts fort, um mit der Furche der Gegenseite in Verbindung zu treten (Abb. 81). Auch kann die Verbindung durch eine unabhängig entstehende Vermisfurche vermittelt werden (LANGELAAN 1919). Doch bleibt diese Verbindung in vielen Fällen aus, indem die medialen Enden der Furchen in der Vermisgegend aneinander vorbeipassieren. Lateralwärts erstreckt sich die Fissura superior posterior in den meisten Fällen bis an den Brückenarm und grenzt somit den Lobulus quadrangularis (Pars posterior) recht frühzeitig caudalwärts ab.

Kurz nach dem Entstehen der Fissura superior posterior ist auch die Fissura horizontalis wahrnehmbar (Abb. 81). Die Furche entsteht meistens beiderseitig, laut LARSELL (1947b) bei Embryonen von etwa 120 mm SSL, um sich dann später (Embryonen von 145 mm SSL, LARSELL l. c.) mit einer selbständig im Mittelstück entstandenen Furche zu vereinigen. HOCHSTETTER macht darauf aufmerksam, daß bald der Mittelteil der Fissura horizontalis, bald die Hemisphärenteile in der Entwicklung vorangehen. Wie die Fissura superior posterior, so mündet auch die Fissura horizontalis seitlich in die Fossa lateralis cerebelli und reicht somit bis an den Brückenarm des Kleinhirns heran (HOCHSTETTER 1929).

Am Ende des 4. Embryonalmonats, bei einer SSL des Embryos von etwa 130 mm, sind in der Regel alle morphologisch wichtigen Furchen deutlich markiert und somit auch die zukünftigen Lappen und Läppchen des Kleinhirns identifizierbar. Die Abb. 83—86 orientieren über die weitere Aufteilung der Läppchen durch Sekundär- und Tertiärfurchen; sie bedürfen keiner näheren Erwähnung. Nur sei nochmals in Anlehnung an BOLK, HOCHSTETTER u. a. betont, daß die detaillierte Modellierung der einzelnen Läppchen ziemlich großen individuellen Variationen unterworfen ist. Dies spiegelt sich auch in der Morphologie des ausgewachsenen Kleinhirns, wie wir weiter unten sehen werden.

Nach dieser Übersicht über die Entwicklung der wichtigsten Kleinhirnfurchen wenden wir uns der Morphogenese der einzelnen Kleinhirnläppchen zu. Dabei ist es uns besonders angelegen, nicht nur die Formentwicklung, sondern auch die Homologie der verschiedenen Kleinhirnabschnitte festzustellen.

1. Die Morphogenese des Lobus anterior beim Menschen.

Die nach HOCHSTETTER (1929) wiedergegebene Serie von Medianschnitten durch die Kleinhirnanlage verschiedener Entwicklungsstadien (Abb. 71—80) gibt in großen Zügen den Gang in der fortschreitenden Lobulierung des Lobus anterior wieder. Um die Mitte des 4. Embryonalmonats, bei Embryonen von 90—105 mm SSL (Abb. 74), ist der Lobus anterior durch die schon in einem 78 mm-Stadium angedeutete Fissura praeculminata zweigeteilt, und zwar mittelhirnwärts in die gemeinsame Anlage der Lingula und des Lobulus centralis und caudal von der Furche in die Anlage des Culmen monticuli.

Die Kleinhirne von Embryonen zwischen 110 und 160 mm SSL zeigen nach HOCHSTETTER (1929), daß zu dieser Zeit der Entwicklung die morphologische Differenzierung des Lobus anterior derjenigen des Lobus posterior vorauseilt (Abb. 88). Abgesehen von der Fissura praetonsillaris (= F. intraparafloccularis) und S. obliquus (= F. parafloccularis) bleibt die Oberfläche des Lobus posterior während dieser Phase der Entwicklung fast völlig glatt (Abb. 81, 82), während in dem Lobus anterior eine Reihe von Furchen auftreten. Auch JAKOB (1928) betont die später erfolgende Oberflächendifferenzierung des zwischen Fissura prima und Fissura praepyramidalis befindlichen Hemisphärengebietes; ein Verhältnis, das er zugunsten seiner Dreiteilung des Kleinhirns anführt.

Im Wurmbereich kann man bei einem Embryo von 110 mm SSL mittelhirnwärts von der Fissura prima 4 Furchen erkennen. Die Fissura prima erstreckt sich in diesem Stadium — seitlich seichter werdend — recht weit in das Gebiet der Hemisphären hinein. Die zwei mittelhirnwärts folgenden Furchen gehören dem Culmen an und entsprechen wohl den Fissurae intraculminatae 1 und 2 von LARSELL, während die dritte als Fissura praeculminata anzusprechen ist. Was die vierte Furche betrifft, bleibt HOCHSTETTER (1929) in Zweifel. Entweder handelt es sich um die Grenzfurche zwischen Lobulus centralis und Lingula oder möglicherweise um eine Fissura intracentralis. Laut LARSELL (1947b) folgt indessen die Fissura praecentralis der Fissura praeculminata zeitlich der Reihe nach. Außer diesen im Wurmgebiet befindlichen Furchen sind noch Hemisphärenfurchen sichtbar, die sich aber, abgesehen von der Fissura prima, noch nicht in den Furchen des Wurmes fortsetzen. HOCHSTETTER teilt deshalb, wie oben erwähnt, die von BOLK vertretene Auffassung nicht, daß die Furchen des Lobus anterior immer in der Medianebene entstehen und sich von hier seitlich ausdehnen.

In den späteren Entwicklungsstadien (Abb. 78—80) zeigt die Lingula eine besonders intime Beziehung zu dem Velum medullare anterius. BOLK (1906) war der Meinung, daß dabei die Lingulaanlage mit dem Velum medullare verwächst, eine Auffassung, die von HOCHSTETTER (1929) abgelehnt wird. Nach LARSELL (1947b) bildet die Anlage der Lingula in frühen Stadien eine Schwellung, die oberhalb des Velum medullare anterius liegt. Mit fortschreitendem Wachstum des Kleinhirns wird die Anlage der Lingula offenbar nach unten gezogen und der mit dem Velum verbundene untere Teil des Läppchens nachträglich nach vorn gezogen, wodurch die Lingula allmählich verdünnt wird.

Wie aus den Abb. 77 und 79 ersichtlich, wird der Lobulus centralis in einigen Fällen in zwei Sublobuli geteilt, in anderen Fällen (Abb. 78, 80) dagegen umfaßt das Läppchen nur einen Hauptmarkast. Diese individuellen Verschiedenheiten spiegeln sich ganz ähnlich auch im erwachsenen Kleinhirn.

In bezug auf die Entwicklung des Culmen monticuli fällt auf, worauf auch schon BOLK (1906) aufmerksam macht, daß dieser Teil des Lobus anterior ganz besonders kräftig wächst (Abb. 79 und 80), um nach der Mitte der Schwangerschaft die übrigen Teile des Lobus anterior bedeutend an Größe zu übertreffen. Die zwei zuerst erscheinenden Furchen wachsen in die Tiefe und mehrere Sekundärfurchen erscheinen, wie aus den Medianschnitten (Abb. 77—80) hervorgeht.

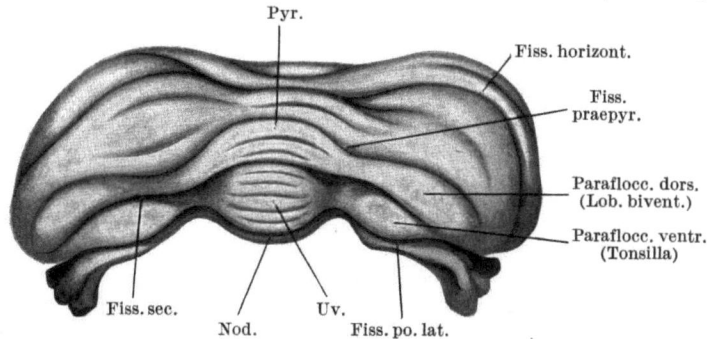

Abb. 83. Dorsalansicht des Kleinhirns eines *menschlichen* Embryos von 150 mm SSL. × 5. Aus LARSELL (1947 b).

2. Die Morphogenese des Lobus posterior beim Menschen.

Wie schon erwähnt, erscheinen ungefähr gleichzeitig im Lobus posterior des menschlichen Kleinhirns als erste Furchen die Fissura praepyramidalis und die Fissura secunda, wodurch im Wurm Uvula und Pyramis abgegrenzt werden (Abb. 81).

Unmittelbar nachher erscheinen in der Hemisphäre in genannter Reihenfolge: die Fissura inferior anterior, Fissura inferior posterior und die Fissura superior posterior, wodurch man die Tonsille, den Lobulus biventer und den Lobulus quadrangularis (Pars posterior) erkennen kann. Wir wollen zunächst die weitere Entwicklung dieser Läppchen verfolgen.

a) **Tonsilla-Paraflocculus ventralis.** Die erste Anlage der Tonsille ist seitlich von der Uvula soeben sichtbar bei Embryonen von ungefähr 100 mm SSL. Die Anlage schwillt an und bildet, wie aus den Abb. 81 und 82 hervorgeht, bei Embryonen von 120—150 mm SSL ein spindelförmiges Läppchen, das seitlich um das Ende der Fissura praetonsillaris mit dem angrenzenden Teil der Hemisphäre zusammenhängt. Medial hängt die Anlage der Tonsille mit der Uvula zusammen (LANGELAAN 1919, HOCHSTETTER 1929, SCHOLTEN 1946, LARSELL 1947 b). Einen Zusammenhang mit der Pyramis, wie ihn ELLIOT SMITH beschreibt, konnten weder HOCHSTETTER (1929) noch LARSELL (1947 b) bestätigen. Unter dem Einfluß des Wachstums der übrigen Hemisphärenteile, besonders des Lobulus semilunaris inferior und des Lobulus biventer, wird während der 4. und 5. Embryonalmonats die ursprünglich transversal orientierte Tonsillaranlage mit ihrem lateralen Ende basalwärts und medialwärts gedreht. Hierdurch entsteht eine Biegung an der Verbindungsbrücke mit der Uvula (Abb. 84), die noch verstärkt wird dadurch, daß die Tonsille, wie es scheint, allmählich medianwärts verschoben wird. Bei einem 200 mm SSL-Embryo (Abb. 86) ist die Tonsille wesentlich größer geworden, wölbt sich medianwärts vor und hat jetzt den ganzen — die Verbindung mit der Uvula vermittelnden — Stiel überwachsen. HOCHSTETTER (1929) betont dabei, wie früher ELLIOT SMITH (1904), BOLK (1906) und INGVAR (1918), daß die Oberfläche der Tonsille lange glatt bleibt (Abb. 85). Erst bei Embryonen von etwa 190 mm SSL ist eine beginnende Furchenbildung erkennbar. Die Tonsille wächst in nächster Zeit besonders stark, was zur Folge hat, daß die Uvula dort eine flache Rinne zeigt, wo ihr die Tonsilla anliegt. Die Verbindungsbrücke mit der Uvula wird ferner durch den Druck zu einem ganz platten Gebilde verwandelt, an dessen Oberfläche die früher vorhandene Rinde so verdünnt wird, daß sie makroskopisch nur mit Mühe oder gar nicht nachzuweisen ist (HOCHSTETTER 1929).

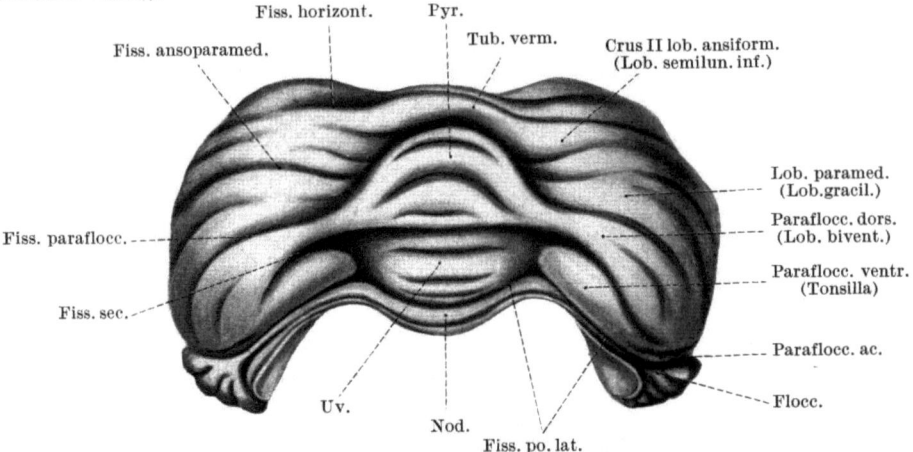

Abb. 84. Dorsalansicht des Kleinhirns eines *menschlichen* Embryos von 175 mm SSL. × 4. Aus LARSELL (1947 b).

Während die Anlage der Tonsille in den frühen Stadien lateralwärts bis zu dem Pedunculus cerebellaris medius (Brachium pontis) deutlich markiert ist, wird der laterale Teil der Fissura praetonsillaris später verwischt. HOCHSTETTER (1929) ist der Meinung, daß sich nur der größere mediale Teil des ursprünglichen Tonsillarwulstes zur Tonsille entwickelt, während der laterale Teil als selbständiger Oberflächenabschnitt der Kleinhirnhemisphäre verschwindet und wahrscheinlich bei der Bildung des Lobus cuneiformis (biventer) eingeht. HOCHSTETTER meint, daß dieser Teil des Tonsillarwulstes unter keinen Umständen etwas mit der Entwicklung des Paraflocculus zu tun hat.

LANGELAAN (1919) gibt auch eine eingehende Beschreibung der Entwicklungsvorgänge in diesem Gebiet. Nach ihm führt der Druck von seiten des rasch wachsenden Lobulus semilunaris inferior im 4. Embryonalmonat zur Atrophie des lateralen Teils der ursprünglichen Tonsillaranlage. Nur ein kleines, aber wohl markiertes Gebiet am lateralen Rand der Hemisphäre — unmittelbar frontal von der Flocculusanlage liegend — wird erhalten, verliert aber laut LANGELAAN seine ursprüngliche Verbindung mit dem von ihm Lobus uvulotonsillaris genannten Läppchen. LANGELAAN hält dieses Läppchen für homolog ELLIOT SMITHS Paraflocculus, ebenso dem ventralen Teil des Paraflocculus von BRADLEY und der Pars tonsillaris der Formatio vermicularis von BOLK.

LARSELL (1947b) hat ebenso die Entwicklung eines besonderen Läppchens in diesem Gebiet beschrieben. Es ist bei einem Embryo von 120 mm SSL als eine Vorwölbung lateral an der unteren Fläche der Tonsillaranlage wahrnehmbar (Abb. 81, 82). In späteren Entwicklungsstadien (175/180 mm SSL) ragt das Läppchen seitlich zwischen Flocculus und der Tonsille hervor (Abb. 83—85). LARSELL betont aber, daß es sich nicht um einen Teil des Lobus flocculonodularis handle, sondern um einen Teil des Paraflocculus. Versuchsweise faßt er dieses Läppchen als einen rudimentären Lobulus petrosus auf, eine Auffassung, die seinerzeit von INGVAR (1918) abgelehnt wurde. Wenn man Text und Abbildungen bei LANGELAAN und LARSELL vergleicht, so scheint es über jedem Zweifel erhaben, daß das „laterale Feld" des erstgenannten Verfassers mit dem Flocculus accessorius von LARSELL, dem Paraflocculus accessorius von JANSEN und der Nebenflocke von HENLE identisch ist. Wir werden weiter unten auf diese Frage zurückkommen.

Bevor wir die Morphogenese der Tonsille verlassen, geben wir noch eine kurze Besprechung der *Homologie* dieses Hirnabschnittes, eine Frage, die Gegenstand weitgehender Meinungsunterschiede gewesen ist. Einzelne Autoren, wie neuerdings HALLER (1931), hegen die Auffassung, daß die Tonsille etwas für *Mensch* und *Anthropoiden* Kennzeichnendes sei. Neuere Untersuchungen lassen aber diese Auffassung als unwahrscheinlich erscheinen. Andere, wie INGVAR (1918) und JAKOB (1928), sind durch vergleichend-anatomische und morphogenetische

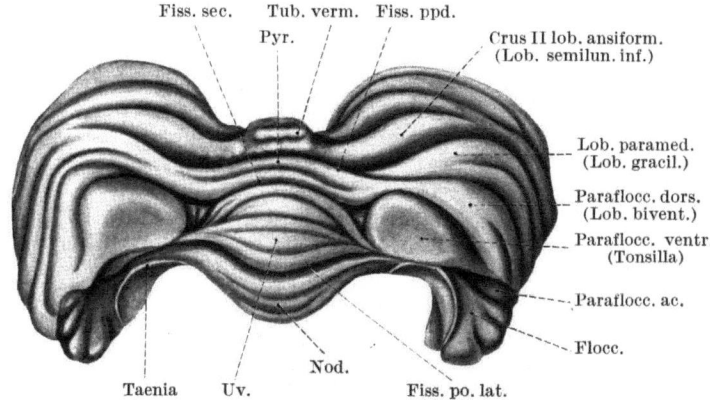

Abb. 85. Dorsalansicht des Kleinhirns eines *menschlichen* Embryos von 180 mm SSL. × 4. Aus LARSELL (1947b).

Studien zu dem Schluß gelangt, daß die Tonsille dem Lobulus paramedianus homolog ist, während RILEY (1930) die Tonsille als dem ganzen Paraflocculus entsprechend betrachtet. Keine von diesen Deutungen läßt sich im Lichte der neueren vergleichend-anatomischen Untersuchungen aufrechterhalten.

Wir haben schon gesehen (S. 35ff.), daß der Paraflocculus ventralis einen Hemisphärenteil darstellt, der medianwärts mit der Uvula verbunden ist, oralwärts durch die seitliche, auch Sulcus intratonsillaris oder Fissura intraparaflocularis genannte Fortsetzung der Fissura secunda abgegrenzt wird, ebenso wie caudalwärts durch die Fissura posterolateralis. Durch seine umfassenden vergleichend-anatomischen Untersuchungen an *Tieren* und *Menschen* konnte SCHOLTEN (1946) feststellen, daß die die Tonsille begrenzenden Furchen denjenigen des Paraflocculus ventralis der *Subprimaten* homolog sind. SCHOLTENs Folgerung, die Tonsille entspreche dem Paraflocculus ventralis, wird ferner dadurch gestützt, daß die Tonsille medianwärts mit der Uvula in Verbindung steht, wie die frühe Morphogenese besonders überzeugend enthüllt (LANGELAAN 1919, HOCHSTETTER 1929, SCHOLTEN 1946).

Die Nebenflocke von HENLE im menschlichen Kleinhirn, die noch in den üblichen Lehrbüchern irrtümlich als der kleine rudimentäre Rest des ganzen Paraflocculus dargestellt wird, verkörpert nur einen Teil des Paraflocculus ventralis (Paraflocculus accessorius von JANSEN) und wohl den phylogenetisch ältesten Abschnitt des Paraflocculus. Die Auffassung LARSELLs (1948), daß es sich hier um das Äquivalent des ganzen Paraflocculus der *Vögel* handelt, scheint wohl begründet, denn sowohl bei *Menschen*, wie bei *Subprimaten* und *Vögeln* ist dieser Kleinhirnteil mit dem caudalsten Folium der Uvula verbunden (LARSELL 1948, 1957, JANSEN 1950, 1954a).

Wir stimmen also SCHOLTEN bei und meinen wie LARSELL, daß *die Tonsille dem Paraflocculus ventralis (Lob. H IX, LARSELL) der Säuger homolog ist.*

b) Lobulus biventer — Paraflocculus dorsalis. Unmittelbar nach dem Erscheinen der Tonsillaranlage wird auch dorsal und lateral von ihr als direkte laterale Verlängerung der Pyramis (LARSELL 1947b), die Anlage des Lobulus biventer erkennbar. Mittelhirnwärts wird die Anlage durch die Fissura inferior posterior (F. parafloccularis) von der übrigen Hemisphäre getrennt, während die Fissura inferior anterior (F. intraparafloccularis) die Grenze gegenüber der Tonsille markiert (Abb. 82 und 86). Nach LANGELAAN (1919) wird die Fissura

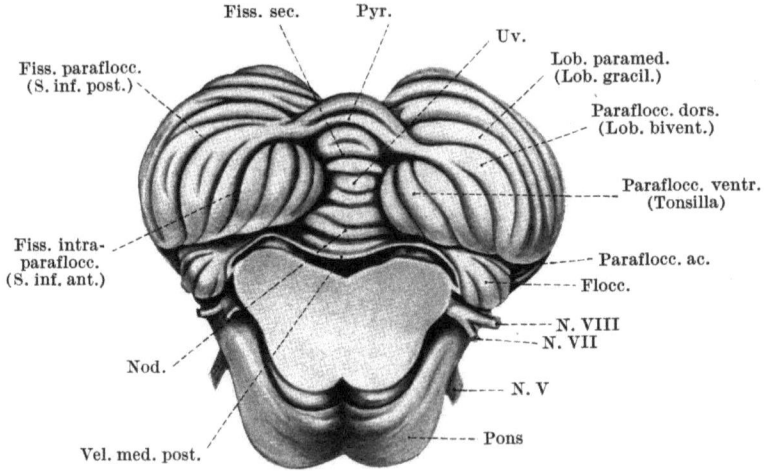

Abb. 86. Ansicht des Kleinhirns eines Embryos von 200 mm SSL. von der caudalen Seite her. × 2,5. Aus HOCHSTETTER (1929).

inferior posterior um die Mitte des 4. Embryonalmonats vorübergehend verwischt. Bei einem Embryo von 150 mm SSL ist indessen der Lobulus biventer scharf abgegrenzt, wie die Abb. 83 zeigt. Wie aus der Abb. 84 hervorgeht, ist die kolbenähnliche Anlage mit der Pyramis durch einen verhältnismäßig schmalen Stiel verbunden, welcher durch das Wachstum der umgebenden Läppchen allmählich in der Tiefe verborgen wird. Offenbar sind dabei in diesem Kleinhirngebiet individuelle Variationen und Asymmetrien nicht selten. Während der ersten Hälfte des 6. Embryonalmonats wird laut LANGELAAN (1919) die Anlage des Lobulus biventer durch die seitliche Fortsetzung einer Pyramisfurche zweigeteilt. Sowohl HOCHSTETTERS wie LARSELLS Abbildungen (Abb. 84, 86) deuten indessen darauf, daß das Läppchen durch eine primär in der Anlage entstehende Furche zerteilt wird. Dies ist wohl der Sulcus bipartiens von ZIEHEN (1934).

LANGELAAN (1919) betrachtet aber eine zweite, in der hinteren Hälfte der Anlage entstehende Furche als den Sulcus bipartiens, indem er die vordere Hälfte als einen Teil des Lobulus gracilis auffaßt. Vielleicht handelt es sich hier um individuelle Variationen, deren Vorhandensein auch HOCHSTETTERS Untersuchungen (1929) bestätigen. So schreibt dieser Verfasser, daß sich manchmal einige Windungen des Lobulus gracilis dem Stiel des Lobulus biventer anschließen, während dieses Läppchen meistens nur mit dem Tuber zusammenhängt.

Der Stiel des Lobulus biventer ist durch eine breite Basis mit der Kuppe der Pyramis verbunden (Abb. 86). Dieser Basis entspricht wohl die Copula pyramidis, die ELLIOT SMITH bei *Subprimaten* beschreibt. SCHOLTENS Bild einer Kleinhirnanlage eines 250 mm SSL Embryo (Abb. 92) deutet eine seitliche Zweiteilung der Copula pyramidis an, mit einem Arm an die Anlage des Lobulus gracilis und einem anderen an den Lobulus biventer, so wie von LARSELL (1957) beschrieben. Ähnliche Verhältnisse haben wir (LÖYNING und JANSEN 1955) im Kleinhirn erwachsener *Menschen* gefunden. Die Übereinstimmung mit den Befunden bei *Subprimaten* (SCHOLTEN 1946, LARSELL 1952, 1953, 1954, 1957, JANSEN 1950, 1954a) sind so vollkommen, daß wir wie auch LARSELL (l. c.) SCHOLTEN (1946) beistimmen, wenn er den Schluß zieht, daß der *Lobulus biventer dem Paraflocculus dorsalis (Lob. H VIII B, LARSELL) der Subprimaten homolog ist.*

In seiner Analyse hebt SCHOLTEN (1946) hervor, daß die Markstrahlen für den Lobulus biventer und die Tonsille aus einem gemeinsamen Stamm herrühren. Die Tonsille bildet deshalb mit dem Lobulus biventer eine Einheit. Im Gegensatz zu INGVAR, LANGELAAN und JAKOB, die bei Erwachsenen eine Verbindung zwischen Tonsille und Uvula verwerfen, findet

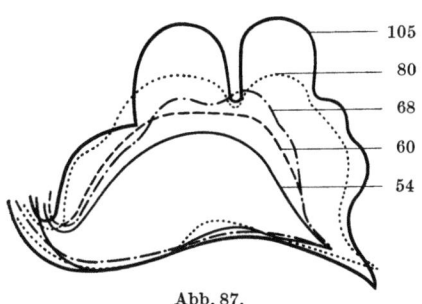
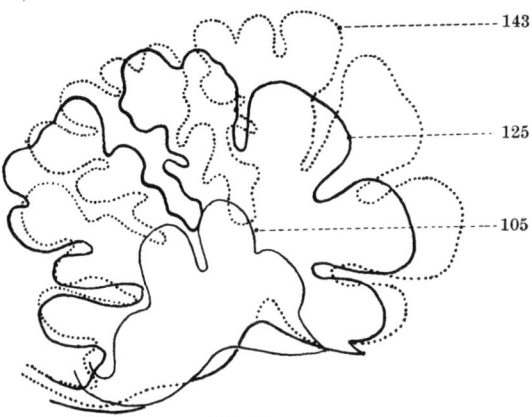

Abb. 87.   Abb. 88.

Abb. 87. Die übereinander gezeichneten Konturen der Mediandurchschnitte durch die Kleinhirne von Embryonen mit SSL. 54—105 mm. ×10. Aus HOCHSTETTER (1929).

Abb. 88. Die übereinander gezeichneten Konturen der Mediandurchschnitte durch die Kleinhirne von Embryonen mit SSL. 105—143 mm. ×10. Aus HOCHSTETTER (1929).

SCHOLTEN wie früher ZIEHEN u. a. Verbindungslamellen, so daß wenigstens der mediale Teil der Tonsille mit der Uvula verbunden ist, während der Lobulus biventer mit der Pyramis in Verbindung steht. Völlig übereinstimmende Beziehungen zu den genannten Vermisabschnitten fand SCHOLTEN bei *Kuh* und *Katze* für Paraflocculus dorsalis und ventralis. Da seine Untersuchungen auch dafür sprechen (s. S. 69), daß die Furchen, welche die betreffenden Läppchen beim *Menschen* und *Subprimaten* begrenzen, gegenseitig homolog sind, kommt SCHOLTEN zu dem obengenannten Schluß, daß der Lobulus biventer dem Paraflocculus dorsalis homolog ist.

c) **Lobulus quadrangularis (pars posterior) — Lobulus simplex.** Der Lobulus quadrangularis (pars posterior) wird durch das Erscheinen der Fissura superior posterior recht frühzeitig von dem caudalwärts liegenden Lobulus semilunaris abgegrenzt (HOCHSTETTER 1929). Die Geschichte der weiteren Entwicklung dieses Läppchens ist rasch geschildert, denn, wie LANGELAAN (1919) hervorhebt, das Läppchen bleibt während der ganzen Entwicklung der konservativste Teil des Kleinhirns und bildet bei Erwachsenen den einfachsten Kleinhirnabschnitt. Medianwärts ist dieser Hemisphärenteil mit der Declive des Wurms verbunden. Von großem theoretischem Interesse ist es darum, daß in einem frühen Stadium (4. Embryonalmonat) die Seitenteile deutlich vom Mittelteil abgehoben sind (Abb. 91); deshalb kann LANGELAAN (1919) nicht die Bolksche Auffassung teilen, daß dem Lobulus quadrangularis pars posterior (Lobulus simplex Bolk) ein Mittel- oder Vermisteil fehlt.

Die Homologie dieses Läppchens bildet wohl jetzt kein Problem mehr. Die Begrenzung durch die Fissura superior anterior (F. prima) et posterior hinterläßt kaum Zweifel, daß *der Lobulus quadrangularis pars posterior dem Lobulus simplex (Lob. VI + H VI,* LARSELL*) der Säuger homolog ist.* Die von HALLER (1931) verfochtene Auffassung, der Lobulus quadrangularis pars posterior schließe neben dem Lobulus simplex auch das Crus I ein, wird von SCHOLTEN (1946) mit guter Begründung unter Hinweis auf das oberflächliche Aussehen dieser Läppchen, das Verhalten der Verzweigungen des Arbor vitae und die Beziehung zu dem Wurm abgelehnt, Verhältnisse, die HALLERs Auffassung als unwahrscheinlich erscheinen lassen.

d) **Lobulus semilunaris — Lobulus ansiformis.** Die ganze Entwicklung des menschlichen Kleinhirns wird, wie LANGELAAN (1919) hervorhebt, durch die kräftige Expansion des Lobulus semilunaris geprägt. Die Differenzierung dieses Läppchens fängt indessen recht spät an. Zwar wird dieser Teil der Kleinhirnhemisphäre am Ende des 4. Embryonalmonats durch die Fissura horizontalis in seine zwei Unterabteilungen geteilt: Lobulus semilunaris superior und inferior, deren Oberflächen aber noch ganz glatt sind. Erst um die Mitte des 5. Embryonalmonats oder noch etwas später werden die sekundären Furchen des Lobulus semilunaris erkennbar (Abb. 83—85). Anfang des 6. Embryonalmonats ist der Lobulus semilunaris superior durch eine tiefe Sekundärfurche in zwei geteilt, während der Lobulus semilunaris inferior zu dieser Zeit eine Vierteilung darstellt. Die Furchen des letztgenannten Läppchens erscheinen erst medial, um dann lateralwärts zu wachsen.

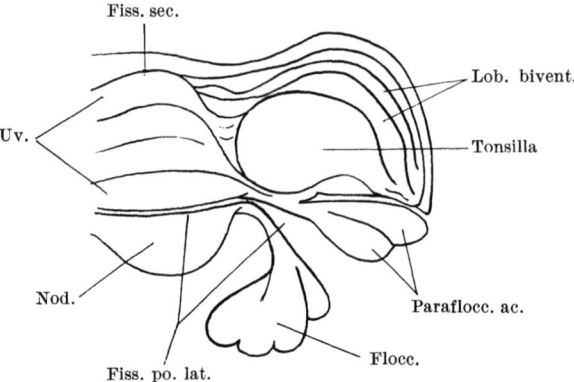

Abb. 89. Flocculus und Paraflocculus accessorius eines *menschlichen* Embryos von 180 mm SSL. Flocculus medianwärts und nach unten gezogen. × 6. Aus LARSELL (1947 b).

Es sei betont, daß die große Expansion des Lobulus semilunaris superior und inferior nicht von einer entsprechenden Entwicklung der korrespondierenden Vermisteile — Folium bzw. Tuber vermis — begleitet wird. Ganz besonders gering bleibt das Folium, das sich sogar nicht immer mit Sicherheit identifizieren läßt. Dieses Läppchen verkörpert laut LANGELAAN (1919) den Teil des Wurmes, der am spätesten differenziert wird. Wie die benachbarten Vermisläppchen, so besteht die Folium-Tuber vermis-Anlage aus 4 ,,Foci" (LANGELAAN 1919). Um die Mitte des 4. Embryonalmonats schmelzen die zwei mediangelegenen Foci zusammen, wobei die Anlage eine Dreiteilung wie Declive und Lobus anterior (Abb. 91) zeigt. Am Ende des 4. Monats sind indessen alle die genannten Foci wieder verschwunden. Wie LANGELAAN vermutet, sind diese Foci höchstwahrscheinlich Ausdruck größerer, lokaler Differenzierungsintensitäten. Die wenn auch nur vorübergehende Andeutung einer medianen und zweier Seitenzonen im embryonalen Wurmgebiet ist von großem theoretischem Interesse und wird andernorts (S. 89) näher beleuchtet. Hier sei nur erwähnt, daß nach LANGELAAN das Tuber vermis von den übrigen Wurmteilen dadurch abweicht, daß es nur in dem medianen ,,Focus" seinen Ursprung nimmt.

Bezüglich der Frage der Homologie des Lobulus semilunaris gehen die Auffassungen recht weit auseinander. Während INGVAR (1918), dem sich auch

Die Morphogenese des Lobus posterior beim Menschen.

JAKOB (1928) anschloß, zu dem Resultat kam, daß das Crus I des Lobulus ansiformis der *Säuger* sowohl den Lobuli semilunares superior und inferior als auch dem Lobulus gracilis des menschlichen Kleinhirns entspricht, ist HALLER (1931) der Meinung, daß das Crus I einen Teil des Lobulus quadrangularis (pars posterior)

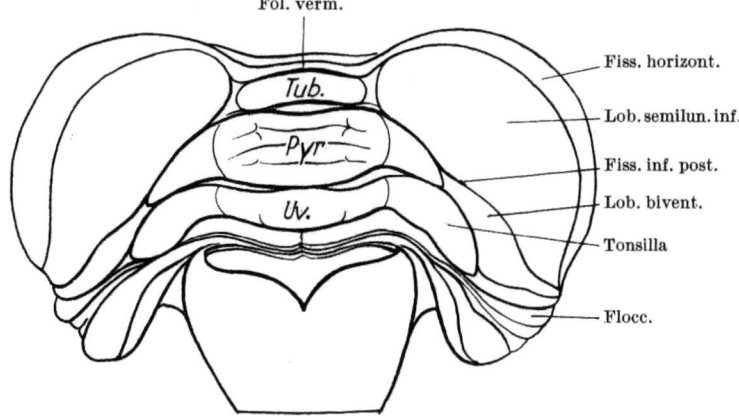

Abb. 90. Kleinhirnanlage eines *menschlichen* Embryos am Ende des 5. Embryonalmonats, von hinten gesehen. × 5. Aus LANGELAAN (1919).

ausmacht. SCHOLTEN (1946) lehnt beide dieser Deutungen ab. Wie RILEY (1929) vertritt er die Anschauung, daß der *Lobulus semilunaris superior dem Crus I* (*Lob. H VII A, Cr I*, LARSELL) *des Säugerkleinhirns homolog ist*, eine Auffassung, der sich neuerdings sowohl LARSELL (1947b, 1957) wie JANSEN (1950, 1954a) und LØYNING und JANSEN (1955) auf Grund ihrer vergleichend-anatomischen

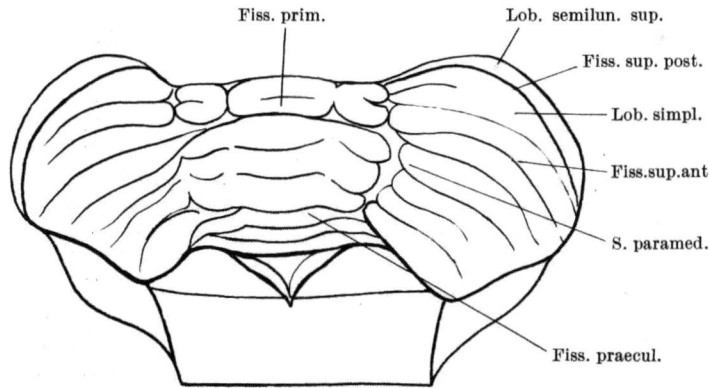

Abb. 91. Kleinhirnanlage eines *menschlichen* Embryos in der ersten Hälfte des 4. Embryonalmonats, von vorn gesehen. × 7. Aus LANGELAAN (1919).

und morphogenetischen Studien anschließen. Als Belege führt dazu SCHOLTEN an, daß die genannten Läppchen in ihrer Verbindung mit dem Wurm völlig übereinstimmen, und daß sie ferner durch homologe Furchen — die Fissura horizontalis bzw. die Fissura intercruralis — nach hinten abgegrenzt werden. Gegenüber INGVARs Auffassung wendet SCHOLTEN unter anderem ein, daß sie keinen Platz für den Lobulus paramedianus übrigläßt. Mit ähnlichen Argumenten, wie sie für die Homologie des Lobulus semilunaris superior angeführt werden, behauptet SCHOLTEN, der Lobulus semilunaris inferior sei dem Crus II des *Säuger*kleinhirns homolog. Sowohl das Verhältnis zum Wurm (dem vorderen Teil des Tuber) als auch die begrenzenden Hemisphärenfurchen sind bei *Säugern* und *Mensch* identisch. Die umfassenden Untersuchungen von LARSELL (1947b, 1952, 1953, 1954, 1957) und auch unsere eigenen Studien (JANSEN 1950, 1954a, LØYNING und JANSEN 1955) stützen die Auffassung, daß der *Lobulus semilunaris inferior und das Crus II (Lob. H VII A, Cr II,* LARSELL) *homologe Strukturen darstellen.*

e) **Lobulus gracilis — Lobulus paramedianus.** Es bleibt jetzt noch übrig, die Morphogenese des Lobulus gracilis zu besprechen. Wie die Abb. 92 zeigt, kann man bei einem Embryo von 250 mm SSL (und auch jüngeren Embryonen), eine corticale Brücke zwischen dem vorderen Teil der Pyramis und dem mittelhirnwärts von der Anlage des Lobulus biventer befindlichen Hemisphärenabschnitt erkennen. Auch wird ventrolateral in diesem Hemisphärengebiet eine weitere Aufteilung durch eine seichte Furche angedeutet (Abb. 84).

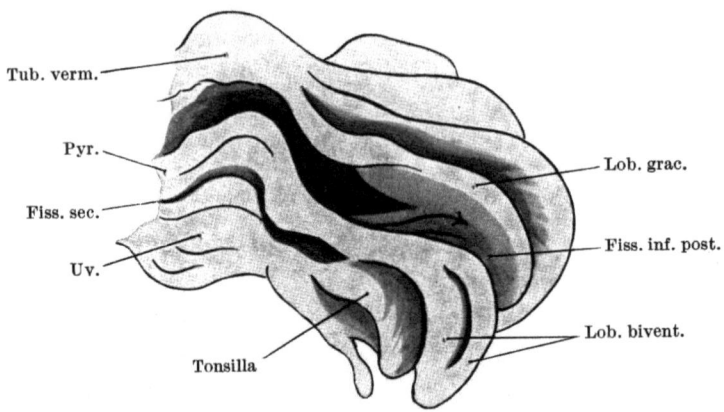

Abb. 92. Kleinhirnanlage eines *menschlichen* Embryos von 250 mm SSL. von hinten gesehen. Aus SCHOLTEN (1946).

Wir halten den erwähnten hinteren Teil dieses Hemisphärengebietes für die in Entwicklung begriffene Anlage des Lobulus gracilis. Das nach SCHOLTEN (1946) reproduzierte Bild (Abb. 92) hinterläßt keinen Zweifel, daß das betreffende Hemisphärengebiet sowohl mit der Pyramis als auch mit dem hinteren Teil des Tuber vermis verbunden ist. HOCHSTETTER führt an, daß bei einem Embryo von 190 mm SSL die Anlage des Lobulus gracilis von den Nachbarläppchen, dem Lobulus semilunaris inferior und Lobulus biventer, abgegrenzt wird, was noch besser bei einem 200 mm SSL Embryo hervortritt (Abb. 86). Meistens hängt das Läppchen nach HOCHSTETTER (1929) nur mit dem Tuber zusammen, wenn auch manchmal einige Windungen an die Brücke zwischen dem Lobulus biventer und der Pyramis anschließen. Unsere eigenen Erfahrungen (LØYNING und JANSEN 1955) stimmen aber mit denen von SCHOLTEN (1946) und LARSELL (1957) überein, wonach der Lobulus gracilis doch am häufigsten sowohl mit dem Tuber als auch der Pyramis verbunden ist.

Wenden wir uns jetzt der Frage der Homologie des Lobulus gracilis zu. Die von INGVAR (1918) und JAKOB (1928) verfochtene Auffassung, daß der Lobulus gracilis einen Teil des Crus II ausmacht, dürfte schon deshalb unwahrscheinlich sein, weil das Läppchen so häufig mit der Pyramis verbunden ist (DEJÉRINE 1901, HOCHSTETTER 1929, SCHOLTEN 1946 u. a.), was wohl nie mit Crus II der Fall ist. SCHOLTEN (1946), neuerdings von LARSELL (1957), JANSEN (1950, 1954a) und LØYNING und JANSEN (1955) gestützt, führt gute Belege dafür an, daß der *Lobulus gracilis dem Lobulus paramedianus (Lob. H VII B + H VIII A + H VIII Acp,* LARSELL) *der Subprimaten homolog ist.* In beiden Fällen sind die Läppchen meistens sowohl mit dem Tuber vermis (Pars posterior) als auch mit der Pyramis verbunden. Sowohl der Lobulus gracilis wie der Lobulus paramedianus sind ferner durch das Vorhandensein eines zweiarmigen Markstrahls charakterisiert. Auch die Morphogenese dieser Läppchen spricht zugunsten der Auffassung, daß sie homolog sind, ein Gesichtspunkt, mit dem wir vollends übereinstimmen.

V. Die Morphologie und Gliederung des menschlichen Kleinhirns.

Es ist nicht unsere Absicht, an dieser Stelle eine erschöpfende Besprechung der Morphologie des menschlichen Kleinhirns zu geben. Wir können, was diese betrifft, auf die vorbildliche Darstellung DEJERINEs (1901) hinweisen, ebenso auf die mehr detaillierte Beschreibung der einzelnen Läppchen, wie man sie bei ZIEHEN (1934) findet. Unser besonderes Anliegen ist hier die Frage der Gliederung des menschlichen Kleinhirns im Lichte der neueren Kleinhirnforschung. Wir werden uns dabei in erster Reihe auf LARSELLs (1957) ausführliche Behandlung dieses Problems stützen.

Das Studium der Morphogenese hinterläßt, wie wir schon gesehen haben, kaum Zweifel, daß auch das menschliche Kleinhirn aus denselben *zwei Hauptabschnitten*, nämlich Lobus flocculonodularis und Corpus cerebelli, zusammengesetzt ist, die LARSELL bei allen Wirbeltieren identifizieren konnte.

Der *Lobulus flocculonodularis* (Lobe du nodule von DEJERINE 1901) sei schnell besprochen. Wie schon mehrmals erwähnt, ist der Lappen durch die Fissura posterolateralis von dem Corpus cerebelli getrennt und umfaßt den median gelegenen Nodulus, Lobulus X (LARSELL), den Pedunculus flocculi und den seitlich über dem Recessus lateralis ventriculi gelegenen Flocculus. Obwohl der Lobus flocculonodularis einen sehr bescheidenen Teil des menschlichen Kleinhirns bildet, ist der Lappen — mit demjenigen anderer Säuger verglichen — sehr gut entwickelt. So hat der Nodulus 6—9 Lamellen oder Folien, während der kolbenförmige Flocculus in 10—15 kurze Folien zerfällt. Die Größenverhältnisse und die topographischen Beziehungen sind aus der Abb. 96 ersichtlich.

Das *Corpus cerebelli*, das den weit größten Teil des menschlichen Kleinhirns ausmacht, wird durch die Fissura prima (Fissura superior anterior) in Lobus anterior und Lobus posterior geteilt.

Es war schon oben davon die Rede, daß sich der *Lobus anterior* in der ganzen Reihe der *Säuger* und auch beim *Menschen* durch auffallende Uniformität auszeichnet. Viele Forscher (HOCHSTETTER 1929, JAKOB 1928, ZIEHEN 1934, JANSEN 1950 u. a.) widersprechen indessen BOLKs Behauptung, daß dem Lobus anterior morphologische Kennzeichen für eine Unterscheidung von Mittelstück und Seitenteilen fehlen. Denn wirft man einen Blick auf die Abbildungen (Abb. 93, 96, 97), so bleibt man kaum im Zweifel über die Grenze des Mittelstücks, obwohl diese Grenze nicht ganz so ausgeprägt ist wie in dem Lobus posterior. Erstens wird das Wurmgebiet durch zwei Reihen mehr oder weniger ausgeprägter kleiner Wülste charakterisiert, zweitens sind einige Furchen auf das Wurmgebiet beschränkt, während die übrigen durch winklige Beugung den Übergang zwischen Wurm und Hemisphären markieren (Abb. 93, 96). Die kleinen Wülste sind möglicherweise Reste der von LANGELAAN (1919) bei Embryonen beschriebenen corticalen „Foci" (Abb. 90 und 91).

Was nun die weitere Aufteilung des Lobus anterior betrifft, so heben ZIEHEN (1934) und LARSELL (1954) mit Recht hervor, daß die feinere Morphologie des Lobus anterior — trotz seiner Uniformität im ganzen — durch bedeutende individuelle Variabilität gekennzeichnet ist. Man kann sich daher nicht wundern, daß die Frage der Einteilung des Lobus anterior Gegenstand von Meinungsunterschieden gewesen ist. Wenn man einen typischen Sagittalschnitt wie Abb. 95 betrachtet, läßt es sich nicht leugnen, daß unzweifelbar viel für die klassische Dreiteilung dieses Lappens (Lingula, Lobulus centralis und Culmen) spricht. Im Lichte der vergleichend-anatomischen und morphogenetischen Untersuchungen von LARSELL (1947b, 1948, 1952, 1953, 1954, 1957) scheint uns indessen die *Fünfteilung* des Lobus anterior auch für das Kleinhirn des *Menschen* gut

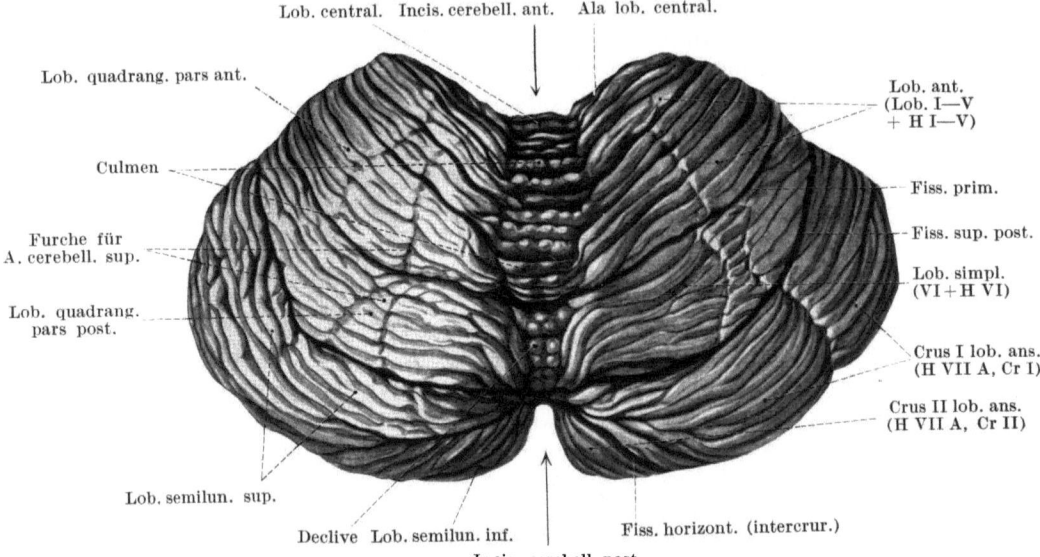

Abb. 93. Kleinhirn des erwachsenen *Menschen* von oben gesehen (Facies superior). Natürliche Größe. Alte und vergleichend-anatomische Nomenklatur. Umgezeichnet nach METTLER (1948).

begründet. Indem wir auf die ausführliche Darstellung von LARSELL (1957) hinweisen, beschränken wir uns hier auf eine summarische Besprechung der einzelnen Läppchen des Lobus anterior.

Das mittelhirnwärts gelegene, erste Läppchen ist innig verbunden mit dem Velum medullare anterius (Abb. 95) und besteht aus einem Wurmteil, Lobulus I (Lingula) mit 4—7 Folien, und einem Hemisphärenteil, Lobulus H I (Vincula lingulae) mit 2—4 kurzen, seitlich zugespitzten Folien. Trotz der bescheidenen Entwicklung dieses Läppchens gibt es häufig individuelle Variationen, wie neuerdings von LARSELL (1957) dargestellt.

Das zweite Läppchen, Lobulus II + Lobulus H II, entspricht nach LARSELL (1954) in Fällen, in denen der Lobulus centralis doppelt vorkommt, dem Sublobulus centralis anterior von ZIEHEN. In anderen Fällen wird offenbar Lobulus II in die Lingula einbezogen, und LARSELL neigt zu der Annahme, daß Lobulus II wahrscheinlich näher mit Lobulus I als mit Lobulus III verwandt ist.

Lobulus III und Lobulus H III entsprechen dem Lobulus centralis, bzw. der Ala lobuli centralis. Obwohl diese Abschnitte nicht so sehr an Größe wechseln, sind die individuellen Variationen der Folien zahlreich, und die Symmetrie ist fast nie vollständig.

Das Culmen der klassischen Terminologie und dessen Seitenteil, Lobulus quadrangularis anterior, zerfallen nach der Einteilung LARSELLs in die Lobuli IV und V mit entsprechenden Hemisphärenteilen, Lobuli H IV und H V. Der Zerfall dieser Lobuli in Gyri oder Folien ist ziemlich variabel (DEJERINE 1901, ZIEHEN 1934 u. a.). Trotzdem sind diese Abschnitte des Lobus anterior als Ganzes geringen Größenvariationen unterworfen.

Nach diesen kurzen Bemerkungen über den Lobus anterior wenden wir uns dem *Lobus posterior corporis cerebelli* zu. Der Lobus posterior des menschlichen Kleinhirns umfaßt alle Kleinhirnanteile zwischen der Fissura superior anterior, Fissura prima der vergleichenden Anatomie und der Fissura posterolateralis von LARSELL. d. h. im Wurm: Declive, Folium und Tuber vermis, Pyramis und

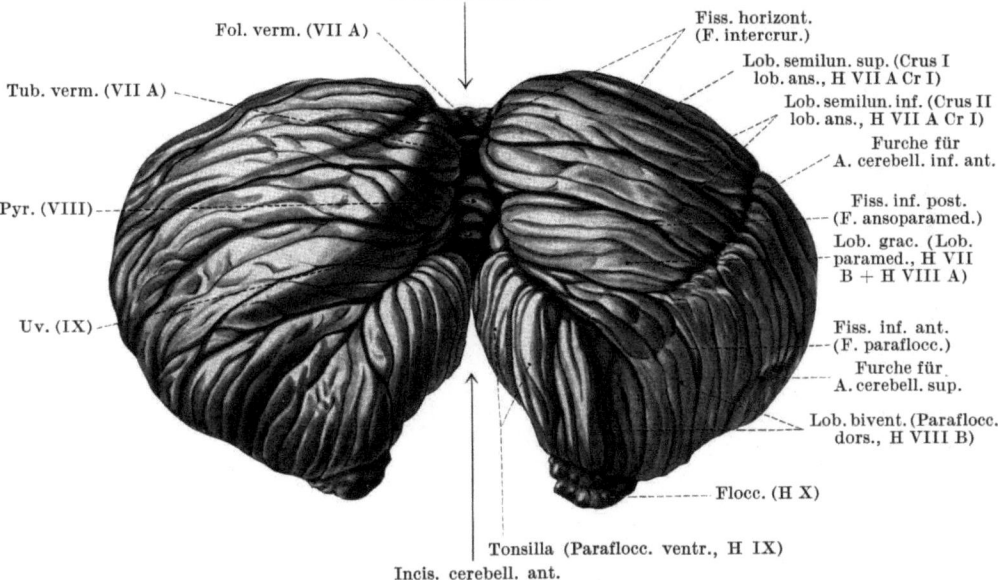

Abb. 94. Kleinhirn des erwachsenen *Menschen* von unten gesehen (Facies inferior). Sonst wie Abb. 93. Umgezeichnet nach METTLER (1948).

Uvula, und in der Hemisphäre: Lobulus quadrangularis posterior, Lobulus semilunaris superior und inferior, Lobulus gracilis, Lobulus biventer und Tonsilla nebst der sog. Nebenflocke von HENLE[1].

Wir werden uns nun zunächst mit den Vermisanteilen des Lobus posterior beschäftigen. Das *Declive* entspricht dem Lobulus VI von LARSELL (1954, 1957), dessen hintere Grenze von der Fissura superior posterior gebildet wird. Da bei vielen *Primaten* die Folien des Declive ununterbrochen in die entsprechenden Folien der Hemisphäre übergehen, betrachtete BOLK (1906) das Declive und den Lobulus quadrangularis posterior als eine Einheit, Lobulus simplex. Demgegenüber führt indessen LARSELL (1957) an, daß die Grenze zwischen Vermis- und Hemisphärenanteilen des Lobulus simplex bei *Macacus, Cebus, Cercocebus, Ateles, Papio, Gorilla* und *Schimpanse* immer deutlicher wird, indem sich der Sulcus paramedianus mit der wachsenden Hemisphäre mehr und mehr nach vorn erstreckt. Wie aus den Abb. 93 und 97 hervorgeht, hebt sich auch im menschlichen Kleinhirn der Lobulus VI deutlich von dem Lobulus H VI ab.

---

[1] Wir verweisen in dieser Beziehung auf die eingehende Beschreibung der Variabilität der Läppchen des menschlichen Kleinhirns von LUDWIG-HAURI (1955).

Es scheint uns deshalb wohl begründet, wenn LARSELL (1957) beim *Menschen* im Lobulus simplex Vermis- und Hemisphärenanteile wie bei den anderen Säugern unterscheidet. Auch morphogenetische Beobachtungen sprechen zugunsten dieser Anschauung, wie wir schon gesehen haben.

Obwohl die Laminae des Declive beim *Menschen* eine weitgehende sekundäre Aufteilung zeigen, stimmt der Lobulus VI, wie aus Abb. 95 ersichtlich ist, grundsätzlich mit dem verhältnismäßig einfachen Muster beim *Schimpansen* überein (Abb. 98). Die Form und Größe der Oberflächenlaminae VIa, VIb und VIc variieren indessen ebenso wie die Tiefe der trennenden decliven Furchen 1 und 2. Die Laminae VId, VIe, VIf auf der hinteren Wand der Fissura prima ähneln

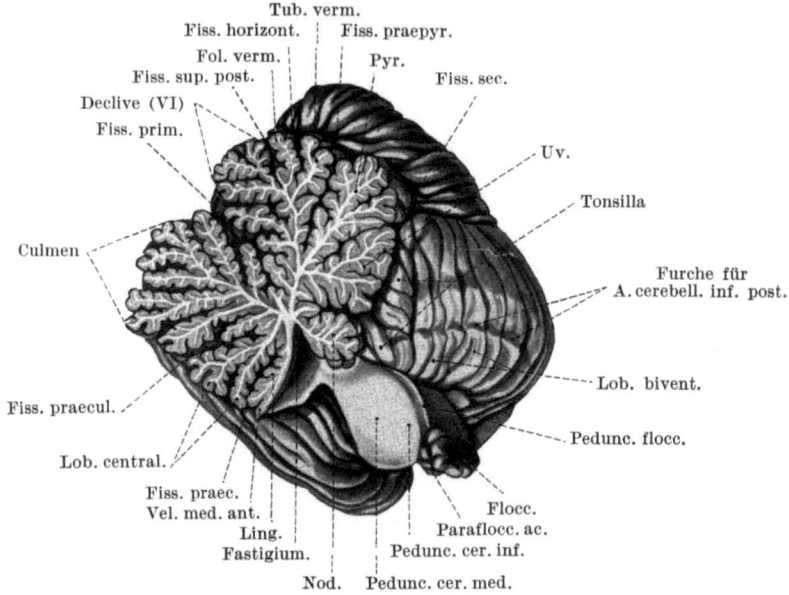

Abb. 95. Medianschnitt des *menschlichen* Kleinhirns. Arbor vitae. Natürliche Größe. Umgezeichnet nach METTLER (1948).

im großen und ganzen denselben Folien beim *Schimpansen*; Lamina VId ist von diesen die größte (LARSELL 1957).

Die Grenze zwischen Lobulus VI und dem nach hinten folgenden Läppchen wird, wie erwähnt, durch die Fissura superior posterior markiert. Die Identifizierung der Fissura superior posterior ist indessen zuweilen mit Schwierigkeiten verbunden, was teilweise darin seine Ursache hat, daß das Folium vermis so wechselnde Verhältnisse aufweist. Das Folium vermis befindet sich zwischen den Wurm-Abschnitten der Fissura posterior und der Fissura horizontalis. In vielen Fällen ist aber das Folium vermis nicht so wohl entwickelt, daß es die Oberfläche erreicht. In solchen Kleinhirnen konfluieren die genannten Furchen an der Oberfläche und sind nur in der Tiefe getrennt. Die Variabilität dieses Gebietes kommt auch im Markstrahlenmuster zum Ausdruck. So zweigt der Markstrahl des Folium vermis bald von dem Markstrahl des VIc ab, bald von dem Markstrahl des Tuber vermis, oder er bildet auch einen selbständigen Markstrahl zwischen den beiden.

Das *Folium* und das *Tuber vermis* des menschlichen Kleinhirns entsprechen gewöhnlicherweise zusammen dem Sublobulus VIIA der *Säuger* (LARSELL 1957). Lateralwärts setzt sich das Folium vermis in dem Lobulus semilunaris superior fort. Beim *Menschen*, wie bei *Primaten* im allgemeinen, ist der Teil des Lobulus VII, der dem Sublobulus VII B entspricht, in der Tiefe der Fissura praepyramidalis verborgen. LARSELL (1957) betrachtet ebenso wie SCHOLTEN (1946) den Lobulus VII B als eine spezifische Unterabteilung des Lobulus VII (Tuber vermis posterius), mit der der Lobulus paramedianus pars anterior in Verbindung steht.

Unmittelbar hinter dem Tuber vermis folgt dann die *Pyramis* oder Lobulus VIII (LARSELL), der bei allen *Primaten* durch eine tiefe Furche (S. intrapyramidalis) in Sublobulus VIII A und VIII B geteilt wird. Sowohl beim *Menschen* wie beim *Gorilla* ist der Sublobulus VIII A groß und Sublobulus VIII B verhältnismäßig klein; dabei wechselt der Sublobulus B aber mehr an Größe und Zahl der Lamellen als Sublobulus VIII A. Die lateral konfluierenden Folien

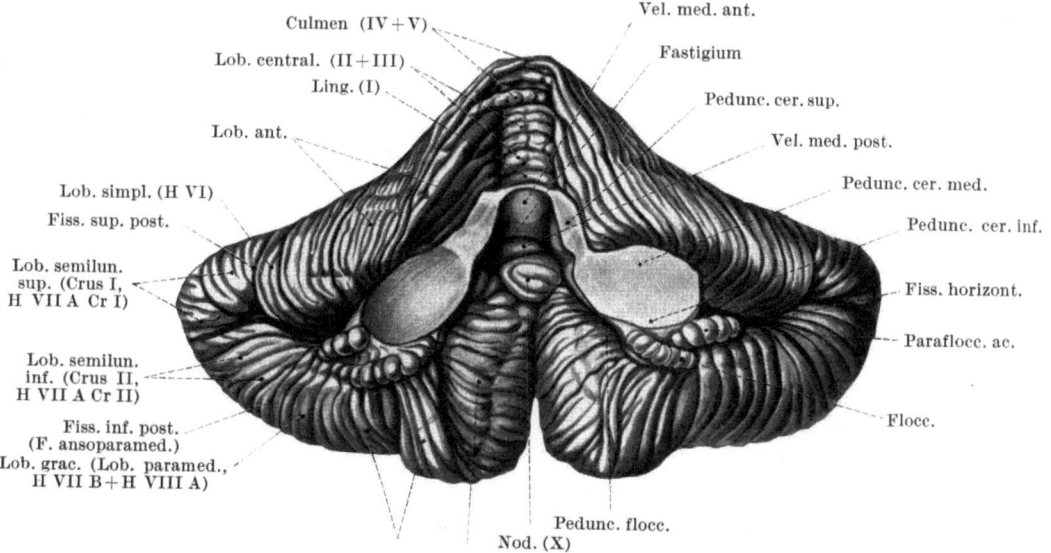

Abb. 96. Kleinhirn des erwachsenen *Menschen* von der ventralen Fläche gesehen. Natürliche Größe. Alte und vergleichend-anatomische Nomenklatur. Umgezeichnet nach METTLER (1948).

bilden die Alae pyramidis, die sich seitlich zwischen der Tonsille und dem Lobulus gracilis als eine meistens rindenfreie Lamelle fortsetzen, um die Pyramis mit dem Lobulus gracilis zu verbinden.

Und nun zum Schluß die *Uvula* oder Lobulus IX (LARSELL); sie ist im Medianschnitt des menschlichen Kleinhirns groß (Abb. 95), wenn auch von verhältnismäßig geringer Breite. Wie bei den meisten *Säugern* wird das Läppchen in vier Unterabteilungen geteilt, welche LARSELL mit IX a, IX b, IX c, IX d bezeichnet.

Nach dieser kurzen Übersicht über die einzelnen Abschnitte des Mittelstückes des Lobus posterior werden wir uns zunächst mit den Hemisphärenanteilen dieses Lappens beschäftigen. Schon die Besprechung der Morphogenese hat klargemacht, daß eine charakteristische Beziehung zwischen Wurm- und Hemisphärenteilen des Lobus posterior besteht. Diese Beziehung wird auch, wie wir sehen werden, durch das Studium der Morphologie der Hemisphärenläppchen bestätigt, wobei gleichzeitig eine gewisse individuelle Variabilität zutage tritt.

Von dem dem Declive entsprechenden Hemisphärenläppchen, *Lobulus quadrangularis posterior* oder Lobulus H VI (LARSELL), war schon die Rede. Es wurde angeführt, daß diese zwei Läppchen (Lobuli VI und H VI von LARSELL) dem

Lobulus simplex von BOLK homolog sind. Es wurde ferner präzisiert, daß gute Belege dafür sprechen, auch in diesem Abschnitt des Kleinhirns die morphologische Trennung — in Mittelstück und Seitenteile — aufrechtzuerhalten, wofür auch die Abb. 93 spricht. Wo die Laminae VIa, VIb, VIc sich auf der Hemisphäre fortsetzen, teilen sie sich in mehrere Folien, so daß der Lobulus quadrangularis posterior (Lobulus H VI, LARSELL) breiter wird als das Declive (Lobulus VI). Drei tiefere, intralobuläre Furchen teilen den Lobulus quadrangularis posterior in vier Sublobuli, wobei jedoch individuelle Variationen und Asymmetrien nicht selten sind.

Durch die Fissura superior posterior von dem Lobulus quadrangularis posterior getrennt, folgt unmittelbar nach hinten hin der *Lobulus semilunaris superior*, ein Läppchen, welches, wie oben erwähnt, medial mit dem Folium vermis in

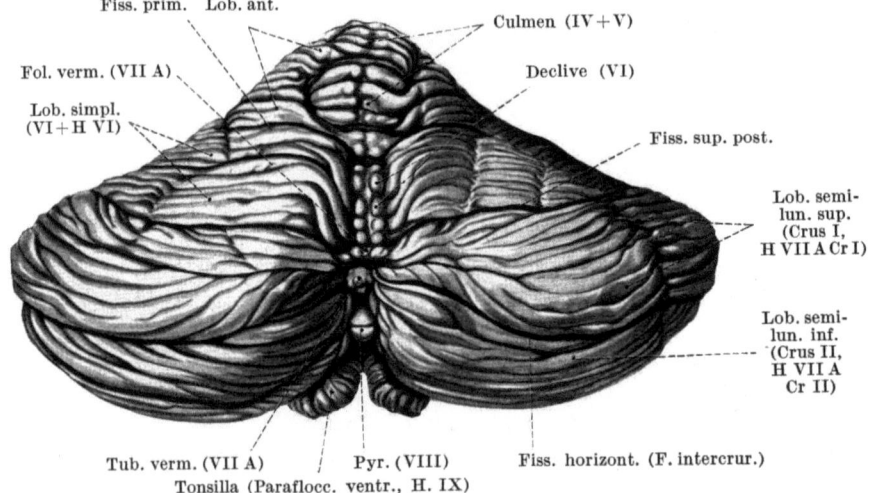

Abb. 97. Kleinhirn des erwachsenen *Menschen* von der dorsalen Fläche gesehen. Natürliche Größe. Alte und vergleichend-anatomische Nomenklatur. Umgezeichnet nach METTLER (1948).

Verbindung steht. Die Morphogenese und die Beziehungen dieses Läppchens zusammengenommen können kaum Zweifel hinterlassen, daß der Lobulus semilunaris superior mit dem Crus I lobuli ansiformis homolog ist (SCHOLTEN 1946, LARSELL 1947b, 1957, JANSEN 1950), weshalb auch LARSELL (1957) das Läppchen Lobulus H VIIA Crus I benennt.

Die hintere Wand der Fissura superior posterior wird von einer Gruppe Lamellen (Lobulus profundus von DEJERINE 1901) gebildet, die durch eine tiefe Furche von der Hauptmasse des Lobulus semilunaris superior getrennt ist. Dieser Lobulus ist medialwärts mit dem Folium vermis verbunden. Seitlich erreicht er die laterale Fläche des Kleinhirns und bildet ein trianguläres oder rektanguläres Feld zwischen dem Lobulus quadrangularis und der Hauptmasse des Lobulus semilunaris superior. Ein ähnlicher Sublobulus kommt bei *Gorilla* und *Schimpanse* vor. LARSELL (1957) neigt deshalb zu der Auffassung, daß dieser tiefe Sublobulus dem Crus Ia der *Subprimaten* entspricht. In diesem Fall ist die tiefe Furche, die das Läppchen von dem übrigen Teil des Lobulus semilunaris superior trennt, der Fissura intracruralis 1 von LARSELL homolog.

Der *Lobulus semilunaris inferior*, einerseits durch die Fissura horizontalis von dem Lobulus semilunaris superior getrennt und andererseits durch die Fissura inferior posterior (F. ansoparamediana) von dem Lobulus gracilis, bildet einen wesentlichen Teil der hinteren und unteren Fläche des Kleinhirns. Wie wir schon gesehen haben, hängt das Läppchen medial mit dem Tuber vermis zusammen, und zwar mit den Tuberfolien, die an der Oberfläche vor dem Wurmteil der Fissura ansoparamediana gelegen sind, völlig übereinstimmend mit den Befunden bei *Subprimaten* (SCHOLTEN 1946, LARSELL 1947b, 1957, JANSEN 1950). Wir teilen mit den genannten Verfassern die Auffassung, daß der Lobulus semilunaris inferior dem Crus II des Lobulus H VII A homolog ist.

In den meisten Fällen ist der Lobulus semilunaris inferior durch eine tiefe Furche in zwei Sublobuli geteilt, von DEJERINE (1901) „partie antérieur" und „partie postérieur" genannt. Die Furche entspricht LARSELLs intracruraler Furche 2 der *Säuger*. Lateral setzt sich diese Furche häufig in der Fissura horizontalis fort, indem die unteren Folien von Crus II a sich in der oberen Wand der intercruralen Furche als ein verborgenes Läppchen fortsetzen. In anderen Kleinhirnen setzt sich der Sublobulus an der Oberfläche bis an die Fossa transversa fort.

Der vordere Teil („partie antérieur", DEJERINE) des Lobulus semilunaris inferior entspricht nach LARSELL (1957) dem Crus IIp der *Primaten* und *Subprimaten*. In unserem Material (LÖYNING und JANSEN 1955) fanden wir Lobulus semilunaris inferior in den meisten Fällen mit dem Tuber verbunden. In einem Fall hing das Läppchen sowohl mit dem Tuber als auch der Pyramis zusammen, und in einem anderen war es mit Tuber und

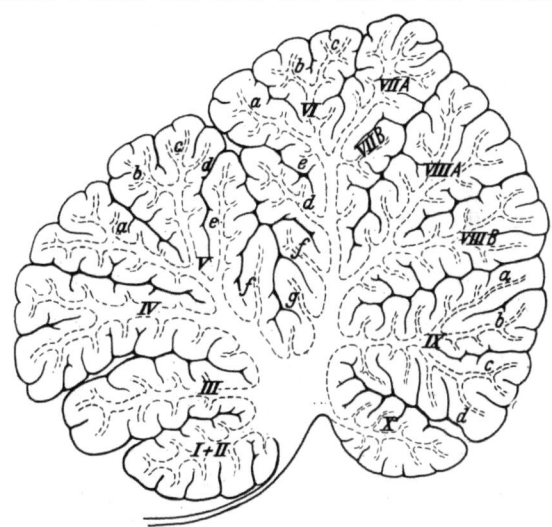

Abb. 98. Medianschnitt durch das Kleinhirn des *Schimpansen*. Umgezeichnet nach LARSELL (1957).

Folium verbunden. In sämtlichen Fällen war der Lobulus semilunaris inferior aus zwei Sublobuli zusammengesetzt.

Wir wenden uns nunmehr dem *Lobulus gracilis* zu, einem Läppchen, das durch den Sulcus inferior posterior von dem Lobulus semilunaris inferior abgegrenzt wird[1]. Das Läppchen wird durch recht große Variabilität charakterisiert. In vielen Fällen, wohl den meisten, wird es durch einen Sulcus lobuli gracilis in einen Sublobulus gracilis anterior und posterior geteilt.

Die Folien des Sublobulus gracilis posterior konvergieren medianwärts und überqueren den Sulcus paramedianus, um in den Folien des Tuber posterius, Sublobulus VII B von LARSELL, in die Tiefe der Fissura praepyramidalis überzugehen. Dieser Teil des Lobulus gracilis hat somit ähnliche Beziehungen zu dem Vermis wie die Pars anterior lobuli paramediani der *Subprimaten* und entspricht so dem Lobulus H VII B von LARSELL. Der Lobus gracilis anterior dagegen steht medianwärts mit den Vermisfolien in Verbindung, auf dem hinteren

---

[1] In seinem Diagramm (Abb. 243) bezeichnet ZIEHEN (1934) diese Furche: Sulcus inferior posterior, aber er macht sie zu der Grenze zwischen seinem Sublobulus III des Lobulus semilunaris inferior und seinem Lobulus biventer. In seiner Tabelle scheint sein Sulcus d zwischen den Sublobuli I und II dem Sulcus inferior von VICQ D'AZYR zu entsprechen. In der vergleichend-anatomischen Terminologie ist es die Fissura ansoparamediana.

Ufer der Fissura praepyramidalis, d. h. auf der (morphologisch) vorderen Fläche der Pyramis, Sublobulus VIII A[1]. Dieser Teil des Lobulus gracilis scheint deshalb mit der Pars posterior lobuli paramediani, Lobulus H VIII A von LARSELL, homolog zu sein.

Von dem Lobulus gracilis, der Tonsilla und dem Flocculus umgeben, bildet der *Lobulus biventer*, Lobulus H VIII von LARSELL, den rostromedialen Teil der unteren Kleinhirnfläche (Abb. 94). Wie der Name sagt, ist das Läppchen meistens der Länge nach in zwei Sublobuli geteilt, obwohl eine Dreiteilung auch keine Seltenheit ist. In bezug auf diese hält LARSELL (1957) es für wahrscheinlich, daß der seitlichste (morphologisch am meisten rostralwärts liegende) Teil des Läppchens mit dem Lobulus paramedianus pars posterior homolog ist.

Ebenso wie SCHOLTEN (1946), kamen auch wir (JANSEN 1950, 1952, 1954a, LÖYNING und JANSEN 1955) zu dem Schluß, daß der Lobulus biventer mit dem Paraflocculus dorsalis der *Subprimaten* homolog ist, indem beide Läppchen mit der Pyramis verbunden sind und außerdem die die Läppchen begrenzenden Furchen, Sulcus anterior inferior und Sulcus retrotonsillaris, bzw. Fissura paraflocularis und Fissura intraparaflocularis, gegenseitig homolog sind.

LARSELL (1953, 1957), der in dem Lobulus paramedianus drei Sublobuli unterscheidet: Pars anterior, Pars posterior und Pars copularis, macht eine von der obenstehenden etwas abweichende Auffassung geltend, indem er den Sublobulus lateralis des Lobulus biventer als mit der Pars copularis homolog betrachtet, und deshalb diesen Teil des Lobulus biventer zu dem Lobulus paramedianus rechnet. Mit anderen Worten wird nach LARSELLS Deutung der Paraflocculus dorsalis beim *Menschen* kleiner, als es aus SCHOLTENs und unserer Auslegung hervorgeht.

Es bleibt jetzt noch übrig, den letzten Hemisphärenabschnitt des Lobus posterior, die *Tonsilla*, zu besprechen. Die beiden Tonsillen sind so fest an die Seitenfläche der Uvula gedrängt, daß sie sich median beinahe berühren (Abb. 94). Bemerkenswert ist dabei die Beweglichkeit dieser Läppchen, wie DEJERINE (1901) betont. Durch den Sulcus retrotonsillaris (F. intratonsillaris, F. intraparaflocularis) wird die Tonsille von dem Lobulus biventer getrennt. Die Furche stellt eine laterale Fortsetzung der Fissura secunda dar.

Betreffs der Homologie der Tonsille gehen die Meinungen weit auseinander. INGVAR (1918) neigt mit Zustimmung von JAKOB (1928) zu der Auffassung, daß die Tonsille dem Lobulus paramedianus der *Subprimaten* homolog ist, während HALLER (1931) die Tonsille als etwas für *Mensch* und *Anthropoiden* Bezeichnendes betrachtet. RILEY (1930) und auch WOOLSEY (1947) dagegen sehen in der Tonsille ein dem ganzen Paraflocculus der *Subprimaten* entsprechendes Läppchen. Gegen alle eben erwähnten Anschauungen sprechen indessen die Befunde von HOCHSTETTER (1929), SCHOLTEN (1946), LARSELL (1947b, 1957), JANSEN (1950, 1954a), LÖYNING und JANSEN (1955), die darin übereinstimmen, daß die Tonsille mit der Uvula verbunden ist. Die Tonsille hat somit dieselbe Beziehung zu dem Wurm, wie der Paraflocculus ventralis der *Subprimaten*. Wir stimmen deshalb dem Schluß der genannten Verfasser bei: *Die Tonsille ist dem Paraflocculus ventralis, dem Lobulus H IX von* LARSELL, *homolog*.

Diese Deutung der Homologie der Tonsille macht die weit verbreitete Auffassung, daß die sog. *Nebenflocke* von HENLE ein menschliches Rudiment des ganzen Paraflocculus der *Subprimaten* sei, unhaltbar. Morphogenetische Beobachtungen (LARSELL 1947b, 1957) zeigen, daß die topographisch mit der Flocke so innig verwandte Nebenflocke zu den hintersten Folien der Uvula in Beziehung

---

[1] In einzelnen Fällen ist die Verbindung mit den Pyramisfolien nicht oder nicht mit Sicherheit nachweisbar (LÖYNING und JANSEN 1955).

steht und somit dem Paraflocculus ventralis zuzurechnen ist. Offenbar ist dieses Läppchen dem Paraflocculus accessorius (JANSEN 1950, 1952, 1954a, LÖYNING und JANSEN 1955, LARSELL 1957) homolog. Wie LARSELL (1952) hervorhebt, entspricht die Nebenflocke dem Paraflocculus der *Vögel* und stellt somit den ältesten Teil des Paraflocculus dar. Die Größe des Paraflocculus accessorius beträgt beim *Menschen* durchschnittlich etwa $^2/_5$ des Flocculus (LÖYNING und JANSEN 1955).

VI. Zusammenfassende Übersicht über Entwicklung und prinzipielle Gliederung des Kleinhirns der Wirbeltiere und des Menschen.

Seit langem war es eine weitverbreitete Vorstellung, daß das primitive Kleinhirn ein Derivat der Flügelplatte, und zwar der Area vestibulolateralis derselben repräsentiere. Als eine zweite Stufe in der phylogenetischen Entwicklung sollte sich dann diesem primitiven *Vestibulocerebellum* ein von spinalen Verbindungen beherrschter Anteil anreihen. Schließlich sei dann als dritte und letzte Stufe der Phylogenese die Entwicklung der von cerebropontinen Verbindungen dominierten Etage des Kleinhirns gekommen.

Im Lichte der Ergebnisse der Kleinhirnforschung der letzten Jahre scheint uns diese Betrachtungsweise für eine recht tiefgehende Modifikation reif. Zwar zeigen sowohl die Studien der Phylogenese als auch die morphogenetischen Untersuchungen, daß das Kleinhirn ein Derivat der Flügelplatte ist; aber schon das primitivste Kleinhirn der *Cyclostomen* umfaßt, wie oben (S. 4) dargestellt, sowohl einen aus der Area vestibulolateralis (Area acustica) der Flügelplatte differenzierten Lobus vestibulolateralis, als auch ein aus der Area trigemini der Flügelplatte entstandenes Corpus cerebelli. Es steht fest, daß das Kleinhirn, soweit wir die phylogenetische Entwicklung kennen, schon ursprünglich Terminalgebiet weit verschiedener und weit herkommender — nicht nur vestibulärer — Nervenbahnen ist.

Ob die cerebropontine Komponente im Prinzip auch schon im primitiven Kleinhirn vorhanden ist, bleibt noch eine offene Frage. Es ist indessen offenbar, daß die bisher vorherrschende Auffassung von dem cerebropontocerebellaren System als einem Charakteristikum des Säugerkleinhirns allein unhaltbar ist, nachdem auch bei *Vögeln* eindeutig ein pontines System demonstriert werden konnte (s. S. 21). Man kann zur Zeit auch nicht von der Möglichkeit absehen, daß auch bei *Reptilien*, *Amphibien* und *Fischen* ein pontines System, wenn auch in rudimentärer Form, vorhanden ist.

Unter allen Umständen sprechen die vorliegenden Tatsachen dafür, daß das Kleinhirn der Wirbeltiere grundsätzlich aus zwei Hauptteilen besteht: dem *Lobus flocculonodularis* und dem *Corpus cerebelli* (LARSELL). Diese zwei Kleinhirnteile sind bei allen Wirbeltieren (mit Ausnahme von *Myxine*) wiederzufinden. Es ist dabei ins Auge fallend, daß — phylogenetisch betrachtet — der Lobus flocculonodularis, wenn auch an Größe etwas wechselnd, durchaus an Form sehr konservativ bleibt, während das Corpus cerebelli in der Phylogenese Gegenstand einer progressiven Differenzierung und Vergrößerung wird.

Wenn wir uns jetzt der Frage der weiteren, morphologischen Gliederung des Kleinhirns zuwenden, scheint es zweckmäßig, den Ausgangspunkt in den relativ einfachen Verhältnissen bei den *Vögeln* zu nehmen. Wie wir schon gesehen haben, wird die Differenzierung des Kleinhirns der *Vögel* durch die Bildung einer Reihe von querverlaufenden Furchen gekennzeichnet. Dadurch wird das Kleinhirn in zehn, in rostrocaudaler Richtung aufeinander folgende folienähnliche

Läppchen, Lobuli I—X, zerlegt (LARSELL 1948). Von großem Interesse ist es dabei, daß die transversale Aufteilung des Kleinhirns der *Vögel* unvollständig bleibt, indem ein ventrolateral gelegenes Rindengebiet eine glatte, ungefurchte Oberfläche bewahrt, vermutlich der Mutterboden der Hemisphäre des *Säuger*kleinhirns (LARSELL 1948, BRODAL, KRISTIANSEN und JANSEN 1950). Caudal grenzt dieses Gebiet an einen seitlichen Auswuchs, der von dem vereinten Paraflocculus und Flocculus gebildet wird. Gewissermaßen kann man deshalb schon bei den *Vögeln* neben der transversalen Aufteilung ein sagittales Teilungsprinzip ahnen, d. h. ein Mittelstück und zwei Seitenteile unterscheiden.

Die Lobuli I—X, die das Kleinhirn der Vögel charakterisieren, sind auch in dem Mittelstück (Vermis) des *Säuger*kleinhirns wiederzufinden (LARSELL 1952, 1957), wenn auch die einzelnen Abschnitte bei den *Säugern* zum Teil bedeutend mehr differenziert sind.

Was indessen vor allem das Kleinhirn der *Säuger* charakterisiert, ist die progressive Entwicklung der Seitenteile (Hemisphären). Von einem bescheidenen Anfang bei den *Monotremen*, deren Kleinhirn große Ähnlichkeit mit dem *Vogel*kleinhirn zeigt, kann man sozusagen schrittweise die weitere Differenzierung verfolgen. Interessant ist dabei, daß die Differenzierung der Seitenteile des Kleinhirns mit dem Paraflocculus anfängt, und zwar erst mit dem Paraflocculus ventralis, dessen Anhang, Paraflocculus accessorius, schon bei den *Vögeln* vorhanden ist. Bei dem *Ameisenigel* erkennt man auch einen Paraflocculus dorsalis, während die bei diesem Tier noch rudimentären Lobuli ansoparamediani und simplex bei *Insektivoren* differenziert worden sind und bei allen höheren *Säugern* vorkommen.

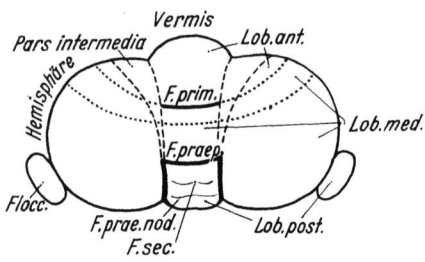

Abb. 99. Schematische Einteilung des *menschlichen* Kleinhirns. Nach HAYASHI und JAKOB (1928).

Mit der Feststellung, daß sowohl das Mittelstück als auch die Seitenteile des *Säuger*kleinhirns in transversal orientierte Läppchen zerlegt sind, meldet sich die alte und viel diskutierte Frage: Besteht irgendwelche Korrespondenz zwischen Vermis- und Hemisphärenteilen? Wie oben dargestellt (s. S. 35ff.), wird diese Frage von den meisten Forschern, die sich während der letzten drei Jahrzehnte mit diesem Problem beschäftigt haben, bestätigend beantwortet. Die auf S. 90 stehende Tabelle gibt, auf die Befunde von SCHOLTEN, LARSELL und JANSEN gestützt, eine Übersicht über die gegenseitige Korrespondenz zwischen Vermis- und Hemisphärenabschnitten.

Obwohl die Querteilung einen dominierenden Zug in der Gliederung des *Säuger*kleinhirns bildet, darf man indessen nicht übersehen, daß neben dem frontalen auch ein sagittales Teilungsprinzip in der Morphologie dieser Kleinhirne zum Ausdruck kommt, wie EDINGER, JAKOB u. a. mit Nachdruck hervorheben. Die Fragestellung, ob das Kleinhirn grundsätzlich transversal oder sagittal geteilt sei, ist irreleitend. Es handelt sich nicht um ein entweder-oder, sondern vielmehr um ein sowohl-als-auch.

Zuerst sei betont, daß das Mittelstück, Vermis, in der ganzen rostrocaudalen Ausdehnung des Kleinhirns erkennbar ist, obwohl die rein morphologische Abgrenzung in dem Lobulus simplex und dem Lobus anterior in vielen Fällen mehr oder weniger verwischt ist. Morphogenetische Verhältnisse, wie Rindenreifung und Myelogenese und die Faserverbindungen, sprechen indessen bestimmt zugunsten einer Unterscheidung zwischen Mittelstück (Vermis) und Seitenteilen

(Hemisphären). Beobachtungen pathologisch-anatomischer Art (Bildungsanomalien, Degenerationen) unterstützen diese Auffassung. Es scheint somit wohl-

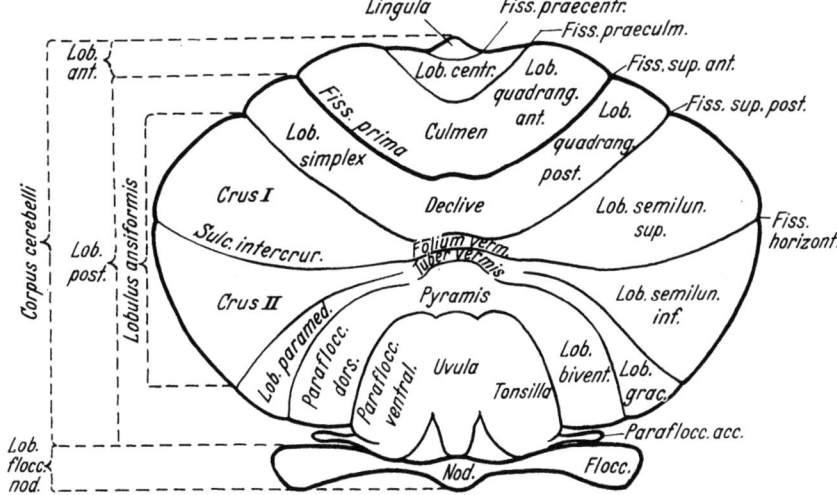

Abb. 100. Schematische Einteilung des *menschlichen* Kleinhirns. Nach LARSELL (1951).

begründet, in jedem Querläppchen zwischen einem Mittelstück und zwei Seitenteilen zu unterscheiden.

Schwerwiegende Gründe sprechen indessen für die Berechtigung einer noch weitergehenden sagittalen Aufteilung, obwohl diese im erwachsenen Kleinhirn

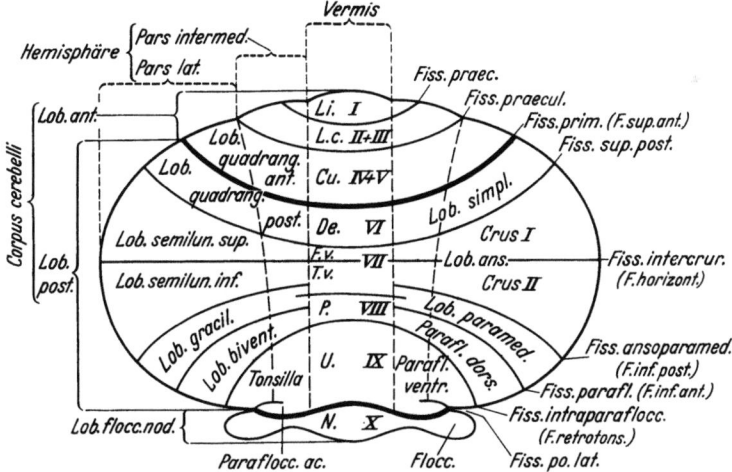

Abb. 101. Schematische Einteilung des Kleinhirns der *Säuger* und des *Menschen*. Umgezeichnet nach JANSEN (1954a).

rein morphologisch nicht deutlich zum Ausdruck kommt. Auf morphogenetische Beobachtung gestützt, unterscheiden HAYASHI (1924) und JAKOB (1928) eine Pars intermedia, die sich von vorn unmittelbar lateral von dem Vermis in die Hemisphäre einkeilt (Abb. 99). Faseranatomische Studien (JANSEN und BRODAL 1940, 1942) sowie neurophysiologische Beobachtungen (CHAMBERS und SPRAGUE 1955a, b) sprechen auch für die Berechtigung der Unterscheidung einer Pars intermedia. Die genaue Abgrenzung dieser intermediären Zone bleibt indessen vorläufig unsicher, besonders was die caudale Ausdehnung betrifft.

Die neueren Auffassungen von der prinzipiellen Gliederung des Kleinhirns der *Säuger* sind in den Abb. 99, 100 und 101 diagrammatisch nach JAKOB (1928), LARSELL (1947b) und JANSEN (1954a) dargestellt.

Die genannten Verfasser betonen sämtlich in Anlehnung an ELLIOT SMITH, BRADLEY, BOLK, INGVAR u. a. die transverselle Gliederung des Kleinhirns; JAKOB und JANSEN außerdem auch, wie früher EDINGER, das Vorhandensein eines sagittalen Teilungsprinzips.

JAKOB unterscheidet einen Lobus anterior, einen Lobus medius und einen Lobus posterior und stützt sich dabei auf INGVAR. Im Lichte der Forschungsergebnisse der letzten zwei Jahrzehnte bedarf indessen die Jakobsche Auffassung einer gewissen Modifikation bezüglich der Abgrenzung der Lappen und der Beziehung zwischen Vermis- und Hemisphärenteilen, so wie es in den Diagrammen von LARSELL (Abb. 100) und JANSEN (Abb. 101) zum Ausdruck kommt.

Wie aus den Abbildungen und dem Kleinhirnschema (S. 89) hervorgeht, existiert eine charakteristische Beziehung zwischen Vermis- und Hemisphärenteilen.

Gliederung des Kleinhirns

Alte anthropotom. Einteilung	Neue vergl. anatom. Einteilung (BOLK, LARSELL)		

Corpus cerebelli

Hemisphäre	Vermis		Hemisphäre

Lobus anterior

Vincul. lingulae	Lingula	Lob. I	Lob. H I
Ala lob. centralis	Lob. centralis	Lob. II	Lob. H II
		Lob. III	Lob. H III
Lob. quadrang. pars ant.	Culmen	Lob. IV	Lob. H IV
		Lob. V	Lob. H V

S. Sup. ant.   **F. prima**

Lobus posterior

Lob. quadrang. pars post.	Declive	Lob. VI	Lob. simplex, H VI
Lob. semilun. sup.	Folium	Lob. VII A	Crus I lob. ans., H VII A, Cr I
Lob. semilun. inf.	Tuber		Crus II lob. ans., H VII A, Cr II
		Lob. VII B	Lob. paramed., H VII B
Lob. gracilis	Pyramis	Lob. VIII A	Lob. paramed., H VIII A, H VIII Acp.
Lob. biventer		Lob. VIII B	Paraflocc. dors., H VIII B
Tonsilla	Uvula	Lob. IX	Paraflocc. ventr., H IX

S. floccularis   **S. uvulonodularis**   **F. posterolateralis**

Lobus flocculonodularis

| Flocculus | Nodulus | Lob. X | Flocculus, Lob. H X |

Mit LARSELL unterscheiden wir im Kleinhirn zwei Hauptteile, und zwar den Lobus flocculonodularis und das Corpus cerebelli. Ersterer besteht aus dem mediangelegenen Nodulus oder Lobulus X und den zwei lateralen Flocculi. Das Corpus cerebelli umfaßt die voneinander durch die Fissura prima getrennten Lobi anterior und posterior. In dem Vermisteil des Lobus anterior unterscheidet LARSELL die Lobuli I—V, denen in der Hemisphäre die Lobuli H I—H V entsprechen. Der Lobus posterior, der durch seine morphologische Mannigfaltigkeit gekennzeichnet wird, besteht aus vielen Lobuli. Am meisten rostral liegt der Lobulus simplex, dessen Vermis- und Hemisphärenteile LARSELL als Lobulus VI, bzw. Lobulus H VI bezeichnet. Dann folgen in caudaler Richtung Folium und Tuber vermis der klassischen Terminologie, Lobulus VII A, dessen Hemisphärenkorrelat durch Lobulus VII A, Crus I (Crus primum lobuli ansiformis), bzw. Lobulus VII A, Crus II (Crus secundum lobuli ansiformis) repräsentiert wird. Der Lobulus VII B (Tuber vermis posterius) ist mit dem Lobulus paramedianus, und zwar Lobulus H VII B verbunden. Hinter dem Lobulus VII liegt die Pyramis oder Lobulus VIII mit den zwei Unterabteilungen VIII A und VIII B, die lateralwärts mit dem Lobulus paramedianus, Lobulus H VIII (und Pars copularis lobuli paramediani s. Lobulus H VIII A cp., LARSELL) bzw. dem Paraflocculus dorsalis oder Lobulus H VIII B in Verbindung stehen. Schließlich liegt am weitesten caudal in dem Lobus posterior die Uvula, Lobulus IX, der mit dem Paraflocculus ventralis der Hemisphäre, Lobulus H IX, korrespondiert. Es sei nochmals hier betont, daß die sog. *Nebenflocke* von HENLE einen Teil des *Paraflocculus ventralis* bildet und deshalb besser *Paraflocculus accessorius* genannt wird. Die weitverbreitete Vorstellung, daß die Nebenflocke beim *Menschen* ein rudimentärer Rest des *ganzen* Paraflocculus der *Säugetiere* darstelle, ist somit falsch.

Neben diesem transversalen Teilungsprinzip gibt es auch ein sagittales, indem man ein Mittelstück (Vermis), eine intermediäre Zone (Pars intermedia) und einen Lateralteil der Hemisphäre (Pars lateralis) unterscheiden kann, wodurch jeder Querteil des Kleinhirns dreigeteilt wird (Abb. 101).

B. Histologie der Kleinhirnrinde und der zentralen Kerne.

JAKOB (1928) bringt in diesem Handbuch (Bd. IV, 1) eine genaue und erschöpfende Darstellung des damaligen Wissens von dem feineren Bau der Rinde und der Kerne des Kleinhirns. Spätere Untersuchungen haben in nur beschränktem Maße neue Daten über dieses Thema geliefert, und diese betreffen alle eigentlich nur kleinere Einzelheiten zur Ausfüllung des komplexen Bildes der Kleinhirnhistologie, das wir vor allem CAJAL verdanken.

Es ist nicht Aufgabe dieser Darstellung, abermals eine ausführliche Beschreibung der Histologie des Kleinhirns zu geben. Diesbezüglich muß auf JAKOBs Kapitel verwiesen werden. Um einen Hintergrund für die Erläuterung der Resultate späterer Forschung zu schaffen, die hier besonders erörtert werden sollen, dürfte aber eine kurze Rekapitulation der wichtigsten Daten aus JAKOBs Beschreibung zweckmäßig sein.

I. Die Kleinhirnrinde.

Es wird allgemein angenommen, daß die Kleinhirnrinde beim *Menschen* in allen Abschnitten des Kleinhirns gleich gebaut ist. Obwohl dies bezüglich der Schichtenteilung der Rinde sicher richtig ist, dürfte es jedoch vielleicht eine zu große Verallgemeinerung sein, dasselbe Prinzip für alle Einzelheiten im Bau als gültig anzusehen. Im Lichte der neueren Feststellungen von ausgeprägten topischen Verschiedenheiten der Kleinhirnrinde in bezug auf afferente Fasersysteme wäre es wohl denkbar, daß feinere Unterschiede in der Synaptologie, in dem zahlenmäßigen Verhalten der verschiedenen intracorticalen Zelltypen und

92 Histologie der Kleinhirnrinde und der zentralen Kerne.

Fasertypen bestehen, welche sich bei darauf gerichteten Untersuchungen nachweisen ließen. Bisher liegen aber nur spärliche Daten über diese Frage vor.

JAKOB (1928) ist der Meinung, daß die Menge der *Golgizellen* (große Sternzellen) der Körnerschicht in der Flocke und im Unterwurm größer ist als in den anderen Lappen des Kleinhirns (s. S. 119). Auch kommen diese Zellformen in denselben Gebieten häufiger im Mark vor als in anderen Kleinhirnabschnitten (S. 120). LANDAU hat sich für cytoarchitektonische Unterschiede in den verschiedenen Kleinhirnlappen interessiert. In mehreren Arbeiten erwähnt er, daß solche Unterschiede z. B. in der Körnerschicht zu bestehen scheinen (LANDAU 1927, 1928a, 1928b, 1929, 1932a, 1932b, 1933). Jedoch liegt eine systematische Studie über diesen Gegenstand bisher nicht vor.

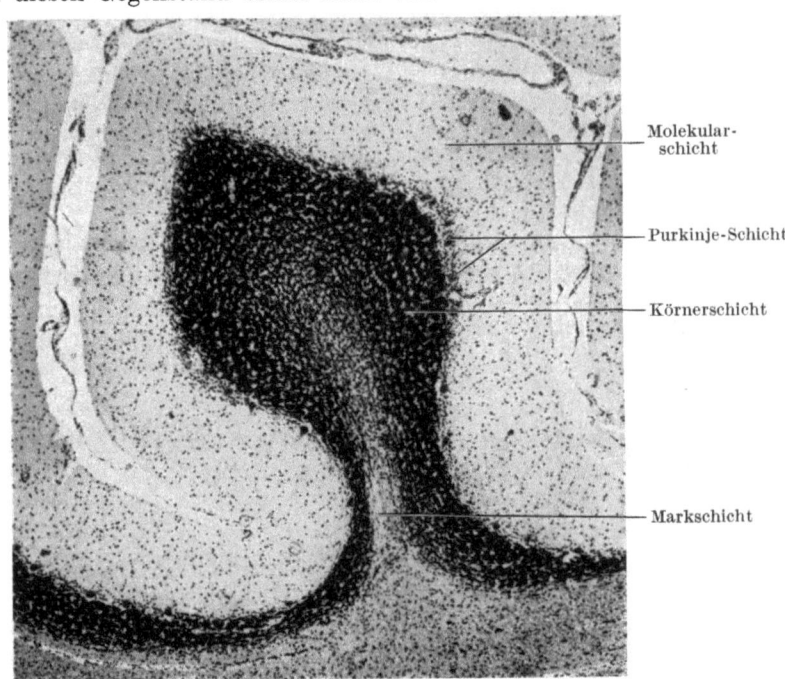

Abb. 102. Mikrophotographie der menschlichen Kleinhirnrinde mit ihren verschiedenen Schichten. (Eisenhämatoxylin, Vergr. 35fach.)

Myeloarchitektonisch scheinen auch gewisse Unterschiede zu bestehen, indem nach JAKOB (1928) die markhaltigen Geflechte in dem Flocculus, Unterwurm und Oberwurm von den in den Neuteilen des Kleinhirns in gewisser Hinsicht abweichen (vgl. S. 124).

Obwohl die Natur der CAJAL-SMIRNOWschen Fasern (vgl. S. 139ff.) unbekannt ist, dürfte ihr Vorkommen nur in Wurm und Flocke hier Erwähnung finden.

Die Kleinhirnrinde gliedert sich bekanntlich in drei charakteristische Schichten (Abb. 102):

1. *Die Molekularschicht* (Stratum moleculare, Stratum plexiforme, Stratum cinereum);
2. *die* PURKINJE*sche Schicht* (Stratum gangliosum[1]);
3. *die Körnerschicht* (Stratum granulosum).

Unter der letzten Schicht folgt dann das Marklager.

---

[1] Die Bezeichnung *Ganglienzellenschicht*, Stratum gangliosum, ist unglücklich und sollte am besten vermieden werden. In der modernen Neuroanatomie strebt man an, das Wort

1. Die ontogenetische Entwicklung der Kleinhirnrinde beim Menschen.

Dieses Thema betreffend entnehmen wir der ausführlichen Schilderung JAKOBs die folgenden Hauptzüge.

Auf einem frühembryonalen Stadium (Ende des 1. Embryonalmonats) lassen sich in der Kleinhirnlamelle 4 Schichten unterscheiden (Abb. 103). 1. Die *Matrix*, aus der ventrikulären Keimzone entwickelt, stellt eine zellreiche dichte Schicht über dem Ventrikelependym dar, die gegen die äußere Oberfläche zu von der etwas zellärmeren 2. *Zwischenschicht* gefolgt wird.

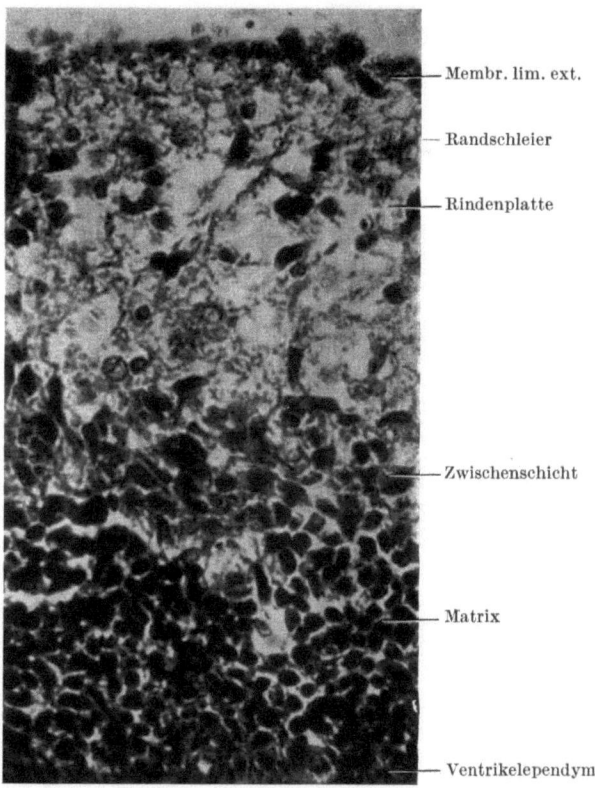

— Membr. lim. ext.

— Randschleier

— Rindenplatte

— Zwischenschicht

— Matrix

— Ventrikelependym

Abb. 103. Schnitt durch die Kleinhirnrinde eines menschlichen Embryos vom Ende des 1. Embryonalmonats, die früheste Rindendifferenzierung zeigend. Mikrophotographie. Aus JAKOB (1928).

Dann folgt 3. eine ganz zellarme *Rindenplatte*. Zwischen dieser und der gliösen Membrana limitans externa mit der Pia findet sich schließlich 4. ein kernloser schmaler *Randschleier*.

Im Laufe des nächsten Monats wird die Zwischenschicht zellärmer, die Rindenplatte zellreicher, und die Matrix entwickelt sich mächtig. Erst ungefähr von der Mitte des 3. Embryonalmonats an erscheint die sog. *embryonale (äußere) Körnerschicht*, die der Gegenstand vieler Untersuchungen und verschiedener Deutungen gewesen ist. Diese embryonale Körnerschicht (Abb. 104) bildet eine Schicht von dichtgelegenen Zellen, die zwischen dem Randschleier und der Rindenplatte erscheint, von der letzteren durch eine schmale zellarme Zone unscharf geschieden. Sie entwickelt sich nach JAKOB beim Menschen von der Ansatzstelle der Tela des Plexus chorioideus, deren Ependymkeile mächtige Proliferationszentren bilden. Von nun ab unterscheidet JAKOB in der Kleinhirnrinde eine *Mantelschicht*, bestehend aus der embryonalen Körnerschicht und der Molekularschicht (die zellarme Zone unterhalb der ersteren), und eine *Innenschicht*, welche als weitere Differenzierung der früheren Rindenplatte anzusehen ist (Abb. 104). Unterhalb dieser tritt in der folgenden Zeit die zellarme frühere Zwischenschicht mehr und mehr als die Bildungsstätte des künftigen

---

Ganglienzelle nur für Zellen in wirklichen Ganglien zu benutzen, d. h. für Ansammlungen von Nervenzellen, die außerhalb des Zentralnervensystems gelegen sind.

Marklagers hervor. Die äußere Zone der Innenschicht zeigt eine Verdichtung, welche die Entwicklung der inneren (definitiven) Körnerschicht ankündigt. Gegen Ende des 4. Embryonalmonats lassen sich auch die Anlagen der zentralen Kerne als dichtere Zellhaufen in der Zwischenschicht erkennen.

Die *embryonale Körnerschicht* ist bekanntlich eine vorübergehende Bildung. Beim Menschen verlieren sich nach JAKOB ihre letzten Reste erst zwischen dem 9. und 11. Lebensmonat, während sie bei den übrigen Säugern früher, aber zu bestimmter Zeit bei den verschiedenen Spezies, verschwindet. Über die definitive Bestimmung der Zellen der embryonalen Körner-

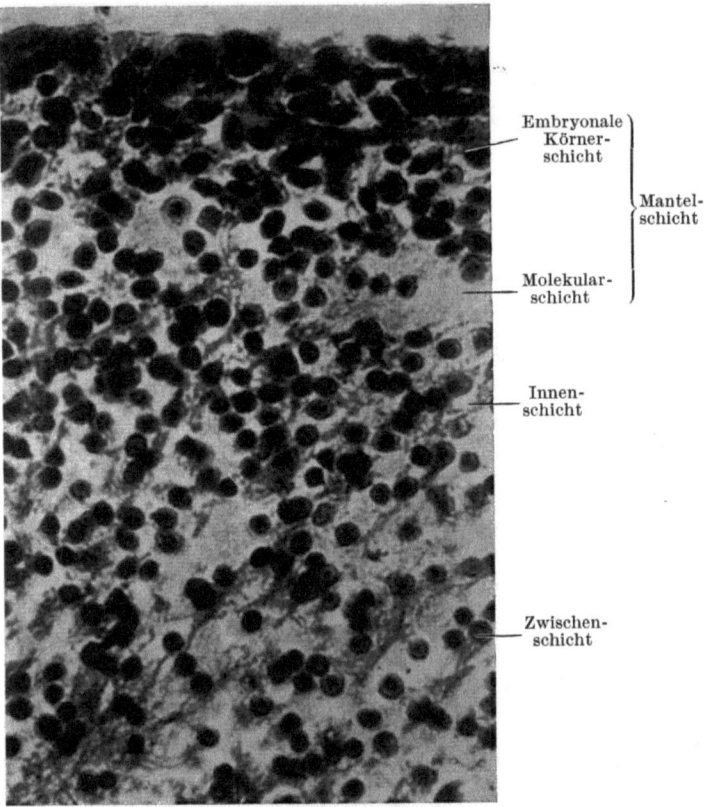

Abb. 104. Kleinhirnrinde eines menschlichen Embryos aus der Mitte des 3. Embryonalmonats. Cajalsches Silberpräparat. Vergr. 700fach. Aus JAKOB (1928).

schicht haben die Autoren verschiedene Meinungen geäußert (s. JAKOB 1928). Einige behaupten, daß die Zellen zugrunde gehen, während andere ihnen eine Rolle bei der Rindenbildung zuschreiben. Sich auf eingehende persönliche Untersuchungen sowie solche seines Mitarbeiters HAYASHIS stützend, vertritt JAKOB die Meinung, daß die Zellen der embryonalen Körnerschicht das Material für die definitive Molekularschicht mit ihren Nervenzellen bilden, und daß sie auch an dem Aufbau der inneren (definitiven) Körnerschicht beteiligt sind. Für seine Auffassung sprechen unter anderem das häufige Vorkommen von mitotischen Zellteilungen in der embryonalen Körnerschicht sowie das Auftreten von größeren, helleren (reiferen) Zellen, die sich auch in der Molekularzone finden, in ihren tiefsten Abschnitten. Es hat den Anschein, daß Zellen aus der embryonalen Körnerschicht in die Tiefe wandern.

Die Hauptbildungsstätte der Kleinhirnrinde ist jedoch die ventrikuläre Matrix. Von ihr aus geht ein stetiger Strom von Zellen gegen die Oberfläche zur Innenschicht. Diese zeigt vom 4. Monat eine Differenzierung, indem die zellige Verdichtungszone unterhalb der Molekularzone immer mehr hervortritt und bald als die *definitive* (innere) *Körnerschicht* erscheint. In den folgenden Embryonalmonaten weist diese eine große Zellzunahme auf. Gleichzeitig wird sie nach und nach deutlicher von der Purkinjezellschicht (vgl. unten) durch eine zellfreie Zone, die *Lamina dissecans*, geschieden (Abb. 105).

Die Purkinjezellen entstammen, wie die Mehrzahl der Körnerzellen, der ventrikulären Matrix. Im 4. Embryonalmonat lassen sich in der Innenschicht größere Zellen nachweisen, die mit ihrer längsten Achse senkrecht zur Kleinhirnoberfläche orientiert sind. Sie heben sich durch ihren großen Kern und deutliches Cytoplasma von den anderen Elementen der Innenschicht ab. Am Ende des 4. Monats sind diese großen Zellen in einer Reihe zwischen der Molekularschicht und der inneren Körnerschicht zu sehen, liegen aber noch ganz unregelmäßig und lassen keine Orientierung ihrer Dendriten erkennen (Silberpräparate). Diese Zellen stellen die Purkinjezellen dar, welche sich in der folgenden Zeit nach und nach regelmäßig in einer Reihe ordnen und die charakteristische Orientierung ihrer Fortsätze erhalten. Für die Abstammung der Purkinjezellen aus der ventrikulären Matrix spricht neben den oben erwähnten Daten auch, daß noch geraume Zeit nach dem Auftreten der Purkinjeschicht größere Zellen auf der Wanderung durch das Marklager und die Zwischenschicht angetroffen werden. Dagegen werden deutliche Purkinjezellen niemals in der Molekularschicht oder zwischen embryonaler Körnerschicht und Purkinjeschicht beobachtet (JAKOB). Auch Daten aus der Teratologie bestärken diese Auffassung, indem bei fehlender Entwicklung der Rinde oft Gruppen von gut entwickelten Purkinjezellen im Marklager unterhalb der defekten Rinde angetroffen werden.

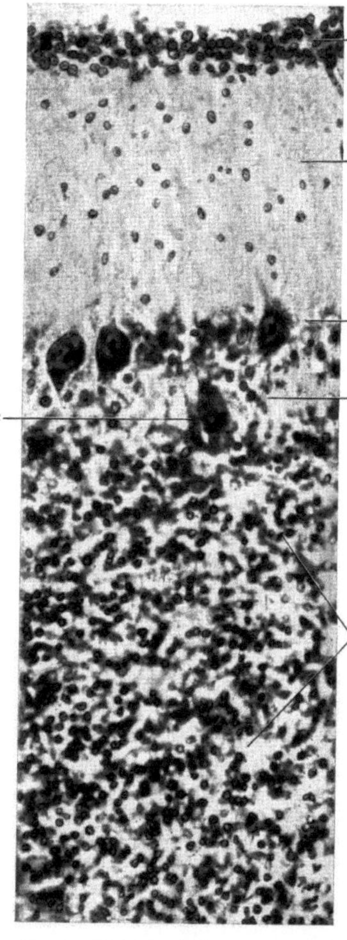

Die weitere Differenzierung der Zellen der Kleinhirnrinde findet während der letzten Hälfte des Embryonallebens statt. Jedoch scheinen sie noch bei der Geburt nicht endgültig differenziert zu sein (vgl. unten)

Die *Gliazellen* der Kleinhirnrinde entstammen wahrscheinlich demselben Mutterboden wie die Nervenzellen der betreffenden Schichten, jedoch lassen sich Neuroblasten und Glioblasten auf den frühen Stadien der Entwicklung nicht auseinanderhalten, weshalb die Frage ihrer Herkunft noch nicht erschöpfend beantwortet werden kann.

Die geschilderte Entwicklung der Kleinhirnrinde scheint für alle Abschnitte des Kleinhirns Geltung zu haben. Bemerkenswert sind jedoch die ausgeprägten *zeitlichen Unterschiede*, die zwischen den verschiedenen Lappen bestehen. Die phylogenetisch ältesten Abschnitte eilen in ihrer Entwicklung den jüngeren voraus. So ist die Reifung des Wurmes im Lobus anterior und des hinteren Teils des Wurmes auf allen Stadien erheblich mehr vorgerückt als diejenige des mittleren Teiles des Wurmes (INGVARs Lobus medius medianus) und als diejenige der Hemisphären. Diese Befunde unterstützen die Berechtigung der Unterteilung des Kleinhirns in funktionell und anatomisch verschiedene Abschnitte.

Abb. 105. Kleinhirnrinde eines menschlichen Neugeborenen. x große Zelle in der Lamina dissecans (helle Zone zwischen der Purkinje- und der inneren Körnerschicht). Nisslpräparat, Mikrophotographie, Vergr. 260fach. Aus JAKOB (1928.)

Nach dem Erscheinen von JAKOBs Darstellung haben einige Verfasser sich mit Fragen der ontogenetischen Entwicklung der Kleinhirnrinde beschäftigt. Zum Teil handelt es sich hier um Studien, welche die Bedeutung dieser Verhältnisse für die Pathologie berücksichtigen.

Rein normal-anatomischer Art ist die gründliche Arbeit von BOROWSKY (1937), welcher im ganzen 60 Kleinhirne von *Menschen* von der Geburt bis zum Alter von 42 Jahren in Nissl-, Silber-, Golgi- und Coxpräparaten untersucht. Wie JAKOB kommt BOROWSKY zu dem Schluß, daß die embryonale Körnerschicht wahrscheinlich nicht an der Bildung der Purkinjezellen oder der Golgizellen der Körnerschicht beteiligt ist. Diese Elemente entstammen der ventrikulären Matrix und können in abnehmender Zahl während der ersten 6—8 Lebensmonate im Markweiß nachgewiesen werden. In geringer Menge kommen verstreute Golgizellen und wenig differenzierte Purkinjezellen auch im Kleinhirnmark des erwachsenen *Menschen* vor, was auch von anderen Verfassern beobachtet wurde. Im großen und ganzen scheint die Entwicklung der Kleinhirnrinde des Menschen erst beim einjährigen Kinde abgeschlossen zu sein. Eine Größenzunahme findet jedoch auch nach dieser Zeit statt; so ist z. B. die Breite der Molekularschicht beim Neugeborenen 110—130 μ, beim 7—12monatigen Kinde 200—290 μ, und

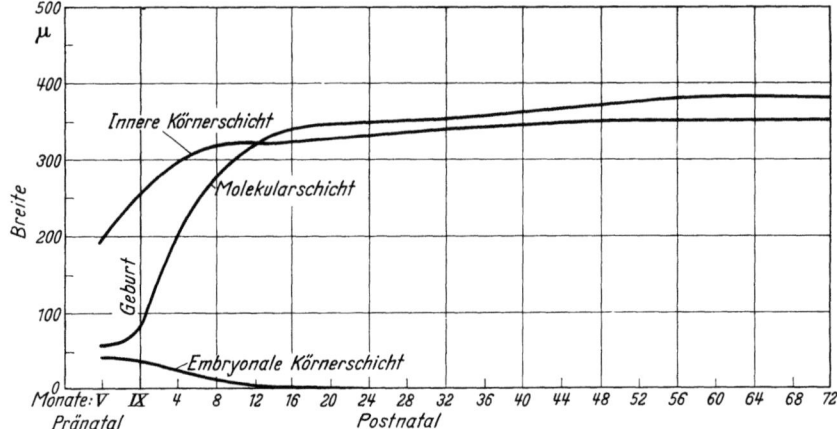

Abb. 106. Diagramm des Breitenwachstums der Schichten des Kleinhirns beim *Menschen* in den letzten Embryonalmonaten und in der postnatalen Zeit. Umgezeichnet nach RAAF und KERNOHAN (1944a).

beim Erwachsenen 310—400 μ. In bezug auf die Entwicklungsgeschwindigkeit bestehen erhebliche individuelle Schwankungen.

Bezüglich der Einzelelemente der Rinde gibt BOROWSKY (1937) unter anderem folgende Daten: Die *Purkinjezellen* sind bei der Geburt noch sehr unreif, haben spärliche Nisslschollen und ihr Dendritengeäst ist noch unvollkommen ausgebildet. Die Gipfeldendriten erreichen eine bedeutende Entwicklung zwischen 6 Monaten und 1 Jahr, jedoch wachsen sie auch nach dem 1. Lebensjahr noch weiter und erreichen ihre endgültige Entwicklung erst beim Erwachsenen.

Die *Golgizellen der Körnerschicht* haben bei der Geburt einen reiferen Bau als die Purkinjezellen. Jedoch sind ihre Fortsätze wenig zahlreich; aber schon ein paar Wochen nach der Geburt finden sich einige gut entwickelte Golgizellen, und im 6.—8. Monat sind sie fast alle ziemlich reif.

Typische *Korbzellen* sah BOROWSKY zum erstenmal bei 3 Wochen alten Kindern; bei Neugeborenen waren nur kleine Sternzellen in der Molekularschicht zu sehen.

Die *Körner* erscheinen hinsichtlich der Ausbildung ihrer Dendriten erst zwischen 8 Monaten und einem Jahr reif zu werden, obwohl vereinzelte typische Zellen schon 2 Wochen nach der Geburt vorkommen. Gleichzeitig mit der Reifung der Körner können Synapsen zwischen Moosfasern und Körnerdendriten gesehen werden. Beim einjährigen Kinde sind die kollateralen und terminalen Rosetten gut ausgebildet. Kletterfasern konnten bei Neugeborenen nicht gesehen werden; bei 6—8 Monate alten Kindern ließen sie sich aber bis zu den obersten Verzweigungen der Purkinjedendriten verfolgen.

Die *embryonale Körnerschicht* verschwindet nach BOROWSKY (1937) im allgemeinen 7—8 Monate nach der Geburt. Im Wurm des Neugeborenen besteht sie bei der Geburt meist aus 7—8 Zellreihen. Der von BOROWSKY angegebene Zeitpunkt für das Verschwinden der embryonalen Körnerschicht fällt also etwas früher als nach JAKOB, jedoch bestehen, wie erwähnt, in dieser Hinsicht große individuelle Variationen sowie regionäre Unterschiede (vgl. oben). Andere Verfasser fanden denn auch eine embryonale Körnerschicht noch im Kleinhirn von älteren Kindern, RAAF und KERNOHAN (1944a) z. B. bis zum 18.—20. Lebensmonat (Abb. 106), KERSHMAN (1938) bis zum Ende des ersten Lebensjahres, während SCHEINKER (1939) den 9. und BOEKE (1941) den 9.—11. Monat angeben. Unter abnormen Bedingungen mag die embryonale Körnerschicht persistieren, z. B. bei *Kretinen* (LOTMAR 1931).

Von diesen Verfassern haben RAAF und KERNOHAN (1944a) die ontogenetische Entwicklung beim Menschen mehr ausführlich studiert. Die Arbeit von BOROWSKY (1937) scheint ihnen nicht bekannt gewesen zu sein. Zur Verfügung standen ihnen 161 Kleinhirne. Die Autoren geben eine tabellarische Aufstellung der Dicke der embryonalen Körnerschicht, der Molekularschicht und der inneren Körnerschicht auf verschiedenen Altersstufen zwischen dem 5. und 6. Embryonalmonat bis zum 6. Lebensjahre. In Abb. 106 ist ihre graphische Darstellung der Befunde wiedergegeben. Die Werte stimmen ziemlich gut mit denen von BOROWSKY überein. RAAF und KERNOHAN (1944a) fanden jedoch keine ausgeprägten zeitlichen Unterschiede zwischen den verschiedenen Kleinhirnlappen.

Die Resultate von Studien über die ontogenetische und postembryonale Entwicklung der Kleinhirnrinde beim Menschen stimmen mit *Untersuchungen bei Tieren* gut überein. Unter diesen verdient die genaue Studie von ADDISON (1911) an der *Ratte* besondere Aufmerksamkeit. Hinweise auf die meisten älteren Arbeiten finden sich bei JAKOB (1928). Zu diesen mögen die folgenden gefügt werden: C. L. HERRICK (1891), SCHAPER (1894), OLMER (1899), TAKASU (1905), ANDREW (1937). Bei der *Katze* persistiert die embryonale Körnerschicht bis zum 74. Lebenstag, wie CHIARUGI und POMPEIANO (1954) in einer ausführlichen Studie gezeigt haben. Die Verfasser verfolgten auch die Entwicklung der übrigen Schichten der Kleinhirnrinde und verglichen die morphologische Differenzierung mit der elektrischen Erregbarkeit der Rinde im Lobus anterior. Erst bei völliger Reifung der Rinde erreicht die Erregbarkeit die bei der erwachsenen *Katze* beobachteten Werte. BAFFONI (1956) dagegen findet, daß die Morphogenese der Kleinhirnrinde der *Katze* schon im Alter von einem Monat abgeschlossen ist. Mitosen kommen in der inneren Körnerschicht bis zur Geburt vor, in der embryonalen Körnerschicht lassen sie sich dagegen bis 20—30 Tage nach der Geburt nachweisen. Daneben kommen in dieser Schicht in der Periode der Furchenbildung auch degenerierende Zellen vor.

Aus der gründlichen Untersuchung von SAETERSDAL (1956b) erhellt, daß bei den *Vögeln* das Wachstum der Kleinhirnrinde im Prinzip wie bei den *Säugern* verläuft. Bezüglich der Dicke der einzelnen Schichten bestehen jedoch zwischen verschiedenen Species sowie zwischen verschiedenen Abschnitten des Kleinhirns große Variationen. Auf zahlreichen Messungen fußend gibt der Verfasser graphische Darstellungen der Dickenveränderungen der Schichten, aus denen die postnatale Abnahme der äußeren Körnerschicht und die Zunahme der Molekularschicht und der inneren Körnerschicht abzulesen sind. Zwischen der Dickenabnahme der äußeren Körnerschicht und der Entwicklung der Furchenbildung findet er keine Korrelation, was der Verfasser dahin deutet, daß zwischen diesen Vorgängen kein kausaler Zusammenhang besteht.

Über *die Herkunft der Purkinjezellen* haben verschiedene Auffassungen geherrscht. Wie oben erwähnt, schließt sich BOROWSKY (1937) der Auffassung von JAKOB und mehreren früheren Autoren an, daß die Purkinjezellen ausschließlich aus der ventrikulären Keimzone stammen. Dieselbe Ansicht vertreten unter anderem auch BIELSCHOWSKY und SIMONS (1930), NAKAMURA (1936) und BAFFONI (1956). Dagegen finden andere Untersucher Anhaltspunkte für die Richtigkeit der Auffassung von VOGT und ASTWAZATUROW (1912), daß die gelegentlich in der Molekularschicht vorkommenden Purkinjezellen ihre Abstammung aus der embryonalen Körnerschicht demonstrieren (LOTMAR 1929, 1931, 1933; MISKOLCZY 1932, 1933a, 1933b u. a.). Wieder andere Verfasser haben das Vorkommen von solchen Zellen als ein Resultat lokaler pathologischer Prozesse erklären wollen, z. B. SCHOB (1921), HUBER (1929), PFEIFFER (1929, 1932) und MEYER (1949a). MEYER (1949a) schließt aus seinen Befunden an pathologischen Menschenkleinhirnen, daß eine seröse Durchtränkung eine Abhebung der Purkinjezellschicht von der Körnerschicht bewirken kann. In akuten Stadien ist dies leicht zu erkennen. Wie PFEIFFER (1929) ist MEYER (1949a) geneigt anzunehmen, daß ein wichtiger Faktor hierbei das von UCHIMURA (1929) beschriebene Verhalten der *Gefäße* an der Molekular- und Purkinjezellschichtgrenze ist. Wenn das Ödem wieder schwindet, dürfte die Verlagerung der Purkinjezellen bestehen bleiben. Der Verfasser beschreibt auch Verlagerungen infolge von Infiltration von Geschwulstzellen zwischen Purkinjezellen und Körnerschicht sowie eine scheinbare Verlagerung durch epilepsiebedingten Ausfall von Zellen in dem oberen Teil der Körnerschicht. AMORIM (1929) meint, daß neugebildete Capillaren eine Verlagerung oder Deformierung von Purkinjezellen bewirken können. Dabei können sie z. B. die Purkinjezellen von ihren Körben abdrängen (AMORIM 1930).

Bei den postembryonalen, durch Krankheitsprozesse zustande kommenden *Verlagerungen* der vollentwickelten *Purkinjezellen* sind diese selbst auch häufig verändert, während eine embryonal bedingte Lageanomalie mit der Integrität der Zellen völlig vereinbar scheint, obwohl heterotope Zellen auch oft pathologische Veränderungen zeigen. Der Frage nach der Natur dieser Zellen widmet MISKOLCZY (1933b) eine ausführliche Studie. Sowohl vergleichend-anatomisches wie experimentelles Material wurde ausgewertet. Nach MISKOLCZY kommen in der Molekularschicht verlagerte Purkinjezellen in kleiner und individuell wechselnder Zahl bei *Hund, Meerschweinchen* und *Ratte* vor, sind jedoch beim *Kaninchen* konstant (1933a).

Diese Zellen, die erheblich größer als die Sternzellen, jedoch kleiner als die Purkinjezellen sind, befinden sich meistens in dem mittleren Drittel der Molekularschicht und sind in den Hemisphären häufiger als im Wurm. Obwohl ihre Form wechselt, erinnern sie an gewöhnliche Purkinjezellen, indem sie ihren Achsenzylinder zu tieferen Lagen der Rinde schicken und ein Dendritengeäst besitzen, das gegen die Oberfläche gerichtet ist, obwohl es nicht so reichverzweigt wie bei den Purkinjezellen ist. Bemerkenswert ist, daß der Körper dieser Zellen von einem Fasergeflecht umgeben ist, das Ähnlichkeit mit dem Purkinjekörben besitzt, und daß an dem unteren Pol des Zelleibs regelmäßig Gruppen von 2—20 kleine Zellen gelagert sind. Diese sind nach MISKOLCZY (1933a) in die Molekularschicht verlagerte Körnerzellen. Die großen Zellen faßt er als atypische Purkinjezellen auf, welche auf ihrer Wanderung aus der embryonalen Körnerschicht in der Molekularschicht stecken geblieben sind und weniger differenziert sind.

Auch beim *Hasen* kommen dieselben Zellen vor (MISKOLCZY und ARGEMI 1937), und zwar häufig in den Hemisphären, selten im Wurm, und im Wurm sind die Zellen selten von basalen Körnerhaufen begleitet. Diese regionalen Unterschiede werden von den Verfassern mit der ontogenetischen Differenzierungsfolge der Kleinhirnrinde in Zusammenhang gebracht. Die am spätesten reifenden Abschnitte enthalten eine größere Anzahl von solchen verzögerten Elementen.

Auf diese und auf experimentelle Untersuchungen gestützt meint MISKOLCZY (1933b), daß die Genese der verlagerten Purkinjezellen eine Zweifache sein kann. Erstens können diese Elemente in ihrer Wanderung gehemmte embryonale Elemente darstellen, wobei MISKOLCZY, wie erwähnt, voraussetzt, daß Purkinjezellen auch der embryonalen Körnerschicht entstammen. Andererseits gibt aber MISKOLCZY (1933b) auch zu, daß Purkinjezellen sekundär in die Molekularschicht verlagert werden können. Als Beweise für diese Anschauung zieht er seine Befunde bei experimenteller chronischer Adrenalinvergiftung heran und meint, „daß die Purkinjezellen im Gefolge von vasogenen Schädigungen seitens ihrer Horizontalgefäße sich aus der gefährdeten Lage aktiv zu retrahieren vermögen" (l. c. 68). Mechanische Faktoren sind nach MISKOLCZY (1933b) nicht verantwortlich.

Nach der Literatur hat es demnach den Anschein, daß verschiedene pathologische Prozesse eine Verlagerung von Purkinjezellen in die Molekularschicht bewirken können. Daß solche Zellen auch, wenigstens bei einigen Tieren, während der embryonalen Entwicklung diese Zone erreichen können, scheint auch eine wohlbegründete Annahme. Dagegen vermissen wir bisher den endgültigen Beweis, daß Purkinjezellen auch der äußeren (embryonalen) Körnerschicht entstammen. Wenn dies nicht der Fall sein sollte, muß aber angenommen werden, daß die embryonal entstandene Verlagerung von Purkinjezellen durch eine zu weit gehende Migration aus der ventrikulären Keimzone zustande kommt.

Daß die Kenntnis der embryonalen Entwicklung der Kleinhirnrinde für das Verständnis von *Kleinhirnmißbildungen* verschiedener Art von großer Bedeutung ist, wird durch zahlreiche Arbeiten dokumentiert. Wir selbst haben das in Fällen von mangelhafter Entwicklung des Wurmes bei der *Maus* und beim *Menschen* gezeigt (BRODAL, BONNEVIE und HARKMARK 1944, BRODAL 1945, BONNEVIE und BRODAL 1946, BRODAL und HAUGLIE-HANSSEN 1957). Es liegt jedoch außerhalb des Rahmens dieser Darstellung, auf diese Frage ausführlich einzugehen.

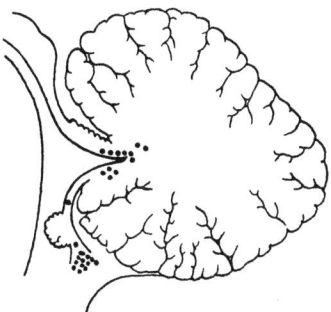

Abb. 107. Diagramm der Lokalisation von Zellresten in der Gegend des Fastigium in 30 von 53 untersuchten Kleinhirnen von Erwachsenen. Umgezeichnet nach BRZUSTOWICZ und KERNOHAN (1952).

Auch für das Verständnis der Entstehung der *Kleinhirngeschwülste* sind die Entwicklungsvorgänge von Bedeutung. In dieser Hinsicht hat besonders die embryonale Körnerschicht Interesse erweckt. Daß gewisse Typen von Kleinhirntumoren hier ihren Ursprung nehmen, wird von mehreren Verfassern angenommen. Dies gilt besonders von dem sog. *Medulloblastom* von BAILEY und CUSHING (1925), welches fast nur bei Kindern vor dem 10. Lebensjahre auftritt und in dem Hinterwurm seinen Ausgangspunkt nimmt. Zum Teil wegen der symptomatologischen Ähnlichkeit mit dem bei Tieren beschriebenen sog. *flocculonodulären Syndrom* ist angenommen worden, daß der abnorme Zellwuchs im Nodulus beginnt. Von Interesse für diese Frage ist der Befund von OSTERTAG (1936), daß die Rindenentwicklung beim *Menschen* am spätesten in dem Nodulus abgeschlossen wird, und RAAFs und KERNOHANs (1944b) sowie BRZUSTOWICZs und KERNOHANs (1952) Beobachtung (Abb. 107) der Häufigkeit persistierender Reste der embryonalen Körnerschicht in der Gegend des Fastigium (Nodulus, Velum medullare anterius und posterius, Taenia chorioidea). In Fällen von Medulloblastom wurde ein Zusammenhang der Geschwulstzellen mit persistierenden Resten der embryonalen Körnerschicht beschrieben (z. B. STEVENSON und ECHLIN 1934, RAAF und KERNOHAN 1944b, u. a.). Auch andere Tumorformen sind als von solchen persistierenden Resten ausgehend aufgefaßt worden (s. z. B. SCHEINKER 1939, GLOBUS und KUHLENBECK 1942, KUHLENBECK und HAYMAKER 1946, SACCONE und EPSTEIN 1948, KUHLENBECK 1950, BRZUSTOWICZ und KERNOHAN 1952). HOCHSTETTER (1928) hat auf eigenartige, während der Embryonalentwicklung vorkommenden *Cysten* in der Kleinhirnanlage aufmerksam gemacht. In der Regel scheinen sie sich wieder zurückzubilden; es ist aber möglich, daß sie persistieren können und somit den Ursprung von pathologischen *Kleinhirncysten* darstellen.

2. Histologie der Kleinhirnrinde.

Die Abb. 108, aus JAKOB (seine Abb. 107) illustriert die verschiedenen Zellelemente der Kleinhirnrinde im Nisslbild. Die 3 Schichten der Rinde (vgl. oben)

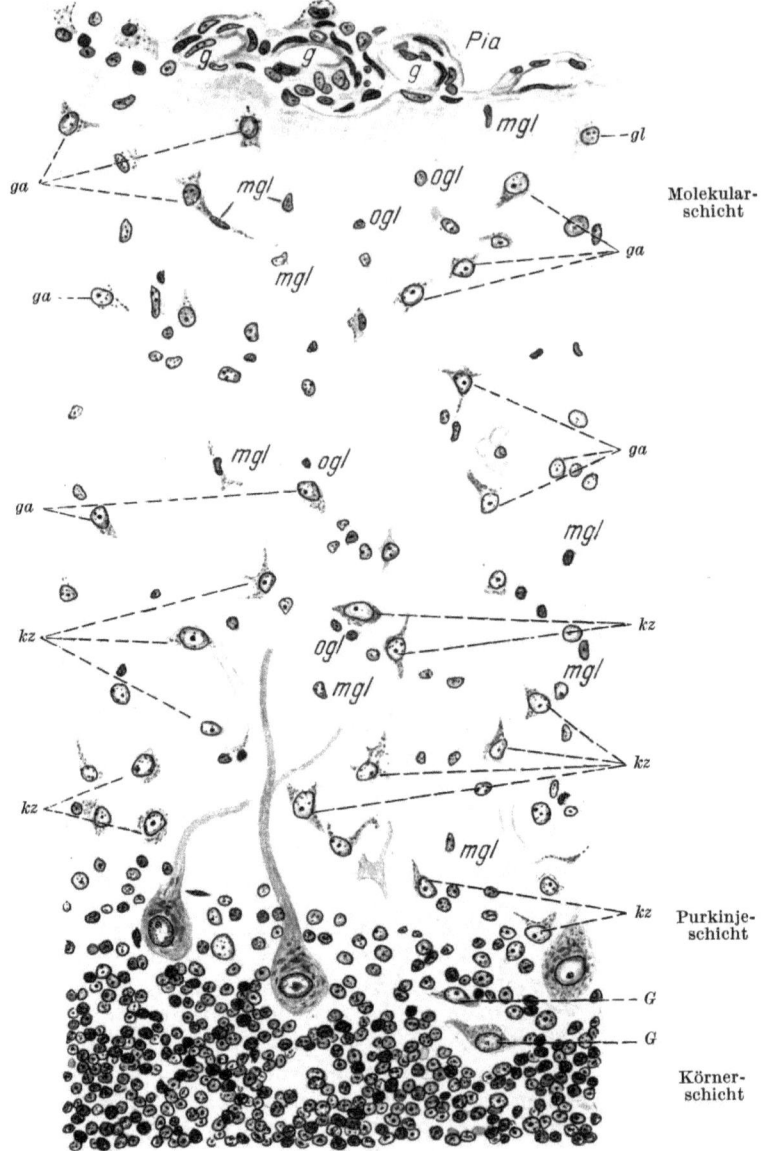

Abb. 108. Kleinhirnrinde des erwachsenen *Menschen*. Zeichnung nach einem Toluidinblaupräparat. *G* Golgizellen der Körnerschicht; *g* Gefäß; *ga* größere Sternzellen; *kz* Korbzellen; *gl* Makroglia; *mgl* Mikroglia; *ogl* Oligodendroglia, (Vergr. 350fach.) Umgezeichnet aus JAKOB (1928).

sind rechts angegeben. Die Nervenzelltypen, die hier vorkommen, sind die folgenden:

In der Molekularschicht finden sich oberflächlich die kleinen oder äußeren *Sternzellen* (stellate cells, CAJALs petites cellules étoilées ou superficielles). Etwas tiefer finden sich die etwas größeren *inneren Stern- oder Korbzellen* (basket cells, CAJALs grandes cellules étoilées ou cellules étoilées profondes ou cellules à corbeilles). Dann folgen die *Purkinjezellen*, die allein die Purkinjeschicht ausmachen. In der Körnerschicht dominieren die *Körner* (granule cells, CAJALs cellules naines ou neurones à cylindraxe bifurqué), daneben kommen auch verstreute größere Nervenzellen vor, gewöhnlich *Golgizellen* genannt (GOLGI cells, CAJALs grandes cellules étoilées ou cellules de GOLGI).

Im folgenden sollen zuerst die verschiedenen Zelltypen besprochen werden; später wird von der Faserstruktur der Rinde und ihrer afferenten Fasern die Rede sein. In jedem Abschnitt wird als Ausgangspunkt für die folgende Erörterung zuerst eine Zusammenfassung der ausführlichen Beschreibung JAKOBs gegeben werden. Bezüglich der Einzelheiten und Hinweise auf das ältere Schrifttum sei auf die Originalarbeit JAKOBs verwiesen. Es soll die Hauptaufgabe dieser Darstellung sein, etwaige neue Ergebnisse, die seit 1928 erschienen sind, zu erörtern.

a) Die Purkinjezellen.

Die Purkinjezellen sind vielleicht diejenigen Nervenzellen des ganzen Zentralorgans, welche am meisten untersucht worden sind, was zum Teil ihrer Größe, zum Teil ihrem eigenartigen Bau zuzuschreiben ist.

Die Purkinjezellen werden gewöhnlich als birnen- oder flaschenförmig beschrieben. Sie sind 30—35 μ breit, 50—70 μ lang und liegen regelmäßig in einer einreihigen Lage. Im Nisslbild (Abb. 108) erscheint der Kern hell und bläschenförmig, hat eine distinkte Kernmembran und einen runden Nucleolus. Im Cytoplasma finden sich zahlreiche größere und kleinere Nisslschollen, welche jedoch im Hauptfortsatz, dem Ursprungskegel des Neuriten an der Basis der Zelle, weniger reichlich sind. Von den Dendriten und dem Neuriten sind im Nisslbild nur die ersten Anfänge zu sehen.

Die Golgimethode zeigt aber die Zellfortsätze in ihrer vollen Pracht (Abb. 109). Das Axon geht regelmäßig von dem basalen Pol der Zelle aus, die Dendriten sämtlich von ihrer entgegengesetzten Seite. Bemerkenswert ist, daß die ganze Dendritenverzweigung in einer Ebene ausgebreitet ist, nämlich senkrecht auf die betreffende Kleinhirnlamelle. Aus diesem Grund geben nur Sagittalschnitte, oder richtiger Schnitte senkrecht zu den Folien ein vollständiges Bild von dem überaus reichlich verästelten Dendritenbaum. Dieser beginnt mit einem, zwei oder drei Stämmen (Hauptdendriten), welche zuerst parallel zu der Purkinjeschicht verlaufen, um dann gegen die Oberfläche abzubiegen. Durch dichotomische Teilung geben diese primären Dendritenstämme sekundären Dendriten ihre Entstehung. Diese teilen sich dann wieder dichotomisch. Die sekundären, aber besonders die tertiären Dendritenverästelungen zeigen im gelungenen Golgipräparat an ihrer Oberfläche zahlreiche sog. Dornen, welche als kurze Stiele mit einem knopfförmigen Ende erscheinen (Abb. 110b). Dicht unterhalb der Grenzmembran kann man ein Umbiegen der terminalen Verzweigungen erkennen, welche somit eine kurze Strecke rückwärts in die Molekularschicht verlaufen (JAKOB 1928). (Bezüglich der Dornen vgl. auch unten die Befunde von FOX und BARNARD 1957).

Im Zelleib der Purkinjezellen lassen sich mit Silberimprägnationsmethoden *Neurofibrillen* nachweisen, welche auch in dem Neuriten und in dem Anfangsstück der Dendriten vorhanden sind. Sie erscheinen im Zelleib vielfach netzförmig ineinander verflochten und verlaufen hauptsächlich ringförmig um den Kern. Im sog. Hyaloplasma der Zellen lassen sich mit spezifischen Färbungen *Neurosomen* (Mitochondrien) nachweisen sowie die netzförmig angeordneten GOLGI-HOLMGRENschen *Kanälchen* (oder *Golgiapparat*).

Der Achsenzylinder der großen Mehrzahl der Purkinjezellen verläuft zu den zentralen Kleinhirnkernen (vgl. Kapitel C). Nach einer anfänglichen dünnen Strecke (Abb. 109) wird der Neurit schon innerhalb seines Verlaufes in der Körnerschicht dicker und bekommt eine Markscheide. Bemerkenswert ist das erstmals von CAJAL beschriebene reichliche Vorkommen von *rückläufigen Kollateralen*, welche alle mitsamt ihren reichlichen sekundären und tertiären Verzweigungen markhaltig sind. Diese rückläufigen Kollateralen biegen in steiler Richtung von dem Neuriten ab und wenden sich der Purkinjeschicht zu (Abb. 111). Die rückläufigen Kollateralen sind nicht wie die Dendriten nur transversal auf die Folien orientiert. Nach CAJAL treten die erst abgegebenen Kollateralen in Beziehung zu den der Mutterzelle am nächsten liegenden Purkinjezellen, während die tiefer abgehenden mehr seitwärts gelegene Purkinjezellen erreichen. Ihr Verzweigungsgebiet ist sehr weit und kann nach CAJAL die

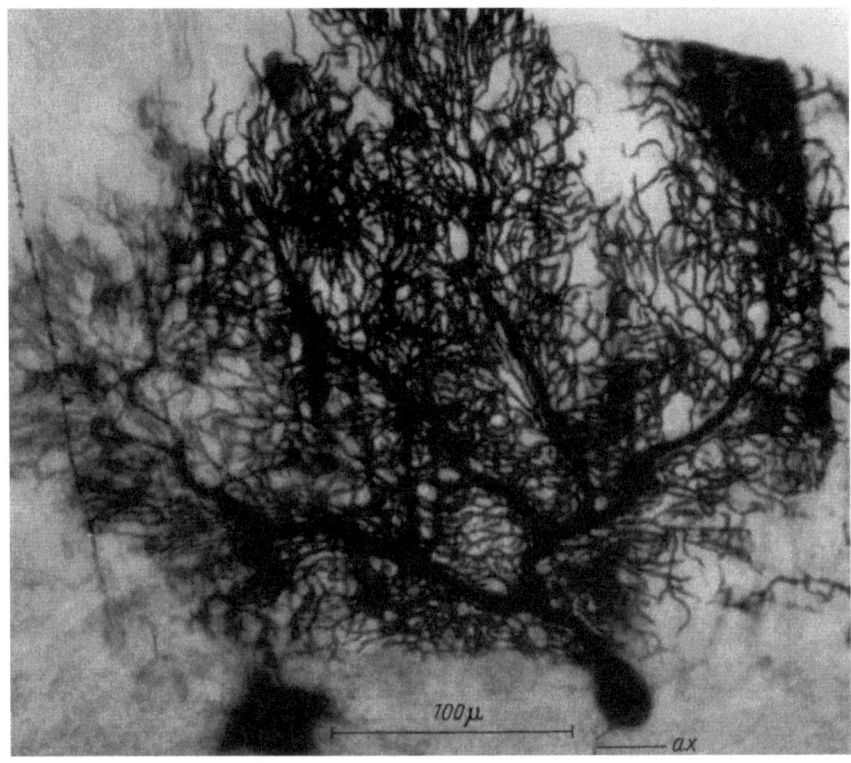

Abb. 109. Eine Purkinjezelle im Golgi-imprägnierten Sagittalschnitt vom Kleinhirn des erwachsenen *Affen*. *Ax* Axon. Mikrophotographie von Dr. Cl. A. Fox. Für die gütige Überlassung dieser sowie der Mikrophotographien der Abb. 110, 111, 116 und 133 sind wir Dr. Fox zu großem Dank verpflichtet.

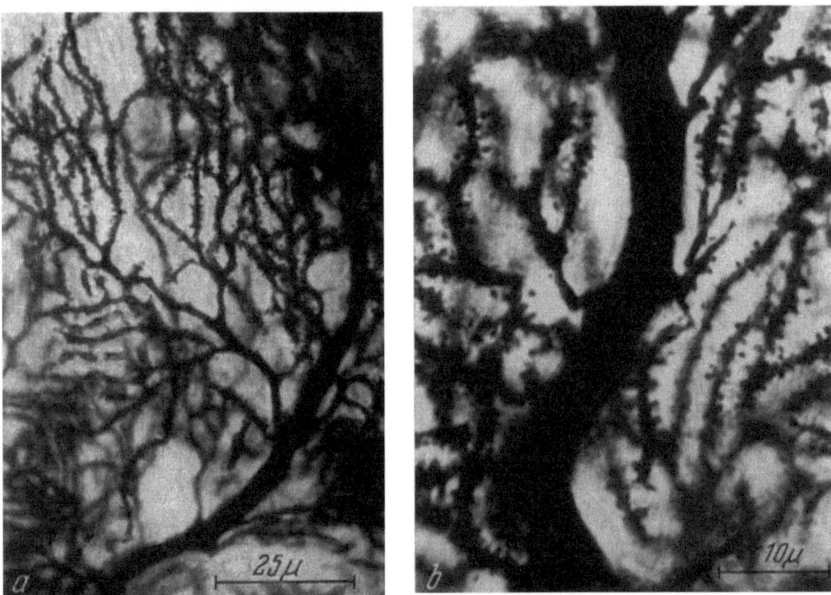

Abb. 110 a und b. a) Die terminalen Verzweigungen der tertiären Purkinjezelldendriten sind mit feinen Dornen besetzt. Mikrophotographie von einem Golgi-imprägnierten Sagittalschnitt durch das *Affen*kleinhirn. b) Die Dornen sind durch feine Stiele mit den Tertiärdendriten der Purkinjezellen verbunden. (Mikrophotographie, Öl-Immersion). Von Dr. Cl. A. Fox gütigst überlassen.

Hälfte einer Kleinhirnwindung umfassen. Jedoch scheinen sie nicht in Beziehung zur Ursprungszelle zu treten (JAKOB).

In der Purkinjeschicht angelangt, bilden die Endverzweigungen der rückläufigen Kollateralen *Fasergeflechte*. Nach CAJAL (von JAKOB bestätigt) bilden die sekundären Äste einen *Plexus* unterhalb der Purkinjezellen (Plexus profundus oder infraganglionaris, besser infracellularis), während die tertiären Äste den Plexus supraganglionaris (besser supracellularis) oberhalb der Zelleiber der Purkinjezellen bilden. Das letztere Geflecht steht somit in besonderer Beziehung zu den ersten Verzweigungen des Dendritenbaums (den Primärdendriten), das erste dagegen zu den Zelleibern der Purkinjezellen. Möglicherweise verlaufen auch einige der markhaltigen rückläufigen Kollateralen weiter in die Molekularschicht, um mit den sekundären und tertiären Dendriten Kontakt aufzunehmen (CAJAL). Ob die bei Silberimprägnationsverfahren an den Purkinjezellen und deren Primärdendriten regelmäßig zu sehenden terminalen Boutons Endformationen der rückläufigen Kollateralen darstellen oder anderen Fasern gehören, ist nach JAKOB unentschieden.

Dem oben geschilderten Bild der Purkinjezellen haben spätere Untersuchungen nur wenige neue Züge beizufügen vermocht. Es handelt sich zum Teil um Untersuchungen, welche zum Ziele hatten, die physiologischen Funktionen der Zellen, ihre Reaktionsweise unter pathologischen Umständen und ihre chemische Zusammensetzung zu klären. Daneben sind auch einige Studien über die normale Histologie erschienen. So untersuchte EINARSON (1933) cytologisch unter anderem die Purkinjezellen des *Kaninchens*, der *Katze* und des *Hundes*. Er verwandte seine Gallocyaninfärbemethode zur Darstellung der chromophilen Substanz der Zellen. In bezug auf den Gehalt an Nissl-Substanz bestehen bei demselben Tiere große Variationen von extremer Chromophilie zu beinahe völliger Chromophobie. Diese Variationen betrachtet EINARSON, wie mehrere frühere Untersucher, als Ausdruck von variierenden Funktionszuständen der Zellen (vgl. unten). Besondere Aufmerksamkeit widmet EINARSON den *Kernkappen*. Die Befunde in den Purkinjezellen deuten darauf hin, daß die Nissl-Substanz vom Kern gebildet wird, was nachträglich von anderen Forschern an anderen Objekten und mit anderen Methoden bestätigt worden ist.

Über die *verlagerten Purkinjezellen* war schon oben die Rede (S. 98). HIRAKO (1935) behauptet im *Hühner*kleinhirn die Zellkörper und Fortsätze der Purkinjezellen mit der WEIGERT-PAL-Methode elektiv dargestellt zu haben.

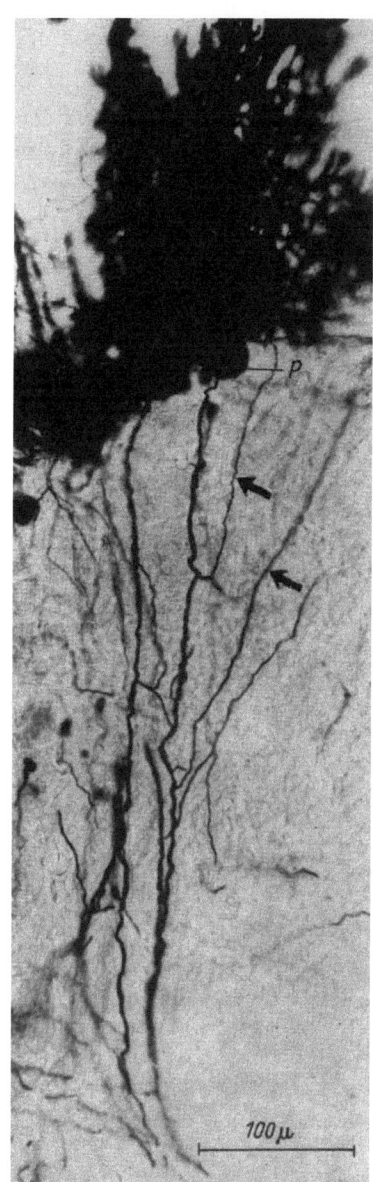

Abb. 111. In einem Golgi-imprägnierten Schrägschnitt durch das Kleinhirn des *Affen* sind rückläufige Kollateralen (Pfeile) an dem Axon einer Purkinjezelle (*P.*) zu sehen. Mikrophotographie von Dr. CL. A. FOX.

Die Behauptung von RETTERER (1927), daß die Purkinjezellen degenerierende Körnerzellen sind, sei als ein Kuriosum erwähnt.

Fox, Ubeda-Purkiss und Massopust (1952) haben die Purkinjezellen und ihre *synaptischen Verhältnisse* mit der Golgimethode einer erneuten Untersuchung unterworfen. Sie betonen als wichtig, daß die primären und sekundären Dendriten und das Anfangsstück der tertiären Dendriten eine glatte Oberfläche besitzen, während die terminalen Verzweigungen der letzteren, welche bis zum Zellkörper herab- und zur pialen Oberfläche hinaufsteigen, mit feinen Dornen besetzt sind (Abb. 110a und b). Diese zahlreichen dornigen Fortsätze machen weitaus den größten Teil der Oberfläche des Dendritenbaums aus. Von besonderem Interesse ist nun, daß nach Fox und Mitarbeitern die glatten und dornigen Abschnitte des Dendritenbaums verschiedene synaptische Verbindungen haben. Die Kletterfasern (vgl. auch Abschnitt f, γ) haben nach diesen Verfassern mit den glatten Strecken Kontakt, während sie nicht mit den dornigen Strecken der Tertiärdendriten in Kontakt treten. Mit dem glatten Anfangsteil der Primärdendriten und mit dem Zellkörper treten auch die descendierenden *Korbzellenaxone* in Kontakt. Die Parallelfasern, welche rechtwinklig zum Purkinjedendritenbaum verlaufen, haben dagegen mit den dornigen Terminalverzweigungen Kontaktverbindung. Diese Unterschiede bezüglich der receptorischen Felder des Purkinjedendritenbaums sowie die große Menge von Parallelfasern, welche die plattenförmig ausgebreiteten Purkinjezelldendritenbäume durchsetzen (Fox und Massopust 1953), sind vermutlich von funktioneller Bedeutung, obwohl sich hierüber zur Zeit nur Vermutungen aussprechen lassen[1].

Nach Cajal (1934) stellen die Kletterfaserkontakte mit den glatten Strecken des Dendritenbaums longitudinelle axodendritische Verbindungen dar, welche es einem Axon ermöglichen, viele Kontakte mit den Dendriten eines einzelnen Neurons aufzunehmen. Die Synapsen zwischen den Parallelfasern und den dornigen Abschnitten der Purkinjedendriten lassen dagegen die Dendriten einer einzelnen Zelle mit vielen Axonen in Berührung kommen; sie ermöglichen auch den Kontakt zwischen einem Axon und einer großen Zahl von Purkinjezellen. Wie Fox und Barnard (1957) mit Recht hervorheben, kann man sich kaum eine anatomische Ordnung vorstellen, die in einem beschränkten Volumen ein größeres Ausmaß von sowohl Konvergenz wie Divergenz nervöser Impulse erlaubt. Diese Verfasser nehmen wie Cajal an, daß die Dornen die Aufgabe haben, die Oberfläche der Dendriten zu vergrößern und finden, daß die mit Dornen besetzten Verzweigungen der Ausbreitung der Parallelfasern entsprechen, d. h. sie erstrecken sich oberflächlich bis an die Pia und in der Tiefe zu dem Niveau der Gipfel der Purkinjezellkörper. Die glatten Strecken der Dendriten reichen nicht so weit aufwärts oder abwärts. Die dornbesetzten Zweige (*Cajals* „ramuscules", Fox und Barnards „spiny branchlets") gehen gewöhnlich von den Tertiärdendriten ab. Die Dornen der Purkinjezelldendriten sind reichlicher und haben kürzere Stiele als die auf den Pyramidenzellen der Großhirnrinde und auf den Zellen des Schwanzkerns.

Unter Verwendung verschiedener Meßmethoden haben Fox und Barnard (1957) versucht (Nissl- und Golgi-Methode beim *Affen*), quantitative Daten in bezug auf die Purkinjezellen zu erhalten. Ein mit Dornen besetzter Zweig kann mit den Dornen auf allen Seiten in einem Zylinder von 3 μ Durchmesser

---

[1] Es sei hier erwähnt, daß nach Stöhr jr. (1923) die Dendriten der Purkinjezellen nicht freie Enden besitzen, sondern daß sie „untereinander ein allseits geschlossenes Netzwerk darstellen". Auch benachbarte Purkinjezellen seien durch ihre Dendriten verbunden. Aus diesem Grunde leugnet Stöhr die anatomische Selbständigkeit der Purkinjezellen; er behauptet, man könne nicht von Purkinjezellen sprechen, sondern nur von einem „Purkinjeschen System". Die Befunde von Stöhr, welche mit der Natronlauge-Silbermethode von Schultze und mit ultravioletter Mikrophotographie gemacht wurden, stehen zu den Ergebnissen fast aller anderen Forscher im Widerspruch.

eingeschlossen gedacht werden. Bei Bestimmung der Länge aller solcher Zweige einer Purkinjezelle schätzen die Verfasser die Gesamtlänge von dornigen Fortsätzen einer Zelle auf beinahe 16 mm. Diese Zahl sehen sie aus verschiedenen Gründen als einen zu niedrigen Wert an, denn andere Verfahren ergaben ungefähr 40 mm. Zählungen von Dornen entlang der Fortsätze ergaben Werte von 14 bis 16 je 10 μ Länge, d. h. mit 40 mm dornbesetzten Fortsätzen besitzt eine Purkinjezelle ungefähr 60000 Dornen. Da jeder Dorn eine Oberfläche von 1,5 μ^2 hat, erreicht die Gesamtoberfläche aller Dorne einer Zelle ungefähr 94000 μ^2.

Diese quantitativen Daten erhalten besonderes Interesse, wenn sie in Verbindung mit zahlenmäßigen Bestimmungen der *Parallelfasern* gesehen werden (vgl. Abschnitt d, Körner, S. 116). Für eine solche Korrelation muß aber auch die Dichte der Purkinjezellen bekannt sein. Bei drei verschiedenen Verfahren erhielten Fox und Barnard (1957) einen durchschnittlichen Wert von 510 Purkinjezellen je Quadratmillimeter entlang der Fläche der Purkinjezellschicht. Wie lange bekannt, liegen die Purkinjezellen auf den Folienkuppen etwas dichter beisammen als in den Furchentälern, nach Fox und Barnard in dem Verhältnis vier bei drei.

In diesem Zusammenhang mag die Arbeit von Friede (1955) Erwähnung finden. Der Verfasser hat die Dickenunterschiede der einzelnen Schichten der Kleinhirnrinde (Folienkuppen und Windungstäler) bei verschiedenen Species gemessen. Nach Friede dienen die Dickenunterschiede der Körnerschicht der Erhaltung eines konstanten Schichtverhältnisses zwischen Molekular- und Körnerschicht. Die Dickenänderungen gehen praktisch ausschließlich auf Kosten der Körnerschicht, die Molekularschicht bleibt gleich dick. Maßgebend sind die räumlichen Möglichkeiten des Dendritensystems der Purkinjezellen, so daß alle nervösen Elemente bezüglich ihrer Lage der Anordnung dieses Dendritensystems untergeordnet sind, was auf eine hohe Wertigkeit des letzteren deutet. Die Lage der Zellkörper scheint von untergeordneter Bedeutung zu sein.

Von anderen Untersuchungen über die Histologie der Purkinjezellen wird weiter unten die Rede sein. Hier seien zuerst einige anderen Befunde erörtert.

Auch andere Verfasser als Fox und Barnard (1957) haben *quantitative Verhältnisse* studiert. Eine quantitativ-vergleichende Studie von Macchi (1949) lehrt, daß die *Größe der Purkinjezellen* (als durchschnittlicher Flächeninhalt im Schnitt gemessen) in der *Säugerreihe* zunimmt. Sie ist z. B. bei der *Ratte* 150 μ^2, beim *Menschen* 520 μ^2. Jedoch ist diese Größenzunahme nicht mit der Zunahme des Körpergewichts korreliert, indem z. B. das *Pferd* kleinere Purkinjezellen hat als der *Mensch*. Die Verhältnisse scheinen wie in der Großhirnrinde (v. Bonin 1938 u. a.) zu sein und stehen im Gegensatz zu der nachgewiesenen Parallelität zwischen Größe der Spinalganglienzellen und Körpergewicht. Die Dichte der Zellen, je Kubikmillimeter gemessen, nimmt auch in der Phylogenese ab. So hat z. B. das *Kaninchen* 19 Purkinjezellen je Kubikmillimeter, der *Mensch* 3,6. In dieser Beziehung besteht kein Unterschied zwischen Wurm und Hemisphären[1]. (Dagegen waren bei einigen Species die Purkinjezellen des Wurmes durchschnittlich etwas größer oder kleiner als diejenigen der Hemisphären.) Eine Erklärung für die vom Verfasser beschriebenen Variationen läßt sich zur Zeit nicht geben, muß aber vermutlich in allgemeinen Gesetzen der Organisation des Zentralnervensystems gesucht werden. Das Kaliber der Purkinjezellen-Neuriten schwankt nach Szentágothai-

---

[1] Es wäre zu wünschen, daß bei künftigen Untersuchungen über die Kleinhirnrinde stets die topographischen Verhältnisse berücksichtigt würden. Eine Unterscheidung nur zwischen Wurm und Hemisphären ist bei dem jetzigen Stand unserer Kenntnisse von der Organisation des Kleinhirns nicht zufriedenstellend.

SCHIMERT (1941) zwischen 3 und 6 μ; in graphischer Darstellung ähneln die Kaliberverhältnisse weitgehend dem Bild einer idealen Variationskurve.

Mehrere Verfasser haben die *Altersveränderungen der Purkinjezellen* untersucht. Die Resultate von mehreren Studien von Tier und *Mensch* machen es überaus wahrscheinlich, daß mit zunehmendem Alter eine Reduktion der Zahl der Purkinjezellen stattfindet. So fand ELLIS (1919, 1920) in einem größeren Material von *Menschen*kleinhirnen eine Reduktion von mehr als 10% bei 60jährigen und ungefähr 40% bei 90jährigen. Der Schwund beginnt nach ELLIS im Alter von 30—40 Jahren und ist am meisten im vorderen Teil des Kleinhirns ausgesprochen. Die rechte Hemisphäre scheint mehr ergriffen zu sein als die linke. Degenerative Veränderungen in den Purkinjezellen begleiten ihre numerische Reduktion. Übereinstimmende Resultate erhielten auch HARMS (1924) beim *Hund*, INUKAI (1928) in einer systematischen Studie bei der *Ratte*, SPIEGEL (1928) beim *Meerschweinchen* und ANDREW (1937) bei der *Maus*. HARMS (1927) fand bei einer 80jährigen Frau eine erhebliche Reduktion der Purkinjezellen, und beschreibt auch einen Verlust an Korbzellen und anderen „kleinen Rindenzellen" im Kleinhirn. DELORENZI (1931) dagegen konnte sich von einer Reduktion mit zunehmendem Alter nicht überzeugen. Als Material dienten ihm Kleinhirne von 6 Individuen, bzw. 6, 25, 42, 68, 72 und 83 Jahre alt. Auch BAFFONI (1956) findet bei der *Katze*, daß die Zahl der Purkinjezellen je Oberflächeneinheit der Kleinhirnrinde auf verschiedenen Altersstufen konstant ist (mit der Ausnahme von sehr alten Tieren). Jedoch beobachtete der Verfasser nach Abschluß der Morphogenese in der Kleinhirnrinde von *Katzen* verschiedenen Alters immer einige Zellen, die sich allem Anschein nach in Degeneration befinden. Der Zellkörper atrophiert, und der Kern wird pyknotisch. Dieser Widerspruch zwischen dem Bestehen einer numerischen Konstanz der Purkinjezellen trotz gleichzeitigem Schwund solcher Zellen läßt sich nach BAFFONI dadurch erklären, daß eine stetige Neubildung von Purkinjezellen stattfindet. Diese entstammen laut BAFFONI den kleinen Golgizellen der Körnerschicht und den interkalierten Zellen PENSAS (vgl. S. 121), welche sich zu Purkinjezellen differenzieren sollen.

Der fortschreitende Schwund der Purkinjezellen in höherem Alter wird von den meisten Autoren als Folge einer Degeneration der Zellen aufgefaßt. Solche Veränderungen sind dann auch von mehreren Verfassern beschrieben worden, z. B. von DOLLEY (1911), SALIMBENY und GERY (1912), HARMS (1924, 1927), SPIEGEL (1928) und INUKAI (1928). Der letztere unterscheidet 3 Typen: pyknotische Zellen; Zellen mit diffusem Cytoplasma oder einem Maschenwerk in diesem, und Zellen mit mehr als einem Kern. ANDREW (1937), welcher die Purkinjezellen bei der *Maus* und der *Ratte* von der Geburt bis zur Senilität systematisch untersuchte, findet, daß die Purkinjezellen bei senilen Tieren wenig Nisslsubstanz enthalten. Der Kern ist mehr oval und unregelmäßig als bei jungen Tieren, auch ist er färberisch verschieden. Zellen, welche sich zweifellos in Degeneration befinden, sind häufig. Sie haben ihre charakteristische Form verloren; ihr maschenförmiges Cytoplasma geht nach und nach zugrunde, und zuletzt findet man den Kern von nur wenig oder keinem Cytoplasma umgeben. Der Nucleolus kann auch Veränderungen zeigen. Pyknotische Zellen sind dagegen nach ANDREW (1937) nicht für das Senium charakteristisch, sondern können in jedem Alter vorkommen. Ähnliche Veränderungen fand ANDREW (1938b) auch beim *Menschen* nach dem 50. Lebensjahre. Mit den Altersveränderungen im Nisslbild gehen *Veränderungen im Golgiapparat* parallel (ANDREW 1939b). Jedoch kommt *Neuronophagie* von Purkinjezellen nicht vor (ANDREW 1939c). Die Befunde BAFFONIs an der *Katze* wurden oben erwähnt.

Das häufige Vorkommen von *Purkinjezellen mit 2 Kernen* im Alter wurde von mehreren Verfassern verzeichnet, so z. B. von INUKAI (1928) und LOO (1937) bei der *Ratte*, von ANDREW (1938a, 1939b) bei der *Maus*. Der letztere (1938b) konnte aber an *Menschen*material von 34 Kleinhirnen verschiedenen Alters keine solche Zellen nachweisen. Es scheint die allgemeine Auffassung der verschiedenen Autoren zu sein, daß die zweikernigen Purkinjezellen durch *amitotische Teilung* entstehen. Ihr Vorkommen bei älteren Tieren wird in Zusammenhang mit den degenerativen Veränderungen und den Altersveränderungen der Purkinjezellen gebracht (vgl. oben).

Einige Verfasser, unter anderem SÁNTHA (1930b) und RUBINSTEIN (1934), bemerkten das relativ häufige Vorkommen von zweikernigen Purkinjezellen in Kleinhirnen von Patienten mit Psychosen. ANDREW (1939a) sah sie in einem Falle von cerebrospinaler Syphilis, PFEIFFER (1928) und SPIELMEYER (1922) bei der Paralyse, und LOTMAR (1929, 1931) bei Kretinen und bei Myxödem. Dies mag vielleicht nur Ausdruck dafür sein, daß die betreffenden Gehirne besonders sorgfältig studiert wurden, obwohl auch geänderte lokale Verhältnisse amitotische Teilungen begünstigen mögen. SÁNTHA (1929) hat gezeigt, daß die von früheren Autoren bei der TAY-SACHSschen Krankheit beschriebenen zweikernigen Purkinjezellen nur scheinbar 2 Kerne besitzen. SÁNTHA (1930b) hat auch den *Entwicklungsstörungen* der Purkinjezellen eine ausführliche Studie gewidmet. SOSA (1928) studierte den *Golgiapparat* der Purkinjezellen bei normalen und polyneuritischen *Tauben*.

Über den *chemischen Aufbau der Purkinjezellen* liegen einzelne Beobachtungen vor. BRATTGÅRD und HYDÉN (1952) bestimmten mit einer speziellen mikroradiographischen Methodik den relativen Gehalt der Purkinjezellen an Lipiden, Pentosenucleoproteinen und anderen Proteinen. In bezug auf den Proteingehalt bestehen erhebliche Variationen. HYDÉN (1943) fand (Ultraviolettspektrographie) auch einen wechselnden Gehalt an Pentosenucleinsäuren. LOO (1937) stellte fest, daß bei jungen *Ratten* Thymonucleinsäure (FEULGEN-Methode) nur im Kern der Purkinjezellen vorkommt, während sie später auch im Cytoplasma auftritt.

Die Untersuchungen über den Gehalt der Purkinjezellen von Nucleoproteinen sind von ATTARDI (1953, 1957) fortgesetzt worden, mit besonderer Berücksichtigung der Frage, ob die cytochemisch nachgewiesenen Variationen als Ausdruck von Funktionsunterschieden aufgefaßt werden können. Bei ultraviolettmikrospektrophotometrischen Messungen bestimmte der Verfasser den Gehalt an Ribonucleinsäure im Cytoplasma der Purkinjezellen bei der *Ratte*. Die Versuchstiere (ATTARDI 1957) wurden während 2—14 Tagen in einer beweglichen Trommel für mehrere Stunden täglich zu motorischer Aktivität gezwungen. Zur Analyse kam die Rinde des Lobus anterior des Kleinhirns. Eine sorgfältige Auswertung der Befunde an insgesamt 550 Purkinjezellen von Versuchstieren und 282 von Kontrolltieren ergab, daß in beiden Gruppen die Purkinjezellen desselben Tieres erhebliche Verschiedenheiten in bezug auf den Gehalt an cytoplasmatischer Ribonucleinsäure aufweisen. Jedoch zeigte eine statistische Analyse eine signifikante Zunahme der Menge und Konzentration von Ribonucleinsäure im Cytoplasma der Purkinjezellen bei den Versuchstieren. Dies wird als Ausdruck einer Funktionsveränderung, vermutlich einer gesteigerten Funktion, gedeutet. Diese Auffassung deckt sich mit EINARSONs (1933, vgl. auch EINARSON und LORENTZEN 1946) Anschauung, daß die Nisslsubstanz der Nervenzellen bei wechselnden Funktionszuständen Veränderungen unterliegt; jedoch soll nach EINARSON ein erhöhter Gehalt an Nisslsubstanz Ausdruck einer Hemmung der Zelltätigkeit sein, während eine Chromophobie des Cytoplasmas als Zeichen der Aktivierung oder Erschöpfung der Zellen gedeutet wird.

Über die Variationen der Purkinjezellen an saurer Phosphatase bei Barbiturat- und Äthernarkose und bei Picrotoxinkrämpfen berichten CAMMERMEYER und SWANK (1951). In histochemischen Untersuchungen fand KOELLE (1954), daß die Purkinjezellen der *Ratte* arm an spezifischer Cholinesterase sind. [Dagegen sind einzelne Zellen der Körnerschicht, besonders die größeren (Golgizellen?), reichlich mit dieser Substanz versehen, ebenso wie z. B. die motorischen Vorderhornzellen]. An dieser Stelle soll auch erwähnt werden, daß das *Geschlechtschromatin ("Sex-chromatin")*, welches im Zellkern von weiblichen Organismen ziemlich regelmäßig vorkommt, auch in den Purkinjezellen von verschiedenen *Säugetier*species chemisch nachgewiesen worden ist und Desoxypentosenucleinsäure enthält (MOORE und BARR 1953).

THOMAS (1951) hält es für möglich, daß die Purkinjezellen neurosekretorisch aktiv sind. In den Purkinjezellen von verschiedenen Laboratoriumstieren beschreibt er gewisse „spheroidal bodies", welche im Phasenkontrastmikroskop auch in lebenden Zellen sichtbar sind. Die periphere Zone dieser Organellen ist stark sudanophil und osmophil und besteht demnach aus Lipiden.

Über den *Feinbau der Purkinjezellen* geben elektronenmikroskopische Untersuchungen Auskunft. PALAY und PALADE (1955) fanden, daß die Nisslsubstanz, welche eine komplexe Struktur hat und aus drei Elementen zu bestehen scheint, in den Purkinjezellen unregelmäßiger verteilt ist als z. B. in den motorischen Vorderhornzellen.

Der Einfluß von Ermüdung auf die Purkinjezellen wurde unter anderem von ANDREW (1938a) studiert, bei dem eine Übersicht über ältere Arbeiten zu finden ist. ANDREW untersuchte systematisch den Einfluß von exzessivem Laufen auf die Purkinjezellen bei der *Maus*. Die Veränderungen äußern sich in einer Vergrößerung des Zellkörpers, Reduktion der Nisslsubstanz und vermehrter Basophilie des Kerns. ANDREW hebt hervor, daß bei solchen Untersuchungen das Alter der Versuchstiere von entscheidender Bedeutung ist, denn bei alten Tieren finden sich auch Veränderungen der Purkinjezellen, welche, obwohl nicht mit den bei Ermüdung auftretenden identisch, doch gewisse Ähnlichkeit mit ihnen zeigen (vgl. oben über Altersveränderungen). Ähnliche Veränderungen wie die von ANDREW (1938a) beschriebenen wurden in den Purkinjezellen des *Hundes* von DOLLEY (1911) beobachtet.

Mehrere Verfasser haben die *Reaktion der Purkinjezellen auf Schäden verschiedener Art* untersucht. Bemerkenswert ist, daß unseres Wissens bisher das Vorkommen von *retrograden Zellveränderungen* im Sinne der primären Reizung von Nissl oder korrespondierender Änderungen in den Purkinjezellen nicht beobachtet worden ist. Daß dies durch das Erhaltensein der rückläufigen Kollateralen bedingt ist, ist durchaus möglich. Jedoch fanden CHAMBERS und SPRAGUE (1955a) noch stereotaktisch gesetzten Läsionen der zentralen Kleinhirnkerne der *Katze* einen Schwund der Purkinjezellen. Da dieser Schwund diejenigen Rindengebieten befällt, welche nach unseren Untersuchungen (JANSEN und BRODAL 1940, 1942) auf die geschädigten Kernabschnitte projizieren, nehmen die Verfasser an, daß es sich um retrograde Veränderungen handelt. Die Tiere wurden aber mehrere Monaten am Leben erhalten. Über die akuten Phasen der Veränderungen geben die Befunde daher keine Auskünfte. *Transneuronale Veränderungen* in den Purkinjezellen nach Durchschneidung der spinocerebellaren Bahnen wurden von MORUZZI (1934) beschrieben; er verwendete *Hunde*, die nach 21 bis 35 Tagen getötet wurden. In bestimmten Gebieten (MORUZZI 1935), welche größtenteils mit dem Endigungsgebiet der durchtrennten Bahnen zusammenfallen, zeigte eine wechselnde Anzahl der Purkinjezellen Veränderungen, besonders Tigrolyse und Schwellung des Zellkörpers. Das Vorkommen von solchen Veränderungen auch in dem Lobulus ansoparamedianus, welcher nicht-spinocerebellare Fasern empfängt, wird durch Ausfall von Assoziationsverbindungen erklärt (MORUZZI 1935).

Die *Empfindlichkeit der Purkinjezellen gegenüber Sauerstoffmangel* ist von vielen Untersuchern hervorgehoben worden.

Unter den vielen diesbezüglichen Arbeiten seien nur einige hier erwähnt. Nach DIXON und MEYER (1936) hat unter den verschiedenen Abschnitten des Zentralnervensystems die Kleinhirnrinde den größten Sauerstoffbedarf. SUGAR und GERARD (1938) fanden in experimentellen Untersuchungen bei *Katzen*, daß die elektrische Aktivität der Kleinhirnrinde bei kompletter Anoxämie nach 10—12 Sekunden verschwindet, zur gleichen Zeit wie diejenige des Hippocampus. Auch erreicht von allen untersuchten Hirngebieten die Kleinhirnrinde nach kurzer Unterbrechung der Blutzufuhr am letzten ihre normale Erregbarkeit wieder. Zahlreiche Verfasser haben später entsprechende Beobachtungen gemacht. Auf Unterbrechung der Blutzufuhr reagieren die Purkinjezellen besonders empfindlich (KABAT und DENNIS 1939, WEINBERGER, GIBBON und GIBBON 1940), und nach Wiederbelebung nach Unterbrechung der Blutzufuhr persistieren oft ataktische Störungen (KABAT, DENNIS und BAKER 1941, *Hunde*, STRAUSS 1931, Erhängen). Als Folgen von Sauerstoffmangel wurden auch die Purkinjezellausfälle nach Aufenthalt in atmosphärischem Unterdruck angesehen, z. B. Höhentod bei Fliegern (TITRUD und HAYMAKER 1947) oder Tod von Versuchspersonen in Unterdruckkammer (HAYMAKER und DAVISON 1950). Experimentell wurden ähnliche Befunde unter anderem von ALTMANN und SCHUBOTHE (1942) in einer umfassenden Studie bei *Katzen*, von MORRISON (1946) bei *Hunden* und *Affen* bei Unterdruck erhoben. Die ersteren fanden die Veränderungen nur im Wurmgebiet. Auch beim *Meerschweinchen* leiden besonders die Purkinjezellen (MERK 1940 und andere Verfasser). Schwund von Purkinjezellen als hervorstechender Befund nach Hitzschlag wurde übereinstimmend von FREEMAN und DUMOFF (1944), KRAINER (1949) und FREEDMAN und SCHENTHAL (1953) beschrieben.

Andere Beispiele von Purkinjezellausfall sind solche bei Cardiazolschockbehandlung (ZEMAN 1950), bei Insulinschock (BODECHTEL 1933, WEIL, LIEBERT und HEILBRUNN 1938, *Kaninchen*, LEIGH und MEYER 1949), Narkosetod nach Äther (DENST 1953), bei humaner und experimenteller Malaria (RIGDON und FLETCHER 1945, FLETCHER und RIGDON 1946) und bei Kohlenoxydvergiftung (GRÜNSTEIN und POPOWA 1928).

Der gemeinsame pathologische Faktor bei dem Ausfall von Purkinjezellen in den oben erwähnten Fällen sowie in vielen anderen ist nach den meisten Autoren ein mangelhaftes Sauerstoffangebot, welches nebenbei auch durch Wirkung auf die Gefäße mehr umschriebene Nekrosen hervorrufen kann. KÖRNYEY (1955), welcher in einer eben erschienenen Monographie eine zusammenfassende Darstellung der anoxisch-vasalen Hirnschädigungen bringt, meint, daß das Vorhandensein von Zellen mit dem Bilde der ischämischen und homogenisierenden Zellerkrankung SPIELMEYERs die Schlußfolgerung erlaubt, es liege eine anoxische Schädigung der Zellen vor. Solche Veränderungen wurden in mehreren der oben erwähnten Arbeiten in den Purkinjezellen nachgewiesen. MEYER (1949b) fand in der Nähe von vasculären Herden eine besondere „stachelige" Degenerationsform der Purkinjezellen.

Mehrere Verfasser befassen sich mit der *Empfindlichkeit der Purkinjezellen gegenüber verschiedenen Toxinen*. Es würde zu weit führen, alle diese Arbeiten hier zu berücksichtigen. Als Beispiele seien nur einige erwähnt.

GREVING und GAGEL (1929) beschreiben Veränderungen der Purkinjezellen nach experimenteller Thalliumvergiftung, CHRISTOMANOS und SCHOLZ (1933) und UPNERS (1939) nach Thiophenvergiftung. Zu bemerken ist, daß die Körnerschicht hier schwerer befallen ist als die Purkinjezellen, und daß die Veränderungen nach UPNERS (1939) besonders die ältesten Abschnitte des Kleinhirns betreffen. Nach UPNERS wird die Körnerschicht bei kleineren Vergiftungsdosen affiziert als die Purkinjezellen, deren Schädigung der Verfasser wie CHRISTOMANOS und SCHOLZ (1933) auf eine Affektion der Gefäße zurückführt, welche auch herdförmige Ausfälle der Rinde geben kann. Bei Schwefelkohlenstoffvergiftung wurden auch die Purkinjezellen befallen gefunden (BAUMANN 1939), ebenso bei experimenteller Bleivergiftung (WILLIAMS 1939). DDT-Vergiftungen sind dagegen nach mehreren Verfassern, z. B. GLOBUS (1948, hier Übersicht der Literatur), nicht von Kleinhirnveränderungen begleitet. HAYMAKER, GINZLER und FERGUSON (1946) beobachteten jedoch histologische Veränderungen im Kleinhirn von *Hunden* bei experimentellen Vergiftungen. Einen eigentümlichen Befund erhoben HUNTER und RUSSEL (1954) bei der Untersuchung des Gehirns eines Patienten, der längere Zeit nach einer chronischen Vergiftung mit einer organischen Quecksilberverbindung starb. Bei fast totalem Zugrundegehen der Körner, der Purkinjeschen

Körbe sowie der Tangential- und Parallelfasern waren die Purkinjezellen selbst erhalten, obwohl an ihren Fortsätzen verschiedene Anomalien zu sehen waren.

Der Ausfall von Purkinjezellen bei subakuten Formen von *Kleinhirnatrophie* ist von einigen Verfassern mit dem nicht seltenen gleichzeitigen Vorkommen von Carcinomen in Verbindung gebracht worden. Stoffwechselveränderungen als möglicher kausaler Faktor in solchen Fällen wurden unter anderem von BRAIN, DANIEL und GREENFIELD (1951) diskutiert. Nach LEIGH und MEYER (1949) ist jedoch die Körnerschicht in diesen Fällen in der Regel relativ schwerer affiziert als die Purkinjezellen, und dasselbe ist nach den Autoren bei hypoglykämischem und diabetischem Koma der Fall.

Mit der Einführung der Strahlentherapie in die Behandlung bösartiger Geschwülste hat auch die Reaktion des Nervengewebes auf *Röntgenbestrahlung* an Interesse gewonnen. Nur wenige Verfasser haben jedoch das Kleinhirn besonders untersucht.

In experimentellen Studien an *Kaninchen* fanden CAMPBELL, PETERSON und NOVICK (1946), daß einmalige massive Dosen von Röntgenstrahlen eine fast augenblicklich einsetzende Tigrolyse der Purkinjezellen verursachen, die im Laufe von einigen Stunden von dem Erscheinen von einer peripheren hellen Zone, in der auch Vacuolen auftreten können, gefolgt wird. Pyknose von Purkinjezellen kam auch vor, Neuronophagie jedoch nicht früher als 24 Std nach der Bestrahlung. Chromatolyse in den Purkinjezellen wurde auch beim *Affen* von DAVIDOFF und Mitarbeitern (1938) nach Bestrahlung des Kleinhirns beobachtet.

b) Die inneren Stern- oder Korbzellen.

Diese Zellen finden sich im untersten Drittel der Molekularschicht, mitunter auch in der Purkinjeschicht. Im Nisslbild (Abb. 108) erscheinen sie sternförmig oder polygonal, haben einen Durchmesser von 10—20 μ, einen bläschenförmigen Kern und kleinkörnige Nisslschollen. Im Golgipräparat (Abb. 112) erkennt man ihre Fortsätze, die vom Zellkörper in allen Richtungen, jedoch vor allem aufsteigend, abgehen. Diese Fortsätze können bis an die Oberfläche der Molekularschicht verlaufen. Das Dendritengeäst der Korbzellen ist wie das der Purkinjezellen senkrecht zum Lamellenverlauf orientiert. Der Achsenzylinder der Zellen verläuft horizontal, oberhalb und parallel zur Lage der Purkinjezellen, senkrecht zum Windungsverlaufe. Der Neurit kann in Schnitten mit dieser Richtung über weite Strecken verfolgt werden, ist in seinem ganzen Verlauf marklos, aber an seinem Abgang vom Zelleib dünner als weiter distal.

Der Achsenzylinder gibt nur einige dünne aufsteigende Kollateralen ab (Abb. 112), besitzt jedoch reichliche und dickere absteigende Kollateralen, welche in fast gleichmäßigen Abständen abgehen, um sich den Körpern der Purkinjezellen mit zahlreichen Seitenästen anzuschmiegen. Die Seitenäste zeigen kleine Anschwellungen und feinste Seitensprossen, mit denen sie auf den Zellkörpern endigen. Diese Kollateralen der Korbzellen stellen somit vermutlich den Hauptbestandteil der eigenartigen *Faserkörbe der Purkinjezellen* dar, was den Korbzellen ihren Namen eingetragen hat. Wegen des langen Verlaufs des Neuriten kommt eine Korbzelle mit vielen Purkinjezellen in synaptischen Kontakt, ja sie kann sogar Zellen in verschiedenen Lobuli versorgen.

In silberimprägnierten Präparaten lassen sich die Axone der Korbzellen in senkrecht zum Windungsverlauf geführten Schnitten leicht erkennen. Sie bilden hier einen ansehnlichen Bestandteil der sog. *Tangentialfaserschicht*. Auch die Kollateralen, die die Körbe bilden, sind zu sehen, und in gelungenen Präparaten kann man feststellen, daß die Kollateralen auf dem Zellkörper und dem Ursprungsteil des Achsenzylinders der Purkinjezellen mit feinen Knöpfchen oder Ringelchen endigen (Abb. 113). Nach BIELSCHOWSKY u. a. sind auch Kollateralen der Korbzellen bis in die Körnerschicht zu verfolgen, was JAKOB jedoch nicht gesehen hat, mit Ausnahme einiger Fasern, welche um Golgizellen der Körnerschicht ähnliche Faserkörbe wie diejenigen um die Purkinjezellen bilden. Die letzten Verzweigungen der Korbzellenaxone sind nach ESTABLE (1923) feine Endäste in der Molekularschicht.

Bekanntlich sind über die *Endigungsweise der Kollateralen* der Korbzellen an den Purkinjezellen verschiedene Anschauungen geäußert worden, wobei die Frage einer Kontinuität zwischen diesen Endigungen und den intracellulären Fibrillen der Purkinjezellen in den Vordergrund getreten ist. Bezüglich der verschiedenen Gesichtspunkte sei auf die Darstellung JAKOBS (1928) verwiesen.

Abgesehen von den divergierenden Ansichten bezüglich des letzten Punktes scheint die Histologie der Korbzellen ziemlich genau bekannt zu sein, die

Arbeiten seit 1928 haben größtenteils nur Bestätigungen der Befunde der klassischen Autoren liefern können. Bezüglich der von einigen Verfassern in der

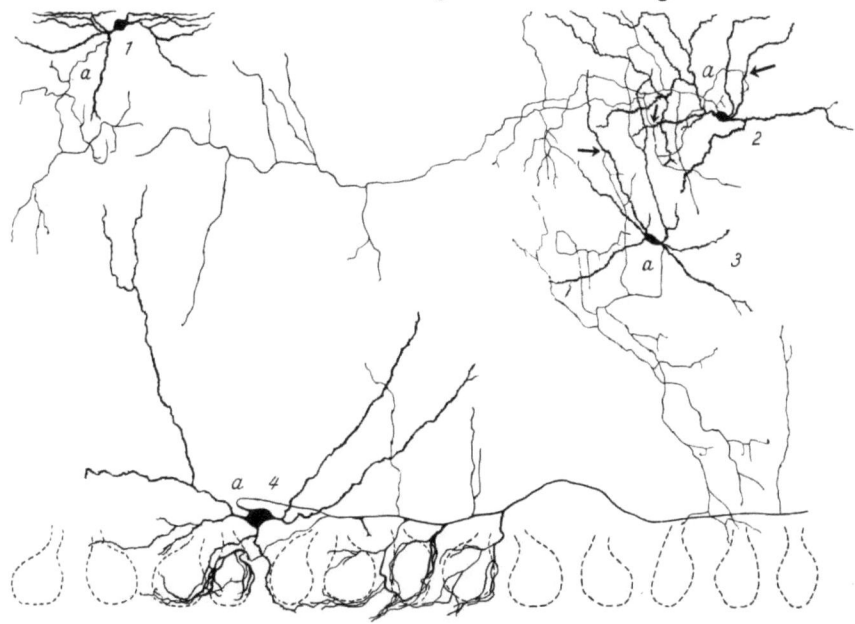

Abb. 112. Zeichnung nach einem Golgischnitt (erwachsene *Katze*), welcher die Muster des Axonenverlaufs (*a* Axon) der Sternzellen (*1, 2, 3*) und einer Korbzelle (*4*) zeigt. Die Zellen *1* und *3* besitzen kurze, sich verzweigende Axone, während die Zelle *2* einen längeren Achsenzylinder besitzt. Bemerke, daß Kollateralen der Sternzellen *2* und *3* auch mit Dendriten ihrer eigenen Zelle synaptischen Kontakt haben (Pfeile). Umgezeichnet aus SCHEIBEL und SCHEIBEL (1954a).

Molekularschicht beschriebenen besonderen Zellformen sei auf den folgenden Abschnitt über die äußeren Sternzellen verwiesen.

Fox (1956) hat der Ausbreitung der Korbzellenaxone und deren Kollateralen besondere Aufmerksamkeit gewidmet. Die Axone haben sich in Golgipräparaten vom *Affen* über 18 Purkinjezellen entlang verfolgen lassen, wobei sie mit allen diesen Zellen synaptischen Kontakt aufnahmen. Die meisten absteigenden Kollateralen endigen nach Fox mit pinselförmigen Endformationen an dem Ursprungskegel der Purkinjezellen. Der Wirkungsbereich einer einzigen Korbzelle wird aber durch Vermittlung der zahlreichen anderen Kollateralen erheblich größer. Wie schon ESTABLE feststellte, besitzen die Korbzellenaxone rechtwinklig in der Ebene der Folienoberfläche abgehende Kollateralen. Diese verlaufen kurz oberhalb der Purkinjezellkörper und geben selbst wieder kleinere Kollateralen in der gleichen Ebene ab. Nach ESTABLE lassen sich diese zu den Purkinjezelldendriten, nach Fox (1956) zu den Zellkörpern verfolgen. Durch-

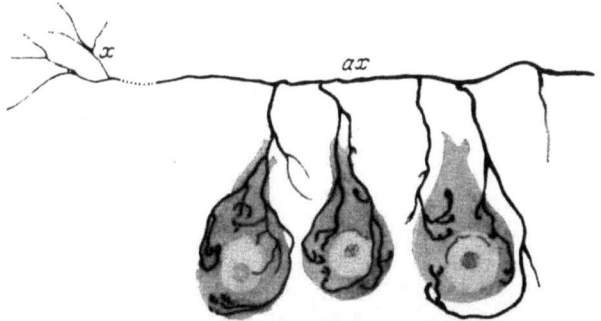

Abb. 113. Endverzweigungen der Kollateralen des Achsenzylinders (*ax*) der Korbzellen auf dem Körper der Purkinjezellen. *x* Endverästelungen des Achsenzylinderstammes der Korbzellen. (CAJALsches Hydrochinon-Silberpräparat. Zeichnung. Vergr. 350fach). Aus JAKOB (1928).

schnittlich erreichen diese Kollateralen 6 Purkinjezellen in einer Richtung und 6 in der entgegengesetzten. Eine einzige Korbzelle kann demnach wenigstens mit 12mal 18, d. h. 216 Purkinjezellen, Kontakt haben. Nach Fox ist es unentschieden, ob sich die hier behandelten Kollateralen an der Bildung der Körbe beteiligen.

Daß die Korbzellen in verwickelterer Weise in das Leitungssystem des Kleinhirns eingeschaltet sind, als früher angenommen, erhellt aus den Untersuchungen von Scheibel und Scheibel (1954a). Die Korbzellen sind diesbezüglich den äußeren Sternzellen (s. diese) sehr ähnlich und ihr Zelleib und ihre Dendriten empfangen wie die Sternzellen unter anderem boutonbesetzte Kollateralen aus den Kletterfasern (Abb. 114 und 136). Axon-axonale Verbindungen kommen vor. Auch Sternzellenaxone endigen an aufsteigenden Dendriten der Korbzellen. Die absteigenden Kollateralen der Korbzellenaxone scheinen alle an der Bildung der Purkinjeschen Faserkörbe teilzunehmen, während einige ihrer aufsteigenden Kollateralen mit den Dendriten der Sternzellen in Kontakt treten. Über die mögliche Bedeutung dieser ausgedehnten Verbindungen wird weiter unten zu sprechen sein (Abschnitt 7).

c) Die äußeren Sternzellen.

Diese sind kleine Nervenzellen, welche in der äußeren Hälfte, besonders im äußeren Drittel, der Molekularschicht vorkommen. Im Nisslbild (Abb. 108) erscheinen sie polygonal, etwas kleiner als die Korbzellen. Sie haben ein spärliches Cytoplasma um einen verhältnismäßig großen Kern. Wenn die Fortsätze in Golgipräparaten sichtbar gemacht werden, wird ersichtlich, daß man 2 Typen unterscheiden kann: *kleinere* und *größere*. Die ersteren haben kurze, feine Dendriten und einen dünnen kurzen Neuriten, der nach allen Richtungen verlaufen kann. Die größeren Sternzellen haben längere und mehr verzweigte Dendriten. Ihr Neurit ist auch länger und oft gegen die Purkinjesche Schicht gerichtet, wo seine Endaufsplitterungen am oberen Pol der Purkinjezellen nachgewiesen werden können (Abb. 112). Diese Zellen scheinen mit den Korbzellen verwandt zu sein, und Jakob (1928) vermutet, daß sie beide die Aufgabe haben, Erregungen von den Körnerzellen mittels der Parallelfasern aufzunehmen, um sie den Purkinjeschen Zellen zu übermitteln. „Die Korbzelle überträgt diese Erregung auf den Körper und das Axon der Purkinjeschen Zellen, die größeren Sternzellen auf den Körper und die Sekundärdendriten der Purkinjeschen Zellen, die kleinen Sternzellen nur auf die Dendriten der Purkinjeschen Zellen" (S. 793 l. c.)

Ergänzungen des oben nach Jakob beschriebenen Bildes der Sternzellen sind spärlich. Landau (1928a) beschreibt in der Molekularschicht neben den gewöhnlichen kleinen Zellen eine besondere Form von „Purkinje-artigen" Zwergzellen. Sie sind birnenförmig; im Golgipräparat kann man sehen, daß sie lange Ausläufer zu den Dendriten der Purkinjezellen aussenden. Vielleicht sind diese Zellen mit den von Miskolczy (1932, 1933a, 1933b) beschriebenen „atypischen Purkinjezellen" verwandt, welche auch schon von Cajal geschildert wurden. Diese Zellen sind im Abschnitt über die Histogenese der Kleinhirnrinde näher besprochen (vgl. S. 98).

Bezüglich der synaptischen Verbindung der äußeren Sternzellen ist zu bemerken, daß viele von ihnen, wie oben beschrieben, ihre Neuriten an die Purkinjezellen senden (Zelle 3 in Abb. 112). Pensa (1931) und andere Anhänger des „rete nervosa diffusa" wollen die Neuriten auch in die Körnerschicht verfolgt haben. Daß die Sternzellenaxone ihre Kollateralen in allen Richtungen aussenden, wurde von Estable (1923) und anderen gezeigt und neuerdings von Scheibel und Scheibel (1954a) bestätigt (Abb. 112).

Die letztgenannten Verfasser haben auch weitere interessante Befunde gewonnen. So haben sie beobachtet, daß die in die Molekularschicht eintretenden *Kletterfasern* (vgl. diese) mittels terminaler Boutons in ausgedehnten synaptischen Kontakt mit den Sternzellen treten, indem sie sowohl auf den Dendriten als auf dem Zellkörper der Sternzellen endigen (Abb. 114). Daneben gibt es auch axoaxonische Verbindungen, wobei eine Kletterfaserkollaterale mit dem Axon der Sternzellen in Kontakt tritt. Bemerkenswert ist, daß die Dendriten der Sternzellen sich so weit verbreiten, daß sie sich über eine Strecke von 12 oder mehr Purkinjedendritenbäumen ausdehnen, womit wahrscheinlich wird, daß eine einzige Sternzelle von einer großen Zahl von Kletterfasern beeinflußt werden kann. Von besonderem Interesse ist ferner, daß das Verhältnis zwischen Kletterfasern und Sternzellen reziprok zu sein scheint, indem Kollateralen von Sternzellenaxonen auf den Kletterfasern endigen (*10* in Abb. 136). Daneben endigen Kollateralen von Sternzellenaxonen auch auf aufsteigenden Dendriten der Korbzellen (*12* in Abb. 136), wie auch umgekehrt Axone der Korbzellen mit den Sternzellendendriten Kontakt aufnehmen (S_4 in Abb. 136). Kollateralen der Sternzellenaxone treten auch mit anderen Sternzellen, oder durch rückläufige Kollateralen mit ihrer Mutterzelle in Kontakt (Abb. 112 und 136). Die von SCHEIBEL und SCHEIBEL (1954a) erkannten, ausgedehnten synaptischen Verbindungen der Sternzellen der Molekularschicht machen klar, daß diesen Zellen wahrscheinlich eine komplexere Rolle zukommt als früher angenommen, wie in der Erklärung zu Abb. 136 näher erörtert wird.

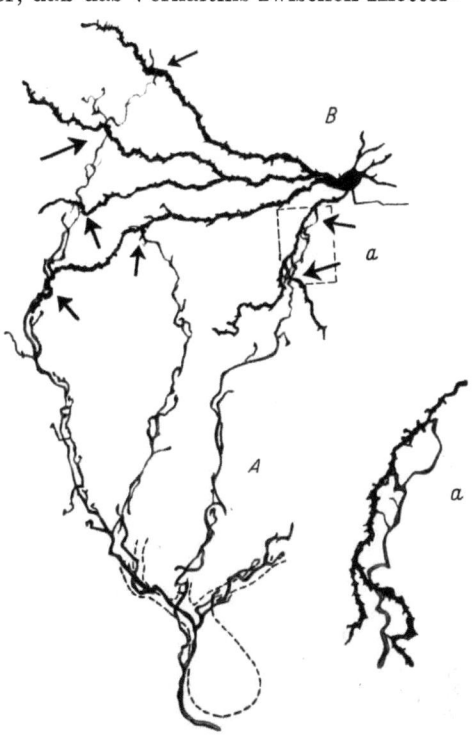

Abb. 114. Kollateralen der Kletterfaser (*A*) besitzen axo-dendritischen Kontakt (Pfeile) mit den Dendriten einer Sternzelle (*B*) in der Molekularschicht. *a* (rechts unten) zeigt einen Ausschnitt bei stärkerer Vergrößerung, in dem die Endigung der Kletterfaserkollateralen mit typischen terminalen Boutons zu sehen ist. (Golgimethode, erwachsene *Katze*.) Aus SCHEIBEL und SCHEIBEL (1954a).

d) Die Körner.

Die Körner machen die große Mehrzahl der Nervenzellen der Körnerschicht aus. Im Nisslbild ist ihr Cytoplasma nicht zu sehen. Ihr kleiner, runder Kern, 5—8 μ im Durchmesser, ist chromatinreich und durch netzförmig angeordnete Chromatinpartikel ausgezeichnet. Ein Nucleolus ist schwer zu erkennen.

Im Golgipräparat lassen sich die Fortsätze der Körner erkennen (Abb. 115). Die Dendriten, gewöhnlich 3—4 an der Zahl, gehen in allen Richtungen ab und splittern sich nach kurzem Verlaufe büschelförmig auf. Die Endzweige erscheinen mit krallenförmigen Anhängen versehen, welche in den *Parenchyminseln*, HELDS „Glomeruli cerebellosi" liegen, wo sie in Verbindung mit Moosfasern treten. In Silberreduktionspräparaten kann man mitunter die Endverzweigungen der Dendriten in den Glomeruli erkennen, sowohl beim Tiere wie beim Menschen, wo sie in Form eines fibrillären Netzwerkes erscheinen. *Endocelluläre Fibrillen* lassen sich beim Tier in dem Cytoplasma der Körner nachweisen; beim *Menschen* ist ihr Nachweis nicht gelungen.

Der *Achsenzylinder* der Körner, im Golgipräparat gesehen (Abb. 116), entspringt als eine dünne Faser vom Zelleib oder von einem Dendriten, strebt senkrecht aufsteigend der Purkinjeschicht zu, durchsetzt diese und teilt sich in der Molekularschicht T-förmig, ohne vorher Kollateralen abgegeben zu haben. Die nach Teilung des Hauptstammes entstandenen feinen langen Endfasern verlaufen charakteristischerweise parallel zum Windungsverlaufe, d. h. senkrecht zur Ausbreitungsrichtung der Dendriten der Purkinjezellen. Die Achsenzylinder der in der Körnerschicht am tiefsten gelegenen Körner haben im allgemeinen ihr Verbreitungsgebiet in den untersten Zonen der Molekularschicht, die der oberflächlicher gelegenen

Körner in den oberen Zonen. Die Molekularschicht wird durch diese T-förmig sich gabelnden Endfaserungen der Körnerachsenzylinder in ihrer ganzen Höhe mit annähernd parallel verlaufenden Fasern versehen. Sie werden als *Parallel-* oder *Longitudinalfasern* bezeichnet. Die Achsenzylinder der Körner sind in ihrem ganzen Verlaufe marklos. An silberimprägnierten, senkrecht zum Windungsverlauf geführten Schnitten, in denen Teile des Dendritenbäumchens der Purkinjezellen zu sehen sind, erscheinen die Parallelfasern, die quergetroffen sind, als kleinste Punkte (Abb. 117). Man gewinnt hieraus den Eindruck, daß die Parallelfasern in den tieferen Zonen der Molekularschicht reichlicher als in den oberflächlicheren vorhanden sind. Auch scheinen die dickeren Parallelfasern vornehmlich in den tieferen Zonen der Molekularschicht vorzukommen. Nach CAJAL entstammen die dickeren Fasern möglicherweise den größeren Körnerzellen.

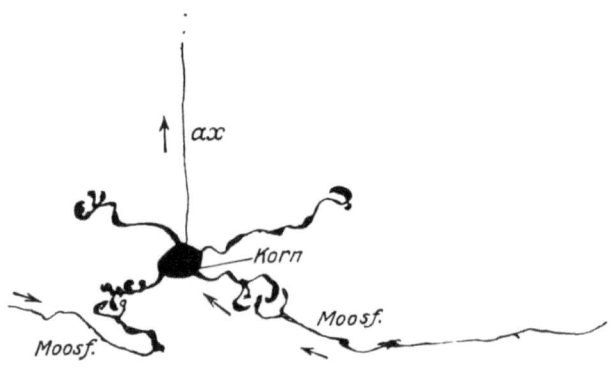

Abb. 115. Körnerzellen (Korn) des *Menschen* mit ihrem Achsenzylinder (*ax*) und ihren Dendriten im Golgipräparat. Beziehungen der Moosfasern zu den Dendriten der Körnerzellen. (Zeichnung. Vergr. 700fach.) AUS JAKOB (1928).

Die Parallelfasern haben nach CAJAL ihre Endigung in Form feiner Endknöpfe am Ende jeder Windung. Während ihres Verlaufes treten sie in Kontakt mit den Dendritenverästelungen der Purkinje- und Korbzellen, die sie senkrecht treffen. Eine Körnerzelle hat somit Kontakt mit vielen Purkinjezellen derselben Windung.

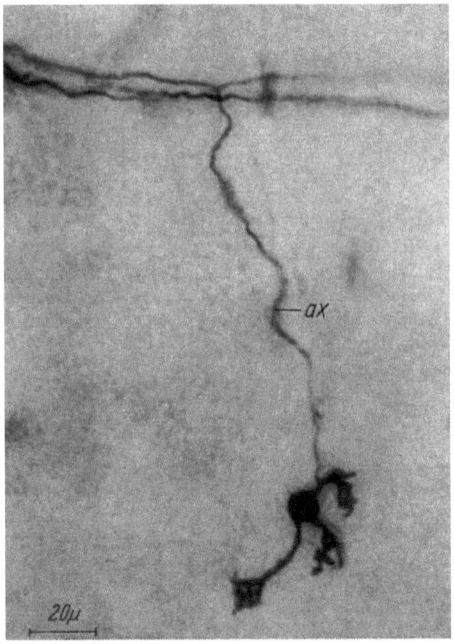

Während der Verlauf der Achsenzylinder der Körner sichergestellt erscheint, sind in jüngster Zeit ihre Dendritenverästelungen Gegenstand des Interesses gewesen, besonders in Zusammenhang mit der Frage nach der Natur der eigenartigen ,,Glomeruli cerebellosi". Von diesen wird weiter unten die Rede sein (Abschnitt f β). Es sollen hier nur einige Daten aus neueren Untersuchungen über die Körner Erwähnung finden.

LANDAU (1927) meint, daß im Nisslbild zwischen den typischen Körnern noch eine zweite Art von kleinen Zellen vorkommt. Ihr Kern ist ungefähr doppelt so groß wie der der eigentlichen Körner. Charakteristisch für diese Zellen ist ihr blasiger Kern, in dessen Mitte ein deutlicher Kernkörper zu sehen ist. Sie sind nicht so cytoplasmaarm wie die typischen kleinen Körnerzellen. Gelegentlich finden sich solche Zellen auch in der Molekular- und in der Markschicht.

Abb. 116. Mikrophotographie einer Körnerzelle im Golgipräparat vom erwachsenen *Affen*. Die dichotomische Teilung des Axons (*ax*) ist zu sehen. Neben seinen beiden Zweigen verläuft eine andere Parallelfaser. Mikrophotographie von Dr. CL. A. FOX.

Nach LANDAU (1927) soll man demnach zwei kleine Zellarten in der Körnerschicht unterscheiden. BOROWSKY (1937) findet beim neugeborenen *Menschen* im Nisslbild zwei Arten von Körnern: rundliche, intensiv dunkelblau gefärbte, und helle, meist größere und länglich ovale, meint aber, daß die von LANDAU bei Tieren beschriebenen hellen Zellen der Körnerschicht Gliazellen sind, während JAKOB (1928) sie als kleine Golgizellen betrachtet.

Während Nisslsubstanz in dem äußerst spärlichen Cytoplasma der Körnerzellen in gewöhnlichen Präparaten nicht zu sehen ist, läßt sie sich nach PALAY und PALADE (1955) mit dem Elektronenmikroskop nachweisen.

Untersuchungen von SCHEIBEL und SCHEIBEL (1954b) haben wichtige Daten über die *synaptischen Verhältnisse* der Körnerzellen geliefert. Wie CAJAL und andere Verfasser haben diese Autoren die engen Relationen der Körnerzellenaxone zu den Purkinjezelldendriten beobachtet, und es ist ihnen auch gelungen, festzustellen, daß dieser Kontakt mittels ,,Boutons en passage" stattfindet (Abbildung 118). Fox und MASSOPUST (1953)

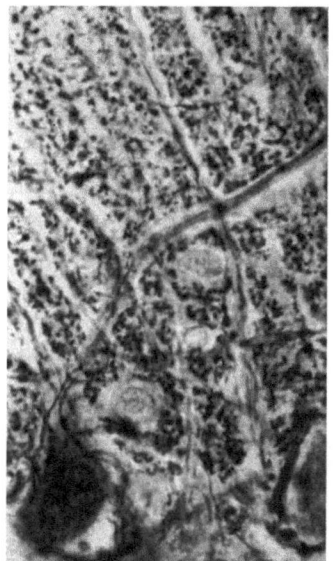

Abb. 117. Mikrophotographie der Kleinhirnrinde einer erwachsenen *Katze*. Schnitt senkrecht auf die Folienachse. Neben einer Purkinjezelle mit Teilen ihres Dendritenbaumes und Kletterfasern sind die zahlreichen quergetroffenen Parallelfasern zu sehen. (Silberimprägnation nach GLEES.)

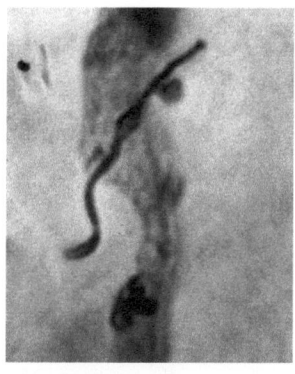

Abb. 118. Eine Parallelfaser (wegen schiefer Schnittrichtung nur zum Teil sichtbar) mit ,,Boutons en passage" überkreuzt einen kleinen Dendritenast einer Purkinjezelle, wobei wahrscheinlich synaptischer Kontakt hergestellt wird. Erwachsener *Affe*. (Modifizierte rasche Golgimethode. Vergr. 1200mal, verkleinert.) Originalmikrophotographie von M. und A. SCHEIBEL (1954b).

heben hervor, daß die tiefer gelegenen Parallelfasern, welche aus den tieferen Körnerzellen stammen, dicker sind als die oberflächlichen Fasern (Abb. 119) aus den mehr oberflächlich gelegenen Körnerzellen, und Fox, UBEDA-PURKISS und MASSOPUST (1952) fanden, daß die Parallelfasern an den dornigen Strecken der tertiären Purkinjedendriten endigen.

Nach Fox und BARNARD (1957) ist der leicht gewundene Verlauf der Parallelfasern besonders in Schnitten parallel zur Folienoberfläche zu sehen (Abb. 119a). Ihr Anfangsstück scheint glatt zu sein (Abb. 119b und d). Im weiteren Verlauf treten aber die von ESTABLE (1923) beschriebenen ,,boutons" auf, welche durch einen feinen Stiel mit dem Axon verbunden sind (Abb. 119c). Daneben sind aber in Schnitten parallel zur Folienoberfläche auch hakenähnliche Endformationen zu erkennen (links in Abb. 119a), welche nach Fox und BARNARD wahrscheinlich mit den warzenförmigen Endigungen von ESTABLE identisch sind. Man kann sich z. B. leicht vorstellen, daß die warzenförmige Endformation links in Abb. 119b, wenn sie von der Oberfläche gesehen würde, das Aussehen eines Hakens, wie links in Abb. 119a besäße. Sowohl Endknöpfe wie hakenförmige Endformation stellen nach Fox und BARNARD zweifellos synaptische Endigungen dar.

8*

Von besonderem Interesse für funktionelle Überlegungen sind einige quantitative Angaben von Fox und BARNARD (1957). Diese Verfasser haben in Golgipräparaten vom erwachsenen *Affen* das Axon einer Körnerzelle von seiner Teilungsstelle ab 1 mm in beiden Richtungen verfolgen können. Gelegentlich haben sie zwar einen Zweig einer Parallelfaser über 1,5 mm verfolgt. Jedoch ist dann die letzte Strecke sehr dünn und ohne synaptische Endformationen. Die

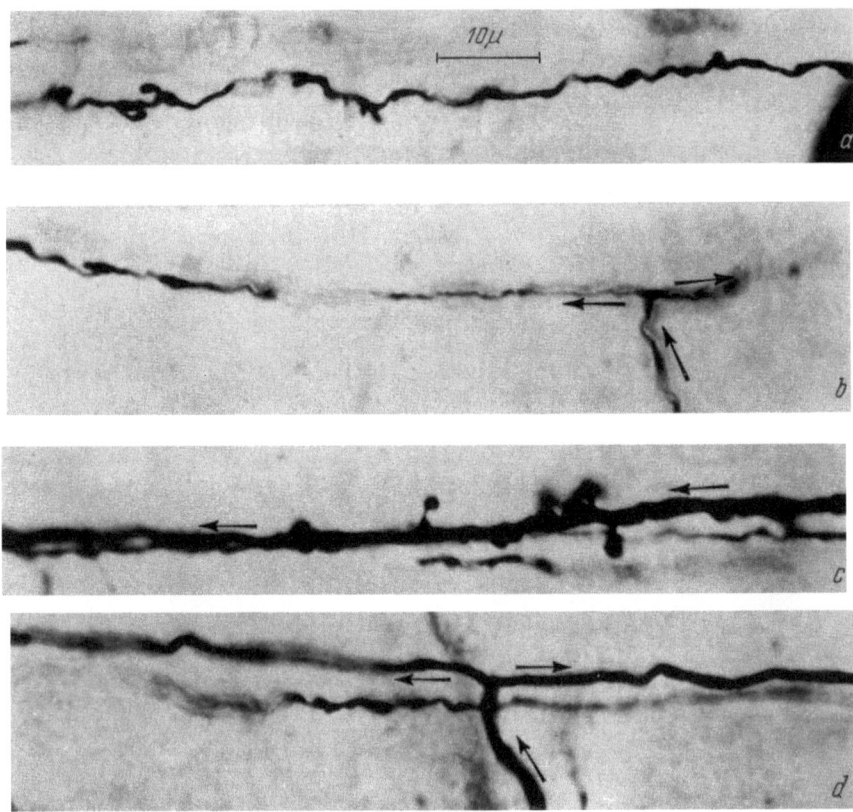

Abb. 119 a—d. Parallelfasern der Kleinhirnrinde des *Affen* im Golgipräparat. In Abb. *d* Parallelfaser aus der tiefsten Zone der Molekularschicht, in Abb. b aus der oberflächlichen. Die letztere ist nicht ganz 0,2 μ dick, die erstere etwas mehr als 1 μ. In Schnitten parallel zur Oberfläche des Foliums (Abb. a) ist der leicht gewundene Verlauf der Fasern mehr hervortretend als in Schnitten senkrecht zur Oberfläche. Abb. c zeigt dieselbe Faser wie Abb. d, etwas weiter von der Verzweigung des Axons. Beachte, daß die Anfangsstrecken der Parallelfasern glatt sind (Abb. b und d). Im weiteren Verlauf (Abb. a und c) treten Boutons und hakenförmige Endformationen auf (vgl. Text). Aus Fox und BARNARD (1957).

Verfasser halten es deshalb für erlaubt, die durchschnittliche Ausbreitung der Parallelfasern auf 1,5—2 mm zu schätzen.

Nach Fox und BARNARD (1957) beträgt die *Zahl der Körnerzellen* je Kubikmillimeter der Körnerschicht 2,4 Millionen. Das heißt: unterhalb jedes Quadratmillimeters der Purkinjeschicht mit 510 Purkinjezellen (vgl. S. 105) befinden sich 480 000 Körnerzellen mit einer Dichte der Körnerschicht von 0,2 mm. Dies gibt 960 Körner je Purkinjezelle.

Dies Verhältnis ist jedoch nicht maßgebend, da die Ausbreitung des Purkinjedendritenbaums und die Länge der Parallelfasern unberücksichtigt bleiben. Auf Grund von Messungen und Berechnungen (in der Originalarbeit zu finden) nehmen Fox und BARNARD an, daß innerhalb des Bereiches eines Purkinjedendritenbaums 208000—278000 Parallelfasern verlaufen, was einen guten Eindruck von der enormen Möglichkeit der Konvergenz von Impulsen aus der Körnerschicht zu den Purkinjezellen gibt. Andererseits ist die Möglichkeit der Divergenz von Impulsen auch erheblich, indem eine einzige Parallelfaser von 2 mm Länge mit etwa 310 Purkinjezellen synaptisch verbunden sein kann.

Die erneuten Bestätigungen des Verlaufes der Körnerzellaxone verdienen Erwähnung, weil BESTA (1927) in einer experimentellen Arbeit behauptet hat, daß die CAJALsche Auffassung von dem Verlauf dieser Fasern irrig sei. BESTA stützt sich dabei auf experimentelle Untersuchungen, bei denen er begrenzte Schnitte in bestimmten Schichten oder Teilen von Folien machte und die örtliche Verteilung der darauffolgenden Degenerationen studierte. Diese Untersuchungen sind jedoch kaum gänzlich überzeugend.

Daß die Dendriten der Körnerzellen sich anders verhalten als bisher allgemein angenommen, erhellt aus den Untersuchungen von SCHEIBEL und SCHEIBEL

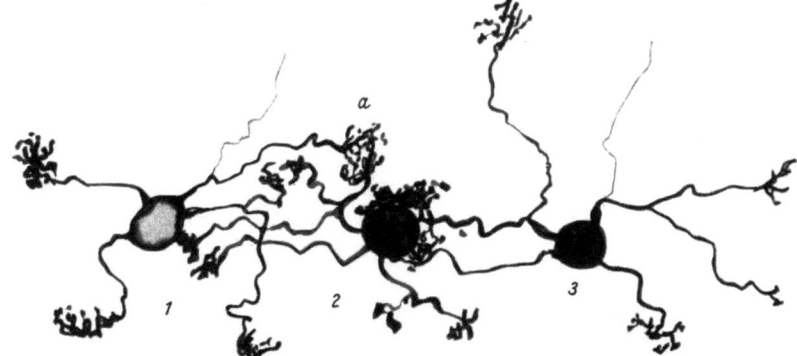

Abb. 120. Das gegenseitige Verhältnis der Körnerzellen. Der Körper der Zelle 2 ist teilweise von den Dendritenkrallen der Zelle 3 umgeben, wobei ein ausgedehnter Kontakt zustande kommt. Eine Dendritenkralle der Zelle 2 hat Kontakt mit dem Körper der Zelle 1, während Dendriten der Zellen 1 und 2 sich an dem nichtimprägnierten Körper einer anderen Zelle *a* ausbreiten. (Erwachsene *Katze*, modifizierte rasche Golgimethode.) Originalzeichnung von M. und A. SCHEIBEL.

(1954b). Bei einer Modifikation der Golgimethode ist es ihnen gelungen, Dendriten- und Neuritenendigungen der Körnerschicht und die Zellkörper der Körnerzellen gleichzeitig zu imprägnieren. Es hat sich dabei gezeigt, daß die Dendriten einer Körnerzelle mit benachbarten und weiter entfernt gelegenen Körnerzellen in Kontakt treten, wobei sich die Dendritenkrallen dem Zellkörper anschmiegen (Abb. 120). Auf diese Weise werden dann zwischen den Körnern komplexe (dendro-somatische) Neuronenketten gebildet. Mitunter kann sogar ein Dendrit einer Zelle mit dem Zellkörper einer anderen Körnerzelle in Kontakt sein und einer der Dendriten der letzteren wieder an der ersten Zelle endigen. Die gelegentlich zu sehenden Kontakte zwischen Dendritenkrallen zweier Körnerzellen (Abb. 120) sind nach der Meinung von SCHEIBEL und SCHEIBEL (1954b) wahrscheinlich nur vorgetäuscht und beruhen auf der ausgebliebenen Imprägnation der Körnerzelle, mit denen beide Dendriten in Kontakt treten.

Überzeugende Bilder, daß Dendritenkrallen der Körnerzellen mit Endrosetten von Moosfasern Kontakt aufnehmen, haben SCHEIBEL und SCHEIBEL nie gesehen. Die Verbindung zwischen den Moosfasern und den Körnern erfolgt vielmehr in gänzlich anderer Weise. Wenn die Körner wie in den Präparaten der Autoren deutlich erkennbar sind, kann man sich leicht davon überzeugen, daß die Moosfaserrosetten sich dem Körper der Körnerzellen anschmiegen (Abb. 121 und 122). Auf dem Zellkörper einer Körnerzelle mögen dann die Moosfasern und die Körnerdendriten zueinander in funktionelle Beziehung treten. Hierüber und über die sog. ,,Glomeruli", deren Existenz mit diesen Befunden schwer vereinbar scheint,

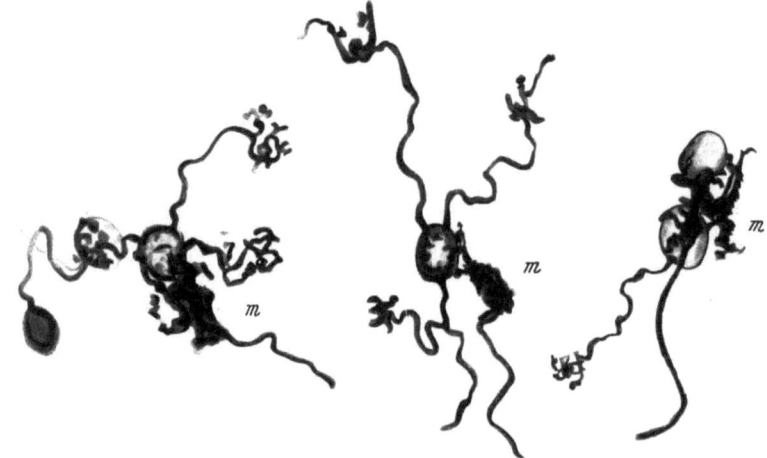

Abb. 121. Verschiedene Bilder des Kontaktes von Moosfaserendigungen (m) mit Körnerzellen. (Erwachsene *Katze*, modifizierte rasche Golgimethode.) Originalzeichnung von M. und A. SCHEIBEL.

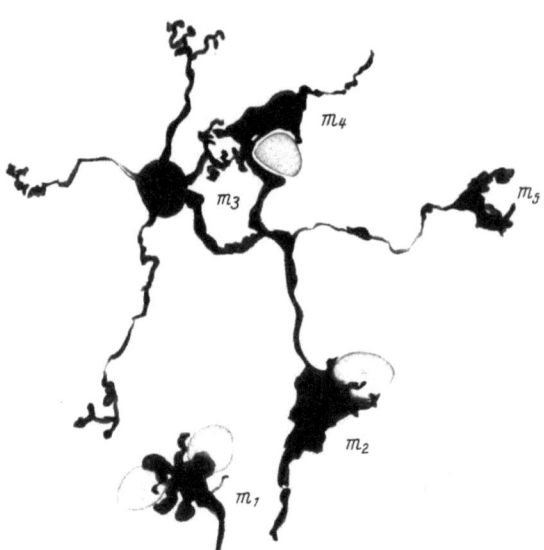

Abb. 122. Beziehungen zwischen Moosfaserendigungen und Körnerzellen. Die Moosfaserendigungen m_1, m_2 und m_4 stehen mit unvollständig imprägnierten Körnerzellen in Kontakt. Nur die Kerne sind sichtbar. Die Endigungen bedecken einen wechselnden Teil des Körpers der Körnerzellen. Die Endigung m_4 umfaßt z. B. etwa die Hälfte der ganzen Oberfläche des Zellkörpers, mit dem sie synaptische Verbindung hat, während die Endigung m_3 eine wenig entwickelte Endformation zu sein scheint, welche mit einer voll imprägnierten Körnerzelle in Kontakt steht. Die Zelle, mit der m_5 Kontakt hat, ist nicht imprägniert. (Erwachsene *Katze*, modifizierte rasche Golgimethode.) Originalzeichnung von M. und A. SCHEIBEL.

wird bei Besprechung der Moosfasern (Abschnitt f β) die Rede sein. Es seien hier nur folgende Daten noch erwähnt:

Die Annahme, daß das Soma der Körnerzellen eine wichtige Stelle für die synaptischen Verbindungen in der Körnerschicht sein muß, wird weiter dadurch erhärtet, daß Axone der Golgizellen der Körnerschicht auf dem Körnerzellkörper endigen (Abbildung 131), und zwar mittels terminaler Boutons oder ,,Boutons en passage" (SCHEIBEL und SCHEIBEL 1954b). Eine Endigung von Kletterfaserkollateralen und rekurrierenden Purkinjezellkollateralen an den Zellkörpern der Körnerzellen ist bisher nicht sichergestellt, kann aber nicht ausgeschlossen werden, um so mehr, als beide Faserarten — wie andernorts besprochen — in die Körnerschicht verfolgt werden können.

Die Abb. 131 gibt in schematischer Weise eine Darstellung der möglichen Wege, welche die durch die Moosfasern einströmenden Impulse nehmen können. Auf die hierher gehörigen Fragen werden wir in dem Abschnitt über den Leitungsmechanismus der Kleinhirnrinde zurückkommen.

Bei manchen *pathologischen Prozessen*, von denen das Kleinhirn betroffen wird, wurden in der Regel besonders die Purkinjezellen affiziert gefunden. Jedoch finden sich auch im Schrifttum Hinweise auf vorwiegendes Befallensein der Körnerschicht, wie schon bei Besprechung der Purkinjezellen erwähnt (UPNERS 1939, LEIGH und MEYER 1949, HUNTER und RUSSEL 1954, und andere Verfasser). WILLIAMS (1939) beschreibt einen besonderen Degenerationsprozeß in der Körnerschicht, den er *Konglutination* benennt, und der nach verschiedenen Schäden bei Tier und Mensch beobachtet wurde.

Die Verbreitung von Körnerzellausfällen bei der *amaurotischen Idiotie* wurde von L. GERHARD (1956) in 6 Fällen bestimmt. Bei der infantilen Form sind die Flocke und der Unterwurm besonders stark ergriffen, während bei der spätinfantilen Gruppe diese Abschnitte am besten erhalten sind. Dagegen weisen hier die Hemisphären mit den Tonsillen einen fast vollständigen Körnerzellschwund auf. Die auffallende Verbreitung auf phylogenetisch und ontogenetisch verschiedene Abschnitte ist bemerkenswert. Hinsichtlich der Erklärungsversuche sei auf die Originalarbeit verwiesen. Die Verfasserin betrachtet die Veränderungen als Ausdruck einer echten Pathoklise im Sinne C. und O. VOGTs.

Über den *chemischen Aufbau der Körner* scheinen wenige Angaben vorzuliegen. Erwähnt sei hier, daß CAMPBELL (1939), wie auch andere Verfasser, einen hohen Gehalt an Oxydasen in der Körnerschicht fand, und daß ROBINS, SMITH und MCCAMAN (1953) eine größere Aktivität von Purin-Nucleosid-Phosphorylase in der Körnerschicht als in der Molekularschicht beim *Affen* beobachteten. Die Aktivität ist auch im Wurm größer als in den Hemisphären. Der Lipidgehalt ist dagegen in der Körnerschicht kleiner als in der Molekularschicht und der weißen Substanz (ROBINS, EYDT und SMITH 1956). ROBINS und SMITH (1953) studierten die Verteilung von acht verschiedenen Enzymen in der Rinde des *Affen*kleinhirns. Die Körner- und Molekularschicht und das Markweiß sind in bezug auf ihren Gehalt an verschiedenen Enzymen nicht gleich (vgl. Originalarbeit). Interessant ist der Befund von ROBINS, SMITH und JEN (1956), daß 9 von 10 Enzymen, die den Kohlenhydratumsatz regulieren, ihre größte Aktivität in der Molekularschicht zeigen, die geringste in der weißen Substanz. Die Verfasser schließen aus ihren Befunden, daß die Wirksamkeit dieser Enzyme im allgemeinen mehr mit den Zellfortsätzen als mit dem Perikaryon verknüpft ist.

e) Die Golgizellen (große Sternzellen) der Körnerschicht.

In der Körnerschicht sieht man im Nisslbild hie und da zwischen der großen Masse der Körner vereinzelt liegende größere Nervenzellen (Abb. 108). Ihre Menge wechselt nach JAKOB zwischen 2—8 in einem Gesichtsfeld, und JAKOB hat den Eindruck, daß die Flocke und der Unterwurm besonders reichlich mit solchen Elementen ausgestattet sind. Die Größe und Form der Golgizellen, — im *Nisslbild* gesehen —, wechseln, so daß nach JAKOB 3 Arten unterschieden werden können. Die *großen Golgizellen* haben ungefähr die Hälfte der Größe der Purkinjezellen, einen großen Kern und deutliche gröbere Nisslschollen im gut sichtbaren Cytoplasma. Diese Zellen finden sich am häufigsten dicht unterhalb der Purkinjezellschicht und sind oft ähnlich orientiert wie die Purkinjezellen; ihre Gestalt ist länglich oder dreieckig. Die zweite Form, die *bipolaren Horizontalzellen*, kommt etwas seltener vor. Diese Zellen liegen parallel zur Purkinjezellschicht, am häufigsten dicht unterhalb derselben, sind etwas kleiner als die erstgenannten Zellformen, und haben einen länglichen Kern. Die dritte Zellform, die *kleinen Golgizellen*, sind wesentlich kleiner, besitzen einen nur schmalen Cytoplasmaleib mit zarten Nisslschollen und kommen in geringer Zahl in allen Zonen der Körnerschicht vor. Diese Zellen sind nach JAKOB wahrscheinlich mit den von LANDAU (1927) beschriebenen größeren Körnern identisch (vgl. Abschnitt d). Alle Formen der geschilderten Golgizellen kommen hin und wieder auch im subcorticalen Marklager vor.

Auch im *Golgibilde* lassen sich 3 Formen dieser Zellen unterscheiden. Die häufigsten sind solche mit kurzem Achsenzylinder, besonders oft in den oberen Zonen der Körnerschicht zu sehen. Die nach allen Seiten abgehenden, sich reichlich verästelnden Dendriten treten besonders in die Molekularschicht ein, wo sie bis zur Oberfläche reichen. Andere verlaufen in die Körnerschicht (Abb. 123). Die Orientierung der Dendriten scheint keinem bestimmten Gesetz unterworfen zu sein. Der Achsenzylinder entspringt direkt vom Zelleib und splittert sich in der Körnerschicht bald in eine große Anzahl feiner, reich verzweigter Äste auf. Andere Zellen derselben Art besitzen einen Achsenzylinder, welchem dieses feinfaserige terminale Netzwerk fehlt, der aber in die Glomeruli eintritt, um dort mit den Dendriten der Körnerzellen Kontakt aufzunehmen, wobei die Golgizellen mit kurzen Axonen eine große Zahl von Körnerzellen der Nachbarschaft beeinflussen können. Auch die Dendriten dieser Zellen verbreiten sich in der Molekularschicht. JAKOB betrachtet die Golgizellen mit kurzen Axonen als intracerebellare Assoziationsneurone.

Die *zweite Form der Golgizellen*, die seltener ist als die erste, besitzt einen langen Achsenzylinder, welcher sich durch die Körnerschicht begibt, um sich im Marklager zu verlieren.

Diese Zellen haben zahlreiche Dendriten, welche sich in der Körnerschicht verzweigen und häufig bis in die Purkinjeschicht zu verfolgen sind. Um einige der Golgizellen, besonders um solche dicht unterhalb der Purkinjeschicht, lassen sich im Silberpräparat Faserkörbe nachweisen, die mit denen der Purkinjezellen große Ähnlichkeit haben. Aus diesem Grunde ist

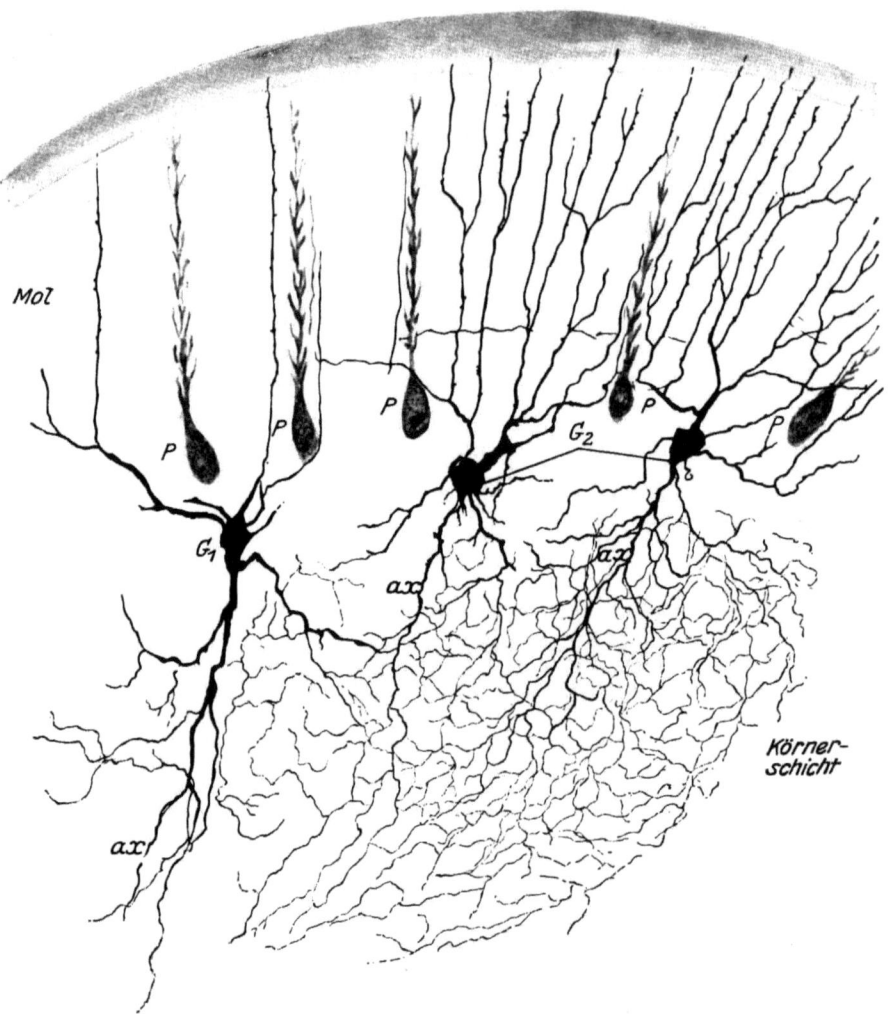

Abb. 123. Golgizellen (G_2) in der Körnerschicht mit kurzen Axonen (ax) und ihren Dendritenverzweigungen. G_1 Eigenartige Golgizelle mit kurzem Axon (ax). P Purkinjezellen. (Golgipräparat. Mensch. Zeichnung.) Aus JAKOB (1928).

angenommen worden, daß die Golgizellen mit langen Axonen zum Teil verlagerte Purkinjezellen sind (CAJAL, JAKOB).

Die *dritte Form der Golgizellen* sind die kleineren sog. *Horizontalzellen*, welche besonders dicht unterhalb der Purkinjezellschicht vorkommen. Nach beiden Seiten senden sie lange, sich wenig verästelnde Dendriten aus, die zum Teil in der Körnerschicht, zum Teil in der Purkinjeschicht verlaufen. Der Achsenzylinder verliert sich nach Abgabe von mehreren Kollateralen in der weißen Substanz.

Zu bemerken ist, daß fast alle Formen von Golgizellen, die in der Körnerschicht vorkommen, gelegentlich auch in der subcorticalen weißen Substanz zu sehen sind. Nach JAKOB trifft dies besonders für Flocculus und Wurm zu.

Aus dem obigen Auszug aus JAKOBS Darstellung ist ersichtlich, daß die sog. *Golgizellen der Körnerschicht* nicht einheitlich sind. Leider ist es nicht möglich, die im Nisslbild und im Golgipräparat zu unterscheidenden Zellformen mit Sicherheit zu korrelieren. Daß noch mehr Typen als die oben beschriebenen vorkommen, ist zu vermuten, worauf auch neuere Untersuchungen deuten. So beschreibt ADDISON (1934) bei *Wassersäugern* ungewöhnlich große, reich verzweigte Nervenzellen in der Körnerschicht, die größer als die Purkinjezellen sind. PENSA (1931) findet bei der *Katze*, daß die Golgizellen mit kurzem Neuriten in der oberen Körnerschicht regelmäßig mit den Purkinjezellen alternierend auftreten, wobei ihr Zellkörper auf beiden Seiten von einer Purkinjezelle flankiert wird (Abb. 124). Topographisch gehören diese Zellen zur Purkinjeschicht. Ihr Zelleib erreicht die

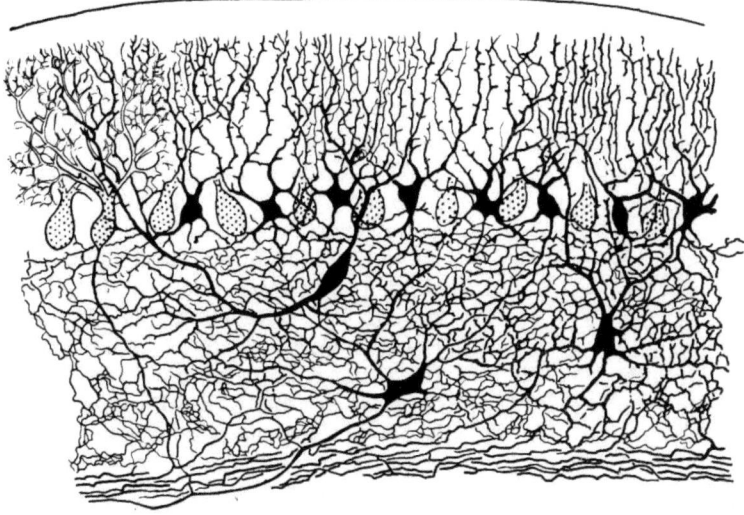

Abb. 124. PENSAs interkalierte und polymorphe Zellen im Kleinhirn einer 45 Tage alten *Katze*. Die Zellkörper der Purkinjezellen sind punktiert angegeben. In der Körnerschicht ist das „rete nervosa diffusa" angedeutet. Umgezeichnet nach PENSA (1931).

Hälfte oder $^2/_3$ der Größe der Purkinjezellen. Diesen Zelltyp nennt PENSA „cellule intercalate". Ihre Dendriten steigen zum größten Teil in die Molekularschicht hinauf, wo sie bezüglich ihrer Ausbreitung an die Purkinjezellen erinnern, jedoch sind sie nicht ausschließlich, sondern nur vorzugsweise senkrecht auf den Windungsverlauf orientiert. Daneben gehen aus dem Zellkörper der interkalierten Zellen auch Dendriten zur Körnerschicht. Die Verzweigungen dieser Dendriten sind sehr fein, aber nicht sehr zahlreich, und können nicht bis an ihr Ende verfolgt werden, nehmen aber an der Bildung des Geflechtes unterhalb der Purkinjezellschicht teil. Ihr Neurit verliert sich nach wiederholten Teilungen in der Körnerschicht. Nach PENSA (1931) sind die übrigen Golgizellen der Körnerschicht, von den meisten Autoren beschrieben, viel spärlicher als seine interkalierten Zellen. PENSA schlägt vor, sowohl die Zellen mit kurzem wie die mit langem Axon als polymorphe Zellen (Abb. 124) zu bezeichnen. Ob die „cellule intercalate" mit den von LUGARO (1894) als „cellule intermediare" beschriebenen Zellen identisch sind, ist nach PENSA (1931) zweifelhaft, und ob sie einem besonderen Typus der von JAKOB (1928) unterschiedenen Golgizellen (vgl. oben) entsprechen, wird nicht erörtert. FOX und BERTRAM (1954), welche die intermediären Zellen von LUGARO beim *Affen* studierten, beschreiben sie als lange fusiforme Zellen direkt unterhalb der Purkinjezellschicht. Die Dendriten und der Zellkörper sind transversal im Folium gelagert, während das Axon in die Molekularschicht eintritt und mit den Parallelfasern verläuft[1].

Auch LANDAU hat sich für die Golgizellen interessiert und ihr Vorkommen studiert. Nach LANDAU (1927, 1928a) bilden größere Elemente der Körnerschicht im Nisslbild oft eine zickzackartige Linie unterhalb der Purkinjeschicht. Dasselbe ist manchmal auch im Golgibild zu sehen. Einige der Golgizellen senden ihren Neuriten in das Marklager, wie auch andere Beobachter gefunden haben. Unter diesen Zellen fand aber LANDAU (1928b, 1929, 1932b) einige von einem besonderen Typus, seine *synarmotische Zelle* (cellule synarmotique). Zuerst bei der *Katze* beobachtet, wurde sie später auch beim *Hund* (LANDAU 1932a) und im *Menschen*kleinhirn gefunden (LANDAU 1933, STIGLIANI 1937). LÖWENBERG (1938, 1939) sah sie im *Vogel*kleinhirn. Sie sind auch von KESIUNAITÉ (1930) beschrieben worden. Diese Zellen sind dadurch charakterisiert (Golgimethode), daß sie mit ihren Fortsätzen die weiße Substanz eines Foliums überbrücken und in dieser Weise die Rinde an seinen beiden Seiten verbinden (Abb. 125). Der Zellkörper ist von wechselnder Größe und kann in der weißen Substanz oder in der Körnerschicht liegen. In seltenen Fällen konnte LANDAU (1932a) Fortsätze dieser Zellen an die Oberfläche der Rinde verfolgen. Gewöhnlich können sie aber nur bis in die Peripherie der Molekularschicht verfolgt werden. Gelegentlich senden sie einen Fortsatz auch zum Marklager. Nach LANDAU sind die synarmotischen Zellen als *Assoziationszellen* aufzufassen. Über eine Unterscheidung zwischen Axon und Dendriten bei diesen Zellen wird nichts gesagt.

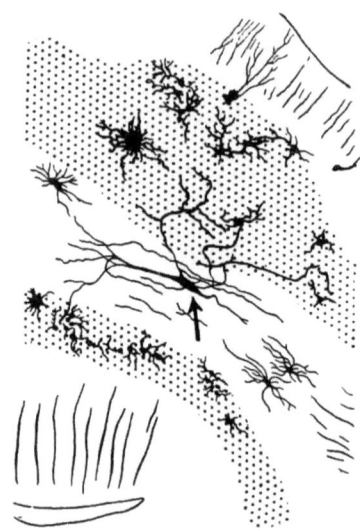

Abb. 125. Synarmotische Zelle (Pfeil) im Kleinhirn des *Menschen*. Die Körnerschicht ist punktiert angegeben. Umgezeichnet nach LANDAU (1933).

LÖWENBERG (1939) hat sich besonders für die von RETZIUS, BIELSCHOWSKY und WOLFF (1904) und CAJAL (1909) beschriebenen *interstitiellen Zellen* (d. h. Zellen in der weißen Substanz) interessiert. Einige dieser Zellen sind klein, andere übertreffen die Purkinjezellen an Größe. Während CAJAL die letzteren Zellen nur in der Nähe der zentralen Kerne sah, kommen sie nach LÖWENBERG auch in den Folien, besonders des Wurmes, zerstreut vor (*Katze, Vögel*). Diese Zellen können unter anderem wegen ihrer erheblichen Größe nicht mit den Golgizellen der Körnerschicht identifiziert werden, sondern entstammen wahrscheinlich, wie auch CAJAL erachtete, den zentralen Kernen. Nach LÖWENBERG entsprechen sie wahrscheinlich den *aberranten Golgizellen* JAKOBS (1928). Die größeren interstitiellen Zellen, welche unter den Girlandenfasern dicht unterhalb der Körnerschicht vorkommen und ihre Längsachse in der Richtung der Girlandenfasern haben, senden nach LÖWENBERG (1939) Fortsätze zu den zentralen Kernen (fibres guirlando-nucléaires). Auch indirekte Beziehungen zwischen der Rinde und den Kernen können in verschiedener Weise durch Vermittlung der interstitiellen Zellen zustande kommen. Einige dieser Zellen sind wahrscheinlich als die

---

[1] Wie oben erwähnt (S. 106), meint BAFFONI (1956), daß die interkalierten Zellen von PENSA sich während des Lebens zu Purkinjezellen differenzieren, um deren Verlust durch Degeneration zu ersetzen.

von LANDAU beschriebenen synarmotischen Zellen anzusehen. Fox (1956) beobachtete in der Molekularschicht vom *Affen* verlagerte Golgizellen, die ihren sich verzweigenden Neuriten in die Körnerschicht senden.

Nach dem Schrifttum zu urteilen scheint es somit, daß die Golgizellen der Kleinhirnrinde nicht genügend bekannt sind. Zwar sind zahlreiche Typen beschrieben worden, doch erscheint es fraglich, ob eine so weitgehende Aufgliederung in Typen berechtigt ist.

Neue Auskünfte über die synaptischen Verbindungen der Golgizellen verdanken wir den Untersuchungen von SCHEIBEL und SCHEIBEL (1954a, 1954b). Die Kletterfasern endigen mit boutonbesetzten Kollateralen an den in der Molekularschicht aufsteigenden Dendriten der Golgizellen vom 2. Typus (Abb. 136). Eine Kletterfaser kann dabei mit den Dendritenverästelungen einer Golgizelle durch viele Kollateralen Kontakt haben. Auch treten die Verzweigungen einer Kletterfaser mit den Dendritenbäumen vieler Golgizellen in Verbindung. Daß Verzweigungen des Axons der Golgizellen mit kurzem Achsenzylinder in das Neuropil der Körnerschicht eintreten und dabei wahrscheinlich in synaptischem Kontakt mit den Körnern gelangen, wurde von SCHEIBEL und SCHEIBEL (1954b) auch bestätigt. Auch Fox und BERTRAM (1954) haben den früher von CAJAL (1909—1911, Bd. II, S. 46) nachgewiesenen Kontakt der Golgizellenaxone mit den Dendritenkrallen der Körner beobachtet. Diese Verfasser fanden auch, daß die Parallelfasern sowie rekurrenten Purkinjezellaxone und wahrscheinlich auch die Korbzellenaxone in Kontakt mit den Golgizellen stehen. Nach Fox (1956) haben die Dendriten mit den pinselförmigen Endigungen der Korbzellenaxone Kontakt. Fox betrachtet diese Zellen als ein Glied in einem Rückmeldungssystem zu der Molekularschicht.

Auf den Dendriten und dem Zellkörper der intermediären Zellen von LUGARO endigen nach Fox und BERTRAM (1954) die letzten Verzweigungen der Korbzellenaxone, Axone der Golgizellen und kurze Zweige der Moosfaserrosetten.

f) Die Faserstruktur der Kleinhirnrinde.

Nach der Erörterung der verschiedenen Nervenzelltypen der Kleinhirnrinde dürfte es zweckmäßig sein, eine zusammenfassende Darstellung der Faserarchitektur der Rinde zu geben, obwohl einige ihrer Komponenten schon in Verbindung mit der Besprechung der Neuriten und Dendriten der zelligen Elemente erwähnt wurden. Zu diesen kommen nämlich die aus extra-corticalen Gebieten herantretenden Fasern, die Moos- und Kletterfasern. Daneben bedürfen auch die „Glomeruli cerebellosi" einer besonderen Besprechung.

α) Die Fasergeflechte der Kleinhirnrinde.

Im Markscheidenpräparat der Kleinhirnfolien erkennt man, daß von dem Mark Bündel markhaltiger Fasern annähernd radiär in die Rinde einstrahlen (Abb. 126). In der Körnerschicht finden sich neben diesen radiären Bündeln auch andere, hauptsächlich feinere Fasern, welche in allen Richtungen verlaufen und insgesamt den *Plexus intragranularis* bilden (Abb. 126 und 127). Dieser ist am dicksten in den tiefen Zonen der Körnerschicht. Im Bereich der Purkinjeschicht läßt sich aber wieder eine Zone von mehr geschlossenem Charakter erkennen (*Plexus intraganglionaris*), welche bei genauer Betrachtung in zwei zerfällt: Die eine, der *Plexus infraganglionaris* oder besser *infracellularis*, liegt dicht unterhalb der Purkinjezellen, ist etwas dichter gefügt und enthält mehr dickere Fasern als der *Plexus supraganglionaris* oder besser *supracellularis*[1], der dicht oberhalb der Purkinjezellen liegt. Zwischen den beiden Plexus verlaufen markhaltige Fasern an den Purkinjezellen vorbei. Oberhalb des letzten Plexus sieht man in der Molekularschicht nur eine kleinere Anzahl von markhaltigen Nervenfasern, am reichlichsten im untersten Drittel. Da die Markreifung erst mehrere

---
[1] Vgl. Fußnote S. 92.

124   Histologie der Kleinhirnrinde und der zentralen Kerne.

Jahre nach der Geburt vollendet ist (bezüglich Einzelheiten vgl. JAKOB 1928), ist das beschriebene Bild bei Neugeborenen und jungen Kindern nicht voll entwickelt zu sehen.

Obwohl die Fasergeflechte in allen Abschnitten des Kleinhirns im Prinzip in gleicher Weise vorkommen, ist es von erheblichem Interesse, daß sich nach JAKOB (1928) feinere *örtliche Unterschiede* nachweisen lassen. Besonders die Flocke (Abb. 127) hebt sich von den Neuteilen des Kleinhirns deutlich ab, indem in ihr zahlreiche dichte Bündel von Radiärfasern die ganze Körnerschicht durchsetzen und sogar in den Plexus infracellularis verfolgt werden können, während die feinere Markzeichnung des Plexus intragranularis zurücktritt. Weiterhin sind die Plexus infra- und supracellularis ungemein stark entwickelt und gleichfalls durch dickere Markscheiden ausgezeichnet. Auch die Menge von markhaltigen Nerven-

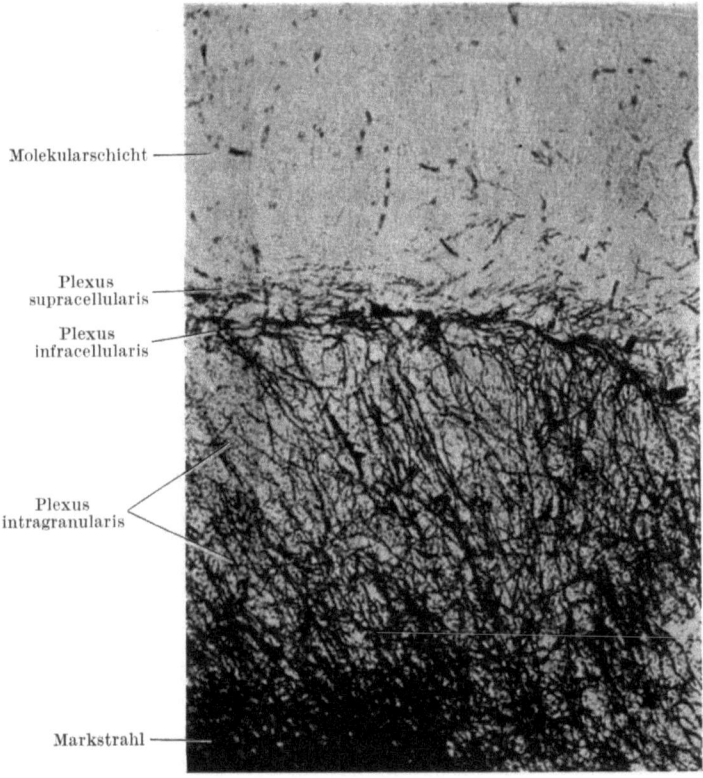

Abb. 126. Myeloarchitektonisches Bild der Hemisphären-Kleinhirnrinde. (Mikrophotographie. Vergr. 110fach.)
Aus JAKOB (1928).

asern in der unteren Hälfte der Molekularschicht ist besonders markiert. Ein ähnliches Bild, aber etwas weniger ausgesprochen, liefern der Nodulus und die Uvula, dann folgt der Oberwurm, der sich aber in dieser Hinsicht mehr den Neuteilen nähert. Auch RIESE (1925) und WINKLER (1927) ist der besondere Bau der Flockenrinde im Markscheidenbild aufgefallen. JAKOB ist geneigt, aus diesen Unterschieden auf ein besonders reichliches Vorkommen von Kletterfasern in der Flocke und dem Ober- und Unterwurm zu schließen. Auf diese Frage werden wir weiter unten zurückkommen.

Die im Markscheidenbild erkennbaren Fasergeflechte sind auch im Silberbild zu sehen. Daneben erhält man aber bei den Silberimprägnationsverfahren auch über die marklosen Fasern Auskunft. Zwei solche Faserungen sind besonders distinkt, die Parallelfasern und die Tangentialfasern. Die *Parallelfaserschicht* ist am besten in parallel zum Windungsverlauf angelegten Schnitten zu sehen; die Fasern verlaufen in großer Menge im unteren Drittel der Molekularschicht. In Schnitten quer zum Windungsverlauf sind die Parallelfasern als zahlreiche feine Punkte zu sehen, welche den Zwischenraum zwischen den Purkinjezellen mit deren Dendriten ausfüllen (Abb. 117). In solchen Schnitten sieht man auch die *Tangentialfasern*, die quer auf die Parallelfasern verlaufen, welche besonders in dem unteren Drittel der

Molekularzone vorkommen. Von der Tangentialfaserschicht kann man absteigende Fasern verfolgen, welche sich den Purkinjeschen Zellen anschmiegen und sie umgeben und die charakteristischen *Purkinjeschen Faserkörbe* bilden helfen. Von diesen war schon oben die Rede (S. 110ff.).

Obwohl die hier genannten Faserstrukturen eindeutig zu beobachten sind, erlauben silberimprägnierte oder markscheidengefärbte Präparate keine sichere Schlußfolgerungen über die *Herkunft der verschiedenen Faserkomponenten*, welche die Strukturen bilden. Auskünfte über diese Frage verdanken wir hauptsächlich Studien mit der Golgimethode, und wieder ist es vor allem Cajal, der die Probleme analysiert hat. Andere Verfasser haben Cajals Beobachtungen im wesentlichen nur bestätigen können. Wenn wir die wichtigsten Daten über die Zusammensetzung der verschiedenen Faserstrukturen im folgenden etwas näher betrachten wollen, kann das am besten dadurch geschehen, daß wir auf der Darstellung Jakobs fußend den Standpunkt dieser Frage im Jahre 1928 resumieren. Danach mögen die später vorgenommenen Untersuchungen über diesen Gegenstand Beachtung finden.

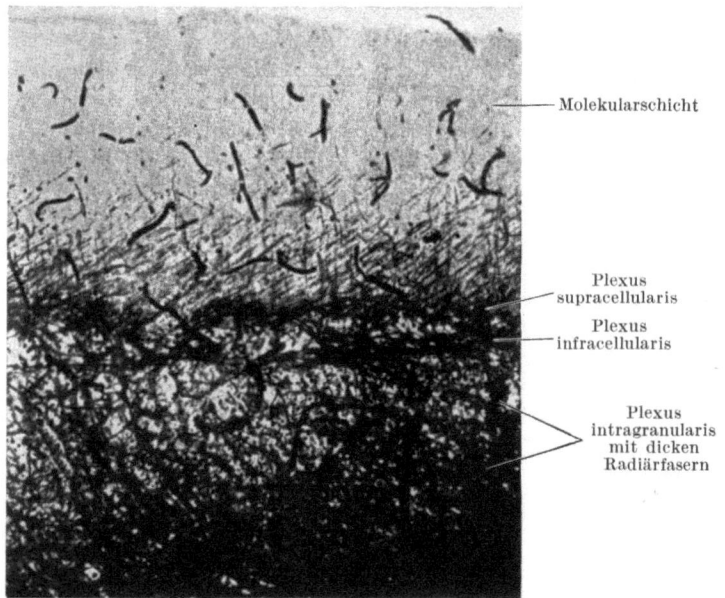

Abb. 127. Myeloarchitektonisches Bild der Flocculusformation im Frontalschnitt. (Erwachsener *Mensch*. Mikrophotographie. Vergr. 110fach.) Aus Jakob (1928).

Die *Radiärfaserbündel*, welche im Markscheidenpräparat zu sehen sind, setzen sich zusammen aus den afferenten Fasern der Kleinhirnrinde, den Moos- und Kletterfasern (vgl. unten), welche beide in der Körnerschicht noch Markscheiden besitzen, und den efferenten Fasern, welche größtenteils die Neuriten (mit Kollateralen) von Purkinjezellen sind. Wahrscheinlich finden sich unter ihnen auch die Neuriten der Golgizellen mit langen Axonen (vgl. oben).

Der *Plexus intragranularis* wird, jedenfalls vornehmlich, aus den Moosfasern und ihren sekundären und tertiären Verästelungen gebildet. Daneben nehmen vermutlich auch rückläufige Kollateralen von Purkinjezellen und unregelmäßig verlaufende Kletterfasern an der Plexusbildung teil.

Der *Plexus infracellularis* (infraganglionaris) *und supracellularis* (supraganglionaris) werden von den rückläufigen Kollateralen der Purkinjezellen gebildet, welche nach Jakob zweifellos die Hauptmasse der Fasern liefern, ferner aus den Kletterfasern, die bis zu der Stelle, wo sie zu klettern beginnen, ihre Markscheide behalten. Wie Cajal nimmt Jakob an, daß die Hauptmasse jener Markfasern, die sich oberhalb des Plexus supracellularis in der Molekularschicht zeigen, als Kollateralen der Purkinjeaxone aufzufassen sind. Er hält es für möglich, daß sich auch Kletterfasern darunter befinden.

Die Parallelfaserschicht wird gebildet aus den sich dichotomisch teilenden Neuriten der Körnerzellen sowie aus rückläufigen Kollateralen der Purkinjezellen. Die letzteren nehmen auch, in geringer Menge, an der Bildung der *Tangentialschicht* teil, die hauptsächlich aus den Neuriten der Korbzellen besteht.

Die *Faserkörbe der Purkinjeschen Zellen* endlich sind hauptsächlich aus den Kollateralen der Korbzellenaxone gebildet. Daneben nehmen aber an diesen Bildungen auch andere Fasern teil, wie rückläufige Kollateralen der Purkinjezellen, Dendriten der Golgizellen, der Körnerschicht und Kletterfasern.

Die nach 1928 veröffentlichten Untersuchungen über die *Faserstruktur der Kleinhirnrinde* haben im großen und ganzen wenig Neues gebracht. Zwar sind von einigen Verfassern Einzelheiten von Bedeutung aufgedeckt worden, aber die Mehrzahl der Untersuchungen hat sich mit der noch nicht entschiedenen Streitfrage über das Bestehen einer Kontinuität zwischen den Elementen (das rete nervosa diffusa von GOLGI) beschäftigt, ohne jedoch diese Frage endgültig gelöst zu haben.

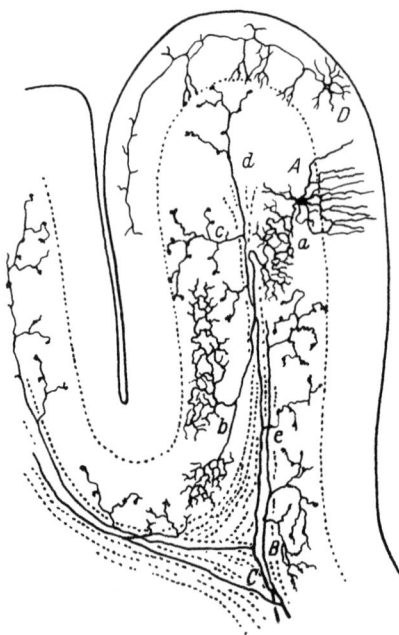

Abb. 128. Schematische Darstellung der Verzweigung und Kollateral- und Endverästelung von 2 Moosfasern (*B, C*) in 2 Kleinhirnwindungen. Golgipräparat von einer *Katze* im Alter von 1 Monat. *A* Golgizelle der Körnerschicht mit kurzem Axon (*a, b*) nach beiden Seiten eines Folium. Die Moosfasern (*B, C*) innervieren 2 Kleinhirnwindungen auf einmal. *c, d, e* Kollaterale Abzweigungen und Endverzweigungen der Moosfasern. *D* Korbzelle. Aus CAJAL (1909).

So glauben MORUZZI (1930), PENSA (1931) und STEFANELLI (1933), eine ausgebreitete Kontinuität von Fasern in der Körnerschicht in silberimprägnierten Schnitten (CAJALsche reduzierte Silbermethode) nachweisen zu können. Nach PENSA (1931) nehmen an dieser Netzwerkbildung sowohl endogene wie exogene Fasern teil. *Die exogenen Fasern* sind die Moosfasern mit ihren Kollateralen und Terminalverzweigungen (vgl. auch unten über die Glomeruli), die Kletterfasern (vgl. diese) mit ihren Kollateralen und ihren präterminalen Ästen und die von MORUZZI (1930) beschriebenen Fasern unbekannter Herkunft, welche aus der Markschicht in die Körnerschicht eintreten. Die *endogenen Fasern* bestehen aus den Neuriten und Neuritenverzweigungen der Golgizellen der Körnerschicht (PENSAs polymorphe und interkalierte Zellen, vgl. Abschnitte über die Golgizellen der Körnerschicht), weiter aus den nicht ascendierenden Kollateralen der Purkinjezellneuriten, aus den Kollateralen und wahrscheinlich aus den Neuriten der Golgizellen vom Typus I in der Körnerschicht, aus den descendierenden Kollateralen der Korbzellen, nachdem sie die Faserkörbe der Purkinjezellen passiert haben, und endlich aus den Neuriten der Körnerzellen. Die Auffassung vom Bestehen einer Kontinuität zwischen Nervenfasern, sei es im Kleinhirn oder in anderen Gebieten des Nervensystems, wird aber von anderen Verfassern mit Bestimmtheit zurückgewiesen. WEBER sowie BAUD, welche diese Frage aufgegriffen haben, wandten ein besonderes Verfahren zur Silberimprägnation der feinsten Elemente an (s. WEBER 1955). Mit dieser Methode soll es gelungen sein, die elektronenmikroskopisch nachgewiesenen feinsten Fibrillenelemente im Neuroplasma der Axone (BAUD 1950, FERNÁNDEZ-MORÁN 1952, PALAY und PALADE 1955) auch bei bester Lichtmikroskopoptik zu identifizieren, indem sich das Silber an der Oberfläche dieser sog. Neuroprotofibrillen niederschlägt. Nach BAUD und WEBER endigt die Nervenfaser vermittels einer sehr dünnen „metaterminalen" Faser auf den Dendriten oder dem Perikaryon anderer Nervenzellen. Diese metaterminalen Fasern sind so fein, daß sie bei den üblichen Verfahren nicht gesehen werden. Verbindungen zwischen zwei solchen Fasern oder direkter Übergang einer solchen Faser in das Cytoplasma einer anderen Zelle sind niemals beobachtet worden (s. z. B. BAUD, BAUMANN und WEBER 1951, WEBER 1955). Diese Verfasser verneinen daher bestimmt das Bestehen eines Reticulums oder eines „rete nervosa diffusa".

Die metaterminalen Fasern zeigen bei der von WEBER und von BAUD verwandten Methode erhebliche morphologische Variationen. Sie enden gewöhnlich mit einem ganz feinen Knöpfchen, das aber auch ringförmig oder als ein eckiges Gebilde erscheinen kann. Die letzteren Formen stellen nach der Auffassung von WEBER und BAUD Degenerationsphänomene dar. Beim Fortschreiten dieser Degeneration zerfällt dann die metaterminale Faser, während die metaterminale Verdickung zu einem dicken ringförmigen Körper anschwillt und sich zuletzt in mehrere feine Körnchen auflöst. Gleichzeitig mit dieser Degeneration beginnt eine Regeneration, indem eine neue metaterminale Faser aus der Mutterfaser hervorwächst und so die ursprünglichen Verhältnisse wieder herstellt. Obwohl die Auffassung der Verfasser, daß es sich bei diesen Vorgängen um normale cyclische Funktionswandlungen handelt, von erheblichem Interesse ist, muß jedoch daran erinnert werden, daß bisher kein Beweis für die Richtigkeit der Hypothese vorliegt. In der Molekularschicht der *Ratte* findet MICHELI (1951) metaterminale Fasern; er verficht die Auffassung, daß die Fasern auch hier cyclischem Funktionswechsel unterworfen sind. Wir werden bei der Besprechung der Glomeruli cerebellosi auf die hierhergehörigen Fragen zurückkommen.

Wie schon erwähnt, sind im Markscheidenpräparat einige markhaltige Fasern in dem tiefsten Abschnitt der Molekularschicht zu sehen. Aus Untersuchungen mit polarisiertem Licht schließt BALDI (1936) jedoch, daß in der Molekularschicht markhaltige Fasern nicht vorkommen.

Die sog. *Girlandenfasern*, welche in dem Marklager dicht unterhalb der Körnerschicht von einem Folium zum nächsten verlaufen, entspringen nach QUARTI (1927) aus den Purkinjezellen, da die Fasern nach Läsionen der Molekularschicht degenerieren (*Vögel*).

β) Die Moosfasern und die Glomeruli.

Moosfasern und Glomeruli werden am besten zusammen besprochen. Die als markhaltig beschriebenen *Moosfasern* treten aus dem Mark in die Körnerschicht ein. Schon im Mark können sich die Fasern teilen; nach CAJAL kann eine Moosfaser 20—30 Sekundär- und Tertiärästen Entstehung geben und sich auf zwei benachbarte Kleinhirnlamellen ausbreiten (Abb. 128). Die Sekundäräste können noch im Mark liegen; sie senden in ihrem Verlauf zahlreiche Tertiäräste in die Körnerschicht. Diese Äste sind mit reichlichen Kollateralen versehen. Der Hauptstamm ist wie die Kollateralen der Tertiäräste mit charakteristischen Endformationen ausgestattet. Im Golgipräparat erscheinen sie als knöpfchentragende Rosetten, welche sich in die Dendritenkrallen der Körner einfügen (Abb. 115), was nach den älteren Autoren in den Glomeruli cerebellosi (vgl. unten) geschieht. Die Kollateralen verlieren ihr Mark, bevor sie in die Glomeruli eintreten. In silberimprägnierten Schnitten können die Moosfasern auch gesehen werden. Man kann ihre Seitenäste in die Glomeruli verfolgen, wo sie ein etwas anderes Bild als im Golgipräparat geben. Über die Deutung dieser Bilder sind verschiedene Ansichten geäußert worden. So meinen z. B. BIELSCHOWSKY und WOLFF (1904), daß es sich um ein diffuses Netzwerk handelt. Während die Kollateralverzweigungen der Moosfasern in den Glomeruli endigen, sollen die letzten Endverzweigungen der Hauptfasern nach CAJAL in der oberen Zone der Körnerschicht ohne Beziehung zu anderen nervösen Elementen endigen. Es ist unentschieden, ob die Moosfasern Beziehungen zu den Golgizellen der Körnerschicht haben (vgl. jedoch unten und Abb. 131). Zu bemerken ist, daß eine Moosfaser zahlreiche Glomeruli versorgt und daß ein und derselbe Glomerulus von mehreren Moosfasern beschickt werden kann.

Die sog. *Glomeruli cerebellosi* von HELD, von JAKOB (1928) *Parenchyminseln* genannt, erscheinen im Nisslpräparat als zellfreie, unregelmäßig geformte Inseln. Ihre Größe variiert; die größten Inseln finden sich regelmäßig in den oberen Zonen der Körnerschicht. Ihr Grundplasma hat Affinität zu sauren Farbstoffen und erscheint im Hämatoxylin-Eosinpräparat hellrot und feinkörnig. Mit Silberimprägnationsverfahren finden sich in ihnen die Endverzweigungen der Moosfasern und die Dendritenendigungen der Körnerzellen sowie die Achsenzylinderendigungen der Golgizellen mit kurzen Axonen. Außer diesen Elementen bestehen die Glomeruli aus einer eigenartigen Grundsubstanz von „offenbar nervösem Charakter".

Auch protoplasmatische Gliafortsätze finden sich in den Glomeruli. Einige Autoren meinen, daß die Glomeruli von einem kontinuierlichen nervösen Netzwerk ausgefüllt sind.

Die schwierige Frage nach der *Natur der Glomeruli cerebellosi* ist noch heute nicht endgültig geklärt, obwohl mehrere Autoren sich mit diesen eigentümlichen Bildungen beschäftigt haben. Unlöslich mit dem Problem von der Glomeruli verknüpft ist die Frage der Beziehungen zwischen den Moosfaserendigungen und den Dendritenverästelungen der Körnerzellen. Beide Fragen können deshalb mit Vorteil zusammen besprochen werden.

Mehrere Autoren verfechten den ursprünglich von GOLGI eingenommenen Standpunkt, daß in den Glomeruli direkte Kontinuität zwischen den Moosfaserendigungen und den Körnerdendriten besteht. STEFANELLI (1933) behauptet auf Grund von Befunden an Tiermaterial (*Katze, Ratte*) mit der CAJALschen Silberreduktionsmethode, daß die Moosfaserrosetten nicht nur mit den Körnerdendriten zusammenhängen, sondern auch miteinander verbunden sind, ferner mit dem verbreiteten Faserplexus in der Körnerschicht, den Faserkörben der Purkinjezellen und mit den zelligen Elementen in der Molekularschicht. Einen ähnlichen Standpunkt vertritt auch PENSA (1931), wenn er berichtet, daß Kollateralen der Moosfaserrosetten in benachbarte Glomeruli eintreten können. Aus den oberflächlichsten Glomeruli verlaufen nach PENSA auch Kollateralverzweigungen zu den Purkinjezellfaserkörben.

Die Glomeruli cerebellosi sind nach PENSA (1931) komplizierter gebaut, als allgemein angenommen. PENSA schreibt, er habe sich überzeugen können, daß sie nicht nur aus einer plasmatischen körnigen Substanz bestehen, sondern aus Gruppen von Zellen. Die Zahl dieser Zellen variiert von drei bis mehreren in Abhängigkeit von der Größe der Glomeruli. Es handelt sich um kleine, runde Zellen, welche PENSA als Oligodendrogliazellen identifizieren zu können glaubt. Daneben nehmen auch Astrogliazellen mit ihren Fortsätzen an der Bildung der Glomeruli teil, wie auch von JAKOB (1928) beschrieben wird. Schließlich ist jeder Glomerulus mit Capillaren versehen, welche sich zum Teil peripher gruppieren, zum Teil den Glomerulus durchsetzen. In diesem ganzen Komplex konvergieren eine oder mehrere Moosfasern und Dendriten einer oder mehrerer Körnerzellen und es findet sich das verflochtene Netzwerk von ganz feinen Fasern des „rete nervosa diffusa", das in den Glomeruli seine Knotenpunkte hat.

PENSA (1931) scheint der einzige zu sein, der das Vorhandensein von *Oligodendrogliazellen* in den Glomeruli vertritt. Die Argumente dieses Verfassers sind jedoch kaum gänzlich überzeugend, und BOEKE (1941, 1942), der die Struktur der Glomeruli besonders gründlich studiert hat, kommt wie die große Mehrzahl der früheren Untersucher zu dem Schluß, daß die Glomeruli *zellfrei* sind. Nach BOEKE (1941, 1942) wie nach HELD (1897) haben diese eigentümlichen Bildungen keine scharfe Grenzen. Zwar kann es den Anschein haben, daß dies der Fall ist, wenn das Gewebe unvorsichtig behandelt wird und starke chemische Reagenzien zur Fixation verwendet werden. Sonst ist aber klar zu sehen, z. B. im Hämatoxylin-Eosinschnitt, daß die Substanz der Glomeruli nichts anderes ist als „une accumulation de protoplasma nerveux en rapport syncytial avec les éléments voisins", (BOEKE 1942, S. 18). Mit anderen Färbemethoden zeigt sich weiter, daß die *Neurosomen* nicht nur in den Glomeruli selbst, sondern auch im allgemeinen in der Körnerschicht vorkommen, wobei sie sich besonders reichlich in dem Neuroplasma der Terminalverzweigungen der Nervenfaser vorfinden (Abb. 129). Nach BOEKE ist demnach das Grundplasma der Glomeruli keine selbständige Formation mit bestimmten Grenzen, sondern steht mit den umgebenden Elementen in syncytialem Zusammenhang.

In bezug auf die Frage der *neurofibrillären Kontinuität* innerhalb der Glomeruli schließt sich BOEKE (1941, 1942) der Meinung der meisten Autoren an, daß die Verzweigungen der Äste der verschiedenen Neurone, die an der Glomerulusbildung teilnehmen, frei endigen. Mit Recht hebt BOEKE hervor, daß es in dem dicht verflochtenen Netzwerk von Fasern in den Glomeruli unmöglich ist, sich von einer Kontinuität zu überzeugen. Überkreuzungen der Fasern mögen eine solche vortäuschen. Dagegen sind frei endigende Fasern oft zu sehen. Wie JAKOB (1928) findet BOEKE, daß die Astrogliafasern an der Glomerusbildung beteiligt sind, indem die Fortsätze mehrerer Astrogliazellen ein besonders dichtes

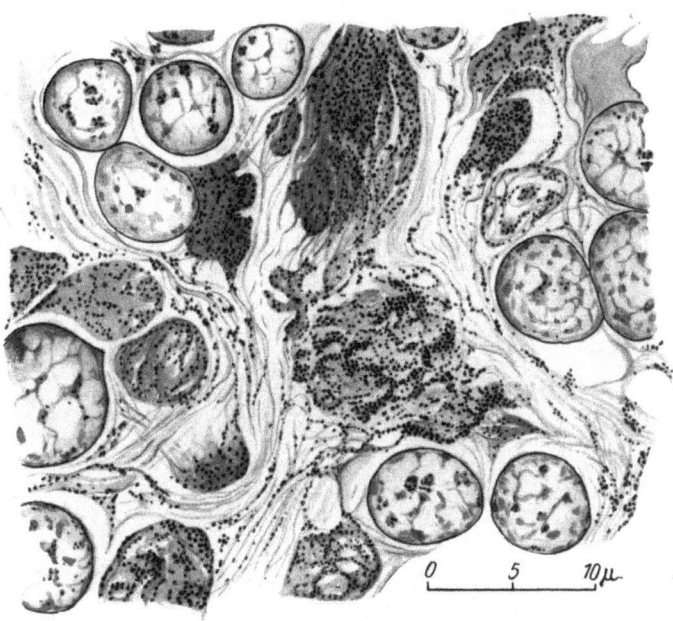

Abb. 129. Aus der Kleinhirnrinde der *Ziege*. Färbung der ALTMANNschen Granula (Neurosomen von HELD). Ein Glomerulus ist in der Mitte der Abbildung zu sehen. Beachte, daß die Nervenendäste mehr kompakt gelagerte Granula zeigen. (Schnittdicke 3 μ.) Aus BOEKE (1941).

Maschenwerk in den Glomeruli bilden (Abb. 130). Jedoch machen diese Gliafasern nur einen kleinen Bestandteil des ganzen Glomerulus aus, was nicht zu der Aussage berechtigt, die Glomeruli seien Bildungen gliöser Natur. Ihre Grundsubstanz dürfte nervöser Art sein. Das gliöse Netzwerk ist ein Rest des embryonalen interstitiellen Gliagerüstes.

Nach BOEKE (1941, 1942) ist ein wichtiger Bestandteil der Glomeruli ein „*periterminales Reticulum*", welches dieser Forscher auch für die nervösen Endausbreitungen der motorischen und sensiblen Nervenendigungen beschrieben hat.

Es handelt sich hier um ein anastomosierendes Netzwerk von feinsten Fäserchen, „das sich im Protoplasma der Glomeruli ausstreckt und mit dem neurofibrillären Gerüst der Nervenendverästelungen in kontinuierlichem Verbande steht" (BOEKE 1941, S. 56). BOEKE ist geneigt anzunehmen, daß sich dieses Netzwerk nicht mit dem von CAJAL (1926), und JAKOB beschriebenen feinsten Netzwerk deckt. BOEKE verlegt die Stelle der synaptischen Impulsübertragung in dieses Reticulum, das — nach seinen Beschreibungen zu urteilen — nicht als Bestandteil der eigentlichen Nervenfaserendigungen zu betrachten ist. Es ist eine Differenzierung innerhalb des lebenden Protoplasmas der Glomeruli, welches in den „synapses à distance" die nervösen Impulse von einem Neuron zum nächsten leitet und in die Impulsbahn eingeschaltet ist. In seinem Vorhandensein sieht BOEKE den endgültigen Beweis für die protoplasmatische Natur der Glomeruli. Er neigt zu der Annahme, daß ein eingeschaltetes protoplasmatisches periterminales Netzwerk ein charakteristischer Bestandteil von synaptischen Kontaktstellen im allgemeinen sei. Die „synapses à distance" eignen sich besonders gut für das Studium dieser Verhältnisse. Was jedoch in BOEKES Auffassung etwas befremdend wirkt, ist der Widerspruch zwischen der Annahme freier Endigungen der Nervenfaserungen und der Behauptung, daß diese trotzdem verbunden sind, nämlich durch das periterminale Netzwerk.

Dieser Widerspruch in BOEKES Theorie kann vielleicht durch einige neueren Befunde erklärt werden. Die von BAUD und WEBER beschriebenen Endigungen der Nervenfasern (vgl. S. 127) sind auch in den „Glomeruli" beobachtet worden (BAUD, BAUMANN und WEBER 1951, WEBER 1951). Diese Fasern sind im Gegensatz zu den Gliafasern nach der Silberimprägnation doppelbrechend, was es er-

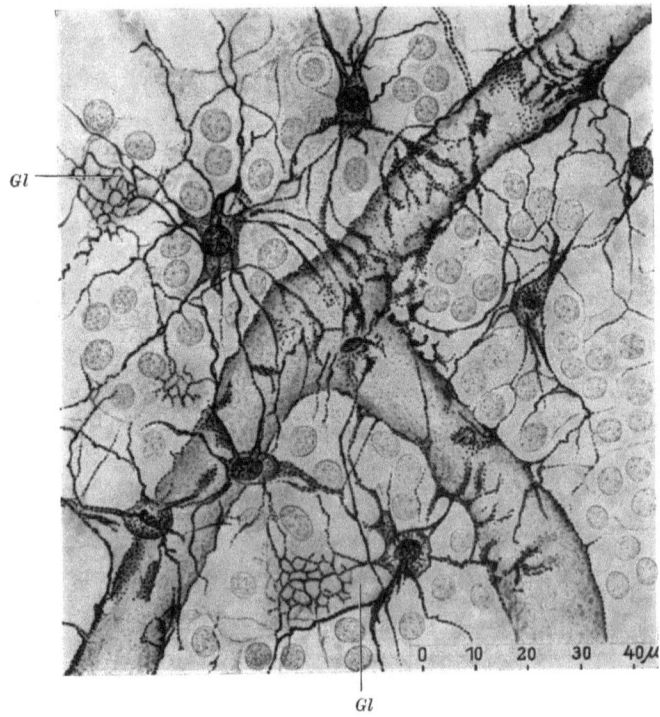

Abb. 130. Fortsätze der Astrogliazellen bilden in der Grundsubstanz der Glomeruli (*Gl*) ein zartes Netzwerk. Aus BOEKE (1941).

möglicht, die zwei feinsten Fasertypen auseinanderzuhalten. Angesichts dieses Verhaltens meinen die Verfasser, das von BOEKE beschriebene „periterminale Reticulum" bestehe ausschließlich aus Gliafasern. Daraus folgt nach WEBER (1951), daß in den Glomeruli die Impulsübertragung durch Vermittlung eines feinsten Gliafasergeflechtes erfolgt.

Aus der obigen Darstellung ist ersichtlich, daß die „Glomeruli cerebellosi" noch Rätsel bergen. Daß unsere Auffassungen von ihrer Natur einer grundsätzlichen Revision bedürfen, scheint nach den neuesten Untersuchungen von SCHEIBEL und SCHEIBEL (1954b) unzweifelhaft. Wie bei Besprechung der Körnerzellen erwähnt, hat ihnen die Verwendung einer Modifikation der Golgimethode festzustellen erlaubt, daß sich die Moosfasern nicht wie allgemein angenommen verhalten. Die Endigungen der Moosfaserkollateralen, die Rosetten, legen sich den Zellkörpern der Körnerzellen eng an (Abb. 121 und 122). Direkte Kontakte mit den Dendritenkrallen der Körner haben die Verfasser nie gesehen. Auf den

Zellkörpern der Körner kommen aber die Moosfaserrosetten und die Dendritenkrallen der Körner (Abb. 120) miteinander in Berührung und hier endigen auch mittels terminaler Boutons oder „Boutons en passage" Axone der Golgizellen.

Die Moosfasern endigen aber nicht nur in der hier beschriebenen Weise (Abb. 131). Einige Kollateralen lassen sich zu der unteren (basalen) Seite der Purkinjezellen verfolgen (Scheibel und Scheibel 1954b), wieder andere verlaufen zu den Golgizellen der Körnerschicht, wie schon Cajal und neuerdings auch Fox und Bertram (1954) beobachtet haben. Es ist von Interesse, daß die Moosfaserendigungen an den Golgizellen sich nach Cajal (Cajal 1909, II, S. 63) in ähnlicher Weise zu verhalten scheinen wie die Endigungen an den Körnerzellen (Scheibel und Scheibel), indem sie sich um den Zellkörper herum legen. Dies ist nach Cajal besonders deutlich bei den *Vögeln* zu sehen.

Nach den Präparaten von Scheibel und Scheibel (1954b) zu urteilen, die wir auch selbst zu sehen Gelegenheit hatten, scheint kein Zweifel möglich, daß die Moosfaserrosetten sich tatsächlich den Körpern der Körner anschmiegen, d. h. es besteht also ein axosomatischer Kontakt zwischen Moosfasern und Körnerzellen (Abb. 121 und 122). Axodendritische Verbindungen, von den Körpern der Körner unabhängig, kommen kaum vor. Weiter legen sich die Körnerdendritenkrallen den Zelleibern der Körnerzellen an (Abb. 120). Bei diesem Sachverhalt ist es verständlich, daß man bei mangelnder Imprägnierung der Körnerzellen den Eindruck gewinnen kann, daß die Rosetten und Krallen in einem zellfreien Raum (dem Glomerulus) Kontakt gewinnen, so wie die Verhältnisse bisher allgemein dargestellt wurden.

Wenn also dann der Moosfaser-Körner-Kontakt auf dem Zelleib der Körner selbst erfolgt, was wird dann aus dem Begriff des Glomerulus? Aus der Literatur gewinnt man den Eindruck, daß die Annahme, der Moosfaser-Körnerdendriten-Kontakt finde in den Glomeruli statt, nicht auf positiven Beobachtungen basiert ist. Es hat den Anschein, daß spätere Autoren diese Auffassung von Cajal übernommen haben, und es ist von besonderem Interesse festzustellen, wie vorsichtig der alte Meister sich über diesen Punkt äußert. Er sagt (Cajal 1909—1911, II, S. 60): «Quel est le point où les arborisations collatérales et terminales des fibres moussues viennent s'achever ? Telle est la question que nous nous etions posée, dès le début. Nous n'avions pu la résoudre alors, à cause de l'impossibilité où nous nous trouvions de déterminer, d'une façon précise, le siège de ces rosaces dans les préparations au chromate d'argent. Mais de nouvelles recherches, exécutées à diverses époques, nous ont heureusement permis de voir clair dans ce problème et d'en donner une solution qui, croyons nous, est définitive. Les rosaces des fibres moussues s'articulent, nous en sommes maintenant convaincu, avec l'arborisation digitiforme des dendrites des grains par un engrènement qui met les deux facteurs en contact intime. Or, nous savons que chaque ilôt ou glomérule cérébelleux renferme des digitations appartenant à plusieurs grains; la rosace, en pénétrant dans les ilots, se met donc en rapport avec un certain nombre de ces digitations d'origine diverse».

Bemerkenswert ist, daß Cajal (wie spätere Autoren) unterstreicht, zwischen den Moosfaserrosetten und den Dendritenkrallen der Körner sei ein „engrènement" interpoliert. Man darf vielleicht annehmen, daß dies dem sog. „Neuroplasma" angehört, das laut den üblichen Auffassungen die Glomeruli ausmacht. Wenn aber der Kontakt in der von Scheibel und Scheibel beschriebenen Weise (1954b) stattfindet, dann dürften die Körner ein wichtiger Bestandteil der sog. Glomeruli sein, d. h. die Glomeruli in dem gewöhnlichen Sinne, nämlich als protoplasmatische Inseln, dürften nicht bestehen. Jedoch sind sie von zahlreichen Verfassern gesehen worden, und über die Richtigkeit ihrer Beobachtungen kann kein Zweifel herrschen. In diesem Zusammenhang ist aber von ausschlaggebender Bedeutung, daß die Glomeruli nur in dünnen Schnitten zu sehen sind, und die Autoren, die diese Bildungen studierten, verwandten alle dünne Schnitte und größtenteils Zellfärbungen. Vorausgesetzt, daß die Moosfaserrosetten und die Dendritenkrallen der Körner in einer protoplasmatischen Grundsubstanz eingebettet sind, ist es bei ihrer ansehnlichen Größe gut möglich, daß in dünnen Schnitten nur diese Substanz mit den in ihr eingebetteten, aber in Zellfärbungen gewöhnlich nicht sichtbaren Nervenelementen und Gliafasern zu sehen ist, während die Körner, auf denen die Terminalformationen ruhen, nicht in dem Schnitt getroffen sind. Wenn dem so ist, dann dürften die Glomeruli nichts anderes sein als eine überall zwischen den Körnern anwesende protoplasmatische Grundsubstanz, welche in tangential zu den Körnern getroffenen Schnitten als zellfreier Raum erscheint. Eine Aussage BOEKEs ist in diesem Zusammenhang von Interesse. Er schreibt (1941, S. 48): „Die Kerne der umgebenden Körnerzellen sind oft so dicht an die Oberfläche der Parenchyminseln gedrängt, daß sie sozusagen eine Delle in der Substanz der protoplasmatischen Inseln erzeugen. In nicht zu dünnen Schnitten können dadurch die unterhalb der Parenchyminseln gelegenen Kerne den Schein geben, als ob die Insel kernhaltig war."

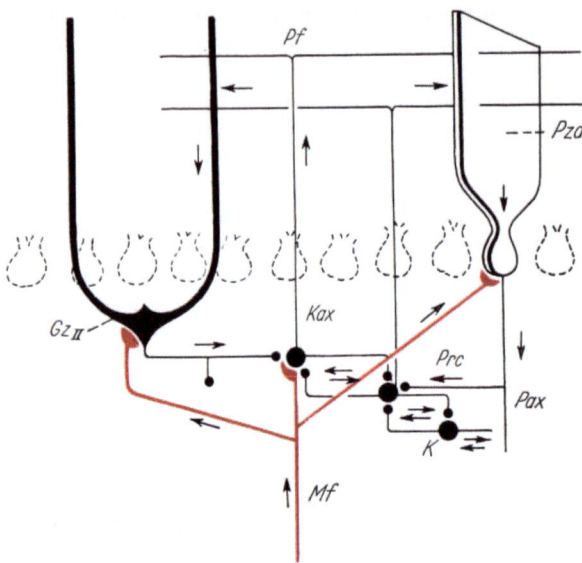

Abb. 131. Hypothese der möglichen Wege, welche die durch die Moosfasern (Mf) einkommenden Impulse innerhalb der Kleinhirnrinde nehmen können. Durch den synaptischen Kontakt mit Körnerzellen (K) und deren gegenseitige Verknüpfung können Impulse innerhalb der Körnerschicht fortgeleitet werden (vgl. Text). Impulse mögen auch durch Axone der Körnerzellen (Kax) die Molekularschicht erreichen, wo sie sich mittels der Parallelfasern (Pf) entlang der Folien ausbreiten und durch synaptischen Kontakt mit den Dendriten der Purkinjezellen (Pzd) oder der Golgizellen vom zweiten Typus (Gz_{II}) diese Zellen aktivieren. Im ersten Falle können Impulse, welche durch die Purkinjezellenaxone (Pax) die Kleinhirnrinde verlassen, mittels der rückläufigen Kollateralen (Prc) unter anderem wieder zur Körnerzellengruppe zurückgeleitet werden. Im zweiten Fall werden Impulse nur zur Körnerzellengruppe zurückgeleitet. Das Bestehen von Moosfaserendigungen auf den Körpern der Purkinjezellen und Golgizellen macht wahrscheinlich, daß auch eine rasche Rückmeldung zur Körnerschicht ohne Vermittelung der Molekularschicht vorkommen kann. Originalzeichnung für das Handbuch von M. und A. SCHEIBEL.

Es wäre jedoch bei dem jetzigen Stand unseres Wissens verfrüht, ein endgültiges Todesurteil über den Begriff des Glomerulus auszusprechen. Dazu sind noch weitere Untersuchungen nötig, bei denen ein Vergleich von Befunden der mit verschiedenen Methoden gemachten Beobachtungen wichtig sein wird. Es sei hier aber darauf aufmerksam gemacht, daß die Beschreibungen der verschiedenen Autoren, welche die Glomeruli studierten, in einigen Punkten auseinandergehen (vgl. z. B. CAJAL, JAKOB, PENSA, BOEKE). Es sei auch an einige Befunde erinnert, welche die oben skizzierte Auffassung einigermaßen stützen. So glaubt, wie schon erwähnt, PENSA (1931) Zellkerne in den Glomeruli gesehen zu haben, obwohl er diese als Oligogliazellen deutete. Weiter ist die Aussage von DOGIEL (1896), der mit der Methylenblaumethode arbeitete und die Moosfaserendigungen als Knäuel bezeichnet, von Interesse: „Nicht selten ließ sich im Innern einiger Knäuel eine mit Methylenblau schwach gefärbte Bildung nachweisen, die an eine kleine GOLGIsche Zelle erinnerte. Wegen der geringen Größe und der großen Anzahl der Knäuel, und weil sich in ihnen die soeben beschriebenen zellenähnlichen Bildungen fanden, bin ich der Meinung, daß diese Knäuel nichts anderes sind als *pericelluläre Geflechte*, welche wahrscheinlich kleine GOLGIsche Zellen umgeben." (DOGIEL 1896, S. 718). Endlich liefern auch BOEKEs (1941, 1942) Zeichnungen (s. z. B. Abb. 129 hier) interessante Aufschlüsse. Es ist zu vermuten, wie von BOEKE hervorgehoben, daß die Neurosomen besonders reichlich an den Endverbreitungen der Nervenfasern vorhanden sind. BOEKES genaue Abbildungen lassen erkennen, daß die Neurosomen in seinen Glomeruli häufig in Reihen oder kettenartigen Ansammlungen vorkommen (z. B. Abb. 7 und 8, BOEKE 1941; Abb. 129 hier), die ihrer Form nach den Moosfaserrosetten oder Dendritenkrallen nicht unähnlich sind und wohl tangential getroffene Nervenendformationen sein können. In anderen Abbildungen sieht man dichtere Ansammlungen von Granula um die Körnerzellen herum (z. B. 17 A—C, BOEKE 1941)[1].

Über den *Ursprung der Moosfasern* sind verschiedene Meinungen geäußert worden. Während einige Verfasser sie als den spinocerebellaren Fasersystemen zugehörend ansprechen, haben andere ihren Ursprung in die untere Olive, in die Ponskerne oder die Vestibularkerne verlegt. Als Grundlagen für diese Auffassungen dienten Befunde verschiedener Art, zum Teil Daten aus der Phylo- und Ontogenese, im besonderen aber Beobachtungen an Kleinhirnatrophien oder Mißbildungen, in denen die Moosfasern ausgefallen waren. Wie wenig zuverlässig solches Material ist, erhellt aus den einander widersprechenden Resultaten der verschiedenen Forscher. Einige dieser Arbeiten sind von JAKOB (1928, S. 815) gewürdigt; vollständigere Literaturübersichten finden sich bei KAPPERS, HUBER und CROSBY (1936) und CARREA, REISSIG und METTLER (1947). Wir stehen davon ab, sie hier zu besprechen, zumal die Befunde an ungeeignetem Material gewonnen wurden. Nach unserer Meinung können zuverlässige Auskünfte über die Herkunft der Moosfasern nur erhalten werden, wenn Material zu Verfügung steht, in dem dieses oder jenes afferente Fasersystem isoliert geschädigt und das Kleinhirn nach einem geeigneten Zeitraum auf das Vorkommen von degenerierenden Moosfasern mit Silberimprägnationsmethoden untersucht wurde. Solche Untersuchungen an *Menschen*material scheinen bisher nicht veröffentlicht zu sein. Die experimentellen Ergebnisse sind auch spärlich.

MISKOLCZY (1931 b) schloß aus seinen Untersuchungen bei der *Katze*, daß die spinocerebellaren Fasern als Moosfasern endigen, was auch später von ROSIELLO (1937) bestätigt wurde. Auch die olivocerebellaren Fasern endigen nach MISKOLCZY (1934) sowie nach CARREA, REISSIG und METTLER (1947) und KING (1948) als Moosfasern. Da bei MISKOLCZYs Operationen aber das Corpus restiforme durchschnitten wurde, müssen auch die cerebellaren Fasern aus dem Nucleus reticularis lateralis (Nucleus funiculi lateralis, Seitenstrangkern, vgl. Kap. C, I, 5c) unterbrochen worden sein, was den Schluß nahelegt, daß auch diese Fasern als Moosfasern endigen. Degeneration solcher Fasern sahen auch SNIDER (1936) und METTLER und LUBIN (1942) nach experimenteller Läsion des Pons bei der *Katze*. Da SNIDER (1936) in seinen Versuchen auch ein paarmal den Vestibularisnerven akzidentell schädigte, trotzdem aber nur Degeneration von Moosfasern fand, hält er es für wahrscheinlich, daß auch die primären vestibulocerebellaren Bahnen als solche endigen. Dasselbe scheint nach den Befunden von CARREA, REISSIG und METTLER (1947) für die sekundären Fasern aus den Vestibulariskernen zu gelten.

---

[1] Von der Auffassung WEBERS (1951), das periterminale Netzwerk von BOEKE stelle ein feinstes Gliafasergeflecht zum Übertragen der nervösen Impulse dar, war bereits die Rede.

Obwohl für einige der afferenten Fasersysteme des Kleinhirns bisher keine Daten über die Endigungsweise ihrer Fasern vorliegen, scheint es nach dem oben Angeführten, daß jedenfalls die quantitativ wichtigsten Systeme alle als Moosfasern endigen. Dies mag darauf deuten, daß die afferenten Impulse aus verschiedenen Quellen die Kleinhirnrinde alle in grundsätzlich derselben Weise aktivieren, was im Einklang mit physiologischen Befunden steht, da die Potentiale, welche nach Aktivierung der verschiedenen afferenten Systeme von der Rinde abgeleitet werden können, identisch zu sein scheinen. Die möglichen Impulswege im Moosfasersystem werden kurz im Abschnitt über den Leitungsmechanismus der Kleinhirnrinde besprochen (vgl. auch Abbildung 131).

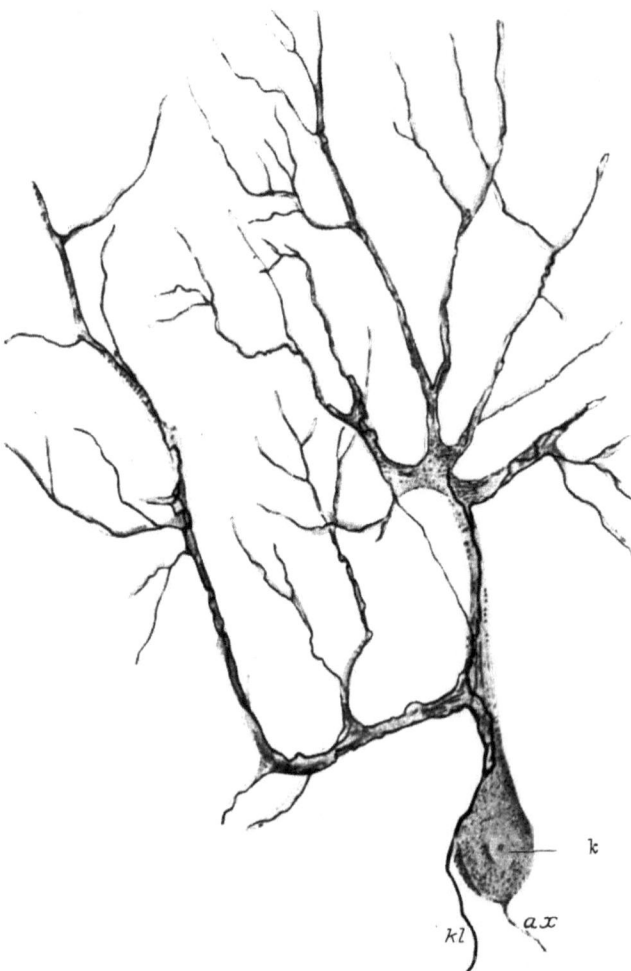

Abb. 132. Kletterfaser (*kl*) beim *Menschen* im CAJALschen Hydrochinon-Silberpräparat. *k* Kern; *ax* Axon (Vergr. 400fach). Aus JAKOB (1928).

γ) Die Kletterfasern.

Die von CAJAL zuerst nachgewiesenen Kletterfasern stellen den zweiten Typus von afferenten Faserendigungen im Kleinhirn dar. Sie steigen als ziemlich dicke markhaltige Fasern aus der weißen Substanz in die Körnerschicht, durchziehen sie, häufig große Schlingen bildend, ohne sich zu teilen und ohne Kollateralen abzugeben. Nur ausnahmsweise hat CAJAL Teilungen der Kletterfasern im Mark oder in der Körnerschicht gesehen; jedoch verlaufen dann nach CAJAL die beiden Äste zur selben Purkinjezelle. In der Purkinjeschicht angekommen, durchziehen die Kletterfasern die PURKINJEschen Körbe. Manchmal nehmen sie einen kurzen tangentialen Verlauf und helfen somit den Plexus supra- und infracellularis bilden. Wenn sich die Kletterfasern nun an die Dendriten der Purkinjezellen anschließen, verlieren sie ihre Markscheide. In Silberpräparaten erscheinen sie als ganz dünne Fibrillen, welche sich an den Dendriten der Purkinjezellen emporranken (Abb. 132). Wiederholte Teilungen geben feinen Fasern Ursprung, welche zum größten Teil recht genau den Dendriten folgen. Sie können manchmal entlang der feinsten Tertiärdendriten verfolgt werden und scheinen schließlich frei zu endigen. Wie CAJAL meint auch JAKOB, daß eine Kletterfaser nur mit einer Purkinjezelle in Verbindung tritt. Nach CAJAL (1909) wird die Kletterfaser mit fortschreitender phylogenetischer Entwicklung komplexer organisiert.

Wie aus dem Gesagten hervorgeht, ist die allgemeine Auffassung, daß die Kletterfasern eine ausgeprägt individuelle Verbreitungsweise besitzen, indem *jede*

Kletterfaser synaptischen Kontakt mit nur einer Purkinjezelle aufnimmt. Das Kletterfasersystem erscheint somit als ein Gegenstück zu dem Moosfasersystem, in dem eine einzige Faser die Übertragung von Reizen auf eine große Anzahl Neuronen ermöglicht. Die wenigen Untersuchungen über das Kletterfasersystem, die seit 1928 erschienen sind, zeigen aber, daß dieses bei weitem nicht so individualisierend organisiert ist, wie früher angenommen. Von dem Kontakt der Kletterfasern mit den Purkinjezelldendriten war auf S. 104 die Rede.

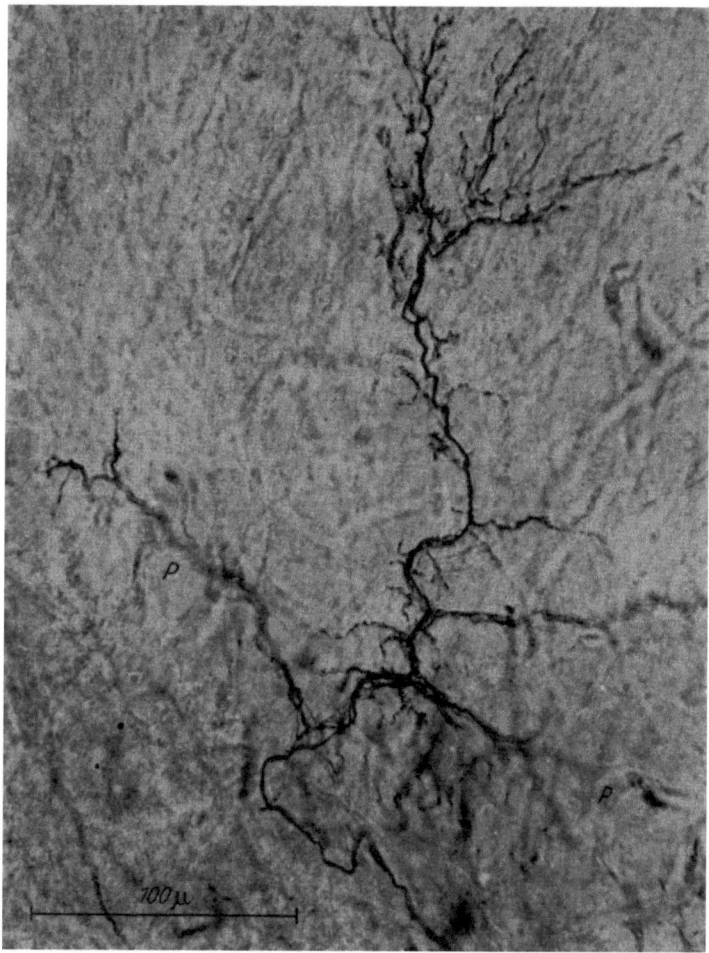

Abb. 133. Kletterfaser vom erwachsenen *Affen* mit Kollateralen (Golgipräparat). Einige der Kollateralen im Beginn des Verlaufes der Faser in der Molekularschicht biegen in die Purkinjezellschicht (*P—P*) zurück. Mikrophotographie von Dr. CL. A. FOX.

So hat PENSA (1931) in Golgipräparaten beobachtet, daß die Kletterfasern zahlreiche *Kollateralen* abgeben. Mitunter geschieht dies schon während ihres Verlaufes in der Körnerschicht. Diese Kollateralen verlieren sich in dem Plexus intragranularis. Weiter geben die Fasern in der Gegend der Purkinjezellen rückläufige Kollateralen ab, die gleichfalls in die Körnerschicht eintreten. Rückläufige Kollateralen gehen auch aus der Gegend der Faser oberhalb der Purkinjezellen ab. Diese Kollateralen vermengen sich in der Körnerschicht mit Kollateralen aus anderen Kletterfasern, während einige scheinbar in die Faserkörbe der Purkinjezellen eintreten (Abb. 133 und 134). Endlich geben die Kletterfasern auch weiter oben in der Molekularschicht Kollateralen ab, welche eine Strecke weit in der Zone der Parallelfasern verlaufen, also senkrecht zur Orientierung des Purkinjedendritenbaumes. Einige Kollateralen breiten sich auch in den Plexus supra- und infracellularis aus.

Offenbar wird der Wirkungsbereich der Kletterfasern durch das Vorkommen dieser Kollateralen weit über eine einzige Purkinjezelle ausgedehnt. Dazu kommt noch, daß nach PENSA (1931) eine Purkinjezelle oft von zwei oder sogar drei Kletterfasern beschickt wird. Genauere Auskünfte über die synaptischen Verbindungen der Kletterfasern und deren Kollateralen gibt uns die eben erschienene Studie von SCHEIBEL und SCHEIBEL (1954a). Diese Verfasser haben in genauen Golgistudien an *Ratte, Kaninchen, Katze, Hund, Affen, Schimpanse* und *Mensch* die Beobachtungen von PENSA (1931) bestätigt. Ferner haben sie bei Verwendung einer modifizierten Technik teilweise die synaptischen Verbindungen der Kletterfasern geklärt. Die rückläufigen Kollateralen, die in der Höhe der Purkinjezellen abgehen, konnten mitunter zu einer kugelförmigen terminalen Anschwellung verfolgt werden, welche möglicherweise in Kontakt mit dem Moosfaser-Körnchenkomplex oder mit den großen Sternzellen der Körnerschicht tritt. Andere rückläufige Kollateralen scheinen an der Bildung der Purkinjefaserkörbe teilzunehmen, und wieder andere Kollateralen endigen auf dem Perikaryon oder den Dendriten benach-

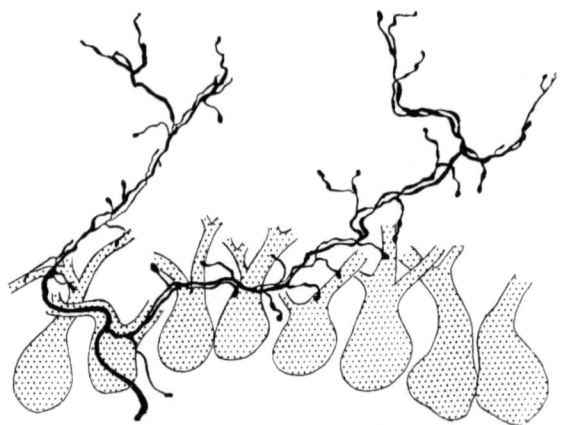

Abb. 134. Eine Kletterfaser (nur einige ihrer Verzweigungen sind gezeichnet) hat mit Dendriten und Zellkörpern von vielen Purkinjezellen Kontakt. Bemerke die reichlichen Kollateralen, von denen eine rückläufige zur Körnerschicht verläuft. (Zeichnung, Golgimethode, erwachsene *Katze*.) Aus SCHEIBEL und SCHEIBEL (1954a).

barter Purkinjezellen (Abb. 134 und 136). In einigen Fällen sahen die Verfasser, daß solche Kollateralen in Verbindung mit 5—10 benachbarten Purkinjezellen treten. Die Endigung schließt mit typischen ringförmigen terminalen Boutons ab. Solche wurden auch von mehreren früheren Autoren auf den Primärdendriten und den Zellkörpern der Purkinjezellen gesehen und gewöhnlich als Endigungen der rückläufigen Purkinjezellkollateralen aufgefaßt.

Von besonderem Interesse sind die von SCHEIBEL und SCHEIBEL (1954a) nachgewiesenen reichlichen *synaptischen Verbindungen der Kletterfasern mit den Zellen der Molekularschicht* (vgl. Schema in Abb. 136). An den Perikarya einiger Korbzellen und äußeren Sternzellen endigen Kletterfaserkollateralen nur mit typischen terminalen Boutons (Abb. 135), während andere, mehr zentral in dem Kletterfasernetzwerk gelegene Zellen Boutons-en-passage empfangen. Auch die Dendriten der Korb- und Sternzellen haben Kontakt mit diesen Kollateralen (Abb. 114). Endlich stehen die Kollateralen in axodendritischem Kontakt mit den Dendriten der großen Golgizellen, die in die Molekularschicht emporreichen (vgl. Golgizellen, Abschnitt e).

Das Verhältnis zwischen Kletterfasern und Korb- und Sternzellen scheint ein reziprokes zu sein, indem Kollateralen dieser Zellen sich den Kletterfaserverzweigungen anschmiegen (Abb. 136). Diese Kollateralen winden sich oft um die Kletterfasern herum, was wahrscheinlich macht, daß es sich hier um einen Kontakt zwischen 2 Axonen und nicht um axodendritischen Kontakt mit den Purkinjezellen handelt. Solche kommen aber auch vor.

Wie PENSA (1931) finden SCHEIBEL und SCHEIBEL (1954a), daß die Kletterfaserkollateralen nicht streng auf die Ebene der Purkinjedendritenbäume beschränkt sind, sondern in allen Richtungen verlaufen. Einige von ihnen legen sich den Parallelfasern an und scheinen an ihnen zu enden.

Aus den Studien von SCHEIBEL und SCHEIBEL (1954a) ist ersichtlich, daß die Kletterfasern in der Kleinhirnrinde im Gegensatz zu klassischen Vorstellungen in synaptischem Kontakt mit Nervenzellen der Rinde von fast allen Typen stehen. Dabei zeigen die rückläufigen Kollateralen zur Körnerschicht, daß die Möglichkeit für ein Zusammentreffen zwischen Kletterfaser- und Moosfaserimpulse besteht, bevor ihre Bearbeitung in der Rinde selbst stattfindet. SCHEIBEL und SCHEIBEL (1954a) nehmen an, daß die retrograden Kletterfaserkollateralen dabei als eine Schwelle für den Fluß der aus der Körnerschicht in die Molekularschicht einströmenden Impulse wirken können. Eine ähnliche Wirkung kann möglicherweise durch die Kletterfaserkollateralen zu den Dendriten der Golgizellen der Körnerschicht zustande kommen, indem die Axone dieser Zellen Kontakt mit den Körnern haben (Abb. 136). Dadurch, daß zwischen Stern- und Korbzellen, Kletterfasern und Purkinjezellen ausgedehnte Verbindungen vorhanden sind (vgl. oben und Abb. 136), werden innerhalb der Kleinhirnrinde zahlreiche geschlossene Neuronenketten gebildet. Wegen der variierenden Ausdehnung der Sternzellen- und Korbzellenaxone sind diese Ketten von wechselnder Länge.

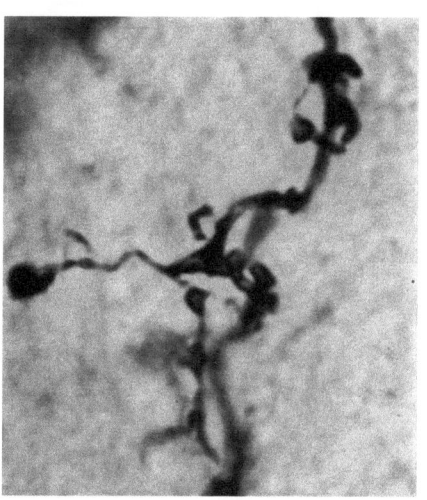

Abb. 135. Mikrophotographie einer reifen Kletterfaser des erwachsenen *Affen* im Golgischnitt. Von dem Stamm gehen zahlreiche Kollateralen ab, die mit typischen Boutons versehen sind. (Vergr. ursprünglich 1200fach.) Originalmikrophotographie von M. und A. SCHEIBEL (1954b).

Da die Neuriten der Stern- und Korbzellen sowie die Kletterfasern Kollateralen auch in der Längsrichtung der Folien abgeben und die Kletterfasern auch mit den Parallelfasern Kontakt haben, wird das von einer Kletterfaser aktivierte Areal der Rinde dreidimensional ausgebreitet sein. Dieses Aktivierungsgebiet hat konische Gestalt, mit seiner Basis gegen die Oberfläche gerichtet, ist aber im Querschnitt elliptisch, mit seiner längsten Achse senkrecht zum Windungsverlauf. Obwohl der Wirkungsbereich der Kletterfasern nach diesen Untersuchungen nicht so beschränkt ist, wie früher vermutet wurde, dürfte jedoch angenommen werden, daß die durch eine Kletterfaser einkommenden Impulse vornehmlich einen ziemlich wohlbegrenzten Conus der Rinde aktivieren. Das Diagramm in Abb. 136 illustriert die Hauptpunkte in der Organisation des Kletterfasersystems und zeigt die synaptischen Verbindungen und die vermutlichen Leitungswege im System. (Vgl. auch den Abschnitt über den Leitungsmechanismus der Kleinhirnrinde.)

Über den *Ursprung der Kletterfasern* sind viele einander widersprechende Meinungen geäußert worden, zum Teil von JAKOB (1928) gewürdigt. Eine Übersicht der diesbezüglichen Literatur ist später von KAPPERS, HUBER und CROSBY (1936), CARREA, REISSIG und METTLER (1947) und ULE (1957) gegeben worden. Wie für die Moosfasern können in bezug auf den Ursprung der Kletterfasern nur *experimentelle Ergebnisse* entscheidend sein (vgl. S. 133). Die verschiedenen Verfasser, welche die Degenerationserscheinungen in den afferenten Kleinhirnfasern nach deren Unterbrechung untersucht haben (vgl. S. 133), berichten jedoch über-

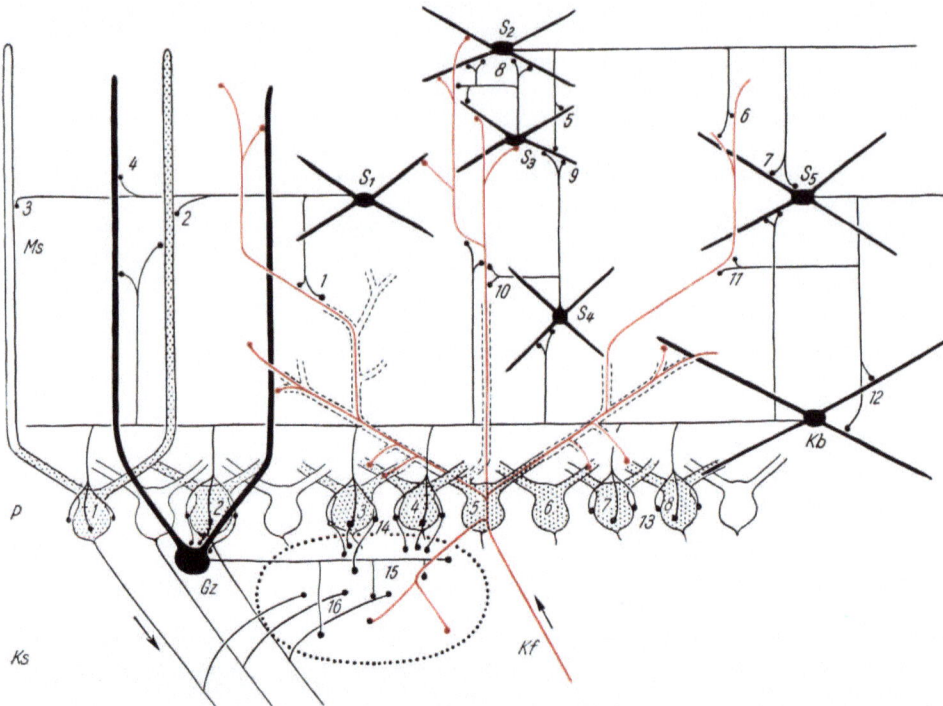

Abb. 136. Diagramm Hypothese der synaptischen Beziehungen der Kletterfasern (rot) in ihrem Verlaufe durch die Körnerschicht (*Ks*), Purkinjeschicht (*P*) und Molekularschicht (*Ms*) in der voll entwickelten Kleinhirnrinde. Der Übersichtlichkeit wegen ist das ganze Moosfaser-Körnerzellensystem ausgelassen (vgl. Abb. 131), und die Purkinjezelle links ist sehr stark vereinfacht wiedergegeben, sowohl in bezug auf ihre Verzweigungen wie auf ihre Ausdehnung.

In ihrem Verlauf in der Purkinjezellschicht gibt die Kletterfaser (*Kf*) eine rückläufige Kollaterale ab, welche in die Körnerschicht zurückkehrt und hier eine Gruppe von Körnerzellen erreicht (durch die punktierte Linie willkürlich abgegrenzt). Darauf verzweigt sich die Kletterfaser, indem sie den Dendritenverästelungen der Purkinjezelle (P_5), auf denen sie klettert, folgt. Sie gibt Kollateralen zu benachbarten Purkinjezellen (P_3, P_4, P_6 und P_8) ab. Die Faser hat axo-somatischen Kontakt mit der Sternzelle S_3 und axo-dendritischen Kontakt mit den Sternzellen S_1, S_2 und S_3, sowie mit der Korbzelle (*Kb*) und einer großen Golgizelle (*Gz*). Axo-axonale Kontakte werden mit den Sternzellen S_1, S_2 und S_4 und mit der Korbzelle (*Kb*) hergestellt. Durch diese Synapsen werden die Kletterfaserimpulse direkt zu einer größeren Zahl von nervösen Elementen der Körner-, Purkinje- und Molekularschicht geleitet.

Aus dem Schema ist ersichtlich, daß diese Aktivität durch Neuronenketten von verschiedener Komplexität vermittelt wird (Synapsen 1—12 in der Molekularschicht). Die Sternzellen S_2 und S_5 befördern die Impulse über eine erhebliche Strecke senkrecht zur Folienachse, während sie gleichzeitig benachbarte Elemente aktivieren mögen. Die Sternzellen S_3 und S_4 beeinflussen nur benachbarte Zellen. Die Sternzellen S_1, S_2 und S_4 ermöglichen durch axo-axonale Kontakte eine Rückmeldung zur Kletterfaser. Dasselbe gilt für die Korbzelle *Kb*. Solche Verbindungen scheinen ein anatomisches Substrat für geschlossene Neuronenketten zu liefern, welche eine Dauererregung der betreffenden Nervenzellkomplexe ermöglichen. Das Ankommen von neuen Impulsen durch die Kletterfasern dürfte das Muster der früheren Aktivität „auswaschen".

Die große Golgizelle (*Gz*) in der Körnerschicht hat synaptischen Kontakt mit der Kletterfaser (*Kf*) und mit Kollateralen von Axonen der Sternzellen (S_1) und der Korbzelle (*Kb*). Die hierbei entstandene Aktivität in der Molekularschicht wird vermutlich in die Körnerschicht zurückgeleitet, wo sie in einer Körnerzellengruppe (15, punktierte Linie) mit den Impulsen aus den rückläufigen Purkinjezellkollateralen (16) und die rückläufigen Kletterfaserkollateralen (rot) zusammentrifft. Eine solche Körnerzellengruppe scheint auch imstande zu sein, Impulse aus Kollateralen der Korbzellenaxone (*Kb*) zu empfangen, entweder durch Vermittlung einer eingeschalteten Synapse an den Körpern der Purkinjezellen 1 und 2 oder der Golgizelle, oder direkt durch Kollateralen der Korbfasern unterhalb der Körbe (14), welche in die Körnerschicht herabreichen.

Die Kletterfasern scheinen somit in der Kleinhirnrinde an 2 Typen von synaptischen Komplexen („synaptic pools") beteiligt zu sein. Erstens nimmt das Kletterfasersystem an einem verwickelten Relaissystem in der Molekularschicht teil, welches wahrscheinlich eine gewisse Fähigkeit zur Selbsterregung besitzt, und zweitens hat es Beziehungen zu einer mehr kompakten Zellgruppierung in der Körnerschicht. Diese Zellgruppe scheint ständig unter dem Einfluß der Impulsmuster zu stehen, welche in die Molekularschicht einströmen, innerhalb derselben aktiv sind und aus der Molekularschicht austreten. Das erste System könnte demnach als ein differenzierendes, das letztere als ein integrierendes aufgefaßt werden.

Das Schema und die Erklärungen wurden liebenswürdigst für das Handbuch von M. und A. SCHEIBEL ausgearbeitet.

einstimmend, daß sie sich von Degenerationserscheinungen an den Kletterfasern nicht überzeugen konnten. Der einzige positive Befund von degenerierenden Kletterfasern wurde von CARREA, REISSIG und METTLER (1947) gemacht, und zwar bei *Affen* und *Katzen* nach Läsionen des Inneren des Kleinhirns mit den zentralen Kernen (RIO-HORTEGAs doppeltes Silberimprägnationsverfahren). Wenn der Sitz der Läsionen in ihren einzelnen Fällen mit der Ausbreitung der degenerierenden Fasern verglichen wird, finden die Verfasser keine Anhaltspunkte dafür, daß die degenerierenden Kletterfasern Assoziationsfasern seien. Der Annahme, es könne sich um degenerierende rekurrente Kollateralen der Purkinjezellen handeln, widersprechen mehrere Befunde, unter anderem der Umstand, daß normale Kletterfasern auch nach völligen Schwund der Purkinjezellen öfters beobachtet wurden, z. B. von METTLER und GOSS (1946). Es bleiben somit nur die zentralen Kerne als mögliche Ursprungsorte der Kletterfasern übrig. Entweder entstammen dann die Fasern den kleinen Zellen der Kerne, oder sie sind rekurrente Kollateralen der cerebellofugalen Achsenzylinder der großen Zellen. Die letzte Möglichkeit halten CARREA, REISSIG und METTLER (1947) für die am wahrscheinlichste.

In Anbetracht der enormen Menge von Kletterfasern dürfte jedoch anzunehmen sein, daß die zentralen Kerne nicht die alleinige Quelle solcher Fasern sind. Die degenerativen Veränderungen in diesen feinen Fasern sind wenig ausgesprochen (CARREA, REISSIG und METTLER 1947) und schwer zu beurteilen. Es muß dazu noch in Betracht gezogen werden, daß die nach dem Schaden verflossene Zeit für das Erscheinen der Degenerationsbilder wichtig ist und daß diese gewissermaßen mit den verwendeten Silberimprägnationsmethoden etwas verschieden erscheinen können. Es ist aus diesen Gründen wohl möglich, daß künftige Studien den Nachweis von Kletterfasern auch aus anderen Quellen als den zentralen Kernen bringen mögen, obwohl die bisherigen Untersuchungen über diese Frage negativ ausgefallen sind. Die während der Korrektur dieses Manuskripts erschienene Arbeit von ULE (1957) bringt tatsächlich Belege für die hier vertretene Auffassung. Bei drei Patienten, in deren Kleinhirn die Zahnkerne fast völlig geschwunden waren, fand ULE die Mehrzahl von Kletterfasern noch erhalten. Seine experimentellen Untersuchungen an der *Katze* ergaben auch keine sicheren Anhaltspunkte dafür, daß die Kletterfasern den zentralen Kernen entstammen; jedenfalls kann dieser Ursprung nur für einen Teil der Fasern angenommen werden.

δ) Die CAJAL-SMIRNOWschen Fasern.

Diese eigentümlichen Fasern wurden zuerst von CAJAL im Jahre 1895 und unabhängig von ihm von SMIRNOW im Jahre 1898 beschrieben. CAJAL fand sie bei *Katzen, Hunden, Kaninchen, Mäusen, Spatzen* und *Hühnerembryonen*, SMIRNOW bei *Hunden*. Später wurden sie von DE CASTRO bei *Hunden* und von ESTABLE bei *Katzen, Hunden, Mäusen, Ochsen* und *Fledermäusen* gesehen.

Es handelt sich hier um markhaltige Fasern, welche aus dem Marklager entspringen, die Körner-Molekularschicht durchsetzen und in der letzten eine Schleife oder einen Bogen senkrecht zur Folienachse beschreiben und dann wieder ins Marklager zurückkehren. Mehrere der erwähnten Verfasser haben ihr Vorkommen besonders im Wurm hervorgehoben. ESTABLE beobachtete, daß die Fasern mitunter in Bündeln auftreten. JAKOB (1928) erwähnt diese Fasern nicht, und sie scheinen kein besonderes Interesse beansprucht zu haben.

Eine ausführlichere Studie dieser Faserart verdanken wir SÁNTHA (1931), welcher ein Material von 50 menschlichen Kleinhirnen und je zwei von *Cercopithecus, Hund* und *Kaninchen* bearbeitete. CHANG (1941) beschrieb ähnliche

Fasern beim *Affen*, anscheinend ohne die Arbeit von Sántha zu kennen. Eine weitere Arbeit wurde von Černyšev (1932) veröffentlicht.

Sántha (1931) vermißte diese Fasern nur in zwei von seinen menschlichen Kleinhirnen, die zum Teil Patienten mit verschiedenen Gehirnleiden entstammten. Die Fasern sind am zahlreichsten in der Rinde der Lingula, des Lobulus centralis und Culmen zu sehen, daneben kommen sie konstant in der Flocculusrinde vor, während sie an anderen Stellen des Wurms nur spärlich und in den Hemisphären ausnahmsweise festzustellen sind. Obwohl viele der Fasern ins Marklager verfolgt werden können, ist es Sántha (1931) ebensowenig wie früheren Untersuchern gelungen, ihre Endigung zu bestimmen.

Hinsichtlich der Formenverhältnisse zeigen die Cajal-Smirnowschen Fasern erhebliche Variationen. Neben Fasern, welche in einer scharfen Schleife oder

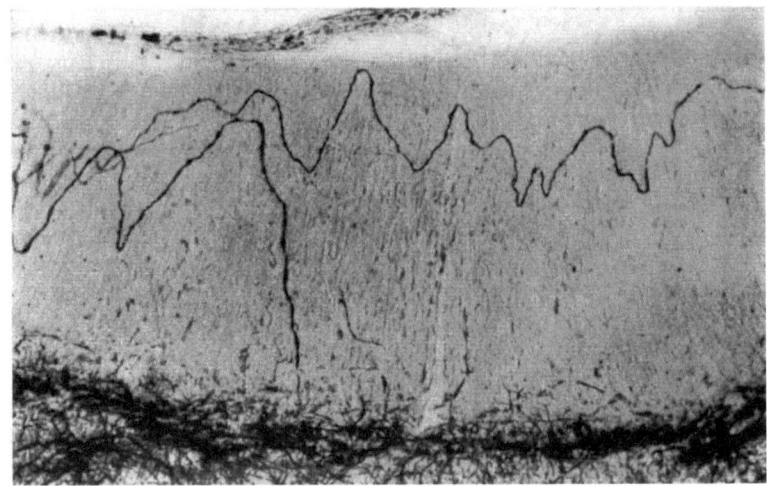

Abb. 137. Cajal-Smirnowsche Fasern vom Typus der „Smirnowschen Pulskurven" im Lobulus centralis. Markscheidenbild in einem Fall von juveniler Paralyse. Aus Sántha (1931).

in einem weiteren Bogen verlaufen (wie von Cajal beschrieben), finden sich andere (Abb. 137), die einen wellenförmigen Verlauf nehmen (Smirnows „Pulskurven"), und es gibt auch sog. Konturfasern (Smirnow, de Castro), welche der Membrana limitans entlang verlaufen (Abb. 138). Übergangsformen kommen auch vor. Nach Sántha können die Fasern verschiedene Höhen in der Molekularschicht erreichen; gelegentlich verbleiben sie aber in der Körnerschicht. Die Bogenfasern lassen sich mitunter auffallend weit in der Rinde, zuweilen durch mehrere Lamellen, verfolgen. In ungefähr der Hälfte seiner Fälle konnte Sántha das von Estable beschriebene bündelförmige Auftreten dieser Fasern bestätigen.

Die von Smirnow und Cajal beschriebenen kollateralen Seitenzweige der Fasern konnte Sántha in keinem seiner Fälle überzeugend nachweisen. Das gelegentliche Austreten der Fasern durch die Membrana limitans externa (Cajal, Estable) konnte er auch nicht bestätigen, jedoch kommt es vor, daß auf dünnen Stielen sitzende Kügelchen aus den Fasern hervorwachsen und in die Pia eindringen.

Über das Wesen dieser eigentümlichen Fasern läßt sich nichts Sicheres sagen. Cajal, de Castro und Estable betrachten die Fasern als wahrscheinlich aberrante Purkinjezellenaxone. Unter anderem auf Grund des reichlichen Vorhandenseins der Fasern bei gleichzeitigem totalen Schwund der Purkinjezellen in einem Falle von olivocerebellarer Atrophie (Sántha 1930a) lehnt Sántha (1931) diese

Auffassung ab und hält es für wahrscheinlicher, daß es sich um afferente Kleinhirnfasern handelt. Ihr lokalisiertes Vorkommen dürfte vielleicht in dieser Weise zu erklären sein, jedoch können dabei kaum die spinocerebellaren Systeme in Betracht kommen, wie SÁNTHA annimmt, da diese nicht zu der Flocke verfolgt werden können (vgl. S. 167 ff.). Beobachtungen an pathologischem Material (SÁNTHA 1930b) machen es jedoch etwas zweifelhaft, ob die CAJAL-SMIRNOWschen Fasern den afferenten Kleinhirnbahnen angehören. Ihr besonders reichliches Vorkommen bei sog. endogenen Kleinhirnerkrankungen läßt vermuten, daß sie in irgendeiner Weise als Fehlentwicklungen oder als Anomalien zu betrachten sind.

CHANG (1941) beschreibt beim *Affen* in BIELSCHOWSKYpräparaten ähnliche Fasern, die in engen Schleifen senkrecht zur Folienachse bis an die Oberfläche der Molekularschicht verlaufen. Nach CHANG sind diese Fasern marklos. Er

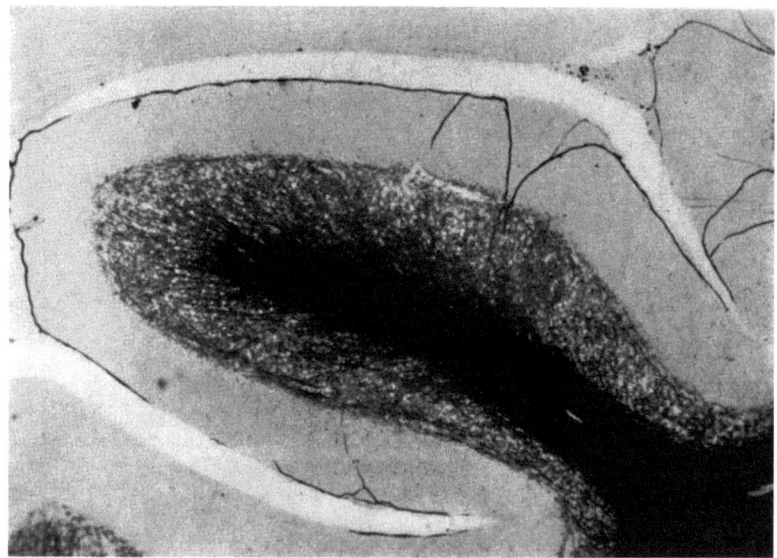

Abb. 138. CAJAL-SMIRNOWsche Fasern (Konturfasern) in einer Lamelle des Lobulus centralis bei Schizophrenie. Markscheidenbild. Aus SÁNTHA (1931).

findet, daß die Fasern oft Gefäße begleiten und nimmt an, daß der eigentümliche Verlauf der Fasern durch ihre Verknüpfung mit Blutgefäßen während der embryonalen Entwicklung zustande kommt.

g) Der Leitungsmechanismus der Kleinhirnrinde.

Ein Versuch, die Leitungswege der nervösen Impulse in der Kleinhirnrinde in ihrer Gesamtheit zu würdigen, stößt heute auf große Schwierigkeiten; denn die synaptischen Verbindungen zwischen den verschiedenen Typen von Nervenzellen in der Kleinhirnrinde sind, wie wir gesehen haben, viel verwickelter als früher angenommen. Jedoch dürfte es von Interesse sein, einige Punkte zu erörtern. Dabei müssen wir uns aber darüber klar sein, daß erstens die synaptischen Verbindungen recht wahrscheinlich noch komplexer sind, als heute bekannt, und zweitens, daß das bloße Vorhandensein einer synaptischen Verbindung strenggenommen keine Schlußfolgerungen auf ihre funktionelle Wichtigkeit erlaubt. Ob und unter welchen Umständen eine bestimmte Neuronenkette in die Impulsleitung einbezogen wird, kann nicht aus den anatomischen Daten herausgelesen werden, obwohl solche bei der Bewertung von physiologischen Befunden von entscheidender Bedeutung sind.

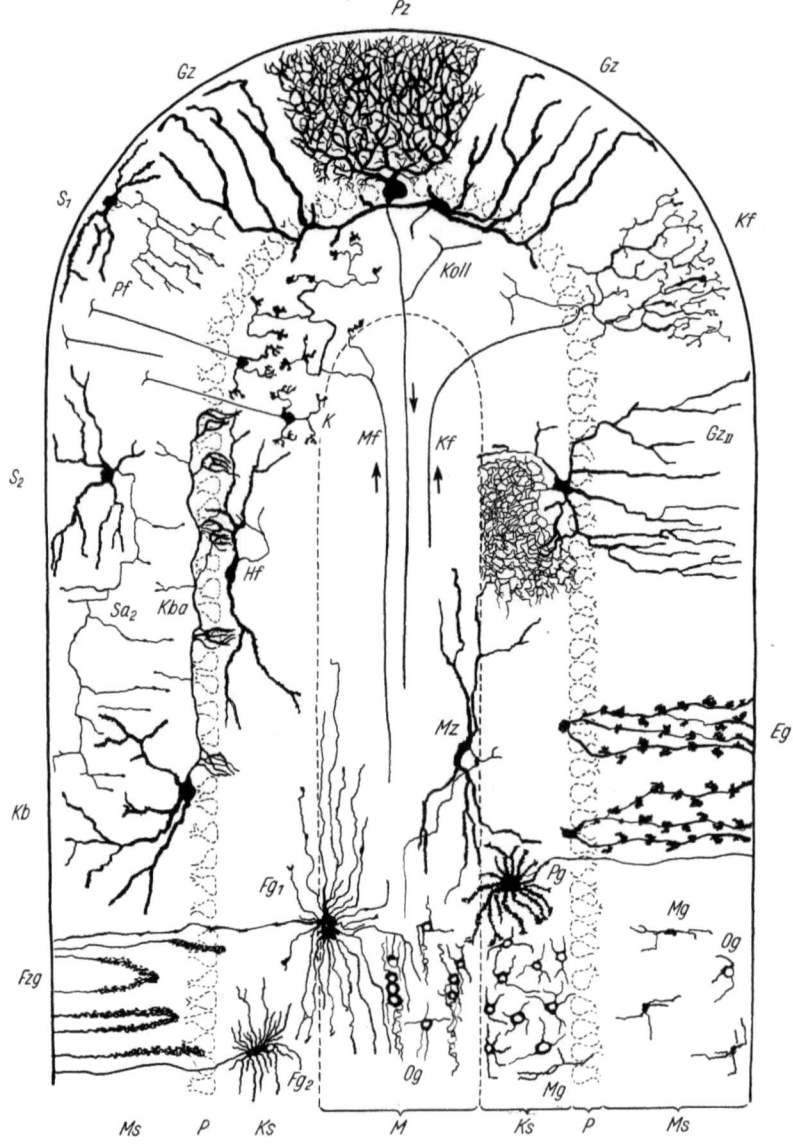

Abb. 139. Halbschematische Zeichnung eines typischen Folium der voll entwickelten Kleinhirnrinde, welche die Lage und die Orientierung der nervösen und gliösen Elemente veranschaulicht. *M* Markweiß; *Ks* Körnerschicht; *P* Purkinjezellschicht; *Ms* Molekularschicht; *Pz* Purkinjezelle; *Gz* Große Golgizelle der Körnerschicht; *Gz_{II}* Golgizelle vom zweiten Typus in der Körnerschicht; *S_1* Oberflächliche Sternzelle mit kurzem Axon; *S_2* Sternzelle mit verhältnismäßig langem Axon (*sa_2*), das sowohl ascendierende wie descendierende Kollateralen abgibt. *Kb* Korbzelle mit ihrem Axon (*Kba*). *Pf* Parallelfaser; *Hf* Horizontale spindelförmige Zelle der Körnerschicht; *Mf* Moosfaser; *Kf* Kletterfaser; *Koll* Kollateralen; *Eg* Epitheloide Glia Golgis; *Fzg* Fañanas Neurogliatypus; *Pg* protoplasmatische Glia der Körnerschicht; *Fg_1* Fibröse Astroglia des Markweißes; *Fg_2* Fibröse Astroglia der Körnerschicht; *Mg* Mikroglia (Hortegaglia); *Og* Oligoglia. Synarmotische Zellen und die CAJAL-SMIRNOWschen Fasern sind nicht eingezeichnet. Für das Handbuch von M. und A. SCHEIBEL ausgearbeitet.

JAKOB (1928) unterstreicht in seinem Abschnitt über den ,,Leitungsmechanismus der Kleinhirnrinde'' (l. c. S. 821) das Vorkommen von geschlossenen Neuronenketten zwischen den Körnern und Golgizellen, indem die Parallelfasern mit den

Dendriten der Golgizellen Kontakt haben, und die Axone der letzteren wieder auf den Körnern endigen.

Aus den neuen Studien über die Kleinhirnrinde, insbesondere aus den Arbeiten von SCHEIBEL und SCHEIBEL, ist ersichtlich, daß solche geschlossenen Neuronenketten auch zwischen anderen Elementen der Kleinhirnrinde vorhanden sind. Dieser Nachweis ist von besonderem Interesse, weil die neuere neurophysiologische Forschung dem Vorkommen von derartigen Anordnungen der Nervenzellen in anderen Abschnitten des Zentralnervensystems besondere Aufmerksamkeit gewidmet hat. In neurophysiologischen Diskussionen begegnet man immer wieder dem Begriff von *Rückmeldungssystemen* (Feed-backs), deren Existenz in vielen Fällen postuliert wurde, in denen unsere anatomischen Kenntnisse noch nicht genügen, um sie morphologisch sicher zu identifizieren. Bezüglich der Kleinhirnrinde geben die nachgewiesenen reichlichen geschlossenen Neuronenketten ein morphologisches Zeugnis dafür ab, daß eine ausgedehnte Arbeitsgemeinschaft zwischen verschiedenen Elementen und zwischen den verschiedenen Schichten bestehen muß. Dabei erscheint es von bedingtem Wert, die Einzelelemente besonders zu berücksichtigen. Einige Bemerkungen von mehr allgemeiner Art dürften am besten an eine Besprechung der efferenten und afferenten Faserkategorien der Rinde angeknüpft werden.

Den altbekannten *efferenten Leitungsweg* aus der Kleinhirnrinde bilden die *Purkinjezellaxone*. Die Mehrzahl dieser verläuft zu den zentralen Kernen, und zwar sind bestimmte Abschnitte der Rinde bestimmten Teilen der Kerne zugeordnet (vgl. Kapitel C). Die Dendriten der Purkinjezellen können in der Molekularschicht direkt durch Fasern verschiedener Herkunft beeinflußt werden: durch Kletterfasern, Parallelfasern aus den Körnerzellen, Kollateralen der Sternzellenaxone. Die Zellkörper der Purkinjezellen werden besonders von den Korbzellen beeinflußt. Die Anordnung der Parallelfasern und der Korbzellenaxone wird dabei eine Aktivierung von Purkinjezellen in bestimmter Orientierung bedingen, und zwar beziehungsweise entlang der Folienachse und senkrecht zu dieser. Jede Kletterfaser dagegen wird eine relativ begrenzte Zahl von Purkinjezellen aktivieren. Das Wirkungsbereich der Sternzellen scheint räumlich nicht genau umschrieben zu sein.

Es ist aber klar, daß die Tätigkeit der wichtigsten efferenten Kleinhirnneurone, der Purkinjezellen, nicht nur durch solche Impulse bestimmt wird, welche in die Molekularschicht eintreten und den Körper oder die Dendriten der Purkinjezellen, direkt oder indirekt (via die Sternzellen), erreichen. Durch die rückläufigen Purkinjezellkollateralen zu Nervenzellen der Körnerschicht, unter anderem zu den Körnerzellen wie zu den Purkinjezellen selbst, wird die Entladung der Purkinjezellen wahrscheinlich auch die Art und Menge der Impulse beeinflussen können, welche sie aus der Körnerschicht erreichen (Abb. 131).

In ähnlicher Weise scheinen die Golgizellen der Körnerschicht nicht nur durch zur Molekularschicht gelangende Impulse aktiviert zu werden, unter anderem durch Kletterfasern und Korbzellenaxone, sondern sie mögen selbst auf die ihnen zuströmenden Impulse einen Einfluß haben, indem auch sie Kollateralen an Elementen der Körnerschicht besitzen (Abb. 131 und 136). Da die meisten Axonendigungen auf die Körnerschicht begrenzt sind, wäre es denkbar, daß diese Zellen in erster Reihe der Zusammenarbeit von Körnerschicht und Molekularschicht dienen. Die Aufgabe derjenigen Golgizellen, welche ihren Achsenzylinder ins Markweiß senden (zu noch unbekannten Stellen), dürfte jedoch mehr komplex sein.

Bezüglich der *afferenten Fasern* zur Kleinhirnrinde ist auch nach den neuesten Untersuchungen die klassische Auffassung gültig, daß das Kletterfasersystem

144   Histologie der Kleinhirnrinde und der zentralen Kerne.

einen örtlich mehr beschränkten Einfluß auf die Rinde ausübt als das Moosfasersystem. Die neuerdings von SCHEIBEL und SCHEIBEL mitgeteilten Daten machen jedoch einige ausführlicheren Erörterungen möglich.

Über die *synaptischen Kontakte der Moosfasern* war schon oben die Rede (Abschnitt f β). Die Abb. 131 gibt eine schematische Übersicht über diese Verhältnisse. Die Verzweigung der Moosfasern, welche sogar mehrere Folien umfassen kann (Abb. 128), und die zahlreichen Endigungen der verschiedenen Moos-

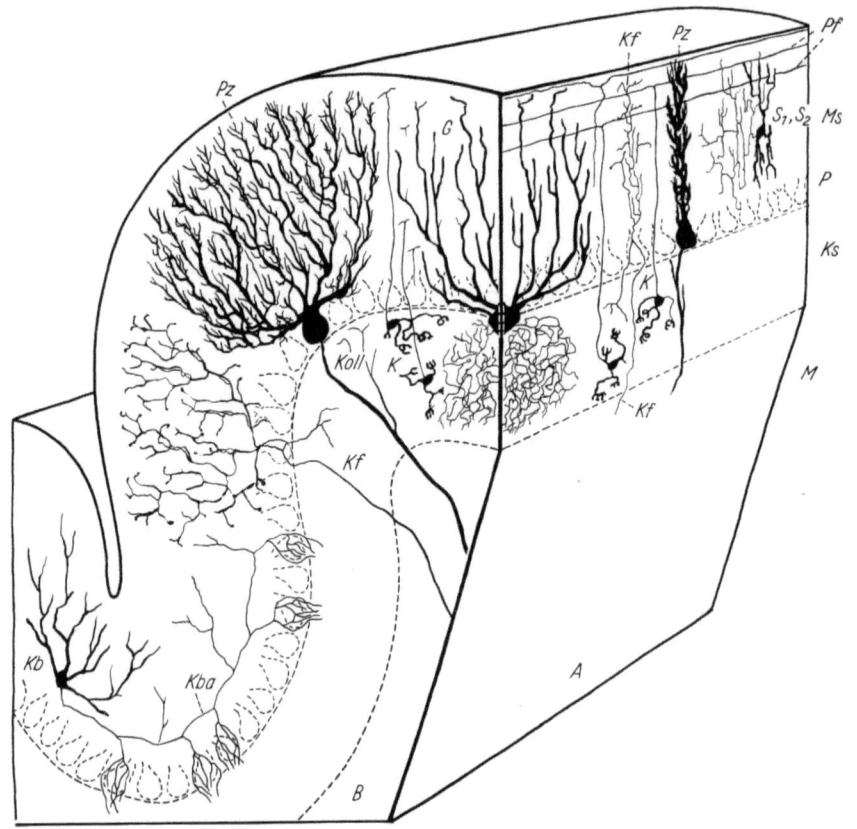

Abb. 140. Halbschematische Zeichnung der voll entwickelten Kleinhirnrinde, welche die Lage und Orientierung der nervösen Elemente im Schnitt parallel (A) und senkrecht (B) auf die Länge eines Foliums zeigt. Abkürzungen wie in Abb. 139. In Anlehnung an JAKOB (1928) für das Handbuch von M. und A. SCHEIBEL ausgearbeitet.

faserzweige ermöglichen eine weit ausgedehnte Aktivierung der Körner. Auch ein gewisser Effekt auf die Golgizellen und die Purkinjezellen ist möglich. SCHEIBEL und SCHEIBEL (1954b) sind geneigt anzunehmen, daß das große Kaliber der Moosfasern sowie ihre massiven Endformationen wahrscheinlich bedeuten, daß die Fasern nicht nur eine große Leitungsgeschwindigkeit besitzen, sondern ein System von hoher synaptischer Priorität darstellen. Durch die Axone der zahlreichen Körnerzellen werden die Zellen der Molekular- und der Purkinjeschicht aktiviert. Jedoch dürften die Purkinjezellen durch die direkt an ihnen endigenden terminalen Moosfaserrosetten schon im voraus beeinflußt werden.

Die ausgebreiteten Verbindungen zwischen den Körnerzellen müssen aber auch in Betracht gezogen werden. Wie SCHEIBEL und SCHEIBEL (1954b) gezeigt haben, ist jede Körnerzelle durch kurze, dicke Dendriten mit den Körpern anderer

Körnerzellen verbunden. Dieser Kontakt findet mittels der Dendritenkrallen statt. Es scheint zur Zeit noch nicht endgültig entschieden zu sein, ob sich voll entwickelte Aktionspotentiale zu den Endigungen von kurzen Dendriten fortpflanzen können. Wenn dies der Fall wäre, dürfte angenommen werden, daß die Dendriten einer Körnerzelle benachbarte Zellkörper von anderen Körnerzellen aktivieren können. Es ist aber auch möglich, daß die Dendriten der Körnerzellen durch die in den Moosfasern einströmenden Impulse aktiviert werden, da diese beiden Elemente ja auf den Körpern von Körnerzellen in enge Beziehung zueinander treten. In beiden Fällen wäre eine gegenseitige Aktivierung der Körnerzellen möglich und die Moosfaserimpulse werden deshalb nicht nur einen durch ihre Neuriten (mittels der Körnerzellen) bedingten Einfluß auf die Purkinjezelldendriten und Golgizelldendriten in der Molekularschicht ausüben, sondern sie werden eine ausgedehnte Aktivierung großer Mengen von Körnerzellen zur Folge haben. Neben der Leitung in den geschlossenen Körner-Körnerketten dürften hierbei nach SCHEIBEL und SCHEIBEL (1954b) auch *Feldeffekte* eine Rolle spielen. Wenn diese Überlegungen haltbar sind, wäre zu erwarten, daß größere Gebiete der Körnerschicht eine frühzeitige Aktivität zeigen würden, wenn ihnen Impulse durch die Moosfasern zugeleitet werden. Diese Aktivität würde sich dann mit abnehmender Intensität weiter innerhalb der Körnerschicht selbst fortpflanzen. In diesem Zusammenhang ist von Interesse daran zu erinnern, daß normalerweise die spontanen rhythmischen elektrischen Potentialwellen, die von der Oberfläche der Kleinhirnrinde abgeleitet werden können, eine sehr hohe Frequenz haben (Dow 1938b, SNIDER und ELDRED 1949, BROOKHART, MORUZZI und SNIDER 1950). Die verschiedenen Verfasser geben Frequenzen von 70—300 je Sekunde an. Ob diese Schwankungen hauptsächlich durch die Aktivität der Körner bedingt sind, ist noch nicht endgültig entschieden, wäre aber nicht unwahrscheinlich.

Dow (1949) beobachtete eine Leitungsgeschwindigkeit entlang den Folien zwischen 0,3—0,5 m/sec und nimmt an, daß dabei die dünnkalibrigen Parallelfasern das leitende Element sind. Da die aufsteigenden Abschnitte der Axone der Körnerzellen auch sehr dünn sind, dürften die Impulse in diesen die Körnerschicht mit einer ähnlichen Geschwindigkeit verlassen. Die Moosfasern dagegen sind erheblich dicker. Wenn — was wahrscheinlich ist — die spinocerebellaren Fasern (s. diese) als Moosfasern endigen, dürfte nach GRUNDFEST und CAMPBELL (1942) die Leitungsgeschwindigkeit dieser Fasern 85—160 m/sec sein, d. h. es besteht ein erheblicher Unterschied zwischen den zur Körnerschicht einströmenden und den sie verlassenden Impulsen in bezug auf ihre Leitungsgeschwindigkeit. Nach SCHEIBEL und SCHEIBEL (1954b) dürfte dieser große Unterschied die Annahme stützen, daß in der Körnerschicht ein rascher Aufbau und eine rasche Verbreitung von Aktivität vor und während der Fortpflanzung der Aktivität mittels der Parallelfasern zur Molekularschicht stattfindet. Der Bau der Körnerschicht, wie wir ihn heute kennen, scheint für eine solche Verbreitung der Aktivität gut geeignet.

Obwohl der Einflußbereich einer Kletterfaser, wie wir gesehen haben, nicht so beschränkt ist, wie früher angenommen, herrscht jedoch darüber kein Zweifel, daß die Verhältnisse hier ganz anders sind als in dem Moosfasersystem. Es erhellt aus der Beschreibung in Abschnitt β und aus der Erklärung zu Abb. 136, daß das Gebiet, welches durch die Impulse einer Kletterfaser aktiviert wird, räumlich verhältnismäßig gut begrenzt ist. Vereinfacht umfaßt es einen konischen Bereich der Rinde, mit seiner Basis an der Oberfläche. Innerhalb dieses Bereichs scheinen Möglichkeiten für einen gewissen Grad von Selbsterregung vorhanden zu sein. Daneben übt das Kletterfasersystem aber offenbar auch einen Einfluß auf die Körnerschicht aus (vgl. Erklärung zu Abb. 136).

Es wäre verfrüht, die verschiedenen Möglichkeiten einer Arbeitsgemeinschaft zwischen der Körner-, Purkinje- und Molekularschicht weiter zu diskutieren. Jedoch dürfte es berechtigt sein, einen Punkt besonders zu erwähnen, nämlich die Bedeutung der Befunde für die *Frage der feineren Kleinhirnlokalisation*. Wie in Kap. C, I zu besprechen sein wird, zeigen anatomische Untersuchungen, daß nur in sehr beschränktem Maße die Fasersysteme, welche die Impulse aus den verschiedenen Abschnitten des Körpers sowie aus den Repräsentationsgebieten dieser in der Großhirnrinde vermitteln, eine somatotopisch lokalisierte Verpflanzung von Impulsen zu dem Kleinhirn ermöglichen. Die betreffenden Fasersysteme scheinen vielmehr alle anatomisch ziemlich diffus organisiert zu sein, was im Gegensatz zu den elektrophysiologischen Befunden zahlreicher Untersucher steht (vgl. auch „Schlußbetrachtungen" und BRODAL und JANSEN 1954). Da weiter alle die großen afferenten Fasersysteme als Moosfasern endigen, ist es zur Zeit nicht einfach, die physiologisch nachgewiesene somatotopische Kleinhirnlokalisation mit den anatomischen Befunden in Einklang zu bringen. Von einem anatomischen Gesichtspunkt erscheint aber die Organisation des Kletterfasersystems für eine lokalisierte Aktivierung der Rinde besonders geeignet. Als Morphologe kann man kaum der Annahme entgehen, daß dieses System in irgendeiner Weise mit der feineren Kleinhirnlokalisation etwas zu tun haben muß und sozusagen dem diffusen Muster des Moosfasersystems ein lokalisiertes Aktivierungsmuster aufdrückt. SCHEIBEL und SCHEIBEL (1954a) haben diese Frage neuerdings unter der Voraussetzung diskutiert, daß die Kletterfasern den zentralen Kleinhirnkernen entstammen. Ihre Annahme dürfte jedoch eine somatotopische, lokalisatorische Aktivierung dieser Kerne voraussetzen und eine solche scheint nicht vorhanden zu sein. Auch scheint die Menge der Kletterfasern zu groß zu sein, um nur den Kernen entstammen zu können. Wenn man auf diesen Daten fußt, dürfte es vielleicht erlaubt sein, eine andere Erklärungsmöglichkeit zu überlegen. Obwohl degenerierende Kletterfasern, wie oben beschrieben, nach Unterbrechung der großen afferenten Fasersysteme des Kleinhirns bisher nicht nachgewiesen wurden, schließt dies nicht die Möglichkeit aus, daß sie tatsächlich existieren (vgl. S. 139). Es wäre somit möglich, daß innerhalb eines oder mehrerer der afferenten Kleinhirnsysteme sich sowohl Moosfasern wie Kletterfasern befinden. Die ersteren wären dann für die mehr diffuse Aktivierung der Rinde verantwortlich zu machen, während die Kletterfasern das feine Muster einer lokalisierten Aktivität vermitteln. Weitere Untersuchungen über den Ursprung der Kletterfasern sind nötig, um diese Fragen zu klären.

h) Die Glia-Architektonik der Kleinhirnrinde.

Unsere Kenntnis der Glia-Architektonik des Kleinhirns verdanken wir in erster Reihe Forschern wie BERGMANN, GOLGI, CAJAL, VAN GEHUCHTEN, RETZIUS, KÖLLIKER, WEIGERT, FERRAZAS, TELLO, FANÃNÁS und HORTEGA. Gestützt auf SCHRÖDER (1928), der die Glia-Architektonik des Kleinhirns mit den neueren, spezifischen Methoden zur Färbung der Glia-Zellen studiert hat, gibt JAKOB in der ersten Darstellung dieses Handbuches (1928) eine Übersicht, die der folgenden Darstellung im wesentlichen zugrunde liegt.

Alle drei Hauptformen der Gliazellen: Makro-, Mikro- und Oligodendroglia finden wir auch in der Kleinhirnrinde vertreten. Es ist aber auffallend, wie gering die Zahl der durch die Weigertsche Methode dargestellten Gliafasern in der Molekular- und Körnerzone ist. Eine eigentliche gliafaserige Randschicht bildet die Weigertsche Glia beim normalen *Menschen* nicht. In der Körnerschicht kann man in den bestgelungenen Präparaten nur vereinzelte Weigertsche Fasern darstellen.

Makroglia. Die Cajalsche Goldsublimat-Methode ergänzt auf eine interessante Weise den mit der Golgi-Methode gewonnenen Einblick in Makroglia der Kleinhirnrinde.

In der Molekularschicht können wir, wie die Abb. 141a und b zeigen, zwei Typen von Makroglia unterscheiden:

1. Die *Golgischen Epithelzellen* (BERGMANNs Stützzellen) liegen mit ihren Zellkörpern zwischen den Perikarya der Purkinje-Zellen in mehreren Reihen übereinander und heben sich durch stärkere Imprägnierung von der Körnerschicht ab. Die Golgischen Epithelialzellen unterscheiden sich von den Körnerzellen auch durch größere Kerne, die rundlich und dunkel gefärbt sind. Am äußeren Pole der Zellen entspringen ein oder mehrere Ausläufer, die die Molekularschicht bis zur Oberfläche hin senkrecht durchsetzen, um hier mit kleinen Füßen zu enden. Durch Zusammenkleben dieser Endfüße wird eine *Membrana limitans gliae* gebildet. Einige von den Ausläufern enden mit ähnlichen Endfüßen an den Gefäßen der Molekularzone. Wie in Golgi-Präparaten besonders schön zu sehen ist, tragen die Ausläufer der Epithelialzellen, auch Bergmannsche Stützfasern genannt, auf der ganzen Strecke ihres Verlaufes durch die Molekularzone blattähnliche Sprossen, die sich zum Teil berühren und so ein spongiöses Zwischengewebe bilden, in welches die nervösen Elemente eingebettet sind (Abb. 141b).

Die Nissl-Methode zeigt uns den Kern der Epithelialzellen nur von auffallend wenig Cytoplasma umgeben. Die meisten Kerne dieser Zellen erscheinen nackt.

2. Die *gefiederten Zellen von* FAÑANÁS (Abb. 141a, f) lassen sich nur mit der Goldsublimatmethode von CAJAL darstellen. Die Zellen werden unregelmäßig verstreut in sämtlichen Höhen der Molekularschicht gefunden, besonders reichlich im unteren Drittel. Die Zellen lassen sich von den Golgischen Epithelialzellen durch ihre Lage und die Eigenart ihrer Protoplasmafortsätze unterscheiden, von denen es einen, zwei oder mehrere gibt. Diese Fortsätze sind in ihrer ganzen Länge mit zahlreichen kleinen, rundlichen Sprossen besetzt. Die Ausläufer sind kürzer als die der Epithelialzellen und durchlaufen selten mehr als ein Drittel der Dicke der Molekularzone; die meisten verlaufen senkrecht zur Oberfläche, also parallel den Bergmannschen Fasern. Im allgemeinen beteiligen sich die gefiederten Zellen nicht an der Bildung der gliösen Grenzmembran. Im Nissl-Bilde entsprechen den gefiederten Zellen die größeren, rundlichen oder ovalen Gliakerne, welche verstreut in der Molekularzone zu finden sind. Nach JAKOB (1928) sind sie offenbar mit den Golgischen Epithelialzellen eng verwandt.

Die *Astrocyten der Körnerschicht* (Abb. 141b) bestehen zum größten Teil aus rein protoplasmatischen Gliazellen mit Übergangsformen zu den faserigen Astrocyten, namentlich in der Nachbarschaft der weißen Substanz. Der Zellkern ist von einer zarten, feingranulierten Cytoplasmaschale umgeben. Zahlreiche Ausläufer verästeln sich zwischen den Körnerzellen. Die längsten dieser Fortsätze erreichen die Molekularschicht (CAJAL 1933) wo sie, parallel verlaufend, bis an die Oberfläche verfolgt werden können (Abb. 141b). In den Parenchyminseln, den *Glomeruli cerebellosi*, bilden die Verästelungen ein innigeres Netzwerk, wo sich offenbar die letzten und feinsten Endverzweigungen mehrerer Gliazellen durchflechten (Abb. 130). An den Gefäßen bilden die Fortsätze der Astrocyten Endfüße und bauen so die Membrana perivascularis gliae auf. Im Nissl-Bilde stellen sich die Astrocyten der Körnerschicht als rundliche oder etwas ovale, ziemlich blasse Kerne mit unregelmäßig verstreuten Chromatinkörnern dar.

148 Histologie der Kleinhirnrinde und der zentralen Kerne.

Mitunter ist ein blasses, spärliches Cytoplasma um den Kern angedeutet. Der Kern ist etwas größer als derjenige der Körnerzellen.

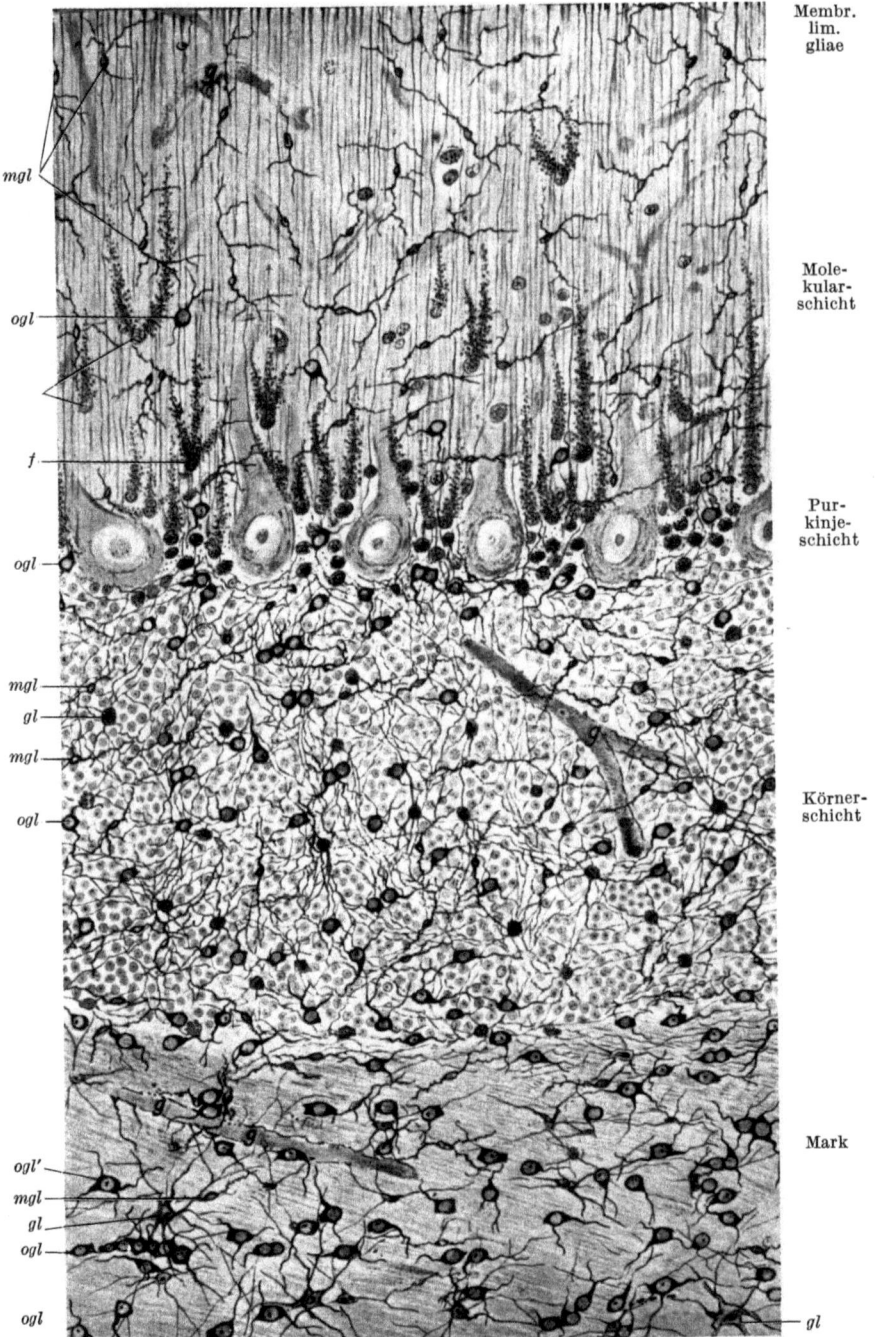

Abb. 141a. Gliaarchitektonisches Übersichtsbild der menschlichen Kleinhirnrinde. *f* FAÑANÁS' gefiederte Gliazellen; *gl* Astrocyten; *mgl* Mikrogliazellen; *ogl* und *ogl'* Oligodendrogliazellen. Zeichnung. Vergr. 150×. Nach A. H. SCHRÖDER aus JAKOB (1928).

Die *Astrocyten der weißen Substanz* gehören zu der gewöhnlichen faserbildenden Art und weisen normalerweise starke Größenunterschiede auf. Sie sind mit langen, glatten Fortsätzen versehen, die meistens sich unter den Nervenfasern verbreiten, aber teilweise auch durch die Körner- und Molekularschichten bis zur Membrana limitans gliae verlaufen (Abb. 141 b). Eigentliche Endfüße bilden jedoch nur die Golgischen Epithelialzellen, während die Ausläufer der Astrocyten der Körnerschicht und des Marklagers dicht unterhalb der Membrana limitans ein feines gliöses Flechtwerk ausmachen.

Oligodendroglia. Das Aussehen und die Verteilung der *Oligodendroglia* im Kleinhirn sind aus der Abb. 141 a ersichtlich. Beim *Menschen* sind sie nur ausnahmsweise klar zu differenzieren.

Die *Molekularschicht* ist auffallend arm an Oligodendrogliazellen. Nur im unteren Drittel kommen sie etwas reichlicher vor. Die *Körnerschicht* ist aber wesentlich reicher mit Oligodendrocyten ausgestattet. Mitunter sieht man etwas größere Formen, welche zum Teil auch mit Endfüßen an den Gefäßen ansetzen. Die Oligodendrogliazellen umklammern mit ihren Ausläufern dicht die Körnerzellen.

Wie immer kommen die Oligodendrocyten in der *weißen Substanz*, wo sie manchmal Reihen bilden, am reichlichsten vor (Abb. 141 b, *ogl*). Im Nissl-Bild entsprechen ihnen die kleinen Rundzellen „ohne Cytoplasma".

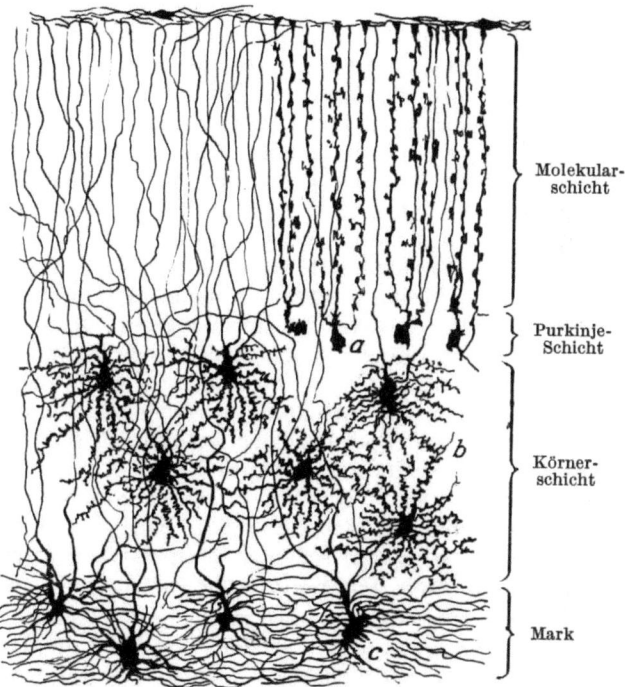

Abb. 141b. Makrogliazellen der Kleinhirnrinde. *a* Golgische Epithelialzellen; *b* Astrocyten der Körnerschicht; *c* Astrocyten der weißen Substanz. Golgimethode. Nach TERRAZAS aus CAJAL (1933).

Mikroglia. Die Mikroglia ist über die ganze Rinde verteilt, ist aber in der Molekularschicht und ganz besonders in ihrem untersten Drittel am reichlichsten entwickelt (Abb. 141 b, *mgl*). Sie zeigt die histologischen Eigenarten, durch die sie sich auch sonst auszeichnen. Manchmal bilden sie nach SCHRÖDER (1928) Trabantzellen um die Purkinje-Zellen. In der Körnerschicht scheinen sie am seltensten zu sein. In der untersten Zone dieser Schicht ordnen sich die meisten von ihnen parallel zur Markschicht an.

Im Marklager des Kleinhirns sind die Mikrogliazellen in ähnlicher Menge und Gestalt wie in dem des Großhirns anzutreffen. Nach JAKOB (1928) schwankt der Reichtum an Mikroglia in ein und demselben Gehirn außerordentlich stark, selbst in den verschiedenen Stellen des gleichen Windungsabschnittes.

SCHRÖDER (1928) konnte keinen deutlichen Unterschied in der Glia-Architektonik der verschiedenen Kleinhirnabschnitte feststellen.

II. Die zentralen Kleinhirnkerne.
1. Die phylogenetische Entwicklung.

Ehe wir uns mit den Kleinhirnkernen des *Menschen* beschäftigen, scheint es zweckmäßig, eine kurze Übersicht über die phylogenetische Entwicklung dieser Kerne vorauszuschicken.

Innere Kleinhirnkerne im strengsten Sinne kommen, wie schon erwähnt (S. 9), bei den *Cyclostomen, Fischen* und *Amphibien* nicht vor. Doch gibt es in dem subcerebellaren Gebiet Kerne, die aller Wahrscheinlichkeit nach als Vorläufer der zentralen Kleinhirnkerne höherer Wirbeltiere anzusehen sind.

Um mit den *Cyclostomen* anzufangen, so kommt bei *Petromyzonten* in Höhe des Eintrittes der Trigeminuswurzel, dort, wo die ascendierenden VIII-Fasern enden, ein großzelliger Kern vor, der *Nucleus octavo-motorius anterior* von ARIËNS KAPPERS (Abb. 2). Diese großen Zellen, deren Dendriten sich ins Kleinhirn hinein erstrecken, um sich dort unter den Fasern der Commissura vestibulolateralis zu verzweigen (LARSELL 1947a), stehen sonst offenbar unter dem Einfluß von Impulsen aus den Vestibular- und Seitenlinienorganen. Die Axone dieser Zellen bilden den Tract. octavomotorius anterior, dessen Fasern rostroventral verlaufen, um in der Commissura ansulata auf Höhe des Nucleus oculomotorius zu kreuzen (LARSELL 1947a), wo einige Fasern zum Teil in dem letztgenannten Kern enden. Weder ARIËNS KAPPERS, HUBER und CROSBY (1936) noch LARSELL (1947a) betrachten den Nucleus octavomotorius anterior als den direkten Vorläufer der inneren Kleinhirnkerne. Doch halten sie es für wahrscheinlich, daß die Kleinhirnkerne ihren Ursprung in diesem Gebiet nehmen. LARSELL (1947a) benennt sogar eine Ansammlung kleinerer Zellen, die unmittelbar dorsal und dorsomedial von dem Nucleus octavomotorius gelegen sind, *Nucleus cerebelli*. Obwohl die Verbindungen dieses Kerns grundsätzlich mit denen der Kleinhirnkerne der höheren Wirbeltiere übereinstimmen, blieb doch die Frage der Homologie bis heute in der Schwebe. Erst die ontogenetischen Untersuchungen von RÜDEBERG (1956) scheinen definitiv festzustellen, daß der Nucleus octavomotorius anterior den Kleinhirnkernen homolog ist.

Bei den *Fischen* sind auch mögliche Vorläufer der Kleinhirnkerne beschrieben worden. So findet man bei den *Selachiern* in der lateralen Ventrikelwand, in der Eminentia cerebellaris ventralis, einen Kern (Nucleus cerebelli lateralis, VAN HOEVELL 1916, ARIËNS KAPPERS 1921), dessen Topographie und Verbindungen große Ähnlichkeit mit den Kleinhirnkernen zeigen. LARSELL (1957) neigt in Anlehnung an ARIËNS KAPPERS (1921) zu der Auffassung, daß der Nucleus cerebelli lateralis teilweise dem Nucleus octavomotorius anterior homolog ist und ferner eine primitive Anlage der Kleinhirnkerne einschließt. Wie von PEARSON (1936) beschrieben, gibt es auch bei *Ganoiden* und *Teleostiern* einen subcerebellaren Kern (Nucleus cerebellaris), der nach PEARSON möglicherweise dem von HOLMGREN und VAN DER HORST (1925) bei dem *Lungenfisch* beschriebenen Nucleus cerebellaris lateralis entspricht. Wieweit die genannten Kerne bei *Fischen* gegenseitig homolog sind, können nur zukünftige Untersuchungen entscheiden. Die Untersuchungen von RÜDEBERG sprechen wenigstens zugunsten einer nahen Verwandtschaft zwischen dem Nucleus cerebellaris lateralis bei *Squalus acanthias* und den Kleinhirnkernen.

In Betrachtung der schwachen Entwicklung des Kleinhirns der *Amphibien* kann es nicht verwundern, daß auch bei diesen Tieren keine wohldefinierten Kleinhirnkerne vorkommen. Doch werden von HERRICK (1935, 1948) und LARSELL (1925, 1929, 1932a, 1957) die Zellen in einer subcerebellar gelegenen

Eminentia cerebellaris ventralis als wahrscheinliche Vorläufer der Kleinhirnkerne betrachtet und deshalb Nucleus cerebellaris benannt (Abb. 10, Nuc. cer.).

Erst bei einigen *Reptilien* kann man mit Recht von inneren Kleinhirnkernen sprechen, indem man innerhalb dieser vielgestalteten Tiergruppe tatsächlich auf eine Reihe von Entwicklungsstufen stößt, die den primitiven Zustand der *Selachier* gewissermaßen mit den weitdifferenzierten Verhältnissen der *Vögel* verknüpfen. Meistens läßt sich im Zellbild (Abb. 142) ein Nucleus medialis und ein Nucleus lateralis cerebelli unterscheiden (LARSELL 1926, 1932b, HAUSMAN 1929, SHANKLIN 1930, ARIËNS KAPPERS, HUBER und CROSBY 1936 u. a.). WESTON (1936) hebt indessen hervor, daß die zwei Kerne immer morphologisch innig verbunden sind, was auch aus der Abb. 142 hervorgeht. Auf Grund topographischer Verhältnisse und Faserverbindungen ist LARSELL (1957) geneigt, den medialen Kern als homolog dem Nucleus fastigii der *Säuger* zu deuten, während der Nucleus lateralis dem Nucleus interpositus oder wenigstens einem Teil desselben entspricht.

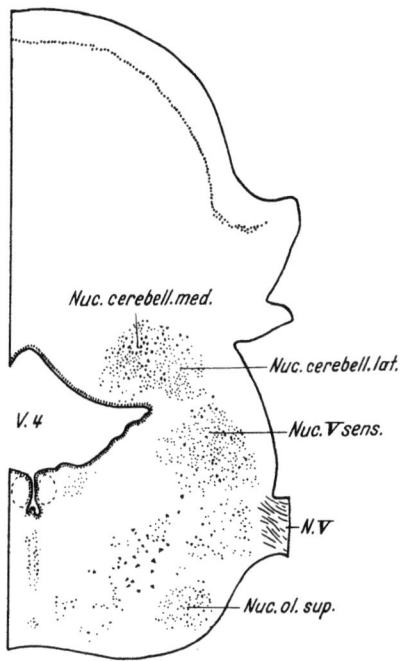

Abb. 142. Die inneren Kleinhirnkerne des *Alligator missisipiensis*. Umgezeichnet nach ARIËNS KAPPERS, HUBER und CROSBY (1936).

Frontalschnitte durch die Kleinhirnkerne der *Vögel* geben den unmittelbaren Eindruck einer recht weitgehenden Differenzierung (Abb. 143). Demgemäß unterscheidet auch SANDERS (1929) in Anlehnung an CAJAL (1908): 1. Nucleus internus, 2. Nucleus intercalatus, 3. Nucleus intermedius und 4. Nucleus lateralis, letzterer mit einer Pars superior und einer Pars inferior, Befunde, die auch von DOTY (1946) und RÜDEBERG (1956) bestätigt werden. Es wird aber mit Nachdruck unterstrichen (ARIËNS KAPPERS, HUBER und CROSBY 1936, DOTY 1946), daß die Kleinhirnkerne der *Vögel* eine zusammenhängende Zellmasse mit regionalen Verdickungen und Falten bilden, die auf den einzelnen mikroskopischen Schnitten als Kerngruppen hervortreten. Durch die Faltung der Zellmasse und die damit zusammenhängende Streuung der Nervenzellen wird nach HUBER und CROSBY eine mehr definitive Lokalisation innerhalb der afferenten und efferenten Verbindungen ermöglicht (ARIËNS KAPPERS, HUBER und CROSBY 1936).

Es wäre verfrüht, die Homologie der einzelnen oben genannten Kernabschnitte festzustellen. Es sei nur kurz erwähnt, daß CRAIGIE (1928), LARSELL (1947) u. a. wie früher CAJAL, den Nucleus internus als homolog dem Nucleus fastigii der *Säuger* auffassen. Der Nucleus intermedius wird mit dem Nucleus interpositus verglichen und der Nucleus lateralis entspricht vielleicht in rudimentärer Form dem Nucleus lateralis der *Säuger* (LARSELL 1957).

Bezüglich der phylogenetischen Entwicklung der inneren Kleinhirnkerne bei den *Säugern* werden wir uns unter Hinweis auf die Übersichten von WINKLER (1927), JAKOB (1928) und ARIËNS KAPPERS, HUBER und CROSBY (1936) wesentlich auf die Untersuchungen der letzten 2—3 Jahrzehnte beschränken.

Die primitivsten Verhältnisse findet man offenbar bei den *Monotremen*, wo MARION HINES (1929) im Kleinhirn des *Schnabeltieres (Ornitorhynchus anatinus)* einen medialen und einen lateralen Kern unterscheidet. Ersterer entspricht wohl dem Nucleus fastigii. Mehr fraglich erscheint es uns, wenn MARION HINES andeutungsweise den Nucleus lateralis als dem Nucleus dendatus der höheren Säuger für entsprechend hält. Uns ist es wahrscheinlicher, daß der Nucleus lateralis den Nucleus interpositus darstellt und vielleicht eine primordiale Anlage des Nucleus lateralis (Dendatus) der höheren *Säuger* verbirgt. Bei dem *Ameisenigel (Echidna aculeata)* sind die Verhältnisse offenbar grundsätzlich wie bei dem *Schnabeltier*. ABBIE (1934a) ist indessen geneigt, den medialen und lateralen Kern als den vereinigten Nucleus fastigii und emboliformis bzw. Nucleus dentatus und globosus der höheren *Säuger* anzusehen. Bei den *Marsupialiern* scheint die Differenzierung etwas mehr fortgeschritten, indem VORIS und HOERR (1932) bei dem *Opossum* drei Kleinhirnkerne, Nucleus medialis (mit einer medialen und lateralen Abteilung), Nucleus intermedius und Nucleus lateralis unterscheiden.

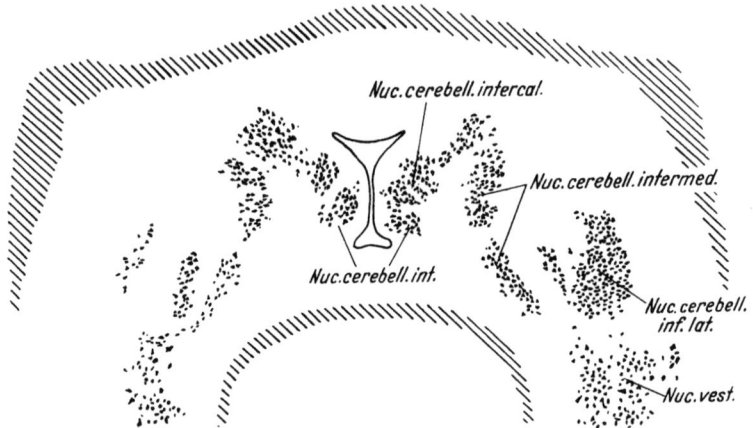

Abb. 143. Die inneren Kleinhirnkerne des *Sperlings*. Umgezeichnet nach DOTY (1946).

Es ist bemerkenswert, daß die Andeutung einer Dreiteilung der inneren Kleinhirnkerne, wie es scheint, mit der Entwicklung einer markanten Kleinhirnhemisphäre zusammentrifft. Grundsätzlich ähnliche Verhältnisse findet man bei den *Rodentiern, Chiropteren, Insectivoren, Ungulaten* und *Carnivoren*. So beschreibt LARSELL (1935) bei der *Fledermaus* einen medialen Nucleus fastigii, einen Nucleus interpositus, durch Fasern teilweise zweigeteilt, und einen Nucleus dentatus mit einer ventrolateralen Verlängerung (Pars parafloccularis).

Bezüglich der Kleinhirnkerne der *Wassersäugetiere* müssen wir auf die eingehenden und schönen Untersuchungen von OGAWA (1932, 1934, 1935) verweisen. Hier sei nur erwähnt, daß OGAWA bei den *Wassersäugetieren* vier Kleinhirnkerne unterscheidet, und zwar einen Nucleus medialis, einen Nucleus interpositus anterior, einen Nucleus interpositus posterior und einen Nucleus lateralis. Bemerkenswert ist dabei die Größe des Nucleus interpositus, der bei den *Cetaceen* als riesengroß charakterisiert wird[1].

Obwohl die Dreiteilung der Kleinhirnkerne bei den meisten *Säugern* durchführbar ist, sei doch im Anschluß an frühere Verfasser (ARIËNS KAPPERS, HUBER und CROSBY 1936, DOTY 1946, JANSEN 1954b, RAND 1954 u. a.) betont, daß die zentralen Kleinhirnkerne eine zusammenhängende Zellmasse bilden, wie aus der

---

[1] Interessant ist die auf Untersuchung der Kernverhältnisse der *Wassersäugetiere* sich stützende Vermutung von OGAWA (1935), daß der Nucleus interpositus posterior einen cerebellaren Einfluß auf die Rumpfmuskulatur ausübe, während der Nucleus lateralis mit den Extremitätenmuskeln in inniger funktioneller Beziehung stehe.

Abb. 144 zu erkennen ist. Auf der anderen Seite sollte man auch nicht übersehen, daß innerhalb der einzelnen Kerne möglicherweise als Ausdruck einer weitergehenden, funktionellen Differenzierung kleinere Gruppen von Zellen beschrieben worden sind [1]. Betreffs Einzelheiten verweisen wir den Leser auf die Arbeiten von OGAWA (1932, 1934, 1935), ONO und KATO (1938), SNIDER (1940) und unsere eigenen Untersuchungen (JANSEN und BRODAL 1942, JANSEN 1954b, und JANSEN

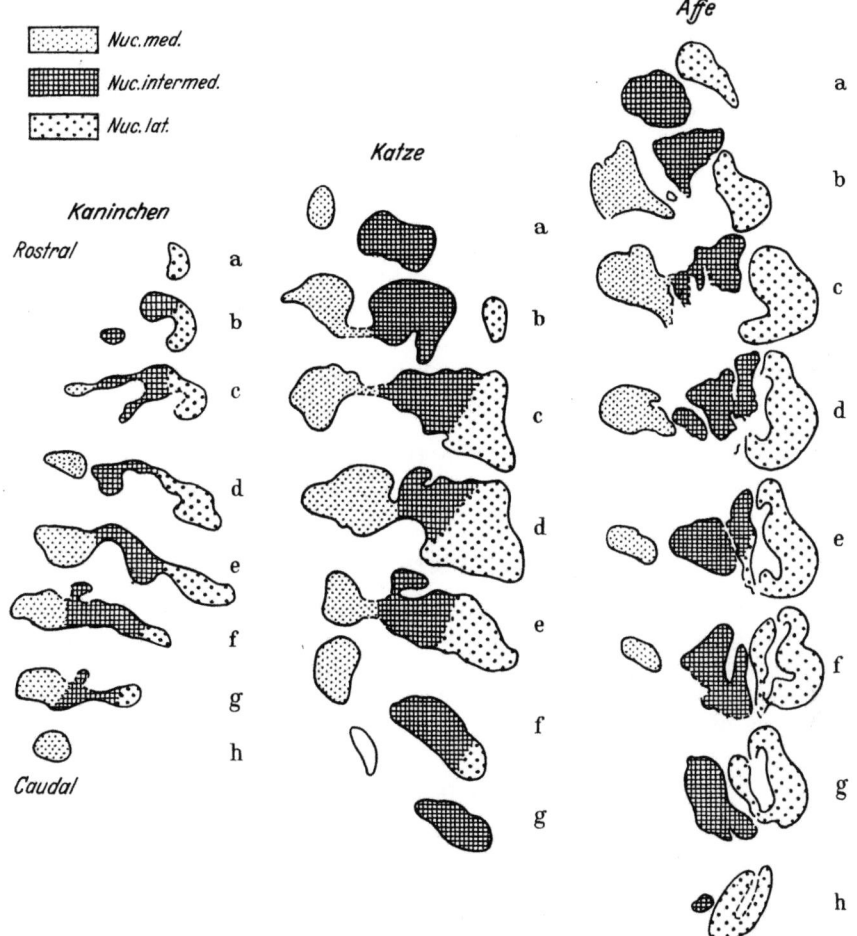

Abb. 144. Schematisierte Serien von Frontalschnitten durch die inneren Kleinhirnkerne von *Kaninchen*, *Katze* und *Affen*. Die zunehmende relative Größe des Nucleus lateralis tritt deutlich hervor. Aus JANSEN (1954).

und JANSEN 1955) über die Verhältnisse bei *Kaninchen*, *Katzen* und *Affen*. Zusammenfassend kann man folgendes über die Struktur der einzelnen Kleinhirnkerne der *Säuger* sagen:

Der *Nucleus fastigii* ist bei den meisten *Säugern* dorsal und medial scharf abgegrenzt. Lateral hängt dagegen der Kern durch Zellbrücken von wechselnder Stärke mit dem Nucleus interpositus zusammen und ventrolateral sind ähnliche Verbindungen mit dem Nucleus vestibularis superior vorhanden. Histologisch

---

[1] Die vorbildlichen neurophysiologischen Untersuchungen von MORUZZI und POMPEIANO (1956, 1957) sprechen definitiv zugunsten dieser Auffassung.

kann man in dem Nucleus fastigii meistens große, mittelgroße und kleine Nervenzellen unterscheiden, zahlenmäßig offenbar von Tierart zu Tierart wechselnd. Wie oben hervorgehoben, kommen kleinere Gruppen von Zellen innerhalb des Kerns vor. Es handelt sich hier offenbar um Gruppierungen von funktioneller Bedeutung, worauf wir unten nochmals zurückkommen werden.

Der *Nucleus interpositus* läßt sich bei den *Subprimaten* wegen seines engen Kontaktes mit dem Nucleus lateralis (Abb. 144) nur mit Schwierigkeit genau abgrenzen. Histologisch besteht der Kern aus kleinen, mittelgroßen und großen Nervenzellen. Die Verteilung der nervösen Elemente ermöglicht im Zellbild meistens eine unscharfe Teilung des Kerns in einen vorderen und hinteren Teil, ersterer markiert durch das Vorherrschen mittelgroßer Zellen, während der zweite durch eine Überzahl von großen Zellen geprägt wird.

Der *Nucleus lateralis* ist, wie erwähnt, schon bei den *Marsupialiern* identifizierbar, nimmt jedoch mit der phylogenetischen Entwicklung relativ an Größe zu, bleibt aber bei den *Subprimaten* mit wenigen Ausnahmen *(Wassersäugetiere)* kleiner als der Nucleus interpositus (Abb. 144). Der Nucleus lateralis der *Primaten* ist dagegen viel größer als die übrigen Kleinhirnkerne. Parallel mit dieser Größenzunahme läuft eine mehr und mehr in die Augen fallende Fältelung des jetzt sackförmigen Kerns (Abb. 144 und 145).

Histologisch finden wir in dem Nucleus lateralis Zellformen ähnlich denen des Nucleus interpositus und fastigii. Jedoch sind die großen Zellen vorherrschend.

Wir kommen weiter unten auf die Homologiefrage zurück, erwähnen aber schon hier, daß der Nucleus lateralis dem Nucleus dentatus des *Menschen* entspricht.

2. Die Kleinhirnkerne des Menschen.

Wie schon von STILLING erkannt, kann man beim *Menschen* im zentralen Mark des Kleinhirns *vier graue Kerne* unterscheiden, und zwar 1. Nucleus fastigii (oder tecti), 2. Nucleus globosus, 3. Nucleus emboliformis und 4. Nucleus dentatus.

Ausgehend von der Darstellung von JAKOB (1928), werden wir jetzt die einzelnen Kerne näher besprechen.

a) Der Nucleus fastigii oder Dachkern.

Der Dachkern (Abb. 145, 146) liegt am meisten medial und gehört dem zentralen Marklager des Wurms an. Der Kern ist eiförmig, liegt unmittelbar neben der Mittellinie und mißt ungefähr 10 mm in sagittaler, 5 mm in transversaler und 3 mm in vertikaler Richtung (DEJERINE 1901, JAKOB 1928). Der Kern fängt an der Basis der Lingula an und erstreckt sich caudalwärts bis zu der Stelle, wo das Stratum album in die Pyramis hinaufbiegt. Lateroventralwärts ist die Grenze des Dachkerns etwas beweglich. Basalwärts hängt der Dachkern im caudalen Gebiet mit dem Kern der Gegenseite zusammen und wird deshalb nicht scharf abgegrenzt. Der Dachkern ist von groß- und kleinzelligen Nervenzellnestern aufgebaut. Im allgemeinen sind die großen Nervenzellen kleiner als die des Nucleus emboliformis und des Dentatum, wie WINKLER (1927) und HASSLER (1950) hervorheben. Beide Zellformen sind überall im Kern zu finden. BRUN (1926) hält den kleinzelligen Anteil für eine phylogenetisch junge (neocerebellare) Erwerbung, aus welcher vielleicht direkte cerebellospinale Bahnen efferent hervorgehen.

ZIEHEN (1934) unterscheidet im Dachkern des *Menschen* einen medialen und einen lateralen Teil, dadurch gekennzeichnet, daß der erstere viel kompakter, letzterer (Nucleus lacunosus, ZIEHEN) dagegen stark retikuliert ist, was damit zusammenhängt, daß der laterale Teil von viel gröberen Faserbündeln durchbrochen wird. ZIEHEN führt an, daß der zellige Aufbau des Dachkerns auch insofern verschieden ist, als im lateralen Teil große, locker und unregelmäßig verteilte, im medialen Teil kleinere, dichtgedrängte Zellen vorherrschen. Trotzdem aber hebt ZIEHEN die enge Zusammengehörigkeit der beiden Teile des Dachkerns hervor.

Die *afferenten* Fasern kommen größtenteils vom Wurm, danach aber auch aus bestimmten Abschnitten des Vestibulariskomplexes (vgl. S. 238) und der unteren Olive (dorsale Kappe, BRODAL 1940b).

Aus den großen Zellen des Dachkerns entstehen *efferente* Fasern, die teilweise die Mittellinie kreuzen und den Fasciculus uncinatus von RUSSELL bilden[1]. Nichtkreuzende Fasern aus dem Nucleus fastigii laufen in den unteren Kleinhirnstiel zu vestibularen und anderen Kernen der Medulla oblongata, wie unten besprochen (S. 248).

Die *Glia* verhält sich im wesentlichen wie im Nucleus dentatus (s. S. 161).

b) Der Nucleus globosus oder Kugelkern.

Der Kugelkern liegt, wie Abb. 145 und 146 zeigen, zwischen dem Nucleus emboliformis und dem Dachkern. Der Kern ist etwas kürzer als der Nucleus emboliformis in rostrocaudaler Richtung. Er stellt ein kugelförmiges Gebilde dar, das sich allerdings in oraler Richtung in mehrere Zellgruppen auflöst, auch der Stiel des Kerns genannt. Nach ZIEHEN mißt der kugelförmige Abschnitt etwa $5 \times 5 \times 3$ mm, während der Stiel 7—9 mm lang ist. Der Kugelkern ist indessen sehr großer Variabilität unterworfen (ZIEHEN 1934).

Die gruppenähnlich geordneten *Nervenzellen* haben große Ähnlichkeit mit denen des Nucleus fastigii, doch sind im Kugelkern die kleineren Zellen mehr hervortretend (WINKLER 1927). Sowohl ZIEHEN (1934) als C. und O. VOGT (1942) heben die stark wechselnde Größe dieser Zellen hervor. Von den Nervenzellen des Dentatum unterscheiden sich die Zellen des Kugelkerns nach den genannten Verfassern durch zahlreichere und gröbere Nissl-Schollen.

Unsere Kenntnisse von den Verbindungen des Nucleus globosus sind noch sehr mangelhaft, und die folgenden Angaben bedürfen einer Überprüfung. Nach JAKOB (1928) und ARIËNS KAPPERS, HUBER und CROSBY (1936) empfängt der Kern *afferente* Fasern aus der Vermis-Rinde und vestibulare Fasern aus dem medialen Vestibulariskern (Tractus vestibulo-globosus, WINKLER 1927). Die *efferenten* Fasern scheinen sich teilweise dem Brachium conjunctivum anzuschließen (JAKOB 1928, ARIËNS KAPPERS, HUBER und CROSBY 1936). Die meisten nehmen indessen angeblich an der Bildung des Fasciculus uncinatus teil und laufen zu der Medulla oblongata.

c) Der Nucleus emboliformis oder Pfropfkern.

Der Pfropfkern liegt medial von dem Hilushalse des Dentatum und sitzt gleich einem Pfropfen auf diesem (Abb. 145). Oral ist der Kern keulenförmig (Abb. 145b—d), caudalwärts läuft er in eine schmale, vertikal gestellte Lamelle aus (Abb. 145f—h). In caudaler Richtung fließt der Kern mit dem Zellband des dorso-medialen Nucleus dentatus kontinuierlich zusammen, weshalb DEJERINE (1901) den Pfropfkern als einen akzessorischen Dentatuskern betrachtet. Der sagittale Durchmesser beträgt 13—18 mm, der vertikale Durchmesser 3—4 mm, der transversale Durchmesser oral 3—4 mm, caudal $1/4$—$1/2$ mm (STILLING).

---

[1] Bei der *Katze* kreuzt ungefähr die Hälfte der efferenten Fasern dieses Kerns (JANSEN und JANSEN 1955).

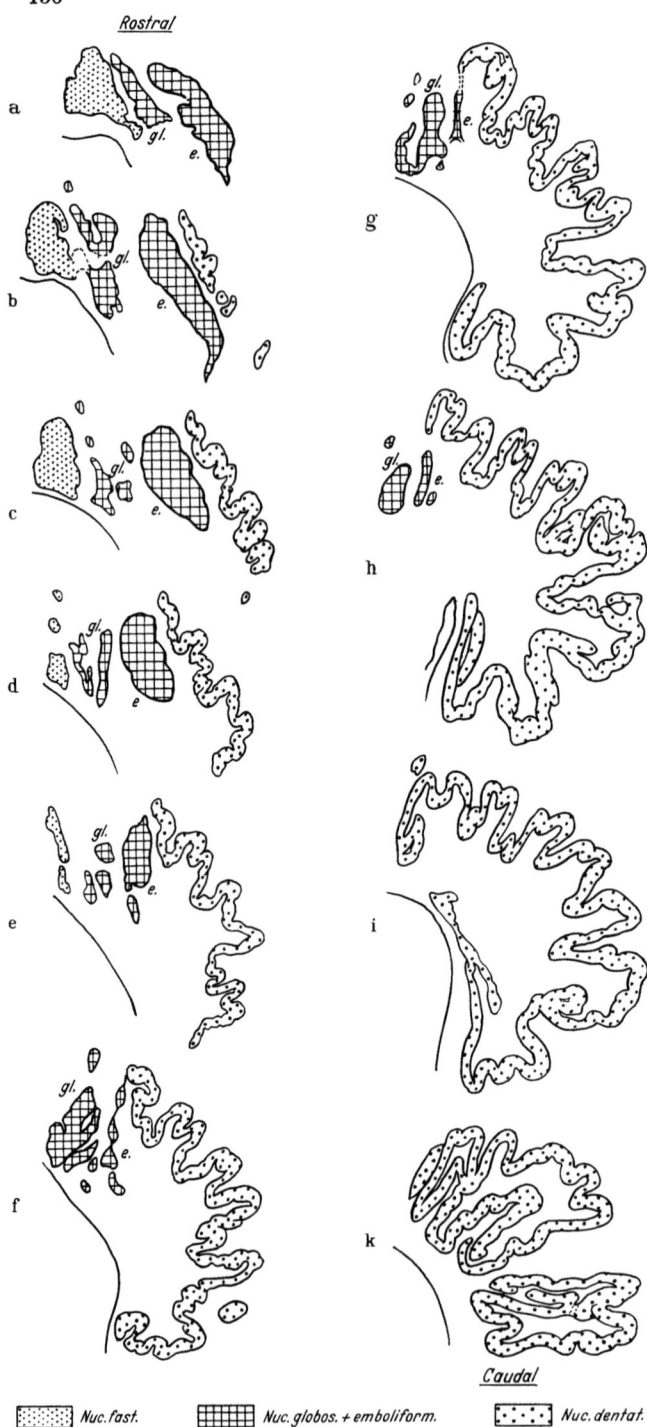

Abb. 145. Schematisierte Serie von Frontalschnitten durch die inneren Kleinhirnkerne des *Menschen*. e Nucleus emboliformis; gl Nucleus globosus. Der gegenseitige Abstand zwischen den Schnitten a bis e ist halb so groß wie zwischen den Schnitten e bis i, während der Abstand zwischen den zwei letzten Schnitten, i und k, doppelt so groß ist wie zwischen den vorhergehenden.

Die *Nervenzellen* des Nucleus emboliformis sind meistens rund (HASSLER 1950) und übertreffen zum Teil die Zellen des Dentatum an Größe (DEJERINE 1901, ZIEHEN 1934, HASSLER 1950). Wie die Nervenzellen des Kugelkerns unterscheiden sich auch die Zellen des Pfropfkerns von denen des Dentatum durch ihren Gehalt an gröberen Nissl-Schollen (C. und O. VOGT 1942). Diese füllen den ganzen Zelleib des ersteren, während sie beim letzteren nur im äußeren Teil des Zelleibs gelegen sind. Neben großen enthält der Pfropfkern auch kleine Nervenzellen, aber im ganzen überwiegen die größeren Zellen sehr entschieden (ZIEHEN 1934).

Auch bezüglich der Verbindungen des Pfropfkerns ist unser Wissen unsicher und lückenhaft. JAKOB (1928) führt an, daß der Kern wahrscheinlich *afferente* Fasern aus der Rinde der Pars intermedia empfängt, was in voller Übereinstimmung mit unseren experimentellen Untersuchungen (1940, 1942) sein würde. Die efferenten Fasern des Pfropfkerns verlaufen wahrscheinlich in das Brachium conjunctivum (CAJAL 1909—1911). Nach den umfassenden Untersuchungen von HASSLER (1950), auf die wir weiter unten zurückkommen (s. S. 263 ff.), bilden die Fasern des Pfropfkerns die afferente Bahn zu dem Nucleus centralis thalami. Experimentelle, vergleichend-anatomische Untersuchungen sprechen dafür, daß der Nucleus emboliformis auch Fasern zum roten Kern und anderen Kernen des Hirnstammes sendet (s. S. 259ff.).

d) Der Nucleus dentatus oder Zahnkern.

Der Nucleus dentatus entspricht dem Nucleus lateralis der *Subprimaten*. Er hat die Form eines etwas zusammengefallenen Sackes, dessen Öffnung, *Hilus des Nucleus dentatus* genannt, medial- und frontalwärts gerichtet ist (Abb. 145

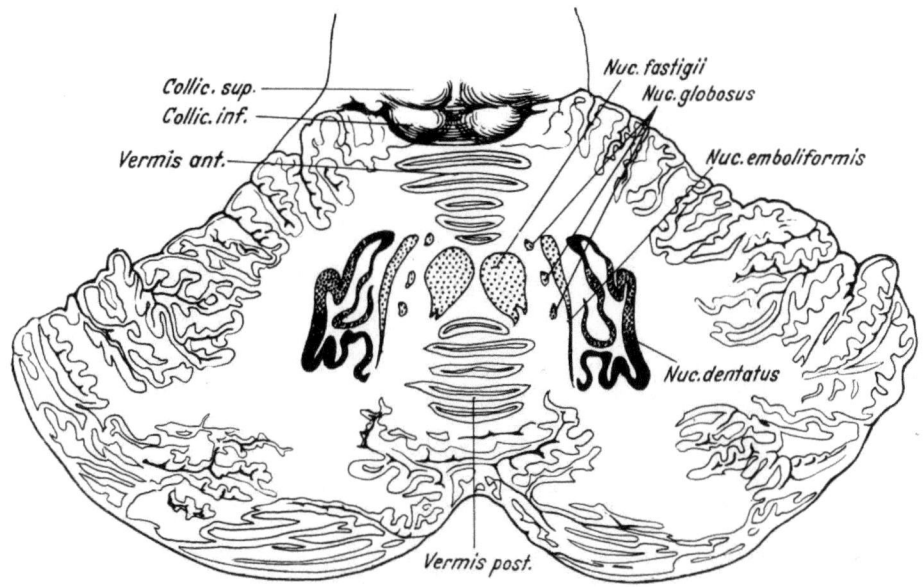

Abb. 146. Die inneren Kleinhirnkerne des *Menschen* im Horizontalschnitt. Die Hauptmasse des Nucleus globosus ist im Schnitt nicht getroffen. Die Tiefe der Schattierung gibt die Stärke der Eisenreaktion wieder. Umgezeichnet nach JAKOB (1928).

und 146). Die größte Länge des Kerns schwankt nach JAKOB (1928) zwischen 16 und 21 mm, seine größte Höhe zwischen 7 und 11 mm, während die größte Breite ungefähr 8 mm mißt. Die Farbe ist grau mit bräunlicher, manchmal auch violetter Tönung. Auf Schnitten bildet der Kern ein vielfach geschlängeltes Band, ganz ähnlich der Hauptolive (Abb. 145). Die Breite des Bandes schwankt zwischen 0,3 und 0,5 mm.

In der Embryonalzeit erscheint der Kern zuerst massiv. Die Lamellierung beginnt im 5. Embryonalmonat, und zwar zuerst, wie jüngst von OGAWA (1935) bestätigt, im dorsomedialen Abschnitt, der auch in bezug auf Zelldifferenzierung und Myelinisierung (van VALKENBURG 1913, MISKOLCZY 1923) den übrigen Teilen vorangeht.

Wie zuerst von GANS (1924) gezeigt und von DEMOLE (1927) bestätigt, kann man in der Tat im Nucleus dentatus einen oberen und vorderen Teil (*Dentatum magnocellulare*, HASSLER 1950) von einem unteren und hinteren (*Dentatum parvocellulare*, HASSLER) unterscheiden. Ersterer wird durch schmale Windungen und größere Zellen mit schwächerer Eisenreaktion charakterisiert. Weil die Eisenfärbung im dorsalen Teil langsamer eintritt und sich ebenso wie in dem Nucleus globosus, emboliformis und fastigii verhält, enthält der caudale und untere Teil mit seiner kräftigen, rasch eintretenden Reaktion offenbar mehr Eisen. Auch im Hinblick auf die Teratologie hat man den dorsomedialen Abschnitt mehr als Altteil *(Palaeodentatum)*, den ventrolateralen als jüngeren Neuerwerb *(Neodentatum)* aufgefaßt.

Die Berechtigung einer Unterscheidung dieser beiden Teile des Zahnkerns wird durch die neueren Untersuchungen von C. und O. Vogt (1942), Höpker (1951) und Hassler (1950) weiter gerechtfertigt. So bekräftigen diese Verfasser, daß die großen Nervenzellen in dem ventrolateralen Teil des Kerns etwas kleiner sind[1] als in dem dorsomedialen Teil, und finden ferner, daß die Zelldichte in letzterem größer ist (17% in dem von Höpker untersuchten Material). Nach den Befunden von C. und O. Vogt ist die Grenze zwischen den beiden

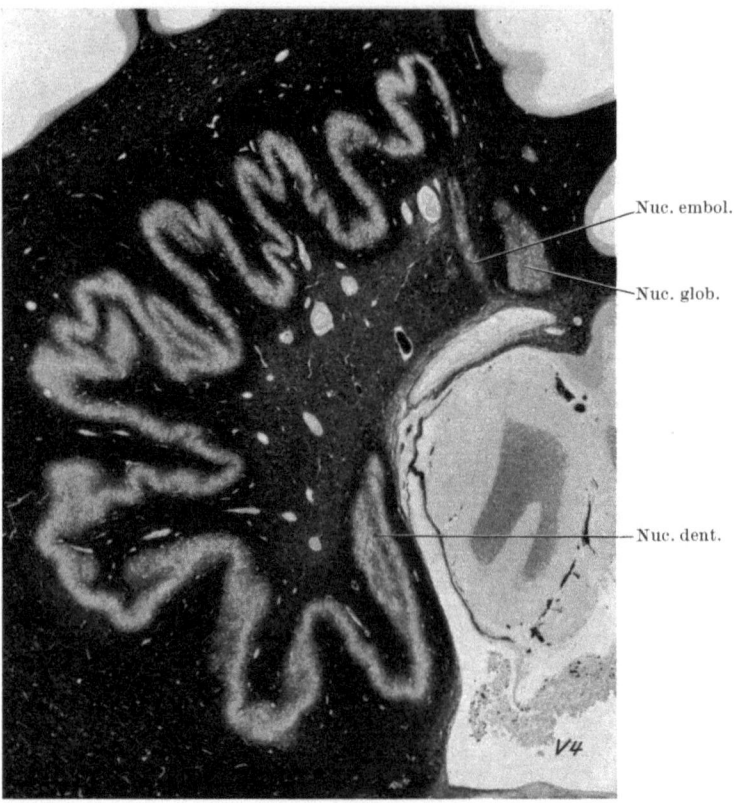

Abb. 147. Frontalschnitt durch das caudale Drittel der zentralen Kleinhirnkerne des *Menschen*. Entspricht Abb. 145h. Markscheidenpräparat, Mikrophotographie. Vergr. 6×.

Teilen des Zahnkerns linear, eine Auffassung, die auch Hassler (1950) teilt, während die Untersuchungen von Höpker für eine mehr unscharfe Grenze sprechen[2].

Der Nucleus dentatus ist zum größten Teil von großen multipolaren *Nervenzellen* (Hauptzellen von Ziehen 1934) und kleineren, spindelförmigen Zellen (Nebenzellen, Ziehen 1934) aufgebaut (Abb. 150). Die ersteren haben einen Durchmesser von 30—40 μ und sind in Reihen, nicht haufenförmig geordnet. Die Tigroidschollen sind in annähernd konzentrischen Reihen um den Kern

---

[1] Größter durchschnittlicher Durchmesser (40 Zellen) war im dorsomedialen Teil 31,7 μ und im ventrolateralen Teil 28,4 μ (Höpker 1951).

[2] Es sei auch in dieser Verbindung erwähnt, daß Ziehen (1934) Zweifel äußert, „ob eine so einfache Zweiteilung in eine dorsomediane und eine lateroventrale Region dem Tatbestand völlig gerecht wird" (l. c., S. 1422).

gelagert (ZIEHEN 1934), wie auch aus Abb. 150 hervorgeht. Bereits im jugendlichen Alter ist normalerweise *Lipofuscinpigment* in diesen Zellen zu finden, wie kürzlich von HÖPKER (1951) bestätigt. Im oralen Abschnitt sind die Zellen, wie schon hervorgehoben, größer und liegen weiter auseinander. Bei der Eisenreaktion verfärbt sich der Nucleus dentatus grünblau, der oromediale Teil dabei mehr graublau. Zwischen den Nervenzellen liegen diffus gezeichnete Inseln von etwas kräftigerer Farbreaktion, als sie in den Nervenzellen vorhanden ist. In Golgi-Präparaten sieht man, wie sich die zahlreichen, sich reich verzweigenden Dendriten der großen Zellen in dem grauen Bande aufsplittern. Die Achsenzylinder

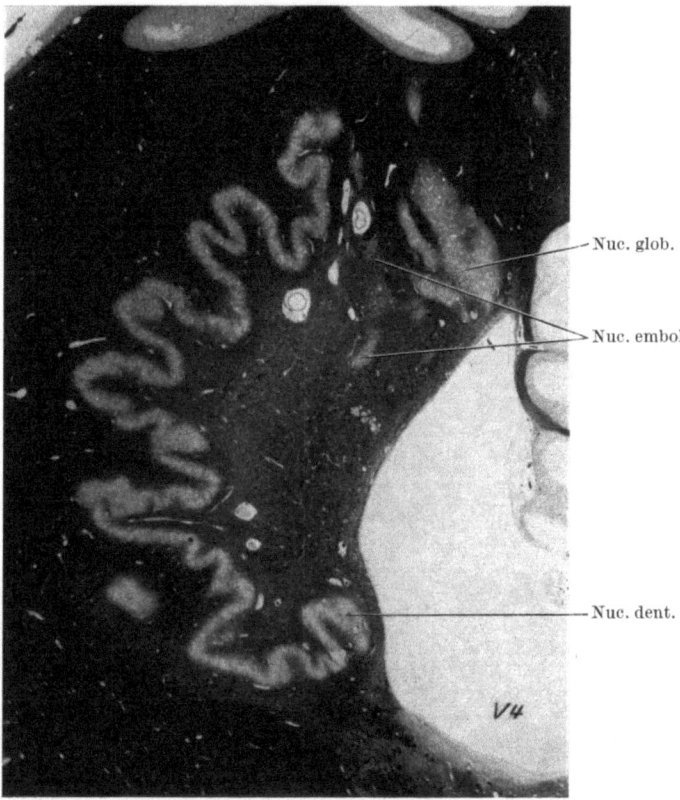

Abb. 148. Frontalschnitt durch das mittlere Drittel der zentralen Kleinhirnkerne des *Menschen*. Entspricht Abb. 145f. Markscheidenpräparat, Mikrophotographie. Vergr. 6×.

dieser Zellen geben kürzere Kollateralen ab, die sich um Dendriten benachbarter Nervenzellen aufsplittern und danach dem Markkern zustrahlen, um die Hauptmasse der Markfasern des Brachium conjunctivum auszumachen (CAJAL). Die Zahl der großen Nervenzellen beträgt bei Erwachsenen etwa 7 bis 10 Mill. Die Gesamtzahl von Nervenzellen im Zahnkern bewegt sich zufolge den Berechnungen von HÖPKER (1951) zwischen 8 und 14 Mill.

Die kleineren, meistens spindelförmigen Nervenzellen kommen in wesentlich geringerer Anzahl vor, unregelmäßig eingestreut zwischen den großen Zellen (Abb. 150). Sie sind im ventralen Anteil wesentlich häufiger als im dorsalen. Meistens haben die Zellen eine randständige Anordnung, vorzüglich dem inneren Rand des Bandes entlang. Manchmal liegen sie auch nach HÖPKER außerhalb der eigentlichen grauen Substanz, was bei den großen Nervenzellen niemals beobachtet wurde. Die Nissl-Substanz der kleinen Nervenzellen bildet eine diffuse, marginale Ansammlung, nicht einzelne Schollen. Der Kern liegt ganz polar, ist hell und hat im Gegensatz zu den großen Nervenzellen meist deutliche Membranfalten. Auffallend ist ferner eine schon frühzeitig einsetzende marginale *Vacuolisierung*. Die durchschnittliche Länge der kleinen Nervenzellen beträgt 15—30 μ. Das Zahlenverhältnis zwischen kleinen und großen Nervenzellen schwankt ganz erheblich; durchschnittlich beträgt es 46:100. Im ventralen Teil des Kerns steigt es auf 100:100 und mehr (HÖPKER 1951). Nach JAKOB (1928) stellen

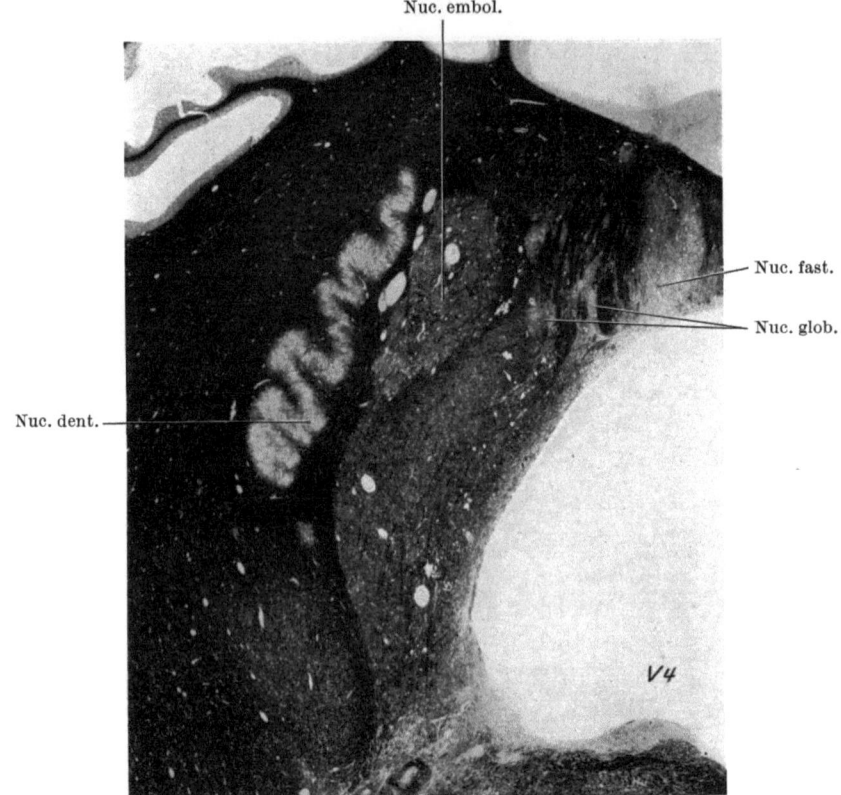

Abb. 149. Frontalschnitt durch das rostrale Drittel der zentralen Kleinhirnkerne des *Menschen*. Entspricht Abb. 145c. Markscheidenpräparat, Mikrophotographie. Vergr. 6×.

sich die kleinen Zellen in Golgi-Präparaten als Zellen mit kurzen, offenbar in der Nähe der großen Nervenzellen aufgesplitterten Axonen dar. Es ist indessen fraglich, ob dies ein typisches Verhalten dieser Zellen ist, da wenigstens bei der *Katze* nach Durchschneidung des Brachium conjunctivum eine Mehrzahl der kleinen Zellen retrograde Veränderungen durchmacht (JANSEN und JANSEN 1955).

Das *Volumen* der beiden Nuclei dentati beträgt bei Erwachsenen nach den Befunden von HÖPKER (1951) 320—420 mm^3. Mit dem *Alter* erfolgt eine Abnahme, so daß man bei Individuen von über 70 Jahren meist nur Werte zwischen 200 und 300 mm^3 findet, was einer Schrumpfung von etwa 30% entspricht. Die Altersinvolution verläuft in dem Zahnkern unter starker Entwicklung von *Lipofuscin*, dagegen ohne bemerkenswerten Nervenzellenschwund (C. und O. VOGT 1942, HÖPKER 1951). Die Lipofuscinbildung ist bereits im kindlichen Gehirn nachweisbar, bei einem 6 Jahre alten Fall in etwa 10% der Zellen (HÖPKER 1951).

Der Prädilektionsort der Lipofuscinbildung ist das lipophile Zentrum, das bei den großen Nervenzellen des Zahnkerns unmittelbar neben dem Kern, und zwar meist in der Mitte der Zelle liegt (HÖPKER 1951). Die Befunde von HÖPKER deuten daraufhin, daß die Lipofuscinbildung linear progredient verläuft. Nur geringe individuelle Abweichungen sind zu beachten. Bei alternden, großen Nervenzellen wird sehr häufig eine *Schrumpfung* beobachtet, die jedoch nicht als obligates Substrat des Prozesses der Alterung anzusehen ist. Die kleinen Nervenzellen unterscheiden sich indessen prinzipiell von den großen, indem bei ihnen Lipofuscinbildung beinahe völlig fehlt. Selbst bei sehr alten Gehirnen sind die meisten kleinen Nervenzellen von Lipofuscin frei. Es ist weiterhin auffällig, daß diese Zellen nur eine geringe Schrumpfungstendenz aufweisen. Typisch ist dagegen eine sehr frühzeitig einsetzende Vacuolisierung, besonders in den dem Kern abgewandten Zellteilen. Nach allen Erfahrungen dürften diese Vacuolen einer Verfettung entsprechen (HÖPKER 1951).

Die *afferenten Fasern* erreichen das graue Band des Dentatum von der Außenseite her, wo sie zunächst ein dichtes Faserwerk, eine Kapsel (Äußeres Vlies) um das Dentatum herum bilden. Aus dem Vlies treten die Markfasern mit radiärem Verlauf in das graue Band ein und splittern sich sofort auf, Endbäumchen bildend, wie sie CAJAL mit der Golgi-Methode so schön dargestellt hat. JAKOB (1928) konnte diese Endverästelungen beim erwachsenen *Menschen* nur in der Form feinster, in der Nähe der Dendriten der Nervenzellen endender Pinsel sichtbar machen.

Die zuführenden Fasern werden nach JAKOB (1928) fast ausschließlich von Axonen der Purkinje-Zellen gebildet. Diese Auffassung darf wohl auch für den menschlichen Zahnkern etwas modifiziert werden, nachdem unsere experimentellen Untersuchungen (BRODAL 1940b, BRODAL und GOGSTAD 1954, BRODAL und JANSEN 1946) gezeigt haben, daß der Nucleus dentatus auch Fasern aus bzw. der Olive, dem roten Kern, vielleicht auch aus den Brückenkernen empfängt.

Bezüglich der afferenten Fasern aus der Rinde wird angegeben, daß der dorsomediale („palaeocerebellare") Teil des Kerns Fasern aus dem Vermis und dem Flocculus empfängt (BRUN 1925, ARIËNS KAPPERS 1947), was allerdings nicht mit unseren experimentellen Beobachtungen übereinstimmt (s. S. 241ff.). Sonst stammen die corticalen Fasern für den Zahnkern aus der Hemisphäre.

Die *efferenten Fasern* aus dem Dentatum bilden die Hauptmasse des Brachium conjunctivum, um ihre Terminalgebiete in einer Reihe von Kernen des Hirnstammes zu finden (s. S. 254ff.). Hier sei nur erwähnt, daß HASSLER (1950) zu dem Schlusse kommt, daß beim *Menschen* das Dentatum magnocellulare auf den Nucleus ruber projiziere, während Dentatum parvocellulare mit dem hinteren oralen Ventralkern des Thalamus verbunden sei. Endlich scheinen die ventromedialen Windungen des Dentatum parvocellulare das teilweise in dem Nucleus pterygoideus pontis endende Brachium conjunctivum descendens zu bilden.

Der Nucleus dentatus ist reich an Glia, Makro-, Mikro- sowohl als auch Oligodendroglia, wie aus der Abb. 150 hervorgeht. Die *Makrogliazellen* sind hauptsächlich rein protoplasmatischen Typs, aber mit Übergangsformen zu faseriger Glia, die am Rande des Nervenzellbandes zu finden ist. Die Makrogliazellen bilden häufig Trabantenzellen um die größeren Nervenzellen und umhüllen sie mit ihren protoplasmatischen Ausläufern. Die *Mikrogliazellen* sind sehr zahlreich und bilden nach der Makroglia die meisten Trabantenzellen der Nervenzellen. Die *Oligodendrogliazellen* sind gleichfalls sehr zahlreich, aber nur wenige von ihnen dienen den Nervenzellen als Trabanten. Im Weigertschen Gliafaserpräparat zeichnet sich das Dentatum durch einen geringen Gehalt von Gliafasern aus, welche die Lamelle zumeist in radiärer Anordnung durchsetzen.

162   Histologie der Kleinhirnrinde und der zentralen Kerne.

Der Nucleus dentatus ist sehr reich an *Gefäßen*, die das graue Band größtenteils von der Innenfläche her erreichen und im Grau ein dichtes capillares Netzwerk bilden, wie andernorts ausführlicher besprochen.

Ehe wir die zentralen Kleinhirnkerne verlassen, sei noch erwähnt, daß ZIEHEN (1934) in seiner eingehenden Beschreibung der Kleinhirnkerne einen ungefähr in der Fortsetzung des ventralen Schenkels des Nuc. dentatus liegenden, auf Frontalschnitten stabförmigen Kern, *Baculus*, unterscheidet. ZIEHEN neigt zu der Auffassung, daß es sich um das im Verschwinden begriffene Verschlußstück des

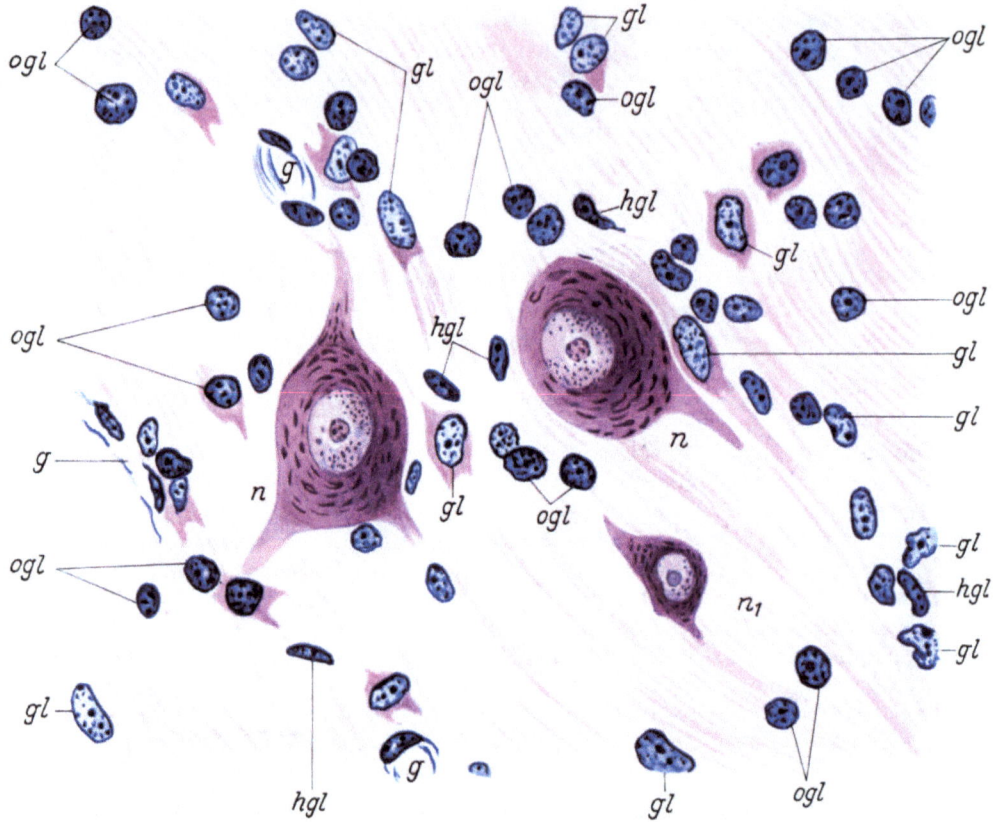

Abb. 150. Große (*n*) und kleine (*n₁*) Nervenzellen, Astrogliazellen (*gl*), Oligogliazellen (*ogl*) und Mikrogliazellen (*hgl*) des menschlichen Dentatums im Toluidinblaupräparat. *g* Gefäß. Zeichnung, Vergr. 1000×.
Aus JAKOB (1928).

Hilus nuclei dentati handele. Wir haben diesen Kernteil zu dem Nuc. emboliformis gerechnet (Abb. 145, *f—i*). Betreffend Einzelheiten der feineren Struktur und Morphologie der Kleinhirnkerne des Menschen verweisen wir auf die sehr eingehende Darstellung von ZIEHEN (1934).

III. Die Markmasse des Kleinhirns. Assoziations- und Commisurfasern.

Mit STILLING, OBERSTEINER, DÉJERINE u. a. unterscheidet JAKOB (1928) im Kleinhirn folgende Gruppen von Fasern:

1. Die *Girlandenfasern* (STILLING) sind subcortical gelegen und verbinden als kurze Assoziationsfasern benachbarte Lamellen miteinander (vgl. S. 127).

Beim *Kaninchen* ergaben unsere Marchi-Experimente, daß die Assoziationsfasern jede Rindenlamelle mit 2—3 benachbarten Lamellen auf jeder Seite verknüpfen (JANSEN 1933).

2. Die *langen Fasern*, die den Hauptteil des Kleinhirnmarks ausmachen, bilden im Wurm und in den Hemisphären eine dichte, wenig differenzierte Masse, in der sich nur einige, mehr distinkte Faserzüge unterscheiden lassen. Das *sublobuläre Markgeflecht* (STILLING) nimmt die Peripherie der weißen Substanz des Kleinhirns ein. Hier lassen sich bestimmte Faserzüge eindeutiger physiologischer Qualität nicht feststellen (JAKOB 1928).

In der tief gelegenen weißen Substanz lassen sich rein anatomisch zwei Markfasersysteme abtrennen, die zwei konzentrische Markzonen um die zentralen Kleinhirnkerne bilden. Die eine Zone bildet das *innere* und *äußere Vlies* des Nucleus dentatus, die andere Zone umfaßt die *Fibrae semicirculares*.

Das *äußere Vlies (Plexus extraciliaris)* schmiegt sich der Außenseite des Nucleus dentatus eng an und wird vornehmlich von den dem Zahnkern zufließenden Axonen der Purkinje-Zellen gebildet.

Das *innere Vlies (Plexus intraciliaris)* schmiegt sich von innen den Dentatumlamellen an und besteht hauptsächlich aus den Axonen der Dentatumzellen, wenn auch durchflochten von zahlreichen Faserungen, die das Innere des Zahnkerns durchsetzen. Medial vom inneren Vlies liegt das Brachium conjunctivum, in das sich die Fasern des Zahnkerns größtenteils verlieren.

Mit STILLING können wir ferner die *Fibrae semicirculares externae* und *internae* unterscheiden, ,,welche um den Ventrikel wie um das Dentatum herum in nach innen konkaver Richtung (Frontalschnitten) verlaufen, und welche durch das Dentatum und dessen intra- und extraciliaren Plexus voneinander getrennt sind" (JAKOB, l. c., S. 882).

Die *Fibrae semicirculares externae* sind im wesentlichen aus Ponsfasern und Fasern aus dem Corpus restiforme zusammengesetzt, die im Wurm teilweise mit den gleichen Fasern der Gegenseite kreuzen. Dabei bilden sie die Wurmcommissuren STILLINGs. Nach DÉJERINE kreuzt die Hauptmasse dieser Fasern in der ganzen Höhe des vertikalen Markastes des Culmen, ferner an der Basis des Lobulus centralis und der Lingula und schließlich in der zentralen weißen Substanz des Wurmes. Dies ist die sog. *Commissura anterior* (STILLING), welche also über und vor dem Nucleus fastigii liegt.

Andere Fasern kreuzen im hinteren Wurmlager und bilden hinter dem Nucleus fastigii, an dem Zusammenfluß der Marklamellen von Declive, Tuber und Folium vermis die kleine, sog. *Commissura posterior* (STILLING). Die Fibrae semicirculares externae bilden ein Bogenfasersystem zwischen dem sublobulären Markgeflecht und der Kapsel des Zahnkerns.

Die *Fibrae semicirculares internae* sind durch den Zahnkern mit seinem inneren und äußeren Vlies von den Fibrae semicirculares externae getrennt und werden aus afferenten Ausstrahlungen des unteren Kleinhirnstiels und aus efferenten, kreuzenden und nicht kreuzenden Fasern der Dachkerne zusammengesetzt[1]. Sie umgeben den Dachkern dorsal- und ventralwärts mit einer dichten Markkapsel, um dann das sich entwickelnde Brachium conjunctivum zu durchsetzen. Die kreuzenden Fasern bilden die *Decussatio interfastigialis*.

---

[1] Unsere experimentellen Beobachtungen an *Katzen* bestätigen, daß die mittleren Kleinhirnkerne (Nucleus interpositus) gar nicht oder höchstens ganz unwesentlich zu den Fibrae semicirculares beitragen (JANSEN und JANSEN 1955).

Die bis jetzt besprochenen langen Fasern betreffen *Projektionsbahnen*, welche das Kleinhirn mit extracerebellaren Zentren verbinden. Dazu kommen die im Kleinhirnmark befindlichen endocerebellaren Systeme, die die corticonucleären, die Assoziations- und die Commissurfasern umfassen. Da die corticonucleären Verbindungen in Zusammenhang mit den efferenten Kleinhirnverbindungen (S. 241) behandelt wurden, werden wir uns hier auf eine kurze Besprechung der Assoziations- und Commissurfasern beschränken.

Wie schon erwähnt, verbinden die *Assoziationsfasern* vornehmlich eng benachbarte Rindenlamellen im Sinne von Fibrae arcuatae und reichen für gewöhnlich nicht über die dritte benachbarte Rindenlamelle hinaus (CLARKE und HORSLEY 1905, JANSEN 1933). Von BROUWER und COENEN (1921) wird angenommen, daß diese Bogenfasern aus den Purkinje-Zellen stammen, was jedoch noch nicht als bewiesen angesehen werden kann. Dagegen beobachtete GEREBTZOFF (1941) nach experimenteller Rindenläsion *(Kaninchen)* chromatolytische Veränderungen in den Golgi-Zellen des Körnchenlagers intakter Folien, weshalb er die Golgi-Zellen als Mutterzellen der Assoziationsfasern betrachtet. Außer den kurzen Bogenfasern sind auch lange Assoziationsbahnen beschrieben worden. So ist nach BROUWER und COENEN (1921) der „Flocculus" (= Paraflocculus) mit der Rinde des Wurms verbunden, eine Beobachtung, die wir indessen in eigenen Marchi-Versuchen am *Kaninchen* ebensowenig wie Dow (1938) und GEREBTZOFF (1941) bestätigen konnten. Auch konnten wir nicht die von SAITO (1922a, b) beschriebene, innige Verknüpfung zwischen allen Wurmläppchen vermittelst sagittaler Assoziationsfasern bestätigen. Wie in der Hemisphäre, haben wir auch im Wurm nur kurze Bogenfasern gefunden. Nach SAITO bestehen ferner „sehr enge Beziehungen des Wurms zu den Lobi laterales[1] und zur Formatio vermicularis"[2] (SAITO 1922a, S. 102). Entgegen diesen Befunden stehen die Beobachtungen von CLARKE und HORSLEY (1905), die eben die gegenseitige Unabhängigkeit von Hemisphären und Wurm hervorheben, eine Angabe, der wir grundsätzlich beistimmen können. Nur scheint die Hemisphärenrinde mit einem beschränkten Gebiete des Wurms, und zwar dem von BOLK Lobulus C genannten Abschnitt (Lobulus medius medianus von INGVAR 1918), assoziativ eng verbunden zu sein, wie von JANSEN (1933), Dow (1938) und GEREBTZOFF (1941) hervorgehoben. Ferner deuten unsere Versuche darauf, daß der Lobulus petrosus (Paraflocculus) beim *Kaninchen* mit der Flocke assoizativ verknüpft ist. Ähnliche Beobachtungen wurden von GEREBTZOFF (l. c.) gemacht. Die teilweise widerstreitenden Auffassungen machen offenbar, daß eine Überprüfung des Verhaltens der Assoziationsfasern sehr wünschenswert ist.

Auch bezüglich der *Commissurfasern* des Kleinhirns sind wir noch unzulänglich informiert. WALLENBERG war der Meinung, daß solche Commissurfasern namentlich aus der Flocke auf die kontralaterale Seite des Kleinhirns ziehen. GEREBTZOFF (1941) dagegen lehnt das Vorkommen einer interfloccularen Commissur ab. Ein deutliches Commissursystem hat SAITO aus den Hemisphärengebieten in die kontralaterale Seite verfolgen können. Unsere eigenen Untersuchungen sprechen auch zugunsten der Existenz von commissuralen Kleinhirnverbindungen, die indessen — soweit wir beobachten konnten — nicht sehr reichlich sind, wenigstens nicht, was *markhaltige* Fasern betrifft. Über das eventuelle Vorhandensein von *marklosen* commissuralen Verbindungen wissen wir bis jetzt überhaupt nichts. Um uns eine endgültige Auffassung der cerebellaren Assoziations- und Commissurensysteme zu bilden, müssen wir ergänzende Untersuchungen abwarten.

---

[1] = die Hemisphären.
[2] = Lobulus petrosus, Paraflocculus.

C. Die Faserverbindungen des Kleinhirns.

Auf diesem Gebiete der Kleinhirnanatomie haben die letzten Dezennien eine ansehnliche Menge neuer Auskünfte gebracht. Zwar sind noch viele Fragen strittig oder gar ungelöst; die erzielten Fortschritte haben aber in mehrfacher Weise unser Verständnis von der Organisation des Kleinhirns gefördert. Es sind Verbindungen aufgedeckt worden, die vorher überhaupt nicht oder nur mangelhaft bekannt waren, und es ist klar geworden, daß das Kleinhirn mit viel zahlreicheren anderen Instanzen des Zentralnervensystems verbunden ist, als wir früher annahmen. Tatsächlich hat es den Anschein, daß nervöse Impulse das Kleinhirn aus fast allen möglichen Quellen erreichen und beeinflussen können. Die genaue Bestimmung der Endigungsgebiete mindestens einiger der afferenten Fasersysteme innerhalb des Kleinhirns hat weiter dazu beigetragen, eine bessere Grundlage für eine rationelle Einteilung des Organs zu schaffen. Endlich hat die Analyse der Fasersysteme auch Auskünfte von unmittelbarem Interesse für das Verständnis der Funktion der einzelnen Systeme und des Kleinhirns als Ganzes erbracht.

Einige Bemerkungen über die Methoden zum Studium der Faserverbindungen sollen der Darstellung der einzelnen Systeme vorausgeschickt werden. Die physiologischen Methoden wurden schon eingangs gewürdigt (S. 1). Hier seien nur die anatomischen Methoden kurz erörtert.

Methoden zum Studium der Faserverbindungen.

Die altbewährte FLECHSIGsche Methode zum Studium der zeitlichen Folge der Myelinisation *(myelogenetische Methode)* scheint kaum mehr verwendet zu werden. Das gleiche gilt von dem Studium des Markscheidenschwundes nach Zerstörungsherden im Zentralnervensystem *(sekundäre Degenerationsmethode von* WALLER). Daß diese beiden Methoden in den Hintergrund getreten sind, findet seine natürliche Erklärung in der Tatsache, daß keine von ihnen mehr als ganz grobe, massive Verbindungen zur Darstellung bringt.

Die Verfolgung von Faserverbindungen mittels Silberimprägnationsmethoden an Normalmaterial findet dagegen fortwährend eine gewisse Anwendung. Obwohl es mit dieser Technik oft unmöglich ist, die Richtung eines Faserzuges, ob cellulipetal oder cellulifugal in bezug auf bestimmte Kerne, zu eruieren, und es ferner schwierig ist, das wirkliche Terminalgebiet zu bestimmen, hat diese normal-anatomische Methode ihre Berechtigung, besonders dort, wo experimentelle Eingriffe nicht in Frage kommen können.

Von den *Methoden, die sich auf den Nachweis von degenerativen Änderungen in den Nervenzellen und Fasern nach Schäden derselben stützen,* hat die klassische MARCHI-Methode mit ihren Modifikationen nach wie vor ihren Platz behauptet, sei es an experimentellem Material oder an menschlichen Gehirnen, in denen „spontan" gewisse Abschnitte zerstört wurden. Wertvolle Auskünfte sind mit dieser Methode gewonnen worden. Die Grenzen der Methode sind wohlbekannt: Sie bringt nur markhaltige Fasern zur Darstellung und erlaubt nur eine annähernd exakte Bestimmung der Endausbreitung der degenerierenden Fasern. Immerhin mag der feine, staubförmige schwarze Niederschlag an dem Orte, an dem die degenerierenden Fasern verschwinden, in den meisten Fällen als Zeichen der präterminalen Aufsplitterung der Fasern angesehen werden. Besonders in bezug auf die Verwendung der MARCHI-Methode an menschlichem Material ist von Interesse festzustellen, daß die „MARCHI-positive" Periode nach dem Zeitpunkt der Läsion erheblich länger zu sein scheint als üblicherweise angenommen. So findet GLEES (1948) bei *Katzen* und *Affen* eine distinkte Imprägnation von degenerierenden Fasern schon nach 4 Tagen, und noch 1 Jahr nach einer Läsion lassen sich sowohl in tierischem (GLEES 1943) wie in Menschenmaterial (M. C. SMITH 1951) Reste von degenerierenden Fasern im MARCHI-Präparat nachweisen. Indessen muß bei langer Überlebungszeit damit gerechnet werden, daß zahlreiche Fasern schon vollständig zerfallen und resorbiert worden sind.

Die Unvollkommenheiten der MARCHI-Methode können mit den *Methoden zur Silberimprägnation von degenerierenden Nervenfasern* ausgeglichen werden. Zahlreiche Modifikationen stehen zur Verfügung. Sie erlauben es auch, degenerierende marklose Fasern zu verfolgen, und wichtiger noch, sie gestatten oft die genaue Bestimmung des Endigungsortes von degenerierenden Fasern durch das Studium der Degenerationserscheinungen an den feinsten terminalen Verzweigungen der Neuriten und deren Endfüßen (boutons terminaux). Solche sind in immer neuen Abschnitten des Zentralnervensystems nachgewiesen worden. Obwohl nicht die einzige, scheint diese Endigungsweise die häufigste zu sein. Die degenerativen Veränderungen an den terminalen Boutons — Schwärzung, Vergrößerung, Unregelmäßigwerden und später Zerfall — sind in manchen Kerngebieten sehr ausgesprochen, und das Auftreten von solchen Degenerationsbildern erlaubt dann festzustellen, mit welchen Zellen und Ausläufern die durchschnittenen Fasern im synaptischen Kontakt stehen. Wie jetzt allgemein zugegeben wird, kann die Unterscheidung von normalen und degenerierenden Boutons mitunter unmöglich sein, denn das Erscheinen der normalen Boutons ist großen Variationen unterworfen, zum Teil wahrscheinlich auf unterschiedliche Stärke der Imprägnation beruhend. Im allgemeinen dürfte es deshalb wünschenswert sein, ein anderes Kriterium als die Boutondegeneration selber heranziehen zu können, dies um so mehr, als das normale Boutonbild auch innerhalb verschiedener Abschnitte eines scheinbar einheitlich gebauten Kernes ziemlich verschieden sein kann, wie z. B. in der unteren Olive (BLACKSTAD, BRODAL und WALBERG 1951). Als ein solches Kriterium kann die Degeneration der feinsten terminalen Fasern bewertet werden (Abb. 163). Das gleichzeitige Vorkommen von feinsten degenerierenden Fasern — mit Schwellung, Fragmentation und Argentophilie — und Bilder der Degeneration von terminalen Boutons dürfen als ein Zeichen dafür angesehen werden, daß die Gebiete, die diese Strukturen aufweisen, Endigungsstätten der unterbrochenen Fasern darstellen (s. z. B. SCHIMERT 1938, BRODAL 1949, NAUTA 1950, ROSSI und BRODAL 1956). Es muß auch daran erinnert werden, daß die degenerativen Veränderungen an Fasern und Boutons nicht in allen Systemen mit der gleichen Schnelligkeit auftreten.

Diese „*Methode der terminalen Degeneration*" hat bisher nur begrenzte Anwendung gefunden, wahrscheinlich deswegen, weil das Verfahren mühsam und zeitraubend ist (Untersuchung bei Immersion). Es unterliegt aber kaum einem Zweifel, daß wir in dieser Methode ein vielversprechendes Mittel zur Aufklärung mancher Details im Bau des Zentralnervensystems haben. Der große Vorzug der Methode besteht darin, daß sie es ermöglicht, das Endigungsgebiet durchschnittener Fasern genau zu bestimmen, ja in vielen Fällen wird es möglich sein, Auskünfte über synaptologische Fragen zu erhalten, z. B. ob die einkommenden Fasern Kontakt mit nur einem Zelltyp eines Kernes aufnehmen oder mit mehreren. Ein Nachteil der Methode besteht darin, abgesehen von der Launenhaftigkeit aller Silberimprägnationsmethoden, daß quantitative Schätzungen schwierig sind.

Als Mittel zur Verfolgung degenerierter Fasern in cellulifugaler Richtung haben sowohl die MARCHI-Methode als die Silberimprägnationsverfahren auf die Faserverbindungen des Kleinhirns Anwendung gefunden. Die RASDOLSKY-*Methode* (1925) scheint nicht zur Untersuchung von Verbindungen des Kleinhirns angewandt worden zu sein.

Zur Bestimmung der Ursprungszellen von durchschnittenen Fasern kommt das Studium der sog. retrograden Zellveränderungen zur Verwendung, entweder die Analyse der akuten Veränderungen, welche mehr oder weniger dem klassischen Bild von NISSLS „*primärer Reizung*" entsprechen oder das Auffinden von späteren Veränderungen, durch Schwund und Atrophie der Nervenzellen bei gleichzeitiger Vermehrung der Glia charakterisiert. Das Bestimmen eines nur partiellen Zellschwundes ist aber schwierig, und die Beurteilung der akuten retrograden Veränderungen ist auch nicht immer leicht, da die Zustandsbilder der Nervenzellen nach Durchtrennung ihrer Neuriten bekanntlich sehr verschieden sein können und die Zellen einiger Kerne normalerweise ein ähnliches Aussehen wie retrograd veränderte Zellen haben. In unseren Händen hat sich die sog. *modifizierte* GUDDEN*sche Methode* (BRODAL 1939, 1940a) bewährt, welche die eben erwähnten Schwierigkeiten überwindet. Die Tiere werden im Alter von 8—20 Tagen operiert und dann für 5—8 Tage am Leben gehalten. Bei diesen jungen Tieren hat sich gezeigt, daß die retrograd affizierten Zellen mancher Kerngebiete fast ausnahmslos im Verlaufe von 4—8 Tagen total zugrunde gehen (Abb. 155), was das Bestimmen von affizierten Bezirken eines Kernes wesentlich erleichtert. Die akuten Veränderungen in den Nervenzellen der jungen Tiere sind auch in manchen Kernen deutlicher als bei erwachsenen Tieren, ein günstiges Verhalten, wenn es sich darum handelt, einen mehr bescheidenen Beitrag zu einer bestimmten Projektion festzustellen. Das Vorkommen von typisch veränderten Zellen ist dann ausschlaggebend, während auf der anderen Seite der Mangel an Zellveränderungen nicht ohne weiteres die Schlußfolgerung erlaubt, die Neuriten der erhaltenen Zellen seien nicht geschädigt. Ganz besonders scheint dies bei den ganz jungen Tieren zu beachten zu sein. In einigen Fällen ausgedehnter Kleinhirnläsion bei solchen Tieren haben wir mit Erstaunen feststellen können, daß Veränderungen in mehreren der kleinhirnabhängigen Kerne (z. B. der unteren Olive) fast gänzlich fehlten, obwohl die Veränderungen bei anderen Tieren desselben Alters bei der Operation und der gleichen Überlebensdauer typisch waren. Offenbar sind viele Faktoren dafür bestimmend, ob und wie der Zelleib eines durchschnittenen Neuriten auf die Schädigungen reagiert.

I. Afferente Verbindungen des Kleinhirns.

Untersuchungen jüngster Zeit haben klar gemacht, daß das Kleinhirn afferente Impulse aus einer viel größeren Anzahl Strukturen empfängt, als vorher angenommen wurde. In der folgenden Darstellung der afferenten Kleinhirnverbindungen soll das Hauptgewicht auf die Erörterung jener Fasersysteme gelegt werden, welche unmittelbar im Kleinhirn endigen, wie die spinocerebellaren und olivocerebellaren Verbindungen. Wo aber neue Forschungsergebnisse vorliegen, welche Auskünfte über die zuführenden Fasern der dem Kleinhirn vorgeschalteten Kerne, wie z. B. der unteren Olive, liefern, sollen auch diese besprochen werden. Dies erscheint um so mehr berechtigt, als eben solche Verbindungen geeignet sind, Auskünfte von funktionellem Interesse zu geben.

1. Spinocerebellare Verbindungen.

Als spinocerebellare können alle diejenigen Fasersysteme bezeichnet werden, welche eine Leitung von Impulsen aus dem Rückenmark zu dem Kleinhirn vermitteln. Es ist aber üblich, jene Systeme nicht spinocerebellare Bahnen zu benennen, in denen die Impulse einen eingeschalteten Kern passieren. Demzufolge sollen auch in diesem Abschnitt nur die *direkten* spinocerebellaren Bahnen besprochen werden, d. h. Fasersysteme, deren Ursprungszellen im Grau des Rückenmarks liegen und deren Neuriten ohne Unterbrechung zu dem Kleinhirn verlaufen. Nach den klassischen neuroanatomischen Untersuchungen werden zwei solche Systeme unterschieden, der *Tractus spinocerebellaris dorsalis* und der *Tractus spinocerebellaris ventralis*. Einige Verfasser haben auch eine sog. *intermediäre spinocerebellare Bahn* beschrieben. Obwohl vielfach die ventralen und die dorsalen spinocerebellaren Bahnen zusammen behandelt werden, scheint es berechtigt, sie hier isoliert zu diskutieren. Denn trotz vieler Übereinstimmungen bestehen unter ihnen gewisse anatomische Verschiedenheiten, die sicherlich als Ausdruck funktioneller Differenzen zu deuten sind.

a) Der Tractus spinocerebellaris dorsalis.

Dieser Tractus, die sog. FLECHSIGsche direkte Kleinhirnbahn, stammt aus den Zellen der CLARKEschen Säule, dem Nucleus dorsalis von CLARKE-STILLING, und endet in dem Wurm des Kleinhirns[1]. In ihrem ascendierenden Verlauf im Rückenmark findet sie sich in der dorsalen Hälfte des Seitenstranges, unmittelbar lateral von dem Areal des Tractus corticospinalis lateralis und von dem dorsalsten Teil des Hinterhorns. Die Bahn erreicht das Kleinhirn durch das Corpus restiforme.

In JAKOBS Kapitel in diesem Handbuch (1928) werden die Untersuchungen von MACNALTY und HORSLEY (1909), INGVAR (1918) und BECK (1927) erwähnt, die darin übereinstimmen, daß die Fasern des Tractus spinocerebellaris dorsalis sich im Kleinhirn hauptsächlich zum Wurm des Lobus anterior und zur Pyramis (BOLKs Lobulus c_1) verteilen. Außerdem endigen nach BECK einige Fasern in der Lingula und dem Nodulus (Lobulus a), wie auch in den der Pyramis benachbarten Lappen des Hinterwurms, nämlich der Uvula und Tuber (Lobulus b und caudalem Teil des Lobulus c_1 von BOLK). BECK meint, daß auch ein ganz kleiner Teil der Bahn im Lobulus paramedianus endigt; dieser Autor gibt auch eine Zusammenstellung der Befunde älterer Autoren. Die hier erwähnten Befunde über die Endausbreitung der dorsalen spinocerebellaren Bahn sind im großen und

---

[1] Eine gründliche historische Übersicht über die spinocerebellaren Bahnen findet sich bei MARION C. SMITH (1957).

ganzen von späteren Untersuchern bestätigt worden, wie noch ausführlicher zu besprechen sein wird.

In bezug auf die Frage nach dem *Ursprung des Tractus spinocerebellaris dorsalis* stimmen die experimentellen Befunde mit den normal-anatomischen Beobachtungen unter anderem von CAJAL (1909—1911) überein, daß die Bahn aus den Neuriten der Nervenzellen der CLARKEschen Säule aufgebaut ist. So beschreiben z. B. COOPER und SHERRINGTON (1940), MORIN, SCHWARTZ und O'LEARY (1951) und SPRAGUE (1953) nach experimenteller Durchtrennung des Rückenmarks Tigrolyse in den Zellen der CLARKEschen Säule[1], und PASS (1933) beobachtete nach kleinen Läsionen der Säule degenerierende Fasern in dem Tractus spinocerebellaris dorsalis. STRONG (1936) und HOGG (1944) verfolgten solche Fasern in Normalpräparaten vom Menschen.

Bekanntlich ist die CLARKEsche Säule nur in den Brustsegmenten und in den oberen Lumbalsegmenten deutlich entwickelt. Es herrscht Übereinstimmung darüber, daß die Säule beim Menschen nur von Th_1 bis L_2 entwickelt ist. Beim *Affen*[2] endet sie im dritten Lumbalsegment (COOPER und SHERRINGTON 1940), oder ist auch im vierten noch spärlich vorhanden (SPRAGUE 1953). Bei der *Katze* scheinen die Verhältnisse ähnlich zu sein (REXED 1952). Der caudale Teil der Säule ist relativ massiver als der rostrale, was damit zusammenzuhängen scheint, daß hintere Wurzelfasern aus den unteren Lumbal- und den Sacralsegmenten den caudalen Teil der Säule erreichen, indem sie bis zu 6—7 Segmenten im Hinterstrang oralwärts verlaufen, bevor sie in die Säule eindringen (PASS 1933). Auch beim *Menschen* scheint dies der Fall zu sein (STRONG 1936, HOGG 1944). In Übereinstimmung mit der starken Entwicklung der CLARKEschen Säule in dem Lumbal- und unteren Thorakalmark stammen die meisten der Fasern der dorsalen spinocerebellaren Bahn aus diesem Niveau, während der Beitrag aus den übrigen Thorakalsegmenten bescheidener ist. Das Fehlen der Säule in dem Halsteil des Rückenmarks ist eigentümlich und läßt sich nicht in der gleichen Weise erklären, denn hintere Wurzelfasern der Halsnerven, welche innerhalb des Rückenmarks descendieren, um die Zellen der CLARKEschen Säule zu erreichen, scheinen nicht vorzukommen (s. z. B. RANSON, DAVENPORT und DOLES 1932, CORBIN und HINSEY 1935, ESCOLAR 1948[3]). In Anbetracht der Unwahrscheinlichkeit, daß die vordere Extremität und der Hals eines afferenten Systems entbehren sollten, welches die übrigen Abschnitte des Körpers besitzen, ist von mehreren Autoren die Vermutung geäußert worden, daß der Nucleus cuneatus externus (Nucleus MONAKOW) das Homologon der CLARKEschen Säule für das Halsmark sei (vgl. S. 182).

Die Hinterwurzelfasern, welche in synaptischem Kontakt mit den Zellen der CLARKEschen Säule stehen, scheinen nach den Untersuchungen von HOGG (1944) an menschlichen Embryonen nur Kollateralen von dickeren ascendierenden Fasern des Hinterstranges zu sein, wie schon von CAJAL (1909) beschrieben. HOGG beschreibt 3 Gruppen von Kollateralen, die zu verschiedener Zeit im Embryonalleben entstehen und etwas verschieden verlaufen. Auch STRONG (1936) findet in menschlichem WEIGERT-Material, daß die afferenten Fasern, jedenfalls zum größten Teil, Kollateralen sind. Dies scheint übrigens zum erstenmal von MOTT (1888) beobachtet zu sein. SCHIMERT (1939) fand nach Entfernung von Spinalganglien Degeneration von Kollateralen nur in Segmenten oberhalb der betreffenden Wurzel. Die physiologischen Befunde von GRUNDFEST und CAMPBELL (1942) deuten darauf hin, daß zwischen den afferenten Fasern der CLARKEschen Säule und ihren Zellen keine 1:1-Relation besteht, sondern daß eine einkommende Faser mehrere Zellen aktivieren kann. Daneben erachten diese Forscher es als wahrscheinlich, daß die Zellen der Säule auch durch ein-

---

[1] Es sei hier daran erinnert, daß die Zellen der CLARKEschen Säule normalerweise retrograd veränderten Zellen sehr ähneln, was die Bestimmung solcher Veränderungen hier etwas unsicher macht.

[2] Beim *Schwanzaffen (Ateles)* ist sie dagegen auch im Caudalteil des Rückenmarks nachzuweisen (CHANG 1951).

[3] Neuerdings berichtet jedoch LIU (1956), daß bei der *Katze* alle Spinalnerven mit Ausnahme von C_{1-4} Fasern zur CLARKEschen Säule senden (experimentelle Untersuchungen mit der Nauta-Methode).

geschaltete Neurone aktiviert werden können. Über die synaptologischen Verhältnisse der CLARKEschen Säule liegen aber bisher nur wenige Daten vor. Die Befunde von SZENTÁGOTHAI und ALBERT (1955) stimmen mit den physiologischen Ergebnissen gut überein. Diese Verfasser finden, daß die Axone der Hinterwurzelfaser mit außerordentlich groben Endverdickungen an Dendriten und Körper der CLARKEschen Zellen enden. Eine Faser versorgt mehrere Zellen. Fasern, welche mit typischen terminalen Boutons enden, sind wahrscheinlich rückläufige Kollateralen von spinocerebellaren Fasern. Ein letzter Typ von afferenten Fasern stammt nach den genannten Autoren wahrscheinlich aus Schaltzellen des Hinterhorns. Nach LIU (1956) zeigen die afferenten Fasern zu der CLARKEschen Säule eine ausgeprägte Überlappung; z. B. endigen Fasern aus dem Stamm in allen Niveaus des Kerns, und die Terminalgebiete von Fasern aus der oberen und unteren Extremität berühren sich. Die Fasern nehmen mit den Dendriten und dem Zellkörper synaptischen Kontakt auf.

Die Neuriten der Zellen der CLARKEschen Säule nehmen fast ausschließlich ihren Weg in den gleichseitigen Seitenstrang. Zu diesem Resultat gelangten z. B. übereinstimmend COOPER und SHERRINGTON (1940), MORIN, SCHWARTZ und O'LEARY (1951), CHANG (1951), SPRAGUE (1953) und LIU (1953) nach experimenteller Durchschneidung der Bahn und einem Studium der retrograden Veränderungen in der CLARKEschen Säule. PASS (1933) zog dieselbe Schlußfolgerung aus MARCHI-Studien nach experimenteller Zerstörung der Zellen. In ähnlichen Versuchen beim *Affen* fanden aber MACNALTY und HORSLEY (1909), daß nur $2/3$ der Fasern in dem homolateralen Seitenstrang emporsteigen. Die kreuzenden Fasern verlaufen durch die vordere Commissur. In menschlichem WEIGERT-Material (STRONG 1936) sowie in Schnitten von Embryonen (HOGG 1944) sind jedoch solche kreuzenden Fasern äußerst spärlich, und beide Verfasser meinen daher, daß beim *Menschen* jedenfalls die allermeisten Fasern des Tractus spinocerebellaris dorsalis der homolateralen CLARKEschen Säule entstammen.

Daß die dorsalen spinocerebellaren Fasern während ihres Verlaufs im Rückenmark Kollateralen an dessen graue Substanz abgeben, wurde von CAJAL (1909 bis 1911) beobachtet[1], und kürzlich haben LIU (1953) und SZENTÁGOTHAI und ALBERT (1955) auf Grund von Degenerationsstudien dies auch als wahrscheinlich angesehen. Dagegen scheinen wenige der Fasern — wenn überhaupt einige — im Rückenmark zu enden, denn die Menge von degenerierenden Fasern nach Läsionen im Lumbalteil scheint in den rostralen Ebenen des Rückenmarks ebenso groß zu sein wie in den caudalen (YOSS 1952).

Die *Fasern der dorsalen spinocerebellaren* Bahn werden früh markreif (JAKOB 1928, LANGWORTHY 1930 u. a.). Eine Mehrzahl der Fasern ist markhaltig und von großem Kaliber. So findet HÄGGQVIST (1936) beim *Menschen*, daß 30% der markhaltigen Fasern zwischen 10 und 18 μ dick sind, und SZENTÁGOTHAI-SCHIMERT (1941) gibt an, daß beim *Menschen* die Fasern eine Dicke von 3—15 μ haben (einschließlich Markscheiden), die Mehrzahl von 5—9 μ. Diese Daten stimmen gut mit der physiologisch bestimmten Leitungsgeschwindigkeit der Bahn von 85—160 m/sec überein (GRUNDFEST und CAMPBELL 1942), obwohl der höchste Wert auffallend hoch erscheint.

Die von SHERRINGTON und LASLETT (1903) angegebene Lamellierung der Bahn *(Hund)* ist von MACNALTY und HORSLEY (1909) bei der *Katze* und beim *Affen* bestätigt worden. Die Frage wurde neuerdings von YOSS (1952) aufgenommen. Abb. 151 gibt sein Schema wieder. Wie ersichtlich, finden sich beim *Affen* die Fasern aus den caudalen Segmenten nicht nur oberflächlich zu den aus

---

[1] Diese Kollateralen verteilen sich nach CAJAL hauptsächlich zu der intermediären Zone des Rückenmarkgraus.

höheren Segmenten stammenden, sondern erleiden auch eine Verschiebung in dorsaler Richtung. Nach den Befunden von PASS (1933) scheint dasselbe bei der *Katze* der Fall zu sein, und auch beim *Menschen* fanden COLLIER und BUZZARD (1903), daß die längsten Fasern sich am weitesten dorsal lagern.

Auch bei Läsionen, welche ventral von dem Areal des eigentlichen Tractus spinocerebellaris dorsalis liegen, wurden häufig einige degenerierenden Fasern in der Bahn in mehr rostralen Ebenen beobachtet, z. B. beim *Affen* von MORIN, SCHWARTZ und O'LEARY (1951), und beim *Menschen* von FOERSTER und GAGEL (1932), GARDNER und CUNEO (1945) und von GLEES (1953). FOERSTER und GAGEL meinen, daß es sich hier um Fasern aus dem GOWERschen Bündel handelt, welche während ihres ascendierenden Verlaufs eine Verschiebung in dorsaler Richtung erfahren. Es ist aber auch möglich, daß diese Fasern aus der CLARKEschen Säule stammen, wie von MORIN, SCHWARTZ und O'LEARY angenommen, denn HOGG (1944) hat darauf aufmerksam gemacht, daß viele Neuriten der Zellen der CLARKEschen Säule in einem ventralwärts gerichteten Bogen verlaufen, bevor sie in dem Areal der dorsalen Bahn ascendieren. Solche Fasern würden dann bei einer Läsion des vorderen Seitenstrangs lädiert werden.

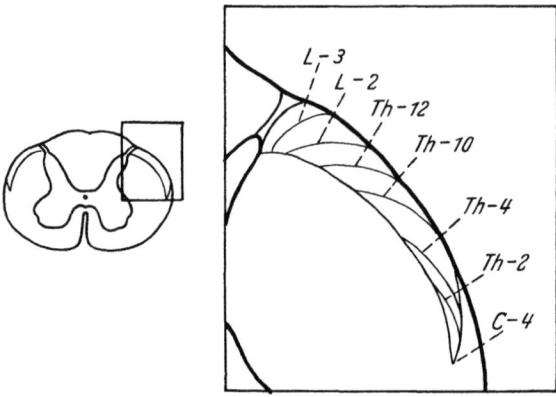

Abb. 151. Schema der segmentalen Lamellierung des Tractus spinocerebellaris dorsalis im Cervicalmark des *Affen* nach YOSS (1952). Die Bezeichnungen geben die vorderen Grenzen der Lage von Fasern aus mehr caudalen Segmenten des Rückenmarks an. Die Fasern aus caudalen Segmenten liegen nicht nur oberflächlich zu den aus den mehr rostralen, sondern erleiden auch eine Verschiebung in dorsaler Richtung. Die Angabe „C—4" sagt nicht, daß Fasern aus den unteren Halssegmenten stammen, sondern zeigt nur die vordere Grenze der Degeneration nach einer Läsion in diesem Niveau.

Die Frage nach dem Verlauf der spinocerebellaren Fasern innerhalb des Rückenmarks des *Menschen* wurde neuerdings von MARION C. SMITH (1957) an einem Material von 36 Chordotomiefällen untersucht; die Lage der degenerierten Fasern wurde von Segment zu Segment in Marchi-Präparaten verfolgt. Die Chordotomie-Einschnitte betrafen verschiedene Abschnitte des Vorderseitenstranges und waren auch in verschiedenen Höhen ausgeführt worden. Die gründliche Analyse macht klar, daß die spinocerebellaren Fasern während ihres Verlaufs *erheblichen Lageverschiebungen* unterliegen, und daß infolgedessen die üblichen Vorstellungen über die dorsalen und ventralen spinocerebellaren Bahnen, jedenfalls beim *Menschen*, nicht haltbar sind. Besonders bemerkenswert ist, daß viele der Fasern, die in der oberflächlichen Zone des vorderen Seitenstranges verlaufen und demnach gewöhnlich der ventralen spinocerebellaren Bahn zugerechnet werden, sich nach und nach in die dorsale Zone des Seitenstranges verschieben. Dies geschieht vornehmlich in den obersten Halssegmenten des Rückenmarks, in einem geringeren Ausmaße auch im unteren Lumbal und oberen Thoracalmark und sogar im verlängerten Mark. Die dorsal gelegenen Fasern treten alle durch das Corpus restiforme ins Kleinhirn. Folglich enthält die dorsale spinocerebellare Bahn eine erhebliche Menge von sog. ventralen spinocerebellaren Fasern. Die Befunde der Verfasserin bestätigen somit die oben erwähnte Annahme von FOERSTER und GAGEL (1932). Beachtung verdient auch die Mitteilung MARION C. SMITHs (1957), daß in den oberen Halssegmenten des Rückenmarks die Pyramidenbahn

(Tractus corticospinalis lateralis) bis an die Oberfläche vordringt. Die dorsale spinocerebellare Bahn wird dabei im 3. und 4. Halssegment von dem dorsalen Horn abgedrängt und ventralwärts verschoben, während sie im 2. und 7. Halssegment, wie in den übrigen Segmenten, dem hinteren Horn anliegt. Eine *somatotopische Ordnung* der dorsalen spinocerebellaren Fasern besteht infolge MARION C. SMITH (1957) beim *Menschen* nur in beschränktem Ausmaße. Im Rückenmark schließen sich die neu hinzukommenden Fasern den schon vorhandenen längeren Fasern der Bahn von der Ventralseite an, um dann im weiteren Verlauf dorsalwärts zu rücken. Wenn die Fasern aber die dorsalen Abschnitte der Bahn erreicht haben, geht die segmentale Ordnung verloren. In gleicher Weise verhalten sich die Fasern aus dem peripheren Abschnitt des vorderen Seitenstranges, die sich der dorsalen spinocerebellaren Bahn anschließen.

Die Lage des Tractus spinocerebellaris dorsalis im Corpus restiforme wird von den meisten Autoren als ziemlich zentral angegeben (INGVAR 1918, JAKOB 1928 u. a.). Die Fasern vermengen sich während ihres Verlaufes in dem kleinhirnnahen Teil des Corpus restiforme mit Fasern anderer Herkunft, um dann in einem Bogen lateral von dem Nucleus dentatus[1] zu verlaufen und zuletzt in Fächerform ihren Endigungsstätten zuzustreben.

Das Endigungsgebiet des Tractus spinocerebellaris dorsalis. Diesbezüglich stimmen die neueren Untersuchungen gut mit den Hauptergebnissen der älteren überein. In vielen experimentellen Untersuchungen waren jedoch dorsale und ventrale spinocerebellare Fasern beide affiziert, was es unmöglich macht, den Anteil der einzelnen Bahn an den beobachteten Degenerationserscheinungen sicher zu bestimmen. Da aber darüber beinahe Einstimmigkeit herrscht (s. nächsten Abschnitt), daß der Tractus spinocerebellaris ventralis ausschließlich im Lobus anterior endet, darf angenommen werden, daß in Studien, in welchen beide Bahnen geschädigt waren, Fasern, welche zu anderen Gebieten verfolgt wurden, zu dem Tractus spinocerebellaris dorsalis gehören.

Das Hauptendigungsgebiet des Tractus spinocerebellaris dorsalis verlegen alle Untersucher in den Wurm des Lobus anterior. Nur bezüglich Einzelheiten bestehen einige Meinungsunterschiede. So finden JANSEN (1931, *Kaninchen*) und ANDERSON (1943, *Ratte*) wie BECK einige Fasern zu der Lingula, während solche von MACNALTY und HORSLEY (1909) und YOSS (1952) beim *Affen* nicht gefunden wurden. Ein Übergreifen auf die meist rostralen Folien des Lobulus simplex wird auch allgemein zugegeben.

Eine geringere Menge der dorsalen spinocerebellaren Fasern finden die meisten Untersucher auch dem hinteren Teil des Vermis zugeordnet. Besonders die Pyramis (BOLKs Lobulus c_1) wurde als Endigungsgebiet dieser Fasern beschrieben. Daneben fanden JANSEN (1931), ANDERSON (1943) und YOSS (1952), wie BECK (1927) und MACNALTY und HORSLEY (1909) auch einige in der Uvula. Endlich verlaufen einige wenige Fasern zu dem caudalen Teil von BOLKs Lobulus c_2 (Tuber), wie alle die genannten Verfasser mit Ausnahme von ANDERSON beschrieben haben. Bezüglich des Nodulus sind die Angaben etwas abweichend. Die meisten Untersucher fanden ihn frei von Degeneration. Nur MACNALTY und HORSLEY und BECK beschreiben vereinzelte Fasern für diesen Lappen[2].

Daß das Endigungsgebiet des Tractus spinocerebellaris dorsalis beim *Menschen* dasselbe wie bei den Versuchstieren ist, machen ältere Untersuchungen (bei BECK referiert) wahrscheinlich. Diese Ansicht wird durch die Befunde in einem Fall,

---

[1] BECK (1927) findet bei der *Katze*, daß die Fasern lateral von dem Nucleus emboliformis (interpositus) verlaufen.

[2] Die spinocerebellaren Bahnen der *Vögel* sind nach INGVAR (1918), WHITLOCK (1952) und älteren Verfassern grundsätzlich wie bei den *Säugern* organisiert.

der von uns untersucht wurde, bestätigt (BRODAL und JANSEN 1941). Hier konnten nach einer doppelseitigen Chordotomie in der Höhe von Th_{4-5} mit der MARCHI-Methode degenerierende spinocerebellare Fasern zu dem Lobus anterior einschließlich der Lingula und zu der Pyramis verfolgt werden, während nur spärliche Fasern in der Uvula, dem Nodulus und dem Tuber (caudalem Teil des Lobulus c_1) nachgewiesen wurden (Abb. 152).

Dorsale spinocerebellare Fasern zu den Hemisphären des Kleinhirns scheinen, wenn überhaupt vorhanden, sehr spärlich zu sein. Jedoch hat CAJAL (1909—1911) in Normalpräparaten Fasern beobachtet, die einen Ast zum Wurm, einen anderen zur gleichseitigen Hemisphäre senden. Einige verlaufen auch durch den

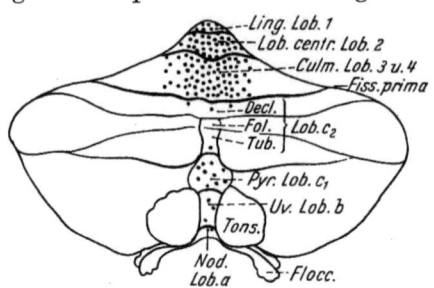

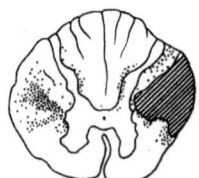 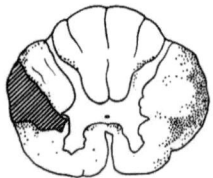 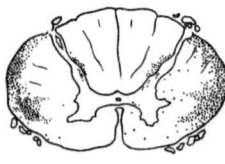

Abb. 152. Die Endverbreitung der spinocerebellaren Fasern im Kleinhirn des *Menschen*. Auch die intermediären Teile des Lobus anterior empfangen solche Fasern. Nach Befunden in MARCHI-Präparaten in einem Falle von Chordotomie in der Höhe von Th_{4-5} mit Unterbrechung von Fasern sowohl der dorsalen als der ventralen spinocerebellaren Bahn. Aus BRODAL und JANSEN (1941).

Wurm zur gegenseitigen Hemisphäre. Neuerdings hat ANDERSON (1943) in Bestätigung der Auffassung von BECK (1927) bei der *Katze* experimentell einige Fasern zu den meist medialen Teilen des Lobulus paramedius der *Ratte* beschrieben. Andere experimentell arbeitende Verfasser haben aber solche Fasern nicht gefunden. Die Frage ist von erheblichem Interesse, weil nach physiologischen Untersuchungen (ADRIAN 1943, SNIDER und STOWELL 1942, 1944) spinale Impulse nicht nur den Lobus anterior, sondern auch die Lobuli paramediani erreichen.

Von Interesse in diesem Zusammenhang ist auch die Frage nach der *lateralen Ausbreitung der dorsalen spinocerebellaren Fasern im Lobus anterior*. Diejenigen Verfasser, welche diese Frage berücksichtigt haben, fanden keine Degeneration in den Seitenteilen des Lobus anterior, und aus den veröffentlichten Illustrationen anderer Verfasser kann dasselbe entnommen werden. Nach unseren Befunden (JANSEN 1931, BRODAL und JANSEN 1941) sind wir der Meinung, daß die spinocerebellaren Fasern nicht nur den Wurm in engerem Sinne, sondern auch die intermediären Teile[1] des Lobus anterior erreichen (Abb. 152), obwohl die letzteren

---

[1] Bekanntlich besteht im entwickelten Menschenkleinhirn wie in dem der meisten *Säuger* keine distinkte Grenze zwischen Wurm und Hemisphären im Lobus anterior. Wenn im

Fasern nicht so reichlich wie die zum Wurm im engeren Sinne sind. An unserem Material läßt sich nicht entscheiden, in welchem Ausmaße diese lateralsten Fasern der dorsalen oder der ventralen spinocerebellaren Bahn angehören. Da aber nach BECK, ANDERSON und anderen Autoren die dorsalen spinocerebellaren Fasern sich weiter lateral ausbreiten als die ventralen, ist es wahrscheinlich, daß die Fasern zum Intermediärteil der dorsalen Bahn angehören. YOSS (1952) bemerkt, daß beim *Affen* alle Fasern zum Wurm verlaufen, abgesehen von einigen Bündeln zur Hemisphäre des Lobus anterior. Inwiefern damit der eigentliche Seitenteil oder der Intermediärteil gemeint ist, ist jedoch nicht klar. Die Potentiale, die GRUNDFEST und CAMPBELL (1942) nach Stimulation des Tractus spinocerebellaris dorsalis vom Lobus anterior ableiteten, erhielten sie nicht nur vom Wurmabschnitt, sondern auch von den intermediären Teilen. (Bei der *Katze* scheinen die eigentlichen Seitenteile des Lobus anterior nicht deutlich entwickelt zu sein, vgl. S. 187.) Auf Grund der spärlichen Daten, die hierüber vorliegen, dürfte es also wahrscheinlich sein, daß die dorsalen spinocerebellaren Fasern auch im intermediären Teil des Lobus anterior enden. Die Bedeutung dieser Verhältnisse wurde schon früher erwähnt und wird ausführlicher im Kapitel E erörtert.

In bezug auf die Kreuzung der dorsalen spinocerebellaren Fasern innerhalb des Kleinhirns finden mehrere Verfasser, daß nur eine geringere Menge der Fasern die Mittellinie überkreuzt. Die meisten enden homolateral (BECK 1927, ANDERSON 1943). MACNALTY und HORSLEY (1909) geben das Verhältnis von gekreuzten zu ungekreuzten Fasern mit 1:2 an, ANDERSON (1943) schätzt es auf 1:3. Wenn diese Befunde mit denjenigen über den Verlauf der dorsalen spinocerebellaren Fasern im Rückenmark verglichen werden, ergibt sich also, daß die Impulse aus der einen Körperhälfte *hauptsächlich*, aber nicht ausschließlich, der homolateralen Kleinhirnhälfte zugeleitet werden, wie auch aus den physiologischen Untersuchungen von GRUNDFEST und CAMPBELL (1942) zu entnehmen ist.

Der physiologisch erbrachte Nachweis, daß innerhalb des Lobus anterior eine *somatotopische Gliederung* besteht, in der Weise, daß die hintere Extremität in dem vorderen, die vordere Extremität in dem hinteren Lappen des Lobus anterior „repräsentiert" ist, verlangt eine Stellungnahme zu der Frage, ob der Tractus spinocerebellaris dorsalis eine entsprechende topographische Ordnung besitzt. Die Ausdehnung der CLARKEschen Säule und die Studien über seine afferenten Verbindungen deuten darauf hin, daß diese Bahn besonders mit der Leitung von Impulsen aus Rumpf, hinterer Extremität und eventuell Schwanz beauftragt ist. Man dürfte deshalb vielleicht erwartet haben, daß seine Fasern sich vorzugsweise zu dem vorderen Teil des Lobus anterior verteilen. Wie oben dargelegt, ist dies aber nicht der Fall, denn nach Läsionen der Bahn finden sich die degenerierenden Fasern immer über sein gesamtes Terminalgebiet verteilt, d.h. Impulse aus der hinteren Extremität erreichen im Lobus anterior auch das Gebiet der vorderen. Höchstens kann gesagt werden, daß die Degeneration im hinteren Teil des Culmen in vielen Fällen etwas spärlicher ist als im vorderen und im Lobulus centralis, wie aus den Arbeiten von JANSEN (1931), ANDERSON (1943), BRODAL und JANSEN (1941) und YOSS (1952) zu ersehen ist. Von einer deutlichen somatotopischen Lokalisation kann aber keine Rede sein.

---

folgenden vom Wurm des Lobus anterior gesprochen wird, soll darunter der mediane Teil verstanden werden, welcher medial von einer Fortsetzung der Vermis-Hemisphärengrenze im hinteren Teil des Kleinhirns gelegen ist. Der unmittelbar lateral von dieser Grenze befindliche Abschnitt wird hier als der *intermediäre* Teil des Lobus anterior bezeichnet. (Vgl. Kap. A., S. 89 und Abb. 101.)

Kollateralen der dorsalen spinocerebellaren Fasern während ihres intracerebellaren Verlaufs wurden von einigen Verfassern in MARCHI-Präparaten beschrieben, und zwar von INGVAR (1918) zu dem Nucleus fastigii, von COLLIER und BUZZARD (1903) zu dem Zahnkern des *Menschen*. Dagegen betont BECK (1927) ausdrücklich, daß keine Fasern zu dem zentralen Grau des Kleinhirns verlaufen, und die meisten Autoren, z. B. CAJAL (1909—1911), erwähnen solche Fasern nicht[1].

Die *Endigungsweise der dorsalen spinocerebellaren Fasern*. Auf Grund von normal-anatomischen Studien vermutete CAJAL (1909—1911), daß die Fasern als Moosfasern endigen. Autoren, welche auf Grund von pathologischem Material Auskünfte über diese Frage zu erhalten versuchten, sind zu widersprechenden Resultaten gekommen. Die vorliegenden experimentellen Untersuchungen geben CAJAL recht. So beschrieb MISKOLCZY (1931b) als erster Degeneration von Moosfasern im Kleinhirn der *Katze* nach Läsionen des Rückenmarks; seine Befunde wurden nachträglich beim *Hund* von ROSIELLO (1937) bestätigt. Nach experimenteller Unterbrechung von spinocerebellaren Bahnen wurden degenerierende Kletterfasern bisher nicht beschrieben.

Über die *Funktion des Tractus spinocerebellaris dorsalis* geben die elektrophysiologischen Untersuchungen von GRUNDFEST und CAMPBELL (1942) wertvolle Aufschlüsse, indem diese Verfasser nachweisen konnten, daß bei propriozeptiver Stimulation Aktionspotentiale in den Fasern auftreten. Auch LLOYD und McINTYRE (1950) und McINTYRE (1951) meinen, daß Impulse aus den Muskeln die CLARKEschen Säule aktivieren. Diese Untersuchungen bringen also eine Bestätigung der alten Ansichten über die Rolle der dorsalen spinocerebellaren Bahn in der Regulation der motorischen Aktivität. Neuere Untersuchungen von MORIN, CATALANO und LINDNER (1953), MORIN und GARDNER (1953), MORIN und HADDAD (1953) und von SPRAGUE (1951) deuten aber darauf hin, daß möglicherweise auch cutane Impulse durch den Tractus spinocerebellaris dorsalis vermittelt werden.

b) Der Tractus spinocerebellaris ventralis.

Die ventrale spinocerebellare Bahn, auch GOWERTsche indirekte Rückenmark-Kleinhirnbahn genannt[2], ascendiert in der oberflächlichen Zone der ventralen Hälfte des Seitenstranges. Im Gegensatz zu der dorsalen Bahn erreicht die ventrale das Kleinhirn nicht direkt durch das Corpus restiforme, sondern verläuft unter der Oberfläche des verlängerten Markes dorsal von der unteren Olive bis zu dem Niveau des Pons. Hier macht das Faserbündel eine Biegung in dorsaler Richtung über die Trigeminuswurzel, um durch den oberen Kleinhirnstiel in das Kleinhirn einzutreten, wo sich seine Fasern im Wurm des Lobus anterior erschöpfen.

Über die *Ursprungszellen der ventralen spinocerebellaren Fasern* herrscht noch einige Unsicherheit. Sie wurden von älteren Autoren verschiedentlich in das intermediäre Grau des Rückenmarks, in die Vorderhörner oder in die CLARKEsche

---

[1] Dagegen gibt die Bahn nach LORENTE DE NÓ (1924) zahlreiche Kollateralen zum absteigenden und einige wenige zum medialen Vestibulariskern ab (Golgi-Studien an der *Ratte*). Experimentelle Untersuchungen an der *Katze* mit der Methode der terminalen Degeneration (POMPEIANO und BRODAL 1958) zeigen, daß Fasern — vermutlich Kollateralen — aus dem Gebiet der dorsalen spinocerebellaren Bahn diese Kerne nur in beschränkter Zahl erreichen, und zwar nur ihre caudalsten Abschnitte. Andere Kollateralen erreichen den lateralen (DEITERSschen) Vestibulariskern. Die meisten spinovestibularen Fasern endigen in kleinen Zellgruppen, die nicht primäre Vestibularisfasern empfangen. Da die eine dieser Gruppen (Gruppe x von BRODAL und POMPEIANO 1957) und die betreffenden Gebiete des medialen und absteigenden Kerns auf den Lobus flocculonodularis projizieren (BRODAL und TORVIK 1957), wird eine Leitung von spinalen Impulsen zu diesem Abschnitt des Kleinhirns möglich (vgl. auch Abschnitt 10 in diesem Kapitel).

[2] Über die zweifelhafte Berechtigung dieser Bezeichnung siehe YOSS (1953), CARREA und GRUNDFEST (1954).

Säule verlegt (s. Tabelle bei BECK 1927). FOERSTER und GAGEL (1932) leiten die Bahn beim *Menschen* aus den großen Zellen des Hinterhorns ab, da diese Zellen nach Chordotomien retrograde Veränderungen zeigen. COOPER und SHERRINGTON (1940) beschrieben beim *Affen* und bei der *Katze* nach Läsionen des Rückenmarks das Vorkommen von Tigrolyse in größeren Nervenzellen im Vorderhorn, hauptsächlich entlang dessen lateraler Grenze. Diese Zellen, seitdem oft „COOPER-SHERRINGTON's border cells" genannt, fanden sie besonders reichlich im Lumbalteil (von Th_{11}—L_7 beim *Affen*). Diese Befunde wurden von MORIN, SCHWARTZ und O'LEARY (1951) bestätigt, jedoch fanden diese Verfasser auch einige solche Zellen in mehr rostralen Segmenten des Rückenmarks. SPRAGUE (1950, 1953) hielt es auch für wahrscheinlich, daß diese Zellen, die er wie COOPER und SHERRINGTON nur im Lumbalteil vorfand, die Quellen der ventralen spinocerebellaren Fasern darstellen (Chromatolyse auch nach Läsionen im Cervicalteil). Morphologisch können diese Zellen nicht von den motorischen Vorderhornzellen unterschieden werden. Nach Durchtrennung des oberen Kleinhirnstiels konnten MORIN, SCHWARTZ und O'LEARY (1951) tigrolytische Veränderungen in den COOPER-SHERRINGTONschen Zellen jedoch nicht nachweisen, was aber nicht notwendigerweise der Auffassung widerspricht, daß die Zellen den Fasern des Tractus spinocerebellaris ventralis Ursprung geben. Die hier erwähnten Untersuchungen stehen aber in einem gewissen Gegensatz zu der von MACNALTY und HORSLEY (1909) nachgewiesenen Degeneration von Fasern dieser Bahn nach Läsionen im Grau des Halsmarks [vgl. auch CARREA und GRUNDFESTs (1954) Befunde, s. unten].

Die meisten Autoren meinen, daß die Mehrzahl der ventralen spinocerebellaren Fasern unmittelbar nach ihrem Ursprung aus dem Rückenmarksgrau die Mittellinie überkreuzt, um im gegenüberliegenden Vorderseitenstrang emporzusteigen. Zu diesem Resultat kamen BECK (1927), bei dem eine Zusammenstellung der Befunde älterer Autoren zu finden ist, sowie COOPER und SHERRINGTON (1940), SPRAGUE (1950) und MORIN, SCHWARTZ und O'LEARY (1951). Jedoch fanden alle Autoren eine geringere Menge ungekreuzter Fasern.

Daß die ventrale spinocerebellare Bahn eine gewisse geschichtete segmentale Ordnung in ihrem Verlauf hat, wurde früh von KOHNSTAMM (1900) angegeben, und spätere Untersuchungen über die ascendierenden Bahnen im Vorderstrang haben die segmentale Ordnung der hier verlaufenden Fasern demonstriert (s. z. B. WALKER 1940, WEAVER und WALKER 1941, GARDNER und CUNEO 1945). Obwohl die ventralen spinocerebellaren Fasern als die am meisten oberflächlichen des Vorderseitenstranges geschildert werden (s. z. B. MORIN, SCHWARTZ und O'LEARY 1951, YOSS 1953), besteht doch eine gewisse Überlappung zwischen diesen und den tiefer gelegenen (s. z. B. GARDNER und CUNEO 1945, GLEES 1953). Während ihres ascendierenden Verlaufs erleiden die Fasern eine Verschiebung in dorsaler Richtung (YOSS 1953). In caudalen Ebenen liegen beim *Affen* viele der Fasern weit medial, nahe der Mittellinie, und auch im Cervicalteil finden sich Fasern der Bahn im Vorderstrang. Beim *Menschen* fand MARION C. SMITH (1957) in einer umfassenden Studie (vgl. S. 170 oben), daß die oberflächlich gelegenen aufsteigenden Fasern im ventralen Seitenstrang sich größtenteils der dorsalen spinocerebellaren Bahn anschließen. Nur die tiefer gelegenen, im allgemeinen etwas dünneren Fasern behalten während ihres aufsteigenden Verlaufes ihre Lage im vorderen Seitenstrang bei, und nur diese sind somit am Aufbau der ventralen spinocerebellaren Bahn beteiligt. Diese Fasern erreichen das Kleinhirn durch den oberen Kleinhirnstiel (einige wenige auch durch den Brückenarm). Die größte Anzahl von sog. ventralen spinocerebellaren Fasern tritt aber durch das Corpus restiforme ins Kleinhirn, da sie sich — wie erwähnt — der dorsalen Bahn anschließen (vgl. S. 170). Innerhalb der ventralen Bahn bestätigte MARION C. SMITH (1957) die von früheren Autoren beschriebene somatotopische Ordnung, hebt jedoch hervor, daß die Lamination nicht scharf ist.

In der Medulla oblongata behalten die ventralen spinocerebellaren Fasern ihre oberflächliche Lage zu den spinothalamischen bei. Daß dies auch beim *Menschen* der Fall ist, erhellt aus den Befunden von RASMUSSEN und PEYTON (1941), (Abb. 153a). In ihrem weiteren Verlauf werden sie dann nach und nach dorsalwärts verschoben, um zuletzt durch den oberen Kleinhirnstiel und das Velum medullare anterius im Kleinhirn einzustrahlen (Abb. 153b). Im oberen Kleinhirnstiel liegen nach CARREA und GRUNDFEST (1954) die Fasern, welche Impulse aus den vorderen Extremitäten leiten, oberflächlich, die aus den

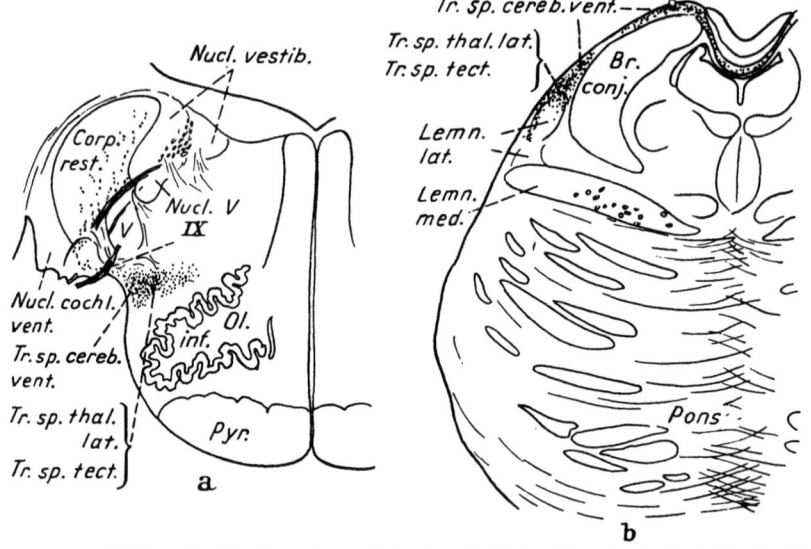

Abb. 153 a u. b. Die Lage des Tractus spinocerebellaris ventralis des *Menschen* in der Höhe der Medulla oblongata (a) und des Pons (b). MARCHI-Degeneration nach Chordotomie in der Höhe von Th$_{4-5}$.
Aus RASMUSSEN und PEYTON (1941).

unteren tiefer im Bündel, in Übereinstimmung mit der umgekehrten Lagerung im Rückenmark (MACNALTY und HORSLEY 1909). Nach YOSS (1953) liegen die Fasern aus caudalen Segmenten im Rückenmark nicht nur oberflächlich, sondern auch mehr dorsal als die aus rostralen Segmenten.

Das *Kaliber der ventralen spinocerebellaren Fasern* ist im großen und ganzen dünner als das der dorsalen. Nach HÄGGQVIST (1936) sind 35% der Fasern nur $2\,\mu$ dick oder dünner. Ihre Leitungsgeschwindigkeit erreicht nach CARREA und GRUNDFEST (1954) 30—80 m/sec.

Die *Endausbreitung der Fasern im Kleinhirn* beschränkt sich nach den fast einstimmigen Befunden im Schrifttum auf den Wurm des Lobus anterior. Die Ergebnisse der älteren Untersucher bezüglich dieses Punktes (Tabelle bei BECK 1927) wurden von BECK, ANDERSON (1943) und CHANG und RUCH (1949) bestätigt. Jedoch findet ANDERSON bei der *Ratte* auch einige Fasern zur Pyramis, YOSS (1953) beim *Affen* einige zu der Pyramis und der Uvula und CHANG und RUCH verfolgten bei dem *Schwanzaffen* einige Fasern zur Gegend der Fissura secunda. CHANG und RUCH sind geneigt anzunehmen, daß es sich hier um Fasern handelt, die letzten Endes für den Paraflocculus bestimmt sind, in Übereinstimmung mit der Meinung von INGVAR (1918), der aber mit dieser Behauptung allein steht. Die erwähnten jüngeren Autoren fanden alle, im Gegensatz zu MacNalty und Horsley (1909), Fasern zu der Lingula.

Innerhalb des Lobus anterior verteilen sich die ventralen spinocerebellaren Fasern mehr medial als die dorsalen (Beck 1927, Anderson 1943, Chang und Ruch 1949). Es scheint nach den Beschreibungen (z. B. von Anderson), daß sie nur den Wurm im engeren Sinne und nicht den Intermediärteil des Lobus anterior (vgl. S. 172f.) erreichen. Eine gewisse Menge der ventralen spinocerebellaren Fasern überkreuzt im Kleinhirn die Mittellinie, um die gegenseitige Wurmhälfte zu erreichen. Nach Beck (1927) kreuzen fast alle Fasern, was in Anbetracht der beinahe totalen Kreuzung der Fasern gleich nach ihrem Ursprung im Rückenmark (vgl. oben) bedeutet, daß die eine Wurmhälfte mittels dieses Fasersystems vorzugsweise der gleichnamigen Körperhälfte zugeordnet ist[1]. MacNalty und Horsley schreiben, daß das Verhältnis von ipsilateralen zu kontralateralen ventralen spinocerebellaren Fasern im Kleinhirn wie 4:1 ist. Wahrscheinlich beziehen sich diese Zahlen auf die Ursprungsseite der Fasern im Rückenmark, obwohl dies nicht ausdrücklich gesagt wird.

Wie für die dorsalen spinocerebellaren Fasern ist auch für die ventralen von Interesse zu wissen, ob sie sich somatotopisch im Lobus anterior verteilen. Chang und Ruch (1949) fanden nach Läsionen der Caudalsegmente des Rückenmarks beim *Schwanzaffen* Marchi-Degeneration nur in der Lingula, dem Lobulus centralis und dem vorderen Teil des Culmen, während der hintere Teil desselben frei von Degeneration war. Am meisten markiert waren die Veränderungen in der Lingula und vorderem Lobulus centralis, was in Übereinstimmung mit den physiologischen Befunden auf eine gewisse somatotopische Lokalisation deuten mag. Wenn vorhanden, dürfte diese Lokalisation jedoch sehr wenig scharf sein, denn andere Autoren, z. B. Yoss (1953), beobachteten nach Läsionen in höheren Segmenten des Rückenmarks Degeneration im ganzen Wurm des Lobus anterior. Jedoch war in vielen dieser Fälle auch die dorsale Bahn mit beschädigt. Besonderes Interesse kommt daher in dieser Verbindung der Arbeit von MacNalty und Horsley (1909) zu, denn nach Läsionen der grauen Substanz des Cervicalmarks, wo die Clarkesche Säule fehlt, verfolgten diese Verfasser spinocerebellare Fasern zum Lobulus centralis und zum Culmen. Ihre Befunde scheinen daher nicht zugunsten einer somatotopischen Verteilung der ventralen spinocerebellaren Fasern zu sprechen.

Elektrophysiologisch fanden aber Carrea und Grundfest (1954) Anhaltspunkte für eine somatotopische Endigungsweise, in Übereinstimmung mit den Ergebnissen von anderen physiologischen Untersuchungen, indem bei der *Katze* und im *Affen* Impulse aus den Hinterbeinen den Lobulus centralis und die vorderen 2 Folien des Culmen, Impulse aus den Vorderbeinen den Rest des Culmen erreichen. Im letzteren Fall erstreckt sich das Gebiet auch auf „the entire hemispheral part ipsilateral to the stimulated nerve", während die laterale Ausdehnung im Lobulus centralis mehr begrenzt ist. Die Versorgung des Wurmes ist in beiden Fällen bilateral.

Die Befunde von Carrea und Grundfest (1954) wie die von MacNalty und Horsley (1909) zeigen, daß die ventrale spinocerebellare Bahn auch Impulse aus dem Halsteil des Rückenmarks vermittelt. Da die Cooper-Sherringtonschen Zellen (vgl. oben) sich angeblich hauptsächlich im unteren Teil des Rückenmarks finden, sind die Befunde kaum mit der Auffassung vereinbar, daß diese Zellen den Fasern der ventralen spinocerebellaren Bahn Ursprung geben. Die endgültige Feststellung der Ursprungszellen der ventralen spinocerebellaren Bahn steht noch aus.

Bezüglich der Kreuzung der ventralen spinocerebellaren Fasern fanden Carrea und Grundfest (1954), daß die Impulse für die Bahn der einen Seite aus beiden Seiten des Körpers stammen. Nach diesen Verfassern verhalten sich die Fasern aus dem Lumbalteil und dem Cervicalteil des Rückenmarks in bezug auf ihre Kreuzung verschieden.

---

[1] Vgl. unten die elektrophysiologischen Befunde von Carrea und Grundfest (1954).

Kollateralen der ventralen spinocerebellaren Fasern während ihres ascendierenden Verlaufs wurden von CAJAL (1909—1911) beschrieben[1]. Wir (BRODAL und REXED 1953) haben nach Rückenmarksläsionen in silberimprägnierten Schnitten degenerierende Kollateralen ins Grau verfolgen können. Es läßt sich aber nicht sagen, ob diese aus den ventralen spinocerebellaren oder aus anderen der aufsteigenden Fasern stammen. Für den Nachweis von Kollateralen der ventralen spinocerebellaren Fasern zu dem Nucleus reticularis lateralis (MACNALTY und HORSLEY 1909, BLAKESLEE, FREIMAN und BARRERA 1938, u. a.) dürfte dasselbe gelten. Kollateralen zu dem Nucleus fastigii fanden COLLIER und BUZZARD (1903) und MACNALTY und HORSLEY (1909). Andere Verfasser beschreiben aber solche Fasern nicht und BECK (1927) verneint ihr Vorkommen.

In bezug auf die *Funktion des Tractus spinocerebellaris ventralis* fanden MORIN, CATALANO und LINDNER (1953), MORIN und HADDAD (1954) und SPRAGUE (1951), daß die Bahn sowohl exterozeptive als propriozoeptive Impulse vermittelt. Auch CARREA und GRUNDFEST (1954) haben dies neuerdings durch Ableitung von den Fasern der Bahn im oberen Kleinhirnstiel beim *Affen* festgestellt. Es erscheint auch durchaus möglich, daß alle die aufsteigenden Fasern im Vorderseitenstrang in Rücksicht auf die Reize, welche sie vermitteln, gleich sind, und daß sie nur bezüglich ihres Endigungsgebietes differieren. Es wird Aufgabe künftiger Untersuchungen sein, Klarheit über diese Fragen zu schaffen.

c) Intermediäre spinocerebellare Fasern.

Im Anschluß an die Besprechung der dorsalen und ventralen spinocerebellaren Bahnen müssen auch die sog. *intermediären spinocerebellaren Fasern* erwähnt werden. Es handelt sich hier um Fasern, welche im Rückenmark zwischen den Arealen der beiden größeren spinocerebellaren Bahnen aufwärts verlaufen. Sie scheinen der ventralen Bahn zu folgen, bis sie ungefähr in der caudalen Hälfte des Pons dorsalwärts biegen, um durch das Corpus restiforme in das Kleinhirn einzutreten Solche Fasern wurden unter anderem von MACNALTY und HORSLEY (1909) und BECK (1927) beobachtet. HOGG (1944) hält es für wahrscheinlich, daß die Fasern aus der CLARKEschen Säule stammen. In MARCHI-Präparaten von der *Ratte* findet ANDERSON (1943), daß einige Fasern aus der dorsalen spinocerebellaren Bahn in der Medulla oblongata sich der ventralen Bahn anschließen — wo sie dorsal über das Brachium conjunctivum biegt — und diese ins Kleinhirn begleiten. YOSS (1952) sah dagegen in seinen *Affen*präparaten keine solche Fasern. Jedenfalls ist die Menge der intermediären spinocerebellaren Fasern spärlich. MARION C. SMITH (1957) hegt bezüglich der Anwesenheit von intermediären spinocerebellaren Fasern beim *Menschen* Zweifel.

2. Tractus cuneocerebellaris.

Unter diesem Namen wird hier das Fasersystem verstanden, welches von dem *Nucleus cuneatus externus* zu dem Kleinhirn verläuft. Wegen seiner Übereinstimmung mit den spinocerebellaren Systemen wird es zweckmäßig im Anschluß an die Besprechung dieser behandelt[2].

Der Nucleus cuneatus externus ist auch als *Nucleus Monakow* bekannt, ferner wurde er von verschiedenen Autoren mit anderen Namen belegt, wie *Nucleus cuneatus lateralis, Nucleus magnocellularis funiculi posterioris, outer restiform nucleus, accessory cuneate nucleus*[3]. Beim Menschen und bei den meisten

---

[1] Die meisten verlaufen zum Vorderhorn.

[2] Eigentümlicherweise wurde diesem Kern und seinen Verbindungen in neuerer Zeit wenig Aufmerksamkeit gewidmet. So wird er nur selten in zusammenfassenden Darstellungen über das Kleinhirn erwähnt, und in vielen Lehrbüchern der Anatomie vernachlässigt.

[3] In der Literatur herrscht einige Verwirrung in bezug auf den Nucleus cuneatus externus. So wurde der Kern gelegentlich mit dem Nucleus corporis restiformis verwechselt, welcher

Säugetieren tritt er als eine laterorostrale Fortsetzung des Nucleus funiculi cuneati (BURDACH) in Erscheinung und zeigt einen mehr oder weniger deutlichen Zusammenhang mit diesem Kern.

Beim *Menschen* ist der Kern von ZIEHEN (1934) und von JACOBSOHN (1909) ausführlich geschildert worden. Über seine Lage in der *Katze* orientiert Abb. 154. Histologisch zeichnet sich der Kern durch das Vorkommen von großen multipolaren Nervenzellen aus, welche größer sind als diejenigen des Nucleus funiculi cuneati. Außerdem enthält er aber auch reichlich kleinere Zellen sowie vereinzelte Zellen, die als Übergangsformen erscheinen. Die Zellen der verschiedenen Typen liegen regellos untereinander gemischt, die großen scheinen etwas zahlreicher zu sein als die kleinen. Nur ganz rostral überwiegen die kleinen Zellen sowohl bei der *Katze* und dem *Kaninchen* (BRODAL 1941) wie beim *Menschen* (JACOBSOHN 1909, OLSZEWSKI und BAXTER 1954).

Der Nucleus cuneatus externus des *Menschen* wurde von FUSE und v. MONAKOW (1916) sowie von BRUN (1917/18) in Unterabteilungen zerlegt. Diese Autoren unterscheiden einen dorsalen und einen ventralen Abschnitt sowie einen Nucleus interquintocuneatus, welch letzterer sich als ein ventrolateraler Ausläufer zwischen dem Hinterstrangrest und dem Tractus spinalis nervi V erstreckt. Beim *Affen* (FERRARO und BARRERA 1935a), beim *Kaninchen* und bei der *Katze* (BRODAL 1941) lassen sich diese Abteilungen nicht erkennen[4].

Daß der Nucleus cuneatus externus seine efferenten Fasern durch das Corpus restiforme zu dem Kleinhirn entsendet, wurde von mehreren älteren Autoren nachgewiesen (GUDDEN 1882, TSCHERMAK 1898, BLUMENAU 1896). GUDDEN (1882) und v. MONAKOW (1891) erkannten auch, daß die Verbindung homolateral ist, da die Zellen des gleichseitigen Nucleus cuneatus externus nach Durchschneidung des Corpus restiforme zugrunde gehen. Dagegen fanden sie keine Veränderungen in den eigentlichen Hinterstrangkernen. Daß diese Fasern zum Kleinhirn entsenden, wurde zwar von einigen Verfassern behauptet; ihre Auffassung scheint aber nicht gut fundiert zu sein, und spätere Untersucher haben sie auch nicht bestätigen können (FERRARO und BARRERA 1935a, BRODAL 1941, MATZKE 1951). Es dürfte heute wohl als überaus wahrscheinlich gelten, daß von den Kernen des Hinterstrangkomplexes nur der Nucleus cuneatus externus auf das Kleinhirn projiziert.

Die ausschließlich homolaterale Verbindung des Nucleus cuneatus externus mit dem Kleinhirn durch das Corpus restiforme, von den klassischen Autoren nachgewiesen, wurde später beim *Affen* (FERRARO und BARRERA 1935a), beim *Kaninchen* und bei der *Katze* (BRODAL 1941) bestätigt. Nur wenige Verfasser haben sich jedoch mit der Frage nach dem Endigungsgebiet der Fasern innerhalb des Kleinhirns beschäftigt. TSCHERMAK (1898) und PROBST (1902) vermuteten ihre Endigung im Wurm. Da aber in ihren Experimenten, in denen die MARCHI-Methode zur Verwendung kam, Nebenläsionen vorlagen, konnten sie keine sicheren Schlußfolgerungen ziehen. Auch YOSHIDA (1924b) behauptet auf Grund von Untersuchungen mit der sog. NISSL-Degeneration Verbindungen mit dem Wurm. Wenig geeignet für das Studium dieser Frage sind Fälle von Kleinhirnmißbildungen; die Verfasser, welche solches Material benutzten, sind daher zu divergierenden Resultaten gekommen. BRUN (1917/18) meinte z. B., daß der orale Teil des Nucleus cuneatus externus vom Neocerebellum abhängig sei.

Da der Nucleus cuneatus externus seine afferenten Fasern aus dem Rückenmark empfängt (vgl. unten), ist es von erheblichem Interesse zu wissen, *auf welche Abschnitte des Kleinhirns der Kern projiziert*. Bei Verwendung der modifizierten GUDDENschen Methode (BRODAL 1940a) ist es uns gelungen, diese Projektion

---

beim *Menschen* (BRUN 1917/18 u. a. Verff.) eine rostrale Fortsetzung des Kerns bildet. Eine Besprechung dieser Probleme findet sich bei ZIEHEN (1934, S. 1482 u. 1495).

[4] Es sei hier ausdrücklich darauf aufmerksam gemacht, daß die Schilderungen der außercerebellaren Kerne, die in diesem Kapitel gegeben werden, keine erschöpfende sind. Sie werden in anderen Abschnitten des Handbuches behandelt und hier nur soweit beschrieben, wie es für ein Verständnis des erörterten Themas notwendig erscheint.

180

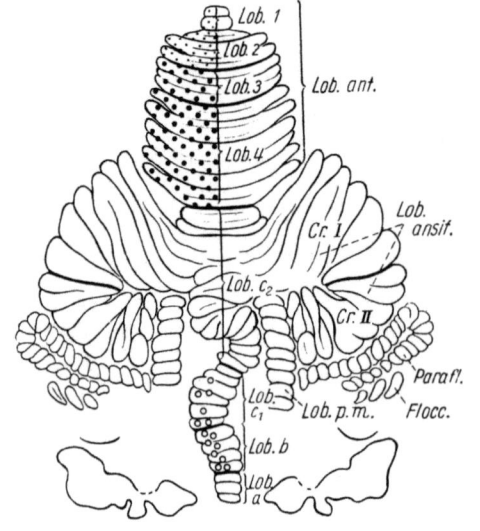

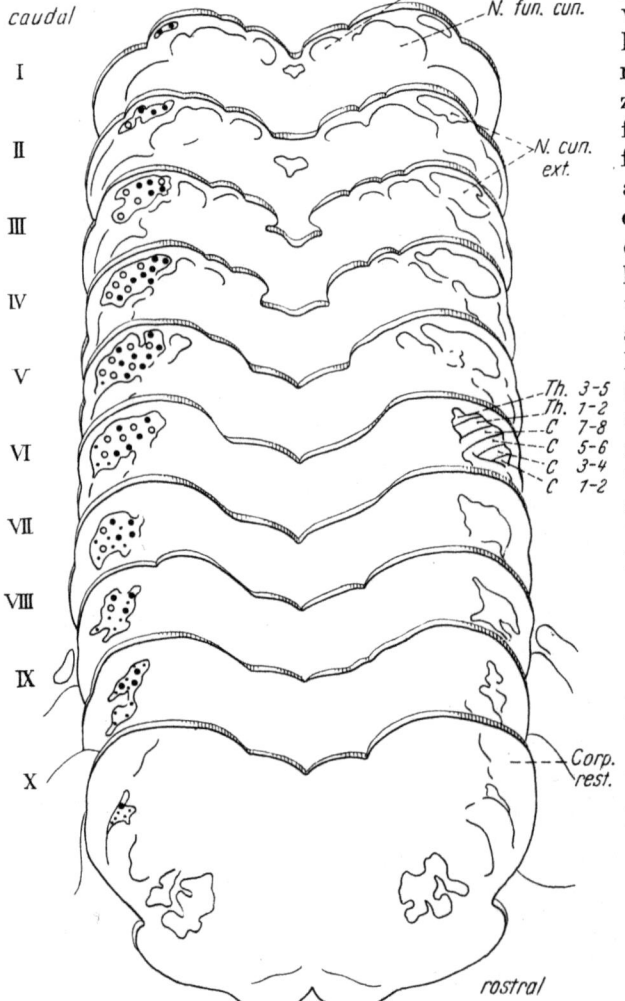

beim *Kaninchen* und bei der *Katze* zu bestimmen (BRODAL 1941), wie aus Abb. 154 ersichtlich. Retrograder Zellschwund in dem Nucleus cuneatus externus tritt nur auf nach Läsionen des Wurmes, während solche der Hemisphären den Kern intakt lassen. Die efferenten Fasern verteilen sich aber nicht gleichmäßig zum ganzen Wurmgebiet. Es erhellt aus den Befunden in Versuchen mit partiellen Abtragungen, daß der Lobulus c_2 von BOLK (Tuber-Declive) keine oder jedenfalls eine nur sehr bescheidene Anzahl solcher Fasern empfängt, und es erscheint fraglich, kann aber nicht ausgeschlossen werden, daß der Lobulus a (Nodulus) einige Fasern erhält. Die meisten Fasern verlaufen zu dem Lobus anterior, eine kleinere Menge zu dem Lobulus b (Uvula) und einige auch zu dem Lobulus c_1 (Pyramis). Da es praktisch unmöglich ist, Läsionen zu erzielen, die nur die vordersten Folien des Lobus anterior umfassen (Lobuli 1 und 2), muß offen gelassen werden, ob diese kleinen Läppchen Fasern empfangen. Im Lobus anterior ver-

Abb. 154. Darstellung der Projektion des Nucleus cuneatus externus auf das Kleinhirn der *Katze*. Oben ein Schema der entfaltet gedachten Kleinhirnoberfläche, unten eine Reihe von Transversalschnitten durch das verlängerte Mark, in gleichen Abständen. Im Schnitt VI rechts ist die segmentale Endigungsweise der Hinterstrangfasern im Kern nach FERRARO und BARRERA (1935b) angegeben. Aus BRODAL (1941).

teilen sich die Fasern zum Wurmgebiet, und beim *Kaninchen*, bei welchem die Seitenteile des Lobus anterior gut entwickelt sind, erreichen sie auch den intermediären Teil. Bei der *Katze*, bei der eigentliche Seitenteile des Lobus anterior zu fehlen scheinen und nur der mediale und der intermediäre Teil entwickelt sind, erhalten diese beiden Zonen Fasern aus dem Nucleus cuneatus externus. (Über die Frage eines intermediären Teiles des Lobus anterior siehe S. 89.) Die Befunde sind in Abb. 154 diagrammatisch dargestellt. Die Abbildung illustriert auch ein anderes Verhalten von erheblichem Interesse, daß nämlich die Projektion des Nucleus cuneatus externus auf das Kleinhirns keine ausgesprochene topographische Lokalisation erkennen läßt. Die Gebiete des Kerns, welche ihre Fasern zu den verschiedenen Lobuli des Kleinhirns entsenden, sind nicht scharf getrennt, sondern fließen ineinander über. Höchstens kann geschlossen werden (vgl. Abb. 154), daß die Lobuli b und c_1 (Uvula und Pyramis) ihre Fasern hauptsächlich aus den lateralen Abschnitten der zwei caudalen Drittel des Kerns bekommen, und daß die Fasern zum Lobulus 4 des Lobus anterior hauptsächlich den medialen Abschnitten der caudalen Zweidrittel entstammen, während das rostrale Drittel des Kerns mehr mit der Versorgung des vorderen Teiles des Lobus anterior (Lobulus 3 und möglicherweise 1 und 2) auch beauftragt ist. Inwiefern die Fasern aus dem Nucleus cuneatus externus *Kollateralen* zu dem Dachkern abgeben, ist nicht bekannt und läßt sich mit der von uns verwendeten Methodik auch nicht entscheiden. Daß einige wenige Fasern im Dachkern endigen, ist möglich; unsere Befunde sprechen aber nicht eindeutig dafür.

Über *die Dicke der Fasern* aus dem Nucleus cuneatus externus zum Kleinhirn liegen keine Untersuchungen vor. Das Vorhandensein von sowohl großen wie kleinen Nervenzellen im Kern, die alle auf das Kleinhirn projizieren, läßt aber vermuten, daß die Fasern von verschiedener Dicke sind und daß wahrscheinlich ungefähr die Hälfte ziemlich dick ist[1].

Die *Endigungsweise der cuneocerebellaren Fasern* ist unseres Wissens nicht besonders untersucht worden. Da aber nach Durchschneidung des Corpus restiforme nur degenerierende Moosfasern und keine degenerierenden Kletterfasern beobachtet wurden (MISKOLCZY 1934), muß angenommen werden, daß die Fasern aus dem Nucleus cuneatus externus wahrscheinlich als Moosfasern endigen.

Für das Verständnis der Funktion des Nucleus cuneatus externus ist eine Kenntnis seiner *afferenten Verbindungen* entscheidend. Auf diesem Gebiete liegen mehrere übereinstimmende Untersuchungen vor.

Schon v. MONAKOW (1883), SHERRINGTON (1893) und THOMAS (1897) haben erkannt, daß der Nucleus cuneatus externus seine afferenten Fasern aus den Hintersträngen erhält. FERRARO und BARRERA (1935b) fanden in experimentellen Untersuchungen an *Affen* mit der MARCHI-Methode, daß die Fasern in dem Funiculus cuneatus emporsteigen, und aus den hinteren Wurzeln der Cervical- und der 4—5 oberen Thorakalnerven stammen. Läsionen der Hinterstränge weiter caudal als das 6.—7. Thorakalsegment ergaben keine Degeneration im Kern. Ähnliche Resultate erhoben auch WALKER und WEAVER (1942) beim *Affen*, und GLEES, LIVINGSTON und SOLER (1951) und LIU (1956) bei der *Katze*. (Hier endigen aber nach GLEES und Mitarbeitern alle Fasern caudal von Th_2 im Nucleus gracilis.) RANSON, DAVENPORT und DOLES (1932) sowie ESCOLAR (1948) verfolgten Hinterwurzelfasern zum Nucleus cuneatus externus aus den drei ersten, PASS (1933) aus dem 6. und 7. Cervicalnerven. Der Nucleus cuneatus externus empfängt also afferente Impulse nur vom Hals, der vorderen Extremität und den rostralen Abschnitten des Rumpfes.

Von besonderem Interesse ist der Nachweis (FERRARO und BARRERA 1935b), daß beim *Affen* die afferenten Fasern innerhalb des Nucleus cuneatus externus in einer segmentalen Weise endigen, wie Abb. 154 zeigt. Die ersten Cervicalsegmente sind ventral und lateral

---

[1] Diese Schlußfolgerung ist auf die Annahme gegründet, daß eine gewisse Proportion zwischen der Größe der Nervenzellen und deren Neuriten besteht. Ob dies eine allgemein gültige Regel ist, erscheint aber noch unentschieden.

repräsentiert, die unteren Cervical- und die oberen Thorakalsegmente medial und dorsal. Ähnliche Resultate erhielten auch WALKER und WEAVER beim *Affen*. In Silberimprägnationsstudien hat LIU (1956) die Endigungsweise genauer studieren können und eine spiralige Ordnung der Fasern aus verschiedenen Segmenten festgestellt.

Wie schon bei der Besprechung des Tractus spinocerebellaris dorsalis erwähnt, ist von mehreren Forschern (SHERRINGTON 1893, BLUMENAU 1896, GAGEL und BODECHTEL 1930, PASS 1933, FERRARO und BARRERA) angenommen worden, daß *der Nucleus cuneatus externus das Homologon der* CLARKE*schen Säule für die Halssegmente sei*. Diese Annahme erhält durch neuere Befunde über seine Verbindungen eine gewichtige Stütze, denn das Nucleus cuneatus externus-System zeigt in vielen Punkten eine auffallende Parallelität mit dem Tractus spinocerebellaris dorsalis. Die Endausbreitung der beiden Systeme im Kleinhirn ist dieselbe; unter anderem umfaßt sie in beiden Fällen auch die intermediären Teile des Lobus anterior. Ebenso wie die Fasern des Tractus spinocerebellaris dorsalis verteilen sich die aus dem Nucleus cuneatus externus diffus innerhalb ihres Endgebietes. Höchstens kann im letzten Falle von einem bescheidenen Grad von Lokalisation die Rede sein[1].

Für die *Funktionsanalyse* sind die eben besprochenen Befunde von erheblichem Interesse. Die afferenten Verbindungen des Nucleus cuneatus externus zeigen, daß dieser Kern nur mit der Impulsleitung aus Hals, vorderer Extremität und vorderem Teil des Stammes beauftragt ist, während die dorsale spinocerebellare Bahn Impulse aus dem Rumpf und den hinteren Extremitäten vermittelt. In Anbetracht der physiologisch nachgewiesenen somatotopischen Lokalisation im Lobus anterior dürfte man dann vielleicht erwarten, daß die Fasern aus dem Nucleus cuneatus externus nur zu dem Armabschnitt (d. h. hinterem Teil des Culmen, Lobulus 4) verliefen, während der Tractus spinocerebellaris dorsalis nur die vorderen Teile des Lobus anterior versorgte. Dies ist aber nicht der Fall. Es scheint daher, daß es nicht diese 2 Fasersysteme sind, welche die lokalisatorische Projektion der einzelnen Körperabschnitte auf den Lobus anterior vermitteln.

Über die Art der durch den Nucleus cuneatus externus vermittelten Impulse liegen keine speziellen Untersuchungen vor. Vielleicht darf vermutet werden, daß der Kern ebenso wie die eigentlichen Hinterstrangkerne sowohl exterozeptive als propriozeptive Impulse vermittelt, so wie es die klinischen Erfahrungen lehren und auch mehrere experimentelle Untersuchungen gezeigt haben (SJÖQVIST und WEINSTEIN 1942, BRODAL und KAADA 1953). Wenn nach Kleinhirnabtragungen praktisch gesprochen alle Zellen des Nucleus cuneatus externus zugrunde gehen, darf geschlossen werden, daß die kleinen Zellen nicht, wie man vielleicht vermuten könnte, Assoziationszellen oder „eingeschaltete Zellen" sind, sondern daß diese auch Glieder in der Projektionsbahn darstellen. Die wenigen Nervenzellen, die nach Kleinhirnläsionen intakt bleiben, sind wahrscheinlich solche, welche der Zerstörung ihrer Neuriten entgangen sind; sie mögen aber auch auf einen anderen Ort als auf das Kleinhirn projizieren, z. B. auf die Vestibulariskerne. Nach dem, was bis heute bekannt ist, scheint der Nucleus cuneatus externus eine Relaisstation zwischen Hals- und oberem Brustmark und dem Kleinhirn zu sein[2]. Es kann aber nicht verneint werden, daß der Kern vielleicht auch andere,

---

[1] In vielen Punkten besteht auch Übereinstimmung in der Organisation des Nucleus cuneatus externus-Kleinhirnsystems mit der des spinoolivocerebellaren Systems. Vgl. hierüber S. 194ff.

[2] Sonderstudien über die Endigungsweise der Hinterstrangfasern im Nucleus cuneatus externus liegen unseres Wissens nicht vor. GLEES und SOLER (1951) untersuchten jedoch mit der Methode der terminalen Degeneration ihre Endigungsweise in den Nuclei graciles und cuneati und fanden, daß jede Faser axosomatischen Kontakt mit nur wenigen Zellen aufnimmt. Ferner ist das Endigungsgebiet von Fasern der einzelnen Wurzeln umschrieben. Falls die Verhältnisse im Nucleus cuneatus externus ähnlich sind, dürfte dies die Annahme stützen, daß der Kern hauptsächlich als eine Relaisstation zwischen Rückenmark und Kleinhirn zu betrachten ist. Neuerdings berichtet LIU (1956), daß die Kollateralen der Hinterstrangfasern zum Nucleus cuneatus externus sowohl auf den Dendriten wie auf dem Perikaryon seiner Zellen endigen. Jedoch erlaubt die von LIU verwendete Methode (NAUTA-GYGAX) keine genaueren Angaben über die synaptischen Verhältnisse.

wahrscheinlich weniger massive, afferente Verbindungen besitzt als die aus dem Hinterstrang. Bisher scheinen aber solche Verbindungen nicht überzeugend nachgewiesen zu sein. Von Interesse in diesem Zusammenhang ist der Befund von WALBERG (1957), daß der Nucleus cuneatus externus nicht wie die Nuclei cuneatus und gracilis direkte Fasern aus der Großhirnrinde empfängt. Die letzteren scheinen demnach ebenso wie die sensiblen Trigeminuskerne und der Nucleus tractus solitarii (BRODAL, SZABO und TORVIK 1956) von der Großhirnrinde beeinflußt zu werden. Die Befunde WALBERGS (1957) erbringen somit einen weiteren Beweis dafür, daß der Nucleus cuneatus externus den Nuclei cuneatus und gracilis funktionell nicht gleichzusetzen ist.

3. Olivocerebellare Verbindungen.

Als JAKOB (1928) in der ersten Auflage dieses Handbuches das derzeitige Wissen über die Verbindungen der unteren Olive mit dem Kleinhirn zusammenfaßte, konnte er feststellen (S. 723): ,,Jedenfalls dürfen wir hier eine recht detaillierte Projektion von paläo- und neocerebellaren Abschnitten in Alt- und Neuteile der Olive als sicher erwiesen betrachten, ..." Als Grundlage für diese Folgerung dienten ihm die Arbeiten von HOLMES und STEWART, BROUWER, BROUWER und COENEN, HÄNEL und BIELSCHOWSKY, BRUN, KUBO und BECK.

Seit 1928 sind mehrere Arbeiten über die olivocerebellaren Verbindungen beim *Menschen* sowie einige experimentelle Studien erschienen. Wie weiter unten dargestellt werden soll, kann das Muster der olivocerebellaren Projektion heute als in Einzelheiten bekannt angesehen werden. Es dürfte überflüssig sein, an dieser Stelle alle die älteren Arbeiten aufzuzählen, in denen die Existenz von Fasern aus der unteren Olive zu dem Kleinhirn festgestellt wurde (Literaturhinweise bei BRODAL 1940b). Es sei nur daran erinnert, daß die große Mehrzahl der Untersucher darin übereinstimmt, daß die olivocerebellare Projektion so gut wie ausschließlich gekreuzt ist und daß alle Zellen der unteren Olive, d. h. Hauptolive und dorsale und mediale Nebenoliven, ihre Neuriten durch das Corpus restiforme zu dem Kleinhirn senden[1].

Das von einem morphologischen Gesichtspunkt wichtigste Problem der olivocerebellaren Verbindungen ist die Frage der topographischen Korrelation zwischen unterer Olive und Kleinhirn, die sog. *olivocerebellare Lokalisation*. Der Gedanke, daß eine derartige Lokalisation bestehe, wurde erstmalig von F. HENSCHEN (1907) vorgetragen, 1 Jahr vor dem Erscheinen von HOLMES' und STEWARTS Arbeit (1908). Viele spätere Untersuchungen über diese Frage an menschlichem Material sind an Gehirnen mit angeborenen Mißbildungen oder in Fällen von Kleinhirnatrophien vorgenommen worden. Wie weiter unten dargelegt werden soll, ist derartiges Untersuchungsmaterial für solche Studien wenig geeignet. Es wird daher zweckmäßig sein, zuerst die *tierexperimentellen Studien* zu besprechen und erst nachher zu untersuchen, inwiefern die Beobachtungen an menschlichem Material, in dem die Läsionen notwendigerweise mehr zufällig sein müssen, mit den experimentellen Ergebnissen übereinstimmen.

LÜTHY (1932) hat, wie auch einige ältere Autoren, die olivocerebellaren Fasern in MARCHI-Präparaten nach Läsionen der unteren Olive bei der *Katze* studiert. Er fand degenerierende Fasern zu der Rinde der meisten Kleinhirn-

---

[1] Es sei auch erwähnt, daß einige Verfasser die Existenz von cerebelloolivaren Fasern behaupten. Dies wird aber von den meisten Autoren verneint, und die Argumente zugunsten der cerebelloolivaren Fasern sind nicht überzeugend (Hinweise bei BRODAL 1940b, S. 9). Wir selbst (JANSEN und BRODAL 1940, 1942) haben bei experimentellen Untersuchungen bei *Kaninchen, Katzen* und *Affen* mit der MARCHI-Methode keine Fasern von der Kleinhirnrinde zu der Olive verfolgen können. Zu demselben Resultat kam WALBERG (1954, 1956) bei Untersuchungen mit der GLEESSCHEN Silbermethode an der *Katze*, und THOMAS, KAUFMANN, SPRAGUE und CHAMBERS (1956) fanden nach Läsionen des Dachkerns der *Katze* keine degenerierenden Fasern zu der Olive (Methode von NAUTA) (vgl. auch S. 198 hier).

läppchen. MUSKENS (1934) verfolgte in einer ähnlichen Studie Fasern zu dem Nucleus fastigii und dem DEITERSschen Kern. Es ist aber offensichtlich, daß diese Methode nicht geeignet ist, um topographische Korrelationen zwischen Olive und Kleinhirn festzustellen, denn wegen des Verlaufes der Fasern sind Mitbeschädigungen anderer Fasern als der von dem primär affizierten Olivenbezirk auch bei sehr begrenzter Läsion der Olive kaum zu vermeiden. Das einzig verwendbare Verfahren besteht in dem Studium der Ausbreitung der retrograden Olivenveränderungen nach begrenzten Kleinhirnabtragungen. LISSITZA (1940) fand mit dieser Methode bilaterale Veränderungen in der Olive auch nach einseitigen Kleinhirnläsionen bei der *Katze*. In dieser Arbeit sind die Befunde nur kurz referiert; sie stimmen wenig mit den übrigen Daten aus der Literatur überein.

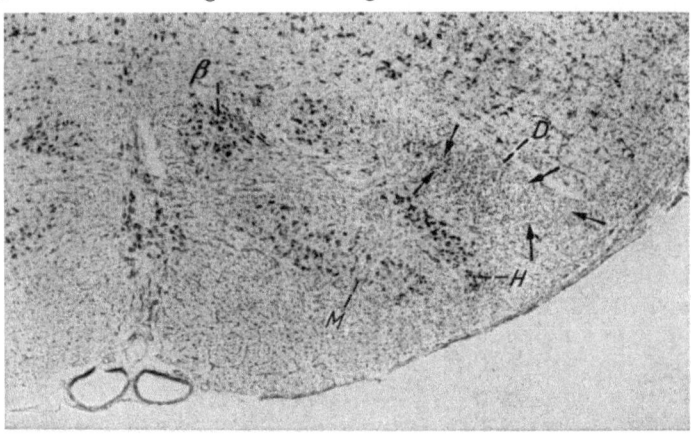

Abb. 155. Mikrophotographie eines Thionin-gefärbten Schnittes (dem Niveau VIII in Abb. 156 entsprechend) durch die untere Olive einer *Katze*, bei der am 10. Lebenstage eine Läsion des Kleinhirns vorgenommen wurde, und die 5 Tage später getötet wurde. Begrenzte Abschnitte des Olivenblattes (Pfeile) sind frei von Nervenzellen. An deren Stelle ist eine markierte gliöse Proliferation zu sehen. H: Hauptolive; D und M: dorsale und mediale Nebenolive; β: Nucleus β. Vergr. 25mal.

Abgesehen von den oben referierten Arbeiten und einer unten zu besprechenden von YODA und KATAGIRI (1941) haben wir keine experimentellen Untersuchungen über die olivocerebellare Lokalisation auffinden können.

Wir selbst haben daher das Problem aufgegriffen. Es zeigte sich, daß die retrograden Veränderungen in der Olive bei *erwachsenen Tieren* schwer zu beurteilen sind. Bei systematischem Studium dieser Veränderungen ergab sich (BRODAL 1939), daß die Olivenzellen in den früheren Phasen der retrograden Veränderungen nicht mit dem typischen Bild von NISSLs „primärer Reizung" reagieren, sondern nur Tigrolyse und Verkleinerung des Kernes und des Zellleibes aufweisen. In späteren Stadien finden sich viele Zellen in atrophischem Zustand und sind dann nicht immer sicher zu identifizieren. Bei ganz *jungen Tieren* erhält man dagegen nach einer Kleinhirnläsion im Laufe von wenigen Tagen ein totales Zugrundegehen der affizierten Nervenzellen der Olive bei gleichzeitiger markierter Vermehrung der Glia (Abb. 155). Bei Verwendung der modifizierten GUDDENschen Methode (BRODAL 1939, 1940a, auf S. 166 hier besprochen) war es möglich, die olivocerebellare Projektion in großem Detail klarzulegen (BRODAL 1940b). Nach umschriebenen Kleinhirnläsionen finden sich scharf abgegrenzte Zellausfälle in der Olive, wie Abb. 155 zeigt. Diese Untersuchungen wurden parallel bei *Katzen* und *Kaninchen* ausgeführt. Die Befunde bei beiden Species stimmen vollständig überein. Es sollen hier hauptsächlich die Befunde bei der *Katze* erörtert werden und nur in bezug auf spezielle Punkte werden die Verhältnisse beim *Kaninchen* herangezogen. Eine kurze Orientierung über die normale Topographie und die Unterabteilungen der *Katzenolive* wird die Besprechung der experimentellen Ergebnisse erleichtern; sie sei deshalb vorausgeschickt.

Abb. 156 zeigt in einer Reihe von Transversalschnitten in gleichen Abständen die normale untere Olive der *Katze*. Die dorsale Nebenolive ist schwarz angegeben, die mediale einfach schraffiert, die Hauptolive weiß. Die letztere besteht aus einer ventralen und einer dorsalen Lamelle, die lateroventral in einem Bogen ineinander übergehen. Die mediale Nebenolive kann in zwei beinahe vollständig getrennte Abschnitte zerlegt werden, einen rostralen kompakten keulenförmigen Teil (Schnitt VIII—XIV) und einen caudalen, mehr unregelmäßigen.

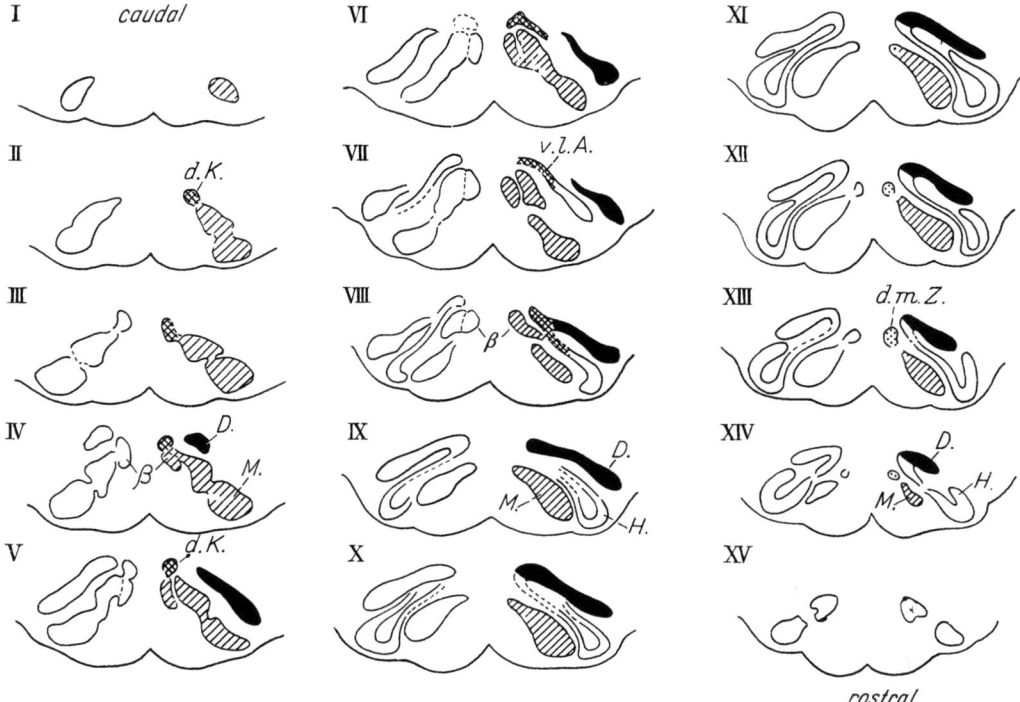

Abb. 156. Schema der unteren Olive der *Katze*. 15 Transversalschnitte in gleichen Abständen. Hauptolive (H.) weiß. Dorsale Nebenolive (D.) schwarz. Mediale Nebenolive (M.) einfach schraffiert. Dorsale Kappe (d. K.) und ventrolateraler Auswuchs (v. l. A.) doppelt schraffiert. Dorsomediale Zellsäule (d. m. Z.) punktiert. β: Nucleus β. Aus BRODAL (1940b).

Als weitere charakteristische Unterabteilungen (von der Berechtigung ihrer Ausscheidung als selbständige Abschnitte zeugen die experimentellen Befunde, vgl. unten) finden sich mehrere. Dorsomedial von dem rostralen Drittel der eigentlichen medialen Nebenolive liegt eine longitudinal verlaufende Zellsäule (punktiert in Abb. 156), welche mit der von MARESCHAL (1934) beim *Menschen* beschriebenen dorsomedialen Zellsäule identisch zu sein scheint (vgl. BRODAL 1940b, S. 98ff.). Ungefähr an der gleichen Stelle, wo diese Zellsäule im Schnitt XII—XIV zu sehen ist, findet sich in caudaleren Ebenen (Schnitt IV—VIII) eine etwas größere Zellmasse, die wir den Nucleus β nannten. Wie die dorsomediale Zellsäule läßt sich auch dieser Abschnitt bei den meisten, vielleicht allen, *Säugern* wiederfinden. Diese beiden kleinen Abschnitte gehören zur medialen Nebenolive, wie auch ein dritter, nämlich die dorsale Kappe von KOOY (1917), in Abb. 156 doppelt schraffiert (Schnitt II—V). Diese verlängert sich ventrolateral zu dem ventrolateralen Auswuchs von KOOY (1917) (ebenfalls doppelt schraffiert angegeben, Schnitt VI—VIII in Abb. 156), welcher sich unmittelbar in die dorsale Lamelle der Hauptolive fortsetzt und ein Übergangsstück zwischen dieser und der medialen Nebenolive bildet. Die dorsale Nebenolive hängt in rostralen Ebenen (Schnitt X—XV) mit der ventralen Lamelle der Hauptolive zusammen.

Die Resultate unserer experimentellen Befunde an der *Katze* sind in der Abb. 157 zusammengestellt. In der entfaltet gedachten Kleinhirnoberfläche sind

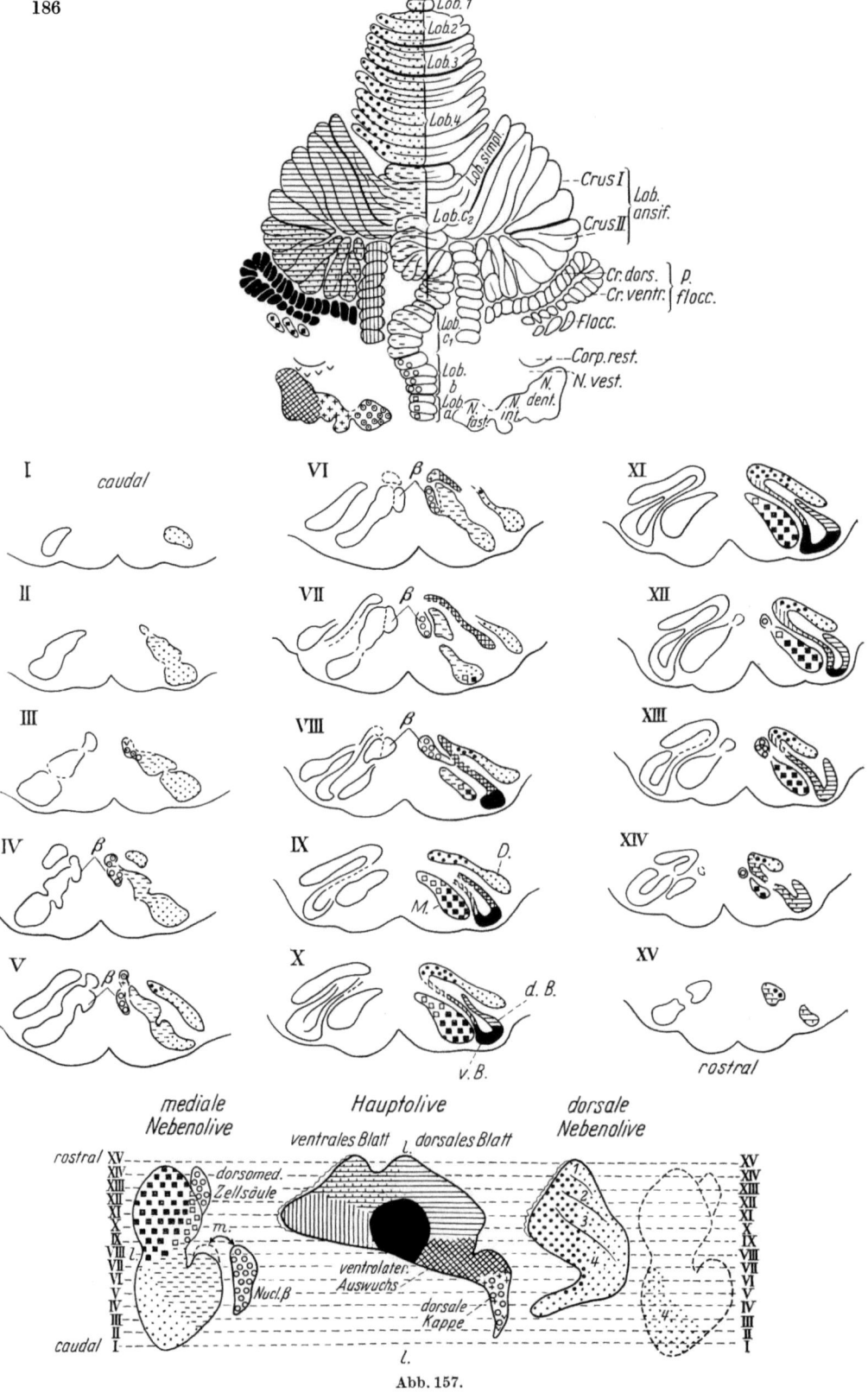

Abb. 157.

die verschiedenen Lobuli mit denselben Symbolen angegeben wie die ihnen entsprechenden Abschnitte in den Schnitten durch die Olive. Unten findet sich eine diagrammatische Zeichnung von dem Olivenkomplex, wie er erscheint, wenn er entfaltet gedacht wird. Die mediale Nebenolive ist zweimal gezeichnet, um eine klarere Vorstellung von dem Projektionsgebiet des Lobus anterior zu erzielen.

Die Hauptpunkte unserer Befunde können wie folgt zusammengefaßt werden:

Alle Zellen der unteren Olive senden ihre Neuriten in das Kleinhirn, was das Vorhandensein einer olivospinalen oder olivothalamostriatalen Bahn, von einigen Verfassern verfochten, sehr unwahrscheinlich macht[1].

Alle Teile der Kleinhirnrinde empfangen Fasern aus der unteren Olive, wie auch von Dow (1939) elektrophysiologisch nachgewiesen wurde. Auch die zentralen Kleinhirnkerne erhalten solche Fasern, und wahrscheinlich verlaufen auch einige zu den Vestibulariskernen (Nucleus vestibularis superior) oder zu den Zellmassen zwischen diesem und den eigentlichen Kleinhirnkernen.

Die Fasern aus der Hauptolive verlaufen so gut wie ausschließlich gekreuzt durch das gegenseitige Corpus restiforme. Einige wenige aus den Nebenoliven verlaufen ungekreuzt, die Hauptmasse aber gekreuzt. Der Dachkern hat eine etwas größere Menge ungekreuzter Verbindungen.

Die lokalisatorische Korrelation zwischen der Olive und dem Kleinhirn ist sehr scharf (Abb. 157), jedoch nicht in allen Abschnitten gleich scharf. Einzelheiten sind aus den Abb. 158 und 161 zu sehen.

Der Flocculus und der Nodulus, zusammen der Lobus flocculonodularis von LARSELL (vgl. S. 48), empfangen Fasern aus dem rostralen keulenförmigen Teil der medialen Nebenolive. Der Lobulus b, die Uvula, wird mit olivaren Fasern von der dorsomedialen Zellsäule und dem Nucleus β versorgt, und der Lobulus c von BOLK von dem dorsalen Teil der caudalen Hälfte der medialen Nebenolive. Sein Projektionsgebiet kann aber, entsprechend seinen Unterabteilungen, weiter zerlegt werden, als dies in der Abb. 161 zu sehen ist (B und C). Der Wurm des Lobus anterior (vgl. S. 172f.) empfängt seine Fasern aus der dorsalen Nebenolive, und zwar aus ihrer ventrolateralen Hälfte, und auch aus dem ventrolateralen Teil der caudalen Hälfte der medialen Nebenolive.

Während alle Wurmabschnitte des Kleinhirns von verschiedenen Abschnitten der Nebenoliven versorgt werden, empfangen die Kleinhirnhemisphären ihre Fasern aus der Hauptolive. Das Crus I wird von dem größten rostralen Teil der dorsalen Lamelle der Hauptolive versorgt, das Crus II von dem ungefähr entsprechenden Abschnitt der ventralen Lamelle, aus deren caudaler Hälfte der Lobulus paramedianus Fasern erhält. Der Paraflocculus hat sein Gebiet in der lateralen Kurve der Hauptolive. Die lateralen Abschnitte des Lobus anterior endlich, welche bei der *Katze* nach unserer Meinung nicht eigentliche Hemisphärenabschnitte darstellen, sondern dem intermediären Abschnitt bei den meisten *Säugern* entsprechen (vgl. S. 172f.), sind mit dem mediodorsalen Teil der dorsalen Nebenolive verbunden. Beim *Kaninchen* dagegen, wo eigentliche Seitenteile des Lobus anterior entwickelt sind, findet sich das Projektionsgebiet dieser im rostralen Pol der Hauptolive, wie Abb. 158 zeigt. Dieser Teil der Olive ist bei der *Katze* dem Lobulus ansiformis vorbehalten.

Die inneren Kleinhirnkerne haben ihr Projektionsgebiet in der dorsalen Kappe und dem ventrolateralen Auswuchs, und zwar in derselben gegenseitigen Ordnung wie die Kerne selbst, der Nucleus fastigii am meisten medial (und caudal), dann folgt das Gebiet des Nucleus interpositus und schließlich im ventrolateralen Auswuchs das Gebiet des Zahnkerns. Die Vestibularisanteile in der dorsalen Kappe finden sich am meisten caudal. Wie aus den Abbildungen zu entnehmen ist, sind die Grenzen zwischen den Projektionsgebieten der einzelnen Kerne unscharf.

---

[1] Einige Hinweise zur Literatur über diese Fasern und die sog. HELWEGsche Dreikantenbahn finden sich bei BRODAL, WALBERG und BLACKSTAD 1950. WILSON und MAGOUN (1945) verneinen wie wir das Vorhandensein einer olivospinalen Bahn bei der *Katze*.

Abb. 157. Gesamtdarstellung der olivocerebellaren Projektion bei der *Katze*. Oben ein Schema der entfaltet gedachten Kleinhirnoberfläche und der zentralen Kerne. Die verschiedenen Lobuli und Kerne sind mit verschiedenen Symbolen angegeben. In der Mitte eine Serie von Transversalschnitten in gleichen Abständen durch die untere Olive. Unten eine Darstellung des entfaltet gedachten Olivenkomplexes. In der letzteren und in den Transversalschnitten sind die Projektionsareale der verschiedenen Kleinhirnabschnitte mit den betreffenden Symbolen angegeben. d. B.: dorsale, und v. B.: ventrale Lamelle (Blatt) der Hauptolive; m.: medial; l.: lateral. Aus BRODAL (1940b).

Dagegen sind die Projektionen der Hemisphäre sehr scharf. Ja, innerhalb der Projektionen des Lobulus ansiformis und paramedianus läßt sich, besonders deutlich beim *Kaninchen* (Abb. 158), bei dem das Läppchenmuster einfacher ist, sogar das Projektionsgebiet der einzelnen Folien annähernd abgrenzen[1]. Dasselbe ist auch beim *Kaninchen* wie bei der *Katze* innerhalb des Projektionsgebietes des Lobus anterior der Fall.

Die erstaunlich distinkte olivocerebellare Lokalisation, wie sie in unseren Untersuchungen dargelegt worden ist, zeigt uns die untere Olive als einen dem Klein-

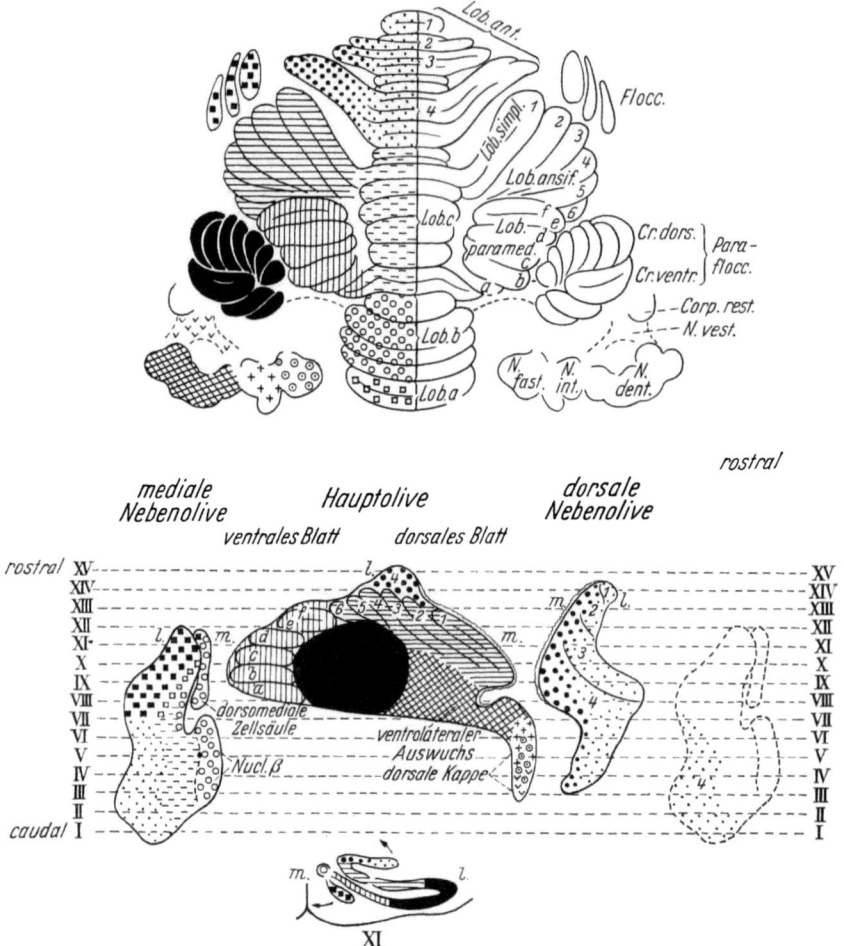

Abb. 158. Gesamtdarstellung der Olivenprojektion beim *Kaninchen* nach demselben Prinzip wie in Abb. 157 (die Transversalschnittserie ist ausgelassen). Beachte die Projektion der Seitenteile des Lobus anterior und der einzelnen Folien des Lobulus ansoparamedianus. Aus BRODAL (1940b).

hirn vorgeschalteten Kernkomplex, der in beinahe allen Einzelheiten das Muster des Kleinhirns imitiert. Gebiete, die im Kleinhirn aneinander grenzen, empfangen in der Regel Fasern aus benachbarten Feldern in der Olive. Eine nähere Analyse der Olivenkleinhirnkorrelation vom Gesichtspunkt der phylo- und ontogenetischen

---

[1] Die Grenzen zwischen den Foliengebieten sind natürlich nicht so scharf, wie es aus dem Diagramm den Anschein hat, welches hauptsächlich beabsichtigt, das Prinzip der Projektion darzustellen. Die verschiedene Ausbreitung des retrograden Ausfalls nach Läsionen bzw. der oberen und der unteren Folien des Lobulus paramedianus z. B. ist aber in den Präparaten klar zu erkennen.

Entwicklung der beiden Strukturen ergibt dann auch eine auffallende Parallelität. Beispielsweise sei hier erwähnt, daß ebenso wie der Lobus flocculonodularis der phylogenetisch älteste Teil des Kleinhirns ist, nach KOOY (1917) der rostrale Teil der medialen Nebenolive, d. h. das Projektionsgebiet dieses Kleinhirnläppchens, der älteste Abschnitt des Olivenkomplexes ist. Für eine ausführlichere Besprechung dieser Verhältnisse sei auf die Originalarbeit verwiesen (BRODAL 1940b). Weiterhin kann geschlossen werden, daß sich in der Phylogenese die neueren Abschnitte der Olive zwischen den älteren zu entwickeln scheinen, indem sie die letzteren mehr oder weniger auseinanderdrängen (vgl. BRODAL 1940b).

Nach dem Erscheinen unserer Arbeit haben YODA und KATAGIRI (1941) über ähnliche Untersuchungen an vier erwachsenen *Katzen* berichtet. Die Verfasser studierten die Zellausfälle in der unteren Olive nach Kleinhirnläsionen. In allen 4 Fällen waren die Läsionen ziemlich ausgedehnt und umfaßten außerdem in allen Fällen beinahe die gleichen Abschnitte. Aus den Abbildungen der Verfasser geht hervor, daß die Verbreitung der Olivenveränderungen, die infolge der Kleinhirnläsionen auftreten, gut mit dem von uns (BRODAL 1940b) früher bestimmten Muster der olivocerebellaren Projektion übereinstimmt. Jedoch weicht ihr zusammenfassendes Schema der Projektion sehr von dem unsrigen (Abb. 157) ab, was kein Wunder ist, da offenbar aus 4 Fällen mit großen und beinahe identischen Läsionen keine stichhaltigen Schlußfolgerungen bezüglich Einzelheiten der Projektion gezogen werden können[1].

Wie stimmen nun die Resultate der experimentellen Untersuchungen mit den *Beobachtungen beim Menschen* überein? Wie schon erwähnt, wurden viele der letzteren an Gehirnen mit Kleinhirnmißbildungen oder Kleinhirnatrophien vorgenommen, und die Schlußfolgerungen der verschiedenen Verfasser stehen vielfach nicht im Einklang. Bevor wir an eine Besprechung der Befunde an menschlichem Material herantreten, dürfte es von Nutzen sein, kurz zu überlegen, inwiefern solches Material geeignet ist, um Schlußfolgerungen über Verbindungen und Korrelationen innerhalb des Zentralnervensystems zu ziehen. Wegen seiner distinkten topographischen Korrelation ist das olivocerebellare System für eine Beurteilung dieser Frage, die von prinzipiellem Interesse ist, besonders geeignet.

In bezug auf die *Kleinhirnatrophien* muß erstens daran erinnert werden, daß es sich hier um *langsame Prozesse* handelt. Auch wenn eine primäre Rindenatrophie so weit gekommen ist, daß sie mikroskopisch erkennbar ist, braucht der Prozeß nicht notwendigerweise die Olivenfasern betroffen zu haben. Weiter wird der Übergang zwischen normaler und pathologischer Rinde regelmäßig *diffus* sein, was eine Bestimmung der Grenzen sowohl der Rindenveränderungen als der sekundären Olivenveränderungen erschwert. Dasselbe wird für die Rindenveränderungen in Fällen mit primären Olivenveränderungen Gültigkeit haben. Von Bedeutung in diesem Zusammenhange ist auch, wie besonders v. BRAUNMÜHL (1928, 1929) betont hat, daß in der Olive häufig allerlei Zellveränderungen auch ohne Kleinhirnschaden gefunden werden.

Für das Studium der Kleinhirnverbindungen von noch zweifelhafterem Wert als die primären Rindenatrophien sind die Fälle von *olivopontocerebellarer Atrophie.* SCHERER (1933), der den Kleinhirnatrophien eine ausführliche Studie gewidmet hat, hat überzeugend dargelegt, daß bei der olivopontocerebellaren Atrophie das Primäre eine Affektion der zentralen afferenten Kleinhirnfasern ist — SCHERER spricht hier von Marksklerosen — und daß diese Faseraffektion fleckenweise auftritt. Andere Verfasser stimmen ihm hierin zu. Bei Kleinhirnatrophien von diesem Typus dürfte man daher kaum eine Korrelation zwischen den Klein-

---

[1] BECKER (1952) meint, daß die nach Kleinhirnläsion in der Olive auftretenden Zellveränderungen — jedenfalls zum Teil — transneuronale und nicht retrograde sind. Seine Argumentation ist jedoch nicht überzeugend. BECKERs Auffassung wird auch dadurch widerlegt, daß cerebelloolivare Fasern niemals überzeugend nachgewiesen worden sind (vgl. Fußnote S. 183). Ferner sind die transneuronalen Veränderungen bei ganz jungen *Katzen,* wie den von uns verwendeten, von einem anderen Typ als die retrograden, wie TORVIK (1956) nach experimenteller Durchtrennung der zur Olive absteigenden Fasern (Läsionen im oberen Hirnstamm) nachgewiesen hat.

hirn- und den Olivenveränderungen erwarten. Obwohl retrograde Olivenveränderungen als Folge des Markprozesses vielleicht frühzeitig nachzuweisen seien, muß man erwarten, daß die Entwicklung der Rindenveränderungen geraume Zeit in Anspruch nehmen wird. Vor allem wird aber das fleckenweise Auftreten der Markveränderungen etwaige lokalisatorische Korrelationen verwischen.

Bei dieser Sachlage ist es nicht erstaunlich, daß wenig Übereinstimmung herrscht zwischen den Befunden, die in Fällen von Kleinhirnatrophien beschrieben worden sind. Tatsächlich gibt es Fälle, in denen die Olivenaffektion total war, während in anderen wiederum trotz bedeutender Kleinhirnaffektionen keine Olivenveränderungen zu finden waren (Beispiele sind bei BRODAL 1940b gegeben).

Nicht besser steht es mit den *Entwicklungsstörungen* des Kleinhirns; BRUN 1917/18 unterscheidet hier zweckmäßig zwischen Defektbildungen, Hypoplasien und Agenesien. Auch hier finden sich in der Literatur Fälle mit ausgedehnten Anomalien im Kleinhirn ohne nachweisbare Veränderungen in der Olive. Wir selbst haben z. B. dies bei hydrocephalen *Mäusen* mit angeborener Defektbildung des Wurmes beobachtet (BRODAL, BONNEVIE und HARKMARK 1944, BONNEVIE und BRODAL 1946) wie auch in entsprechenden menschlichen Fällen (BRODAL 1945, BRODAL und HAUGLIE-HANSSEN 1957). Es muß angenommen werden, daß eine pathologische Störung einmal die Anlage des Kleinhirns, ein anderes Mal die Anlage der Olive betreffen kann, oder beide Anlagen werden gleichzeitig befallen. Unsere Kenntnisse von den verschiedenen Faktoren, welche bei der fetalen Entwicklung des Kleinhirns mitwirken, sind zu spärlich, um uns Schlußfolgerungen zu erlauben bezüglich dessen, was in dem einzelnen Falle primär und was sekundär ist. Auch der *Zeitpunkt* einer eventuellen Störung wird von Belang sein, wie BRODAL (1946) diskutiert. Es muß damit gerechnet werden, daß z. B. eine Unterentwicklung eines Gebietes sekundär Veränderungen in den mit ihm verbundenen Abschnitten hervorrufen kann (BRUNS sekundär korrelative Entwicklungsstörungen). Obwohl einige Fälle von Kleinhirnatrophien und Mißbildungen bekannt sind, in denen die Ausbreitung der Olivenveränderungen ziemlich gut mit den Daten übereinstimmt, die aus zuverlässigerem Material gewonnen wurden, gibt es auch zahlreiche Ausnahmen. Von Interesse für diese Frage ist HARKMARKS (1956) experimentelle Studie an *Hühner*embryonen über den Einfluß von Kleinhirnläsionen auf die Zellwanderungen, welche die Pons- und Olivenanlagen bilden. Seine Befunde sind für die Beurteilung der Frage, ob Veränderungen in den dem Kleinhirn vorgeschalteten Kernen primär oder sekundär in bezug auf Kleinhirnschäden sind, von besonderem Belang.

Wenn es sich darum handelt, einen *Vergleich zwischen den experimentellen Befunden und den Verhältnissen beim Menschen anzustellen*, scheint es in Anbetracht des oben über Kleinhirnatrophien und Mißbildungen Angeführten ratsam, in erster Linie nur Fälle zum Vergleich heranzuziehen, in denen akute, gut umschriebene Kleinhirnläsionen vorliegen und die anderen beiseite zu lassen. Einige von den letzteren sollen jedoch erwähnt werden, wenn sie mit den ersteren übereinstimmen.

Von Fällen der ersteren Art sind nicht viele beschrieben worden (HENSCHEN 1907, 1 Fall, HOLMES und STEWART 1908, 9 Fälle, MASUDA 1914, 5 Fälle, BROUWER und COENEN 1919, 1 Fall, ZIMMERMAN und BRODY 1933, 2 Fälle, PINES und LIBERSON 1934, 3 Fälle). Verschiedene Umstände erschweren auch den Vergleich. Erstens ist die Ausbreitung des Kleinhirnschadens oder der Olivenveränderungen manchmal nicht so genau angegeben, z. B. nicht oder nur mangelhaft illustriert, daß man sich eine klare Vorstellung machen kann. Auch sind die feineren Einzelheiten des Olivenkomplexes, wie die dorsomediale Zellsäule oder die dorsale Kappe, nicht berücksichtigt worden. Die Mehrzahl der beschriebenen Läsionen betrifft vorzugsweise die Kleinhirnhemisphären, und manche sind so groß, daß sie nur Schlußfolgerungen bezüglich gewisser Hauptpunkte erlauben. Über die Projektionen verschiedener kleinerer Abschnitte läßt sich deshalb nichts aussagen. Trotz aller dieser Einschränkungen dürfte es jedoch von Wert sein, einen Vergleich zu versuchen. Es sollen hier nur einige Daten angeführt werden, da die Frage früher ausführlich erörtert wurde (BRODAL 1940b) (vgl. hierzu die Abb. 159).

Die Behauptung von HOLMES und STEWART (1908), daß lateral in der Olive lateral in dem Kleinhirn entspricht, medial medial, steht im Einklang mit den experimentellen Befunden.

Ebenso ist nach ZIMMERMANS und BRODYS Fall 3 (1933) klar, daß die Hemisphären beim *Menschen* wie bei den Versuchstieren ausschließlich auf die Hauptolive projizieren. Das trifft auch für die Seitenteile des Lobus anterior zu, welche beim *Menschen* kräftig entwickelt sind. Nach dem Fall von HENSCHEN (1907), dem ersten Fall von PINES und LIBERSON (1934) und dem dritten Fall von ZIMMERMAN und BRODY (1933) nimmt die Projektion der *Seitenteile des Lobus anterior* einen ziemlich ausgedehnten Abschnitt im oralen Pol der Hauptolive ein. Beim *Kaninchen* ist das gleiche der Fall (Abb. 158). KOSTER (1926) hat als erster auf Grund von Befunden in Fällen von Kleinhirnhypoplasien diese Lobus anterior-Projektion behauptet. *Der Wurm des Lobus anterior* dagegen scheint beim *Menschen* wie bei den Versuchstieren auf die dorsale Nebenolive zu projizieren. Die wichtigste Stütze für diese Auffassung ist der Fall 2 von ZIMMERMAN und BRODY (1933), in dem eine Cyste vaskulären Ursprungs den Wurm des Lobus anterior zerstörte und die dorsalen Nebenoliven fast zellfrei waren. Die Vermutung dieser Projektion wurde erstmalig von HÄNEL und BIELSCHOWSKY (1915) auf Grund von Befunden in einem Fall von Kleinhirnatrophie ausgesprochen. Inwiefern der Wurm des Lobus anterior beim *Menschen* wie bei den Experimentaltieren auch auf den caudalen Pol der medialen Nebenolive projiziert, läßt sich nicht entscheiden, obwohl der erste Fall von ZIMMERMAN und BRODY und ein Fall von DE HAENE (1937) darauf deuten mögen. Dagegen hat es den Anschein, daß die erstmals von HÄNEL und BIELSCHOWSKY (1915) ausgesprochene Vermutung, daß der „*Vermis inferior*" auf die mediale Nebenolive projiziert, richtig ist, und daß also auch in diesem Punkt eine gute Übereinstimmung mit den experimentellen Befunden vorliegt. Dies läßt sich zum Teil daraus schließen, daß die mediale Nebenolive stets intakt befunden wurde, wenn die caudalen Wurmlappen nicht mitaffiziert waren; daneben liefern auch einige Fälle von Mißbildungen und Atrophien eine Stütze für diese Auffassung (ZIMMERMANS und BRODYS Fall 1, BROUWER und COENEN 1919, Fall 2). Es ist wahrscheinlich, daß diese Projektion nicht das caudale Gebiet der medialen Nebenolive einnimmt, wie oben erwähnt. Bezüglich der *Flockenprojektion* liegen keine Beobachtungen an einwandfreiem Material vor. Jedoch geben einige Fälle von Mißbildungen Grund zur Annahme, daß die Flocke wie bei den Experimentaltieren auf den rostralen Pol der medialen Nebenolive projiziert. Besonders der Fall von MACKIEWICZ (1935) ist von Interesse. Hier war bei einer halbseitigen Aplasie des Kleinhirns nur die Flocke übrig und von der kontralateralen Olive fanden sich nur kleine Zellgruppen in den rostralen Abschnitten der medialen Nebenolive.

Bezüglich der *Olivenprojektion der intracerebellaren Kerne* beim *Menschen* liegt wenig Material vor. Zwar haben mehrere Verfasser die Vermutung ausgesprochen, daß diese Kerne Fasern aus der Olive empfangen, aber die Schlußfolgerungen über das eventuelle Projektionsgebiet, welche einige von ihnen gezogen haben, scheinen nicht gut fundiert. Was die Projektion der Nuclei fastigii, emboliformes und globosi betrifft, läßt sich überhaupt nichts aussagen, da die Olivenveränderungen nicht genügend genau beschrieben sind. Dagegen ist es bei der größeren Ausdehnung des Nucleus dentatus möglich, einige relevante Daten aufzufinden. Wenn eine Analogie mit den Verhältnissen bei den Versuchstieren bestünde, dürfte man auch beim *Menschen* die Dentatusprojektion im caudalen Teil der dorsalen Lamelle, oder eigentlich in dem ventrolateralen Auswuchs, erwarten. Tatsächlich scheint dies zu stimmen. So war dieser Teil der Olive intakt in den 9 Fällen von HOLMES und STEWART (1908), in denen der Nucleus dentatus nicht betroffen war. Ebenso verdienen den Fall von HENSCHEN (1907) und ein Fall von SCHAFFER (1919, S. 78) sowie der erste Fall von PINES und LIBERSON (1934) Erwähnung als Stütze für diese Auffassung. Wenn von den Kernprojektionen die Rede ist, sollte auch erwähnt werden, daß der sog. „Reticularisanteil" der Olive von FUSE und V. MONAKOW (1916), welcher nach halbseitiger Exstirpation des Kleinhirns nicht schwindet, wahrscheinlich die dorsale Kappe von KOOY (1917) ist. Das steht im Einklang mit ihrer bilateralen Verbindung mit dem Nucleus fastigii, wie unsere Experimente zeigen.

Wegen der Unsicherheitsmomente der Homologisierung ist ein Vergleich zwischen *Mensch* und *Tier* in bezug auf die *Olivenprojektion der verschiedenen Lappen der Kleinhirnhemisphäre* mit großen Schwierigkeiten verbunden. Ganz besonders gilt dies für die caudaleren Abschnitte des Kleinhirns und den Paraflocculus. Obwohl mehrere Daten zugunsten einer Homologisierung der menschlichen Tonsille mit dem Lobulus paramedianus der *Säuger* zu sprechen scheinen (s. BRODAL 1940b), deuten neuere Untersuchungen (SCHOLTEN 1946, JANSEN 1950, LARSELL 1952) darauf hin, daß die Tonsille das Homologon des Paraflocculus ventralis ist (vgl. S. 73ff. hier). Dieser Punkt ist hier von besonderem Belang, denn von den verschiedenen Lappen der Kleinhirnhemisphären ist die Tonsille die einzige, die als allein geschädigt beschrieben worden ist. HOLMES und STEWART (1908) finden sie auf die medialen Abschnitte der ventralen Lamelle der Hauptolive projiziert, BROUWER und COENEN (1919) fanden in ihrem ersten Fall mit thrombotischer Erweichung der caudalen Hälfte einer Tonsille sowie kleinerer Abschnitte der Lobuli biventer und gracilis einen ausgedehnten Zellausfall im ventralen Blatt der kontralateralen Hauptolive. Es scheint also, daß die Tonsille beim *Menschen* auf das ventrale Blatt der Hauptolive projiziert. Das Projektionsgebiet läßt sich aber nicht genau abgrenzen. Was den übrigen Hemisphärenlappen betrifft, so sind wir auf die Fälle von HOLMES und STEWART verwiesen. Aus ihnen scheint es erlaubt zu schließen, daß der Lobulus biventer auch auf die ventrale Lamelle projiziert, ebenso wie etwas mehr als die Hälfte von dem Komplex Lobulus gracilis + Lobulus semilunaris superior und inferior, während das Übrige dieses Komplexes auf die dorsale Lamelle projiziert. Vorausgesetzt, daß der Lobulus gracilis des *Menschen* mit dem Lobulus paramedianus der *Säuger* homolog ist (vgl. JANSEN 1950, LARSELL 1952), stimmen also die Befunde von einer Projektion auf die ventrale Lamelle beim *Menschen* und bei den Experimentaltieren überein. Wenn die Tonsille und der Lobulus biventer bzw. dem Paraflocculus ventralis und dorsalis homolog zu setzen sind, dürfte man nach den Befunden bei *Katzen* und *Kaninchen* erwartet haben, daß ihr Projektionsgebiet caudal in dem lateralen Teil der beiden Lamellen zu finden wäre. Es hat aber den Anschein, daß nur die ventrale Lamelle in den beschriebenen menschlichen Fällen betroffen war. Immerhin kann auf diese Differenzen kein allzu großes Gewicht gelegt werden, denn erstens sind die Beschreibungen nicht genügend detailliert, zweitens sind die Läsionen nicht eindeutig auf die verschiedenen Unterabteilungen begrenzt, und drittens muß damit gerechnet werden, daß die relative Entwicklung der verschiedenen Lappen der Hemisphäre beim *Menschen* eine entsprechende Entwicklung der betreffenden Gebiete der Olive mit sich führt, was gegenseitige Lageverschiebungen der Projektionsareale bedingen mag. In den Hauptprinzipien scheinen jedoch die Verhältnisse beim *Menschen* wie bei den *Tieren* insofern gleich, als die caudalen Abschnitte der Hemisphären auf die ventrale Lamelle projizieren, während die rostralen ihre Projektionsgebiete in der dorsalen Lamelle haben, vielleicht mit einem Übergreifen auf die rostralen Partien der ventralen Lamelle, caudal von dem Gebiet der Projektion der Seitenteile des Lobus anterior. Daß eine solche Tendenz zum Übergreifen der Projektion des Lobulus ansiformis von der dorsalen Lamelle auf die ventrale vorliegt, scheint aus einem Vergleich zwischen den Projektionen beim *Kaninchen* und bei der *Katze* hervorzugehen. In dem ersten greift das Gebiet des Lobulus ansiformis nur nahe dem rostralen Pol der Olive von der dorsalen Lamelle auf die ventrale über (Abb. 158), bei der *Katze* dagegen (Abb. 157) legt das Crus II des Lobulus ansiformis beinahe die rostrale Hälfte der ventralen Lamelle in Beschlag. Die relativ große Entwicklung des Nucleus dentatus beim *Menschen* mag dazu geführt haben, daß ihr Projektionsgebiet in der caudalen Partie der dorsalen Lamelle das Paraflocculusgebiet gänzlich in die ventrale Lamelle verdrängt hat, was die beim *Menschen* nachgewiesene Projektion der Tonsille und des Lobulus biventer auf die ventrale Lamelle verständlich machen würde.

Obwohl die vorliegenden Daten über die Olivenprojektion beim *Menschen* spärlich und die Angaben über die Ausbreitung der Veränderungen in der Olive zum Teil wenig detailliert sind, ergibt also eine Analyse, daß die Hauptzüge der Projektion ziemlich gut mit den experimentellen Befunden übereinstimmen. Weil es für künftige Untersuchungen von Nutzen sein dürfte, ein Schema von der Olivenprojektion beim *Menschen* zu haben, welches auch die experimentellen Befunde berücksichtigt, ist in Abb. 159 ein solches wiedergegeben. Als Grundlage dienten die experimentellen Befunde und die vorliegenden Beobachtungen an menschlichem Material. Besonders bezüglich der Projektionsfelder der Hauptolive mußte aber die Größe der Felder der einzelnen Lappen schätzungsweise angegeben werden[1].

Nach dieser ausführlichen Besprechung der olivocerebellaren Projektion erübrigt sich nur noch, einige andere Daten bezüglich des Fasersystems zu erwähnen. Die olivocerebellaren Fasern werden relativ *spät markreif* (JAKOB 1928). Die Fasern sind von dünnem *Kaliber*, was mit der Kleinheit der Olivenzellen harmoniert. SZENTÁGOTHAI-SCHIMERT (1941) gibt für den *Menschen* an, daß das Faserkaliber (einschließlich Markscheide) zwischen 1 und 5 μ schwankt, mit einer Mehrzahl von Fasern von 3 μ oder weniger.

Nachdem die Fasern aus dem Hilus der Olive ausgetreten sind, kreuzen sie die Raphe und ziehen als *Fibrae arcuatae internae* zum großen Teil durch die

---

[1] Das hier wiedergegebene Schema zeigt einige Differenzen von dem früher konstruierten (BRODAL 1940b). Der Grund dafür besteht hauptsächlich darin, daß bei dem ersten Versuch die Homologien anders gedeutet wurden. Dem hier wiedergegebenen Schema ist die auf S. 90 hier angenommene Homologisierung zugrunde gelegt, die unter anderem die Tonsille dem tierischen Paraflocculus ventralis homolog setzt. In dem ursprünglichen Schema wurde davon ausgegangen, daß die Tonsille dem Lobulus paramedianus entspräche.

kontralaterale Olive, verlaufen dann ventral und dorsal von den spinalen Trigeminuswurzeln und ihrem Kern, sowie durch diese. In dem Corpus restiforme finden sich die olivocerebellaren Fasern medial und lateroventral von dem Tractus spinocerebellaris dorsalis. In dem Kleinhirn lagert sich die größte Menge an die

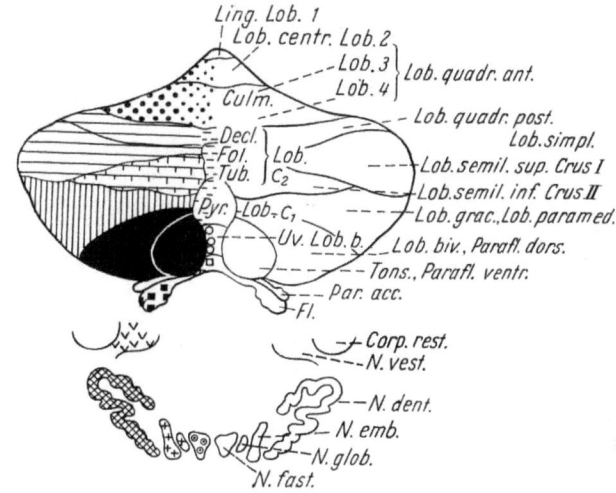

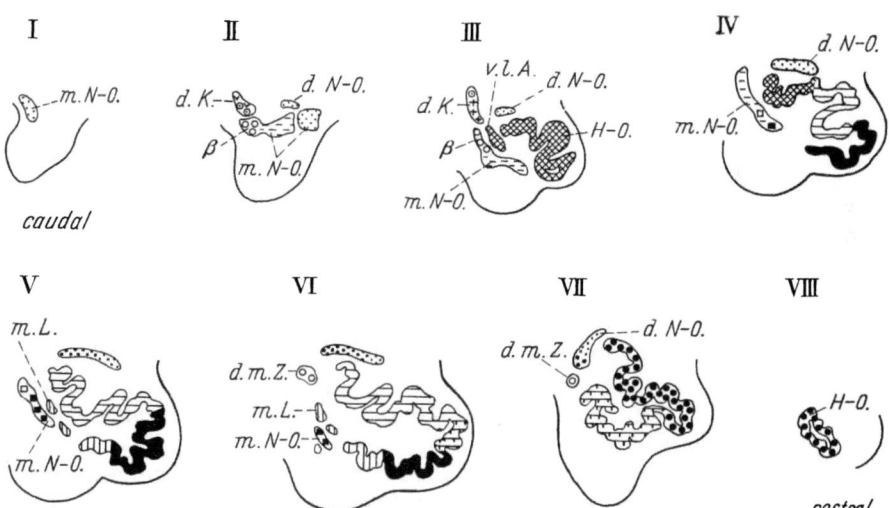

Abb. 159. Versuch einer schematischen Darstellung der olivocerebellaren Projektion beim *Menschen* auf Grund der im Schrifttum vorliegenden Daten und von Analogieschluß aus den experimentellen Befunden bei *Katze* und *Kaninchen*. *d. K.* dorsale Kappe; *d. m. Z.* dorsomediale Zellsäule; *d. N-O.* dorsale Nebenolive; *H-O.* Hauptolive; *m. L.* mediale Lamelle; *m. N-O.* mediale Nebenolive; *v. l. A.* ventrolateraler Auswuchs; *β*: Nucleus β. Geändert aus BRODAL (1940b). Vgl. Text.

laterale Seite des Nucleus dentatus, um von hier aus fächerförmig in alle Folien des Kleinhirns auszustrahlen. Nach CAJAL (1909—1911) geben die Fasern gewöhnlich keine Kollateralen ab, bevor sie das Kleinhirn erreichen; jedoch teilen sie sich an der Grenze zwischen Wurm und Hemisphäre oft in 2 Äste.

Über die *Endigungsweise der olivocerebellaren* Fasern liegen einige experimentelle Untersuchungen vor, die darin überein stimmen, daß die Endigung mittels

Moosfasern stattfindet (MISKOLCZY 1934, CARREA, REISSIG und METTLER 1947, KING 1948). Niemals wurden degenerierende Kletterfasern nach experimentellen Läsionen der olivocerebellaren Fasern beobachtet. Die Annahmen von einer Endigung in Form von Kletterfasern, die von älteren Autoren auf Grund von Normalpräparaten oder Befunden bei Kleinhirnatrophien gemacht worden sind, dürfen daher kaum mehr von Interesse sein und seien deshalb hier nicht angeführt.

Die olivocerebellaren Verbindungen zeichnen sich unter allen bis jetzt bekannten afferenten Kleinhirnsystemen durch ihre erstaunlich *scharfe lokalisatorische Ordnung* aus. Das Vorhandensein einer derartigen Lokalisation läßt vermuten, daß vielleicht auch innerhalb der zuführenden Fasersysteme der Olive eine weitgehende Organisation bestehen dürfte, in der Weise, daß die Projektionsgebiete der verschiedenen Kleinhirnlappen ihre afferenten Fasern aus verschiedenen Quellen erhalten. Tatsächlich haben denn auch Untersuchungen aus den letzten Jahren zeigen können, daß dem so ist. Wegen der Schärfe der olivocerebellaren Lokalisation sind die afferenten Verbindungen dieses Kerns besonders geeignet, um *Schlußfolgerungen bezüglich der Funktion und der Organisationsprinzipien des Kleinhirns* zu ziehen. Eine Besprechung der afferenten Olivenverbindungen dürfte deshalb hier von Interesse sein.

Unter den *afferenten Verbindungen der unteren Olive* können grob schematisch 2 Hauptgruppen unterschieden werden, nämlich *aufsteigende* Systeme, d. h. solche aus dem Rückenmark, und *absteigende*, d. h. solche aus mehr rostral gelegenen Abschnitten des Zentralnervensystems.

Die Existenz von *Fasern aus dem Rückenmark zu der unteren Olive* ist seit den Untersuchungen älterer Autoren wie KOHNSTAMM (1900), GOLDSTEIN (1910) sowie CAJAL (1909—1911) bekannt. Der letztere beschrieb 2 Bündel (ein ventrolaterales und ein ventromediales) von solchen Fasern, welche Kollateralen an die Olive abgeben. Neuere Untersuchungen stammen von GEREBTZOFF (1939) und von WILSON und MAGOUN (1945), welche experimentell mit der MARCHI-Methode arbeiteten. Die letzteren verfolgten bei *Katzen* nach Hemisektionen des Rückenmarkes in der Höhe von C_1 und C_2 degenerierende Fasern zu der dorsalen Nebenolive, während GEREBTZOFF einen kleineren Beitrag aus den Hintersträngen und deren Kernen in die dorsale Kappe fand. Keiner dieser Autoren hat aber das Terminalgebiet der spinoolivaren Fasern genau bestimmt.

Mittels der Methode der terminalen Degeneration (vgl. S. 166) läßt sich dies tun. Bei Verwendung dieser Methode ist es uns (BRODAL, WALBERG und BLACKSTAD 1950) gelungen, das Muster der spinoolivaren Projektion bei der *Katze* experimentell genau zu bestimmen. Die Ausbreitung der terminalen Degeneration in der Olive wurde bei Tieren mit verschiedenen Läsionen im Rückenmark untersucht.

Die spinoolivaren Fasern verlaufen im Vorderstrang des Rückenmarks, einige wenige auch in dem angrenzenden ventralen Teil des Seitenstranges. Dagegen geben unsere Experimente keine Anhaltspunkte für Fasern aus den Hintersträngen oder deren Kernen. Etwas mehr als die Hälfte der spinoolivaren Fasern kreuzt im Rückenmark. Alle oder jedenfalls die meisten nehmen Kontakt mit den Olivenzellen durch Kollateralen auf (wie von CAJAL behauptet), die mit typischen terminalen Boutons auf dem Zelleib oder dessen Ausläufern endigen (BLACKSTAD, BRODAL und WALBERG 1951). Von besonderem Interesse ist nun, daß die spinalen Fasern sich innerhalb der Olive nur zu ganz bestimmten Bezirken verteilen. Die meisten enden in dem ventrolateralen Teil der caudalen Hälfte der medialen Nebenolive und in dem ventrolateralen Teil der dorsalen Nebenolive. Einige wenige erreichen die dorsomediale Zellsäule, den Nucleus β und die dorsale Kappe (vgl. S. 185). Abb. 160 zeigt in Horizontalschnitten durch die eine Olive das Terminalgebiet punktiert in einem Falle mit einer Läsion der beiden Vorderstränge in der Höhe von C_2—$_3$. Ein Vergleich mit dem Muster der olivocerebellaren Projektion (Abb. 157) lehrt, daß die Terminalgebiete das Projektionsareal des Wurmes des Lobus anterior umfassen, daß sie aber, wie aus Abb. 161 ersichtlich, auch etwas auf das Areal des Lobulus c_1 (Pyramis) und des Lobulus c_2 (rostraler Teil, Declive) übergreifen. Die wenigen Fasern zu dem Nucleus β, der dorsomedialen Zellsäule und der dorsalen Kappe ermöglichen eine Impulsleitung bzw. zur Uvula und zum Dachkern. Dagegen fand sich keine Degeneration in den

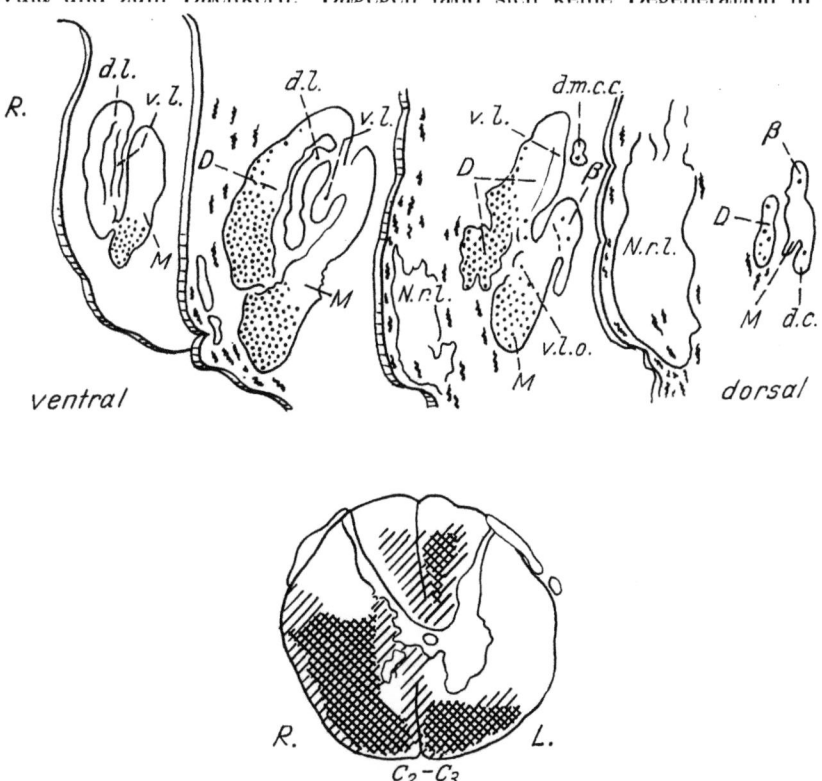

Abb. 160. Darstellung der Endigungsgebiete der spinoolivaren Fasern (punktiert) in Horizontalschnitten durch die Olive nach einer ausgedehnten Läsion des Rückenmarks in der Höhe von C_2—C_3 bei der *Katze*. Nur die rechte Olive ist gezeichnet. Abkürzungen: *d. c.* dorsale Kappe; *d. l.* und *v. l.* dorsale und ventrale Lamelle der Hauptolive; *d. m. c. c.* dorsomediale Zellsäule; *L.* links; *N. r. l.* Nucleus reticularis lateralis; *R.* rechts; *v. l. o.* ventrolateraler Auswuchs. Aus BRODAL, WALBERG und BLACKSTAD (1950).

Projektionsarealen der intermediären Teile (Seitenteile, vgl. S. 172) des Lobus anterior. Die Abb. 162 zeigt die Kleinhirnareale, welche mittels der Olive von spinalen Impulsen erreicht werden können.

Besondere Aufmerksamkeit wurde der Frage gewidmet, inwiefern Fasern aus den verschiedenen Segmenten des Rückenmarks sich innerhalb des totalen Projektionsgebietes verschiedentlich verteilen. Dies ist aber nicht der Fall. Die Degeneration ist sowohl bei Läsionen im Lumbalteil wie nach Läsionen der Hinterhörner im Cervicalteil über das totale Projektionsgebiet verteilt[1]. Die Fasern aus den caudalen Teilen des Rückenmarks sind jedoch bedeutend

---

[1] Möglicherweise ist die Degeneration bei Läsionen im Cervicalteil etwas spärlicher in dem rostralen Abschnitt des Terminalgebietes (entsprechend den Lobuli 1 und 2, vgl. Abb. 158) als in dem caudalen (Lobuli 3—4, „Armregion" des Lobus anterior). Bei der spärlichen Degeneration in diesen Fällen ist aber ein solcher Vergleich sehr schwierig, und wir möchten diesen Unterschied nicht als sicher festgestellt behaupten.

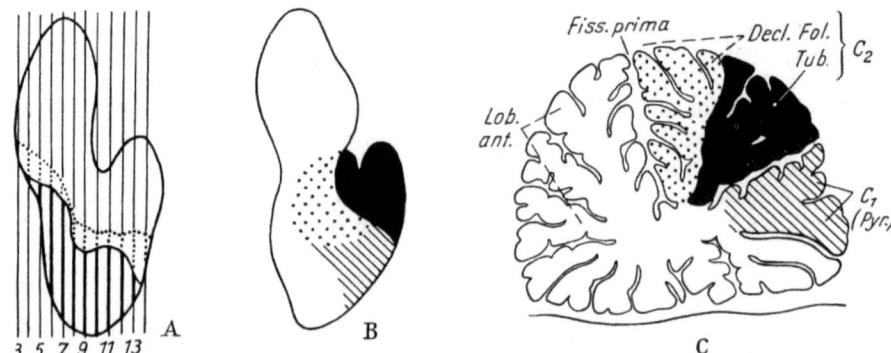

Abb. 161 A—C. Diagrammatische Darstellung von Einzelheiten in der Projektion der medialen Nebenolive auf den Lobulus c von BOLK und von dem Terminalgebiet der spinoolivaren Fasern in der medialen Nebenolive der *Katze*. Die verschiedenen Abschnitte des Lobulus c (C) erhalten ihre olivaren Fasern aus den entsprechend markierten Abschnitten der medialen Nebenolive (B). Die Rekonstruktion derselben in A zeigt das Terminalgebiet der spinoolivaren Fasern als dicke Linien, während die punktierten Linien das Übergangsgebiet mit spärlicheren Endigungen angibt. Aus einem Vergleich zwischen A und B erhellt, daß nur wenige spinalafferente Impulse die vorderen und hinteren Abschnitte des Lobulus c mittels der Olive erreichen, während keine seine mittleren Teile beeinflussen. Aus BRODAL, WALBERG und BLACKSTAD (1950).

reichlicher als die aus den rostralen. Impulse aus der hinteren und der vorderen Extremität beeinflussen also dasselbe Olivengebiet und wegen der scharfen olivocerebellaren Lokalisation muß angenommen werden, daß beide den ganzen Wurmabschnitt des Lobus anterior erreichen. Das Überwiegen der gekreuzten spinoolivaren Fasern bei nur gekreuzten olivocerebellaren Verbindungen bedingt einen reichlicheren Impulsstrom zur Kleinhirnhälfte auf der Seite der peripheren Stimulation. Wie aus Abb. 162 ersichtlich, zeigt die spinoolivocerebellare Projektionsbahn eine weitgehende Ähnlichkeit mit der dorsalen spinocerebellaren Bahn. In bezug auf das Endigungsgebiet im Kleinhirn ist der einzige Unterschied der, daß die durch die Olive geleiteten Impulse nicht wie die spinocerebellaren den Intermediärteil (Seitenteil, vgl. S. 172) des Lobus anterior erreichen. Es ist auch bemerkenswert, daß die Repräsentation der Halssegmente im spinoolivocerebellaren System sehr spärlich ist. Eine zufriedenstellende Erklärung dafür läßt sich zur Zeit nicht geben[1].

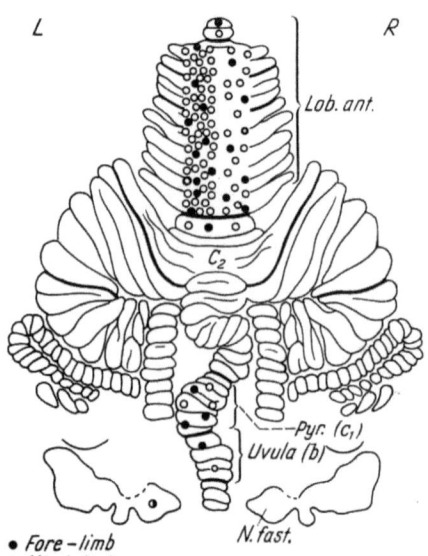

Abb. 162. Diagramm von den Kleinhirnarealen, welche bei der *Katze* durch die untere Olive von Impulsen aus der linken Körperhälfte erreicht werden können. *L* links; *R* rechts. Das Diagramm stellt eine Kombination dar von den Befunden über die spinoolivaren und die olivocerebellaren Projektionen. Bemerke das Überwiegen der gleichseitigen Projektion, das mangelnde somatotopische Muster und das Überwiegen der Repräsentation des Hinterbeines. Aus BRODAL, WALBERG und BLACKSTAD (1950).

Das hier beschriebene Fasersystem ist eine *direkte spinoolivare Bahn*. Nach den elektrophysiologischen Untersuchungen von GRUNDFEST und CARTER (1954) muß aber auch mit einer *indirekten spinoolivaren Bahn* gerechnet werden, deren

[1] Es mag angenommen werden, daß dieses System Impulse vermittelt, deren Rolle für die hintere Extremität wichtiger ist als für die vordere. Dies ist aber nicht sehr wahrscheinlich, besonders nicht bei den Vierfüßlern. Wir (BRODAL, WALBERG und BLACKSTAD 1950) haben deshalb die Vermutung gewagt, daß vielleicht der Nucleus cuneatus externus

nicht nur das Halsmarkäquivalent der CLARKEschen Säule sei (vgl. S. 182), sondern daß er auch als ein akzessorischer Kern für die spinoolivare Bahn fungiert. Seine Zusammensetzung aus großen und kleinen Zellen dürfte vielleicht ein Hinweis auf eine solche Doppelfunktion sein, denn die Olivenzellen sind alle klein, die der CLARKEschen Säule alle ziemlich groß.

Fasern im dorsalen Teil des Seitenstranges im Rückenmark ascendieren. Die Fasern dieser sog. *dorsalen spinoolivaren Bahn* müssen nach GRUNDFEST und CARTER (1954) in den ersten 2 Halssegmenten endigen. Von einer nicht näher bestimmten Relaisstation in diesem Niveau verlaufen dann neue Fasern zur gegenseitigen Olive. Das Terminalgebiet innerhalb der Olive wurde von den Verfassern nicht genauer umgrenzt, sie bemerkten aber, daß Impulse aus der vorderen wie der hinteren Extremität dieselben Punkte erreichen. Dies mag darauf deuten, daß die dorsale Bahn, die nach GRUNDFEST und CARTER (1954) funktionell wichtiger ist als die direkte spinoolivare Bahn, in derselben Weise wie die letztere organisiert ist.

Obwohl diese Frage nicht von GRUNDFEST und CARTER (1954) aufgegriffen wurde, dürfte es außerordentlich wahrscheinlich sein, daß die Relaisstation im Cervicalmark der Nucleus cervicalis lateralis (REXED und BRODAL 1951) ist, dessen spinalafferente Fasern im dorsalen Teil des Seitenstrangs verlaufen (BRODAL und REXED 1953)[1].

Bezüglich der *Funktion des spinoolivocerebellaren Systems* ist nichts Sicheres bekannt. Doch haben mehrere Autoren die Meinung verfochten, daß es mit der Leitung von propriozeptiven Impulsen beauftragt ist (MUSKENS 1934, ZAND 1936, WILSON und MAGOUN 1945, CARREA, REISSIG und METTLER 1947, KING 1948). Von besonderem Interesse sind einige der Experimente von CARREA, REISSIG und METTLER. Nach Läsionen der caudalen Olivenabschnitte, d. h. der von uns als „spinale" Abschnitte der Olive bestimmten, beobachteten sie eine „truncal ataxia" und heben hervor, daß die Symptome sehr an diejenigen erinnern, die nach Läsionen des Wurmes des Lobus anterior auftreten. MORIN und HADDAD (1953) schließen aus physiologischen Versuchen, daß die spinoolivaren Fasern sowohl propriozeptive als auch exterozeptive Impulse vermitteln, und GRUNDFEST und CARTER (1954) erhielten Aktionspotentiale in der Olive nach Stimulation von cutanen wie gemischten Nerven.

Über *afferente Verbindungen der unteren Olive aus höheren Abschnitten des Zentralnervensystems* liegen experimentelle und an menschlichem Material vorgenommene Untersuchungen vor. Für eine ausführlichere Besprechung der diesbezüglichen Literatur und für eine Diskussion des mit dieser Frage verknüpften Problems der sog. *zentralen Haubenbahn* sei auf die Arbeiten WALBERGs (1954, 1955 und 1956) verwiesen. Es sollen hier nur einige Hauptpunkte Erwähnung finden.

METTLER (1935b, c) verfolgte in MARCHI-Präparaten beim *Affen* degenerierende Fasern aus der Frontal- und Parietalrinde zu der unteren Olive, und SNIDER und BARNARD (1949) bestätigten dies elektrophysiologisch. Über den Beitrag von Fasern zu der unteren Olive aus verschiedenen subcorticalen Kernen herrscht im Schrifttum keine Einstimmigkeit. Die Annahme, es bestehe eine thalamoolivare Bahn, wurde von METTLER (1944) in überzeugender Weise widerlegt. Beweisende Befunde zugunsten einer Verbindung aus dem Nucleus caudatus nach der Olive scheinen nicht vorzuliegen. WOODBURNE, CROSBY und MCCOTTER (1946) fanden in MARCHI-Studien bei *Affen* Fasern aus dem Globus pallidus zu dem oberen Pol und der Lateralseite der unteren Olive in höheren Ebenen der Oblongata. Auch WEISSCHEDEL (1938) vertritt die Existenz von pallidoolivaren und ebenso von rubroolivaren Fasern. Bezüglich der letzteren stimmen bei PROBST (1903), PAPEZ und STOTLER (1940) und VERHAART (1949) bei. METTLER (1944) dagegen leugnet das Vorkommen von olivaren Fasern aus dem Pallidum und dem roten Kern. Dagegen schließt er aus seinen umfassenden Experimenten, daß es eine sog. *annuloolivare Bahn* gibt, welche dem periaquäduktalen Grau des Mesencephalons entstammt. Beim *Menschen* beschrieben neuerdings GLEES und ZANDER (1950) absteigende Fasern nach der Olive, äußern sich aber vorsichtig in bezug auf den möglichen Ursprungsort der Fasern. Olivenfasern aus den Vierhügeln scheinen nicht vorhanden zu sein. Jedenfalls wurden solche nicht von Verfassern gesehen, welche ihre Aufmerksamkeit darauf gerichtet haben, wie RASMUSSEN (1936, *Katze*) und TASIRO (1939, *Kaninchen*; 1940, *Katze*). Mit elektrophysiologischer Methodik wurde die Frage von absteigenden Fasern nach der unteren Olive von SNIDER und BARNARD (1949) angegriffen. In einer vorläufigen Mitteilung berichtet

---

[1] In einer während der Korrektur dieses Textes erschienenen Arbeit berichten DI BIAGIO und GRUNDFEST (1956) über elektrophysiologische Untersuchungen, welche zeigen, daß der Nucleus cervicalis lateralis tatsächlich die gesuchte Relaisstation in der dorsalen spinoolivaren Bahn ist (vgl. auch S. 240).

STOTLER (1954) über Befunde mit der Methode der terminalen Degeneration. In den meisten Punkten decken sich seine Resultate mit denen von WALBERG (1954, 1956; vgl. unten).

Während die erwähnten Untersuchungen einige positive Auskünfte über den Ursprungsort von absteigenden Fasern zu der unteren Olive geben, lassen sie die interessante *Frage ihrer regionalen Verteilung innerhalb des Olivenkomplexes* offen. In Anbetracht der distinkten olivocerebellaren Lokalisation (Abb. 157) dürfte man erwarten, wichtige Auskünfte über das Kleinhirn zu erhalten, falls es möglich wäre, die genauen Endigungsgebiete von afferenten Olivenfasern aus den verschiedenen Quellen festzustellen. Diese Frage wurde deshalb in unserem Institut experimentell von F. WALBERG aufgegriffen. Dabei kam die Methode der terminalen Degeneration zur Verwendung. Die degenerativen Veränderungen in der Olive wurden an einem umfassenden Material von erwachsenen *Katzen* mit Läsionen von verschiedenen subcorticalen Kernen oder oberflächlichen Hirngebieten studiert (WALBERG 1954, 1956). Abb. 163 zeigt Mikrophotographien von der terminalen Degeneration in der Olive in zwei von WALBERGs Fällen. Seine Befunde seien im Anschluß an dem Schema in Abb. 164 besprochen. In diesem sind die verschiedenen supraolivaren Strukturen, welche Fasern zu der Olive senden, mit verschiedenen Symbolen versehen und ihre respektiven Projektionsgebiete in der Olive sind in korrespondierender Weise markiert.

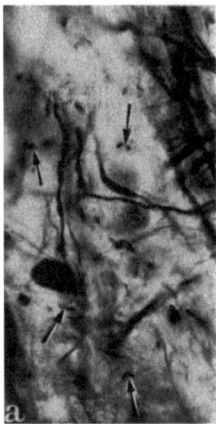 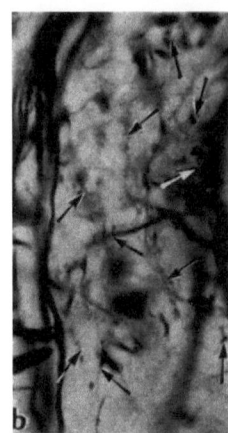

Abb. 163 a u. b. Mikrophotographien von degenerierenden terminalen Fasern (Pfeile) in der unteren Olive der *Katze* nach Läsionen von supraolivären Strukturen. a Aus dem Nucleus β, 5 Tage nach einer Läsion der Großhirnrinde; b aus dem Projektionsfeld des Paraflocculus in der Hauptolive, 8 Tage nach einer Läsion des periaquäduktalen Graus im Mesencephalon. Silberimprägnation nach GLEES. Ölimmersion, Vergr. 1080mal. Aus WALBERG (1954).

Das Schema bringt nur die positiven Ergebnisse. Wegen seiner zahlreichen und systematisch gewählten Läsionen meint aber WALBERG schließen zu können, daß das Kleinhirn, die Vestibulariskerne, die Vierhügel, die Substantia nigra, die reticuläre Substanz des Mesencephalon, das Claustrum und der Thalamus nicht auf die untere Olive projizieren. Wahrscheinlich gilt dasselbe für das Putamen.

Diejenigen Strukturen, welche Fasern nach der Olive senden, sind im Schema in Abb. 164 angegeben. Wie ersichtlich, sind dies nur die Großhirnrinde, der Nucleus caudatus, der Globus pallidus, der rote Kern und das periaquäduktale Grau des Mesencephalons.

Wie aus den Schnitten durch die untere Olive in Abb. 164 zu ersehen, endigen die Fasern aus den verschiedenen Quellen in gut umschriebenen Gebieten der Olive. Einige dieser Gebiete erhalten Fasern nur aus einer Quelle, andere aus mehreren. Diejenigen Gebiete, welche die Hauptmenge von spinalen Fasern empfangen (vgl. Abb. 160), sind dagegen frei. Aus der Abbildung ist auch zu entnehmen, daß einige Komponenten der Projektion bilateral, andere nur ipsilateral sind. Im einzelnen gestalten sich die Projektionen wie folgt:

Die Fasern aus der Großhirnrinde versorgen ziemlich ausgedehnte Gebiete der unteren Olive, nämlich die dorsomedialen Abschnitte der dorsalen Nebenolive sowie Teile der dorsomedialen Abschnitte der medialen Nebenolive, weiter die ventrale, aber nicht die dorsale Lamelle der Hauptolive, und endlich die dorsale Kappe, den ventrolateralen Auswuchs und den Nucleus β. Diese corticalen Olivenfasern, welche die Olive durch die Pyramidenbahn zu erreichen scheinen, stammen besonders aus der sensorimotorischen Rinde. Von besonderem Interesse ist der Befund, daß nach Läsionen bzw. der Vorderbein- und Hinterbeinregion der

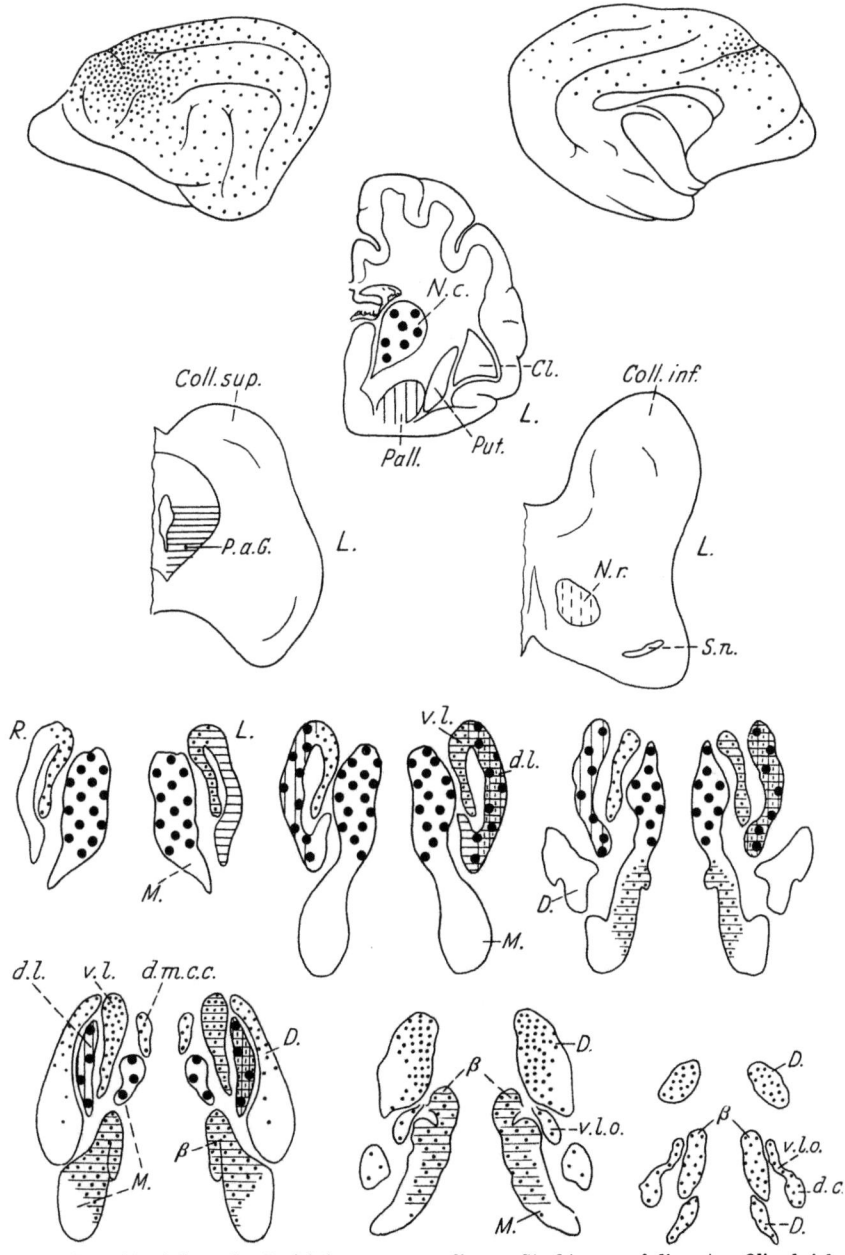

Abb. 164. Gesamtdarstellung der Projektion von supraolivaren Strukturen auf die untere Olive bei der *Katze*. Unten eine Reihe von Horizontalschnitten durch die Olive von ventral nach dorsal geordnet. Die Terminalgebiete der Fasern aus den verschiedenen Quellen sind mit entsprechenden Symbolen wie diese markiert. Bemerke, daß die Projektionen aus der Großhirnrinde, dem Caudatus und dem Pallidum bilateral sind, diejenige aus dem periaquäduktalen Grau ipsilateral (Hauptolive) und bilateral (mediale Nebenolive), während die Projektion aus dem roten Kern nur ipsilateral ist. Die quantitativ wichtigsten Projektionen werden von dem periaquäduktalen Grau und dem roten Kern geliefert. Abkürzungen: *Coll. inf.* und *Coll. sup.* Vierhügel; *Cl.* Claustrum; *D.* dorsale Nebenolive; *N. c.* Nucleus caudatus; *N. r.* Nucleus ruber; *L.* links; *M.* mediale Nebenolive; *P. a. G.* zentrales Höhlengrau; *Pall.* Globus pallidus; *Put.* Putamen; *R.* rechts; *S. n.* Substantia nigra. *d. c.* dorsale Kappe; *d. l.* und *v. l.* dorsale und ventrale Lamelle; *d. m. c. c.* dorsomediale Zellsäule; *v. l. o.* ventrolateraler Auswuchs. Übrige Abkürzungen wie in Abb. 157. Aus WALBERG (1954, 1956).

motorischen Rinde die Degeneration in der Olive die gleichen Bezirke umfaßt. Es hat sich somit keine somatotopische Projektion aus der sensorimotorischen Rinde auf die untere Olive feststellen lassen.

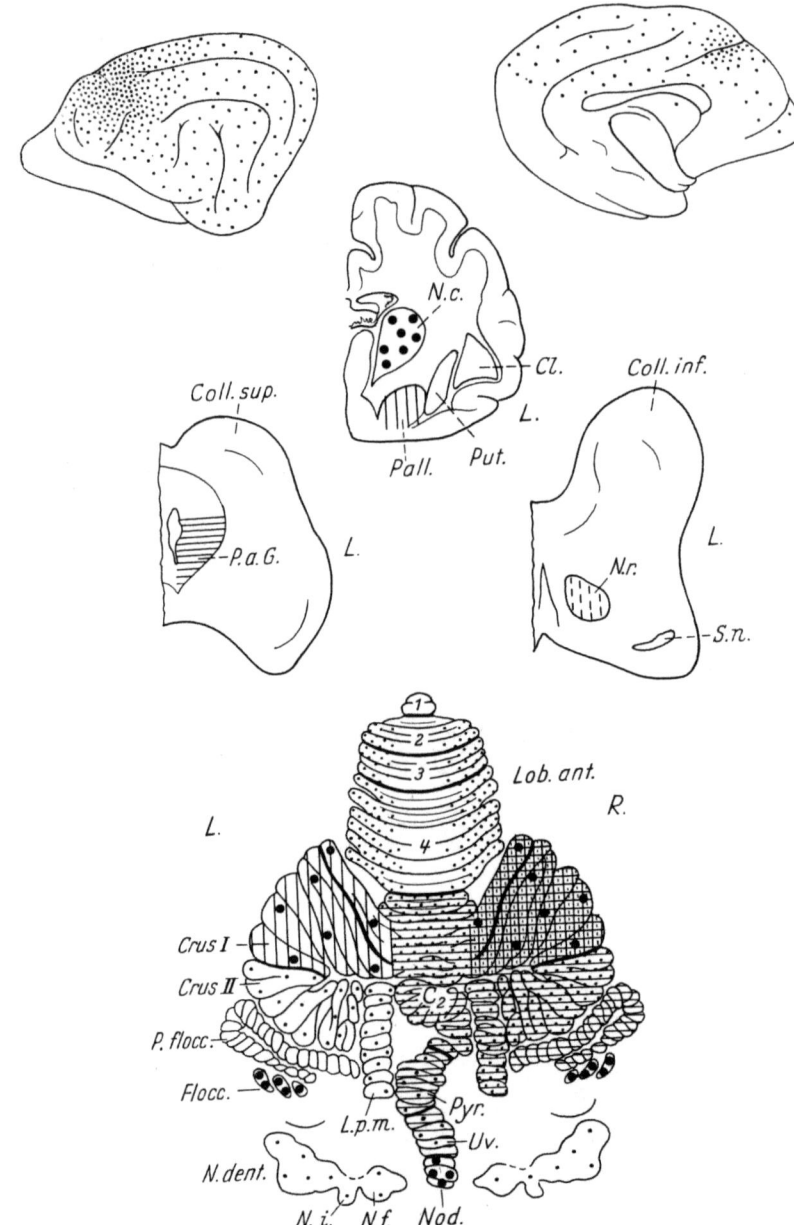

Abb. 165. Dieses Diagramm zeigt, zu welchen Kleinhirnabschnitten Impulse aus verschiedenen höheren Abschnitten mittels der Olive fortgeleitet werden können. Das Diagramm repräsentiert eine Integration von dem Muster der olivocerebellaren Projektion (BRODAL 1940b) mit dem Muster der Olivenprojektionen aus supraolivaren Strukturen (WALBERG 1954, 1956). Symbole und Abkürzungen wie in Abb. 164. Aus WALBERG (1954, 1956). Vgl. Text.

Bezüglich der Projektionsgebiete der übrigen Strukturen seien nur einige Punkte erwähnt. Der rote Kern hat ein gut umschriebenes Projektionsgebiet in der homolateralen dorsalen Lamelle der Hauptolive. Die Fasern aus dem Globus pallidus beschränken sich auf dasselbe

Gebiet, jedoch beiderseitig, mehr homolateral als kontralateral. Dasselbe gilt für die verhältnismäßig spärlichen Fasern aus dem Nucleus caudatus, welche jedoch dazu auch den rostralen Pol der medialen Nebenolive versorgen (bilateral). Die *quantitativ wichtigste Quelle* für descendierende Olivenfasern ist das periaquäduktale Grau (zentrales Höhlengrau) im Mesencephalon, welches auch ausgedehnte Olivengebiete versorgt (vgl. Abb. 164), und zwar werden gewisse Abschnitte der Hauptolive nur ipsilateral, gewisse Abschnitte der medialen Nebenolive dagegen bilateral versorgt. Die Degeneration nach Läsionen von caudalen Abschnitten des Höhlengraus ist bedeutend kräftiger als nach Läsionen der rostralen, was darauf beruhen mag, daß im ersteren Falle auch Fasern aus höheren Abschnitten des Graus unterbrochen wurden. In bezug auf die Quellen der descendierenden, afferenten Olivenfasern bestätigen somit WALBERGS Befunde mehrere Beobachtungen, die früher von anderen Verfassern mit der MARCHI-Methode gemacht wurden.

Um die *funktionelle Bedeutung der festgestellten Projektionen der verschiedenen Grisea auf die untere Olive* zu eruieren, ist es von größtem Interesse, die Gebiete ihrer Olivenprojektion mit der früher bestimmten olivocerebellaren Projektion (BRODAL 1940b) zu integrieren. Dies ist in dem Schema in Abb. 165 geschehen.

Es fällt hier sofort in die Augen, wie die einzelnen Kleinhirnabschnitte in bezug auf den Empfang von durch die Olive vermittelten Impulsen aus höheren Zentren nicht gleich sind. So erhält z. B. der Lobus flocculonodularis nur Impulse aus dem Nucleus caudatus, der Paraflocculus nur aus dem zentralen Höhlengrau. Auf andere Lappen dagegen konvergieren Impulse aus mehreren Quellen durch ihr gemeinsames Endigungsgebiet in der Olive. Am meisten auffallend ist dies für das Crus I des Lobulus ansiformis, welches durch die Olive von Impulsen aus sowohl dem zentralen Höhlengrau, dem Nucleus ruber, dem Nucleus caudatus und dem Globus pallidus beeinflußt wird. Beachtenswert ist auch, daß die intermediären[1] Teile des Lobus anterior Impulse aus der Großhirnrinde erhalten, der Wurmabschnitt desselben dagegen nicht (wenn von einer geringen Überlappung abgesehen wird). Der Wurm des Lobus anterior erhält, wie früher dargestellt, durch die Olive spinale Impulse (Abb. 162). Dasselbe war für die Pyramis und die Uvula der Fall (Abb. 162). Es ist von besonderem Interesse zu bemerken, daß zwar auch diese 2 Läppchen durch Vermittlung der Olive von der Großhirnrinde beeinflußt werden können, dies jedoch in weit größerem Ausmaß für den Lobulus C_2 von BOLK der Fall ist. Auch die Kleinhirnkerne, das Crus II und der Lobulus paramedianus sind dem Einfluß der Großhirnrinde unterworfen, während das Crus I sich, wie oben erwähnt, anders verhält. Nur der Empfang von Impulsen mittels der Olive aus dem zentralen Höhlengrau ist den beiden Crura des Lobulus ansiformis gemeinsam. Der Lobulus paramedianus verhält sich in bezug auf die afferenten olivenvermittelten Impulse wie das Crus II.

Die Befunde WALBERGS (1956) über die afferenten Olivenprojektionen aus höheren Zentren bringen somit wichtige Stützen für die Annahme einer unterschiedlichen Funktion der einzelnen Kleinhirnabschnitte. Eine Würdigung der funktionellen Bedeutung der verschiedenen afferenten Olivenfasern stößt aber auf die Schwierigkeit, daß die Funktionen von mehreren der Faserquellen wenig bekannt sind. In bezug auf diese Fragen wird auf die Arbeit WALBERGS (1956) verwiesen. Hier sei nur besonders auf einige Punkte aufmerksam gemacht.

Besonders beachtenswert ist der Nachweis, daß die 2 Crura des Lobulus ansiformis Zuflüsse aus größtenteils verschiedenen Quellen erhalten, das Crus II (wie der Lobulus paramedianus) aus der Großhirnrinde, das Crus I dagegen aus dem Pallidum, dem Ruber und dem Nucleus caudatus. Dies Verhalten muß ohne Zweifel dahin gedeutet werden, daß die 2 Crura funktionell nicht gleichwertig sind, und daß die Auffassung von BOLK, das Crus I sei der vorderen, das Crus II der hinteren Extremität zugeordnet, nicht aufrechterhalten werden kann. Bemerkenswert ist auch, daß der Paraflocculus durch die Olive nur von dem mesencephalen zentralen Höhlengrau beeinflußt wird. Eine erweiterte Kenntnis der afferenten Verbindungen des letzteren dürfte wertvolle Aufschlüsse über die bisher rätselhafte Funktion des Paraflocculus geben. Daß die durch die Olive vermittelten corticalen Einflüsse nur die Seitenteile des Lobus anterior und nicht seine Wurmabschnitte erreichen, steht im Einklang mit anderen Befunden

---

[1] Vgl. Fußnote S. 172.

bezüglich der funktionellen Ungleichwertigkeit dieser Teile (vgl. BRODAL und JANSEN 1954).

Die Befunde WALBERGs (1956) über die descendierenden afferenten Fasern der Olive stehen mit den Befunden über die spinalafferenten Fasern (BRODAL, WALBERG, BLACKSTAD 1950) in gutem Einklang. Sie zeigen unter anderem, daß einige Olivenabschnitte Fasern aus mehreren Quellen bekommen und somit in einem gewissen Grade als Integrationszentren angesehen werden können, während andere, wie die Projektionsgebiete des Lobulus flocculonodularis, des Paraflocculus und der Kleinhirnkerne, wahrscheinlich als reine Schaltstationen zu betrachten sind. Daß aber auch innerhalb der hier als Relaisstationen bezeichneten Abschnitte eine ziemlich komplexe neuronale Aktivität stattfinden muß, erhellt aus den GOLGI-Studien von SCHEIBEL und SCHEIBEL (1955).

Diese Verfasser konnten nachweisen, daß die Endigungen der *afferenten Fasern zu der Olive* innerhalb derselben von wenigstens vier verschiedenen Typen sind. Neben den von CAJAL beschriebenen buschförmigen Terminalformationen finden sich dickere Fasern, welche entlang ihres Verlaufes kurze moosfaserähnliche Kollateralen abgeben, weiter feine Fasern mit kleinen Knöpfchen oder Gruppen von terminalen Boutons an kurzen Kollateralen, und endlich Fasern von einem dem letzten etwas ähnlichen Typus. Die Olivenzellen können in bezug auf ihre Dendritenverästelungen in 2 Gruppen geschieden werden. Zellen von einem primitiven Typus mit langen, wenig verzweigten Dendriten kommen vornehmlich in den Nebenoliven vor, wogegen sich die Zellen der Hauptolive durch kurze, sich reichlich verzweigende Kollateralen auszeichnen. Eine Analyse der Verteilung der 4 Endigungstypen der afferenten Fasern in bezug auf die *regionäre Topographie der Olive* (SCHEIBEL, SCHEIBEL, WALBERG und BRODAL 1956) ergab, daß innerhalb einiger der Projektionsfelder der Olive nur Endigungen von einem Typus vorhanden sind, während in anderen mehrere Typen vorkommen. Das letztere ist auch innerhalb einiger Gebiete der Fall, welche afferente Fasern aus nur einer Quelle (z. B. der Großhirnrinde oder dem Caudatum) erhalten, was darauf deutet, daß alle Fasern aus einer bestimmten Quelle funktionell nicht gleichwertig sein können. Die Befunde geben zu Erwägungen über den Aktivierungsmechanismus in der Olive Anlaß, welche von Interesse für das Verständnis der Funktionsweise der unteren Olive sein dürften.

4. Pontocerebellare Verbindungen.

Von allen cerebellar-afferenten Fasersystemen sind beim *Menschen* die pontocerebellaren weitaus die mächtigsten, was unmittelbar erschließen läßt, daß sie funktionell von größter Bedeutung sein müssen. Wie bei den anderen dem Kleinhirn vorgeschalteten Kernen ist auch in bezug auf die Ponskerne die Kenntnis ihrer afferenten Fasern entscheidend für das Verständnis ihrer funktionellen Rolle. Die *afferenten Ponsverbindungen* sollen deshalb in diesem Abschnitt kurz mitbesprochen werden. Ihre systematische Schilderung gehört aber in andere Teile des Handbuches.

Die vielfach (jedoch irrtümlicherweise, vgl. unten S. 213) als spezifische Säugeranteile angesehenen Ponskerne (Nuclei pontis, Griseum pontis) erfahren in der *Säuger*reihe eine weitgehende phylogenetische Entwicklung, um besonders beim *Menschen* eine erhebliche Größe zu erreichen. Es wäre deshalb offenbar wünschenswert, eine Darstellung ihrer Verbindungen mit dem Kleinhirn auf Untersuchungen an menschlichem Material aufbauen zu können. Leider liegen aber nur relativ wenige derartige Studien vor und zum Teil sind sie an Gehirnen mit Kleinhirnatrophien oder Mißbildungen vorgenommen worden. Über den begrenzten Wert derartigen Materials war im vorigen Abschnitt die Rede (S. 189). Wegen der in der Regel großen Ausbreitung der pathologischen Veränderungen im Kleinhirn liefern solche Fälle, wenn überhaupt verwendbar, nur Auskünfte über Hauptzüge. Einsicht in Detailfragen, die oft von entscheidender Bedeutung für das Verständnis sind, kann aus den Befunden in solchen Fällen nicht gewonnen werden. Wie in vielen anderen Fällen sind wir deshalb in bezug auf die pontocerebellaren Verbindungen in vielen Punkten darauf angewiesen, Schlußfolgerungen über die Verhältnisse beim *Menschen* aus den Resultaten von experimentellen Untersuchungen an *Tieren* zu ziehen. Unserer Meinung nach ist ein solcher Vorgang berechtigt. Denn es mögen zwar die einzelnen Kerne und Systeme einen verschiedenen Entwicklungsgrad beim *Menschen* und bei den verschiedenen *Säugern* zeigen, doch liegen gute Gründe für die Annahme vor, daß die prinzipiellen Züge in der Organisation des pontocerebellaren Systems die gleichen sind.

Experimentelle Untersuchungen über die pontocerebellare Projektion liegen vor von den folgenden Verfassern: BOROWIECKI (1911, *Kaninchen, Katze, Hund*), BESTA (1913, *Katze, Hund*), WINKLER (1927, *Kaninchen, Katze*), SINNIGE (1938, *Hund*), SUNDERLAND (1940, *Affe*) und BRODAL und JANSEN (1943, 1946, *Kaninchen, Katze*). Die Resultate der verschiedenen Untersucher stimmen in den meisten Punkten gut überein, doch haben nicht alle die Projektionsverhältnisse in gleich großem Detail berücksichtigt. Es scheint zweckmäßig, mit der Darlegung der neuesten Ergebnisse, nämlich unserer eigenen Untersuchungen anzufangen, und dann einen Vergleich mit den früheren Arbeiten anzustellen. Ein solcher Vergleich, und besonders ein Vergleich zwischen den experimentellen Befunden und den an menschlichem Material erhobenen, wird aber etwas erschwert durch eine gewisse Nomenklaturverwirrung in bezug auf die Ponskerne. Um Mißverständnisse zu vermeiden, sollen daher hier einige Bemerkungen über die normalen Verhältnisse vorausgeschickt werden.

Die Ponskerne des Menschen sowie der verwendeten Versuchstiere zeichnen sich durch das Vorkommen von *Nervenzellen von verschiedenen Typen* aus. Die meisten Verfasser unterscheiden 3 Typen, große, mittelgroße und kleine. Zellen der verschiedenen Typen kommen aber regelmäßig untereinander verstreut vor, so daß kaum ein einziges Gebiet ausschließlich aus Zellen von einem Typus besteht. Über die Verteilung der verschiedenen Zelltypen im Ponsgrau der *Katze* gibt die halbschematische Abb. 166 Auskunft, in der in der rechten Hälfte der Schnitte durch den Pons das Vorkommen der verschiedenen Zelltypen durch verschieden große Punkte angegeben ist.

Das diffuse Untereinander von Zellen der verschiedenen Typen trägt dazu bei, daß das Ponsgrau sich nicht in zwangloser Weise in Unterabteilungen zerlegen läßt. Irgendeine Aufteilung — und eine solche ist für beschreibende Zwecke erwünscht — muß deshalb notwendigerweise zum Teil willkürlich ausfallen. Dies kommt in den Unterschieden der von verschiedenen Verfassern verwendeten Nomenklatur zum Ausdruck. In dem Schema in Abb. 166 ist in der linken Hälfte die von uns verwendete Aufteilung des Ponsgrau der *Katze* wiedergegeben. Sie stimmt in allem wesentlichen mit der von BOROWIECKI (1911) und von WINKLER (1927) benutzten überein. Ähnlich wie diese Verfasser haben auch wir den *Nucleus reticularis tegmenti* (BECHTEREW) als einen integrierenden Anteil des Ponsgraus aufgefaßt. Er ist daher im Schema berücksichtigt. Dieselbe Unterteilung wie hier kann auch beim *Menschen* vorgenommen werden, es soll aber daran erinnert werden, daß einige Abschnitte (Kerne) beim *Menschen* viel mächtiger entwickelt sind. Dies gilt besonders für die graue Substanz, welche die longitudinalen corticopontinen und corticospinalen Fasern auf allen Seiten umgibt, hier Nucleus peduncularis genannt. Ferner muß beachtet werden, daß ein *Nucleus dorsalis*, dorsal von den eben erwähnten Bündeln, beim *Menschen* sehr hervortretend, bei der *Katze* und beim *Kaninchen* aber kaum entwickelt ist. Beim *Affen* ist er aber zu erkennen (SUNDERLAND 1940).

Unsere eigenen experimentellen Untersuchungen über die *pontocerebellare Projektion* (BRODAL und JANSEN 1943, 1946) wurden an einem größeren Material von *Katzen* und *Kaninchen* vorgenommen. Zur Verwendung kam die modifizierte GUDDENsche Methode (BRODAL 1939, 1940a, vgl. auch S. 166 hier). Nach begrenzten Exstirpationen des Kleinhirns wurden die retrograden Zellausfälle und in einigen Fällen auch akute retrograde Zellveränderungen in den Ponskernen bestimmt.

In Abb. 167 und 168 sind die Hauptergebnisse unserer Untersuchung bei der *Katze* in diagrammatischer Form dargestellt. Die Befunde beim *Kaninchen* stimmen damit überein. Aus Abb. 167 ist ersichtlich, daß zu einem gewissen Grade die verschiedenen Abschnitte des Kleinhirns ihre Fasern aus verschiedenen Ponskernen empfangen. Doch ist die Grenze der Projektionsareale im Pons nicht so scharf, wie es nach Abb. 167 den Anschein hat. Es kann in Bestätigung der Befunde früherer Untersucher gesagt werden, daß kein Ponskern ausschließlich mit einem bestimmten Kleinhirnlobulus verbunden ist. Jedoch sind die Ponsareale, welche ihre Fasern in den Wurm senden, hauptsächlich andere als diejenigen, die mit den Hemisphären, den Paraflocculus eingeschlossen, verbunden sind.

Die Fasern zum Wurm stammen aus den medialen und lateralen Abschnitten des Ponsgraus, d. h. den Nuclei dorsolateralis, paramedianus, teilweise ventralis

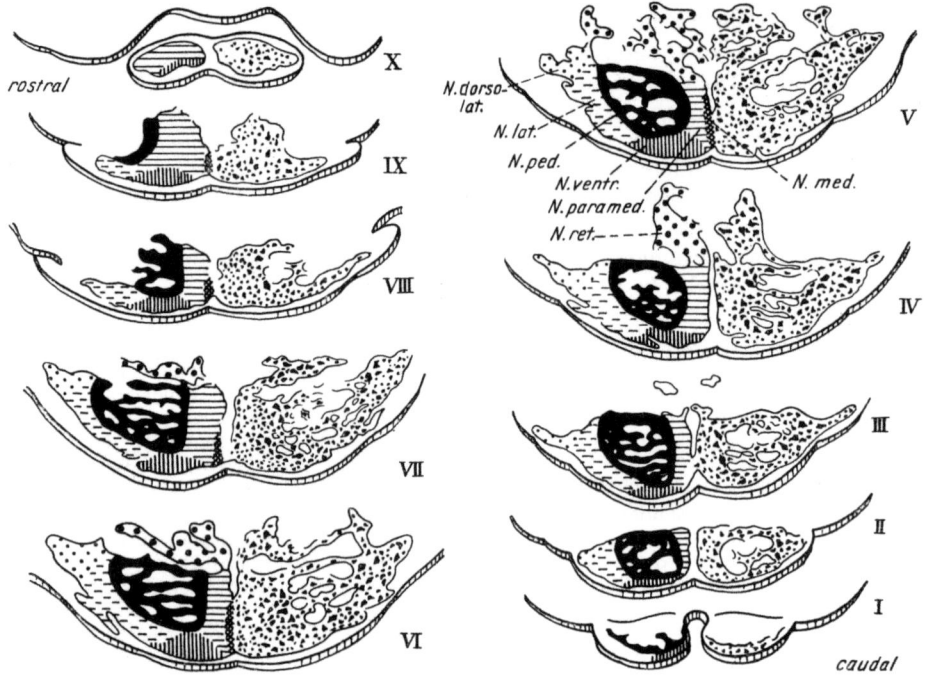

Abb. 166. Diagramm vom Aufbau der Ponskerne bei der *Katze* in 10 Transversalschnitten in gleichen Abständen. Rechts die Verteilung von Zellen von verschiedener Größe, links die hier verwendete Unterteilung des Ponsgraus in Kernen. Abkürzungen: *N. dorsolat.* Nucleus dorsolateralis; *N. lat.* Nucleus lateralis; *N. med.* Nucleus medialis; *N. paramed.* Nucleus paramedianus; *N. ped.* Nucleus peduncularis; *N. ret.* Nucleus reticularis tegmenti pontis *Bechterew*; *N. ventr.* Nucleus ventralis. Aus BRODAL und JANSEN (1946).

und Nucleus reticularis tegmenti. Alle Läppchen des Wurms, wahrscheinlich mit Ausnahme der Lingula und des Nodulus, empfangen pontine Fasern, aber jeder von ihnen steht mit dem ganzen Wurmprojektionsgebiet in Verbindung.

Der Lobulus ansoparamedianus erhält seine Fasern aus den mittleren Teilen des Ponsgraus, nämlich aus den Nuclei peduncularis, lateralis, den lateralen Abschnitten des Nucleus paramedianus, den dorsolateralen Abschnitten des Nucleus ventralis sowie aus dem Nucleus reticularis tegmenti[1]. Ähnlich wie beim Wurm

---

[1] In Abb. 167 ist der dorsale Teil des Nucleus reticularis freigelassen, weil wir uns nicht überzeugen konnten, daß dieser Teil auf das Kleinhirn projiziert. Nach den Befunden in später vorgenommenen Experimenten mit totaler Decerebellation ist aber klar, daß der ganze Nucleus reticularis tegmenti auf das Kleinhirn projiziert, da alle seine Zellen nach totaler Decerebellation zugrunde gehen. Diese Experimente lehren auch, daß alle Zellen des Ponsgraus im engeren Sinne cerebellopetale Fasern abgeben.

empfangen die verschiedenen Unterabteilungen des Lobulus ansoparamedianus alle ihre Fasern aus demselben Ponsareal. Die Fasern zu dem Paraflocculus entstammen hauptsächlich einem besonderen Ponsgebiet, nämlich dem Nucleus

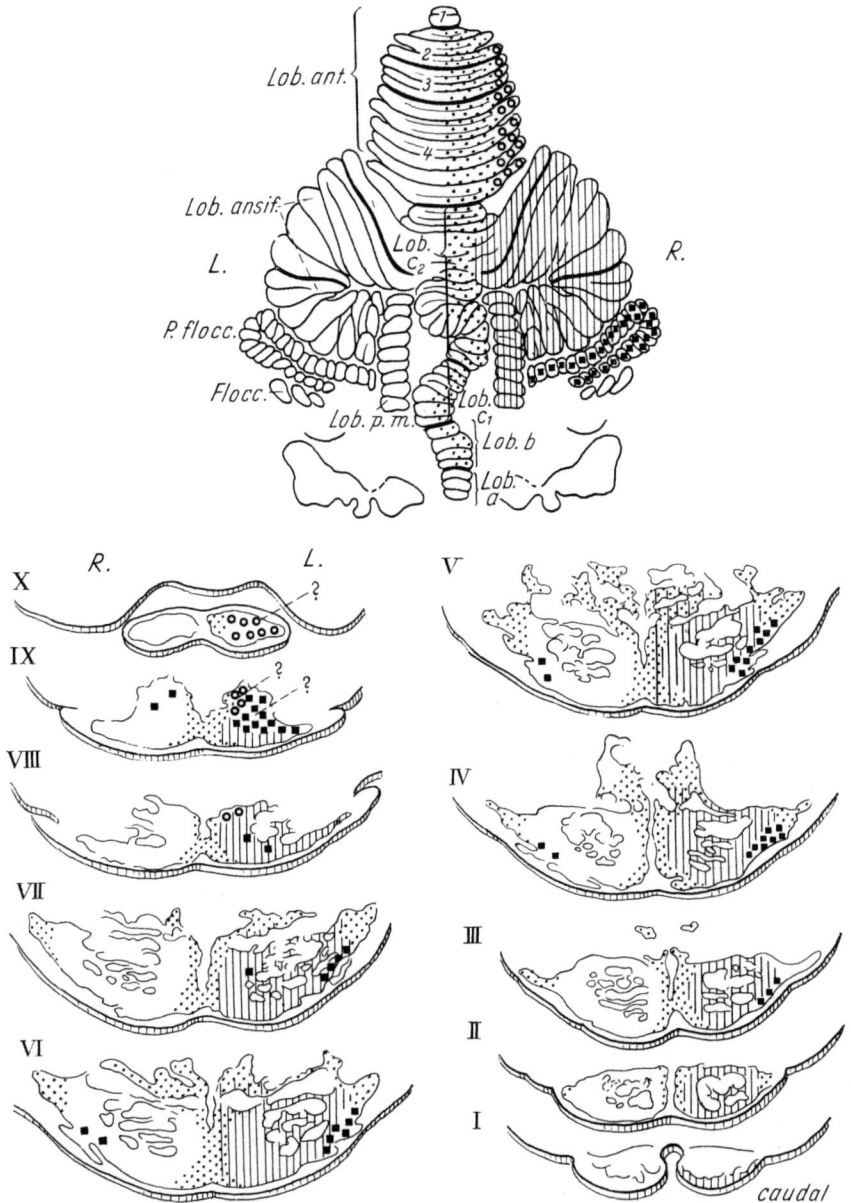

Abb. 167. Diagramm von der experimentell bestimmten pontocerebellaren Projektion bei der *Katze*. Die Hauptabschnitte des Kleinhirns und die auf sie projizierenden Ponsteile sind mit entsprechenden Symbolen markiert. Die Fragezeichen in den Schnitten X und IX bedeuten, daß die betreffenden Projektionen nicht endgültig festgestellt sind. *L.* links; *R.* rechts. Aus BRODAL und JANSEN (1946).

lateralis auf der mittleren Höhe des Pons und wahrscheinlich auch dem lateralen Teil des Nucleus paramedianus rostral. (Beim *Kaninchen* ist das Paraflocculusareal relativ größer.)

Somit erhalten nach unseren Befunden alle Teile der Kleinhirnrinde, mit der wahrscheinlichen Ausnahme des Flocculus, Nodulus und der Lingula, pontine Fasern. Inwiefern die zentralen Kerne solche Fasern empfangen, konnte nicht entschieden werden.

Über die Frage der gekreuzten oder ungekreuzten Verbindungen gibt Abb. 168 Aufschluß. Die Hemisphärenverbindungen sind so gut wie ausschließlich gekreuzt, mit Ausnahme der Projektion des Paraflocculus, welcher von Fasern aus beiden Seiten gespeist wird. Die Projektion des Wurmes dagegen ist sowohl gekreuzt als ungekreuzt, und unsere Befunde, mit einem Versuch von WINKLER

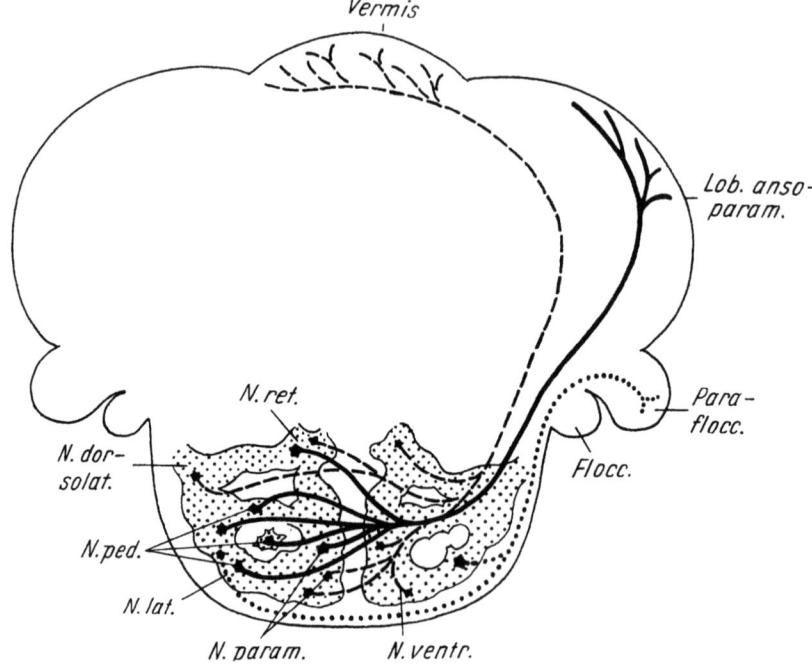

Abb. 168. Das Diagramm veranschaulicht, daß die pontinen Fasern zu dem Lobulus ansoparamedianus vorwiegend gekreuzt sind, während diejenigen zum Wurm und Paraflocculus gekreuzt und ungekreuzt verlaufen. Der Ursprung der verschiedenen Faserkategorien ist durch Punkte in den betreffenden Ponskernen angegeben. Einige der Wurmfasern scheinen im Wurm zu kreuzen. Abkürzungen wie in Abb. 166. Aus BRODAL und JANSEN (1946).

(1927) verglichen, machen wahrscheinlich, daß einige der Fasern ihre Kreuzung im Wurmgebiet selbst haben (vgl. BRODAL und JANSEN 1946, S. 57).

Die Befunde der meisten früheren Experimentalforscher stimmen, wie gesagt, mit den unsrigen gut überein. So finden sowohl BESTA (1911), WINKLER (1927), SINNIGE (1938) wie SUNDERLAND (1940), daß die Verbindungen mit den Ponskernen teilweise ungekreuzt sind. Daß vor allem der Wurm sowohl homolaterale wie kontralaterale Verbindungen hat, wird von WINKLER hervorgehoben. BESTA, WINKLER und SINNIGE geben mehr bestimmt an, daß der Wurm mit dem medialen und ventralen Grau verbunden ist. Diese wiederholt gemachte Beobachtung, daß auch der Wurm pontine Fasern empfängt, ist von besonderer Bedeutung, denn sie macht klar, daß der Empfang von Fasern aus dem phylogenetisch jungen Pons nicht nur für das EDINGERsche „Neocerebellum" charakteristisch ist. Unser Nachweis, daß auch die „palaeocerebellaren" Teile des Wurms, der Lobus anterior sowie die Pyramis und die Uvula (neben dem Lobulus c₂, das „Neuland des Wurmes"), an der pontinen Projektion teilnehmen, unterstreicht dies noch nachdrücklicher. (Vgl. hierzu auch die Bemerkungen auf S. 213.)

Die Projektion des pedunkulären Kerns auf den Lobulus ansoparamedianus wurde schon von BESTA, WINKLER und SUNDERLAND beobachtet, und den Befund von BESTA und WINKLER, daß Teile des ventralen Kerns auf denselben Lappen projizieren, haben auch wir bestätigen können. Dasselbe gilt von der von BESTA und WINKLER behaupteten Verbindung des lateralen Kerns mit dem Lobulus ansoparamedianus. Die Meinung BESTAs, daß diese Verbindung eine ungekreuzte sei, stimmt jedoch nicht mit unseren Beobachtungen überein, die klar machen, daß diese Verbindung jedenfalls hauptsächlich eine gekreuzte ist. Über die Projektion des Paraflocculus findet sich wenig in der Literatur, wahrscheinlich deswegen, weil die meisten Untersucher mit ziemlich großen Läsionen gearbeitet haben, welche Schlußfolgerungen bezüglich der einzelnen Lobuli nicht erlaubten. SPITZER und KARPLUS (1907) verfolgten jedoch in MARCHI-Präparaten Fasern vom caudalen Teil des Pons des *Affen* in den Paraflocculus in Bestätigung der Befunde von KLIMOFF (1899) beim *Kaninchen*. Nach unseren Befunden unterliegt es keinem Zweifel, daß der Paraflocculus besonders reichlich pontine Fasern bekommt, was in Anbetracht der noch rätselhaften Funktion des Paraflocculus und seiner Homologisierung von erheblichem Interesse ist (vgl. S. 71ff. und 90). Fasern zu der Flocke sind von KLIMOFF (1899) und von SPITZER und KARPLUS (1907) in MARCHI-Präparaten beschrieben worden. Wir können nicht bestimmt verneinen, daß solche Fasern vorkommen; positive Anhaltspunkte dafür geben unsere Befunde jedoch nicht. Es ist in diesem Zusammenhang von Interesse, daß Dow (1939) elektrophysiologisch eine pontoflocculäre Verbindung nicht nachweisen konnte, während er von den übrigen, von uns als pontine Projektionsareale bestimmten Lappen nach elektrischer Stimulation des Pons Aktionspotentiale ableiten konnte.

Die Projektion des Nucleus reticularis tegmenti wurde von den experimentell arbeitenden Forschern nur von SINNIGE (1938) beachtet, welcher angibt, daß dieser Kern bilaterale Verbindungen mit dem Kleinhirn hat. Wie oben dargelegt, fanden wir eine Projektion dieses Kerns sowohl auf den Wurm als auf den Lobulus ansoparamedianus; die letztere Verbindung ist hauptsächlich kontralateral.

Das Problem des *Bestehens einer Lokalisation innerhalb der pontocerebellaren Projektion* wurde von den Experimentalforschern nur von SUNDERLAND (1940) beim *Affen* berücksichtigt. Dieser Forscher schließt aus seinen Experimenten — im ganzen 5 Tiere, — daß es in diesem System keine strikte Lokalisation gibt, in dem Sinne, daß ein spezieller Teil des Ponsgraues auf einen bestimmten Lappen projiziert, sondern daß alle seine Abschnitte diffus auf den Lobus medius (d. h. „Hemisphären" und Lobulus c_2 von BOLK) projizieren. Wie wir zeigen konnten, ist diese Äußerung zu vorsichtig, denn obwohl es keine scharfe Lokalisation gibt, sind doch die Projektionsfelder der großen Unterabteilungen: Wurm, Lobulus ansoparamedianus und Paraflocculus, wesentlich verschieden, obwohl sie ineinander übergreifen. Möglicherweise würde ein größeres Material SUNDERLAND erlaubt haben, dies auch beim *Affen* zu erkennen[1].

Während so zwischen den verschiedenen experimentellen Untersuchungsresultaten keine große Divergenzen bestehen und es erlaubt scheint, zu sagen, daß heute jedenfalls die wichtigsten Punkte klargelegt sind, stehen wir in bezug auf die *pontocerebellare Projektion beim Menschen* noch auf etwas unsicherem Grund. Die wichtigsten Arbeiten sind die von MASUDA (1914), UEMURA (1917), BRUN (1917/18 und 1925), TSCHERNYSCHEFF (1925, 1926), WINKLER (1927) und BIEMOND (1931). Eine tabellarische Zusammenstellung ihrer Befunde findet sich in unserer Originalarbeit (BRODAL und JANSEN 1946). Da für viele der Arbeiten nur ein oder wenige Gehirne zur Verfügung standen, ist verständlich, daß die Verfasser sich oft nur bezüglich der Projektion einzelner Abschnitte äußern können.

Eine Projektion des paramedianen und ventralen Kerns auf den Wurm wurde von BIEMOND, des paramedianen von TSCHERNYSCHEFF und des ventralen von WINKLER beobachtet, während MASUDA und UEMURA diese Kerne auf Teile der Hemisphäre projizieren lassen. Bemerkenswert ist die Angabe WINKLERs, daß der Wurm Verbindungen mit dem medialen Teil des ventralen Kerns in dessen ganzer rostrocaudaler Ausdehnung hat, was vollständig mit unseren experimentellen Befunden übereinstimmt. WINKLER findet ferner eine Projektion des pedunculären, lateralen und dorsolateralen Graus auf den Lobus quadrangularis, was auch in Übereinstimmung mit den experimentellen Ergebnissen steht. Die Verbindung des lateralen und des dorsalen Graus mit Teilen der Hemisphären wurde auch von

---

[1] Die Behauptung ABBIES (1934b), auf vergleichend-anatomischen Studien fußend, daß rostrale Ponsabschnitte auf caudale Kleinhirnteile projizieren und umgekehrt, konnten wir experimentell nicht bestätigen.

MASUDA und TSCHERNYSCHEFF festgestellt, und eine Verbindung des Nucleus reticularis tegmenti mit der Hemisphäre behaupten UEMURA und BRUN wie auch TSCHERNYSCHEFF; der letztere fügt hinzu, daß möglicherweise auch der Wurm daran teilnimmt. Es ist von besonderem Interesse, zu erwähnen, daß WINKLER eine diffuse Projektion auch beim *Menschen* verficht. MASUDA (1914) dagegen spricht von „einer ganz distinkten Repräsentation der verschiedenen Rindenfelder in der Brücke".

Die oben erwähnten Beobachtungen an menschlichem Material, obwohl nicht zahlreich und nicht systematisch, stehen in gutem Einklang mit den experimentellen Befunden. Es liegen aber auch einige widersprechende Daten vor. So gibt z. B. MASUDA an, daß das pedunculäre Grau wenige, wenn überhaupt, Fasern zum Kleinhirn abgibt, und BROUWER (1913), MASUDA (1914) und BRUN (1917/18) meinen, daß die pontocerebellaren Verbindungen ausschließlich gekreuzt sind. Jedoch scheint das Material, auf das diese Verfasser ihre Meinung gründen, nicht unbedingt für Studien dieser Art geeignet.

Es dürfte kaum gewagt sein, zu vermuten, daß dann, wenn in Zukunft mehr systematische Studien über die pontocerebellare Projektion des *Menschen* vorgenommen werden, diese sich in ihren prinzipiellen Zügen wie bei den anderen *Säugern* organisiert zeigen wird. Die experimentellen Befunde mögen bei solchen Studien wertvolle Hinweise geben können.

Der *Verlauf der pontocerebellaren Fasern* wurde schon oben berührt, indem die Proportion an ungekreuzten und gekreuzten Verbindungen besprochen wurde. Innerhalb des Kleinhirns lagern sie sich an die Außenseite des Nucleus dentatus, um von hier aus in die verschiedenen Rindengebiete auszustrahlen. Über das Vorkommen von Kollateralen während ihres Verlaufs ist wenig bekannt. CAJAL (1909—1911) gibt an, daß die Fasern sich oft im Kleinhirn teilen in der Weise, daß ein Ast in den Wurm, ein anderer in die Hemisphäre verläuft, ebenso wie Fasern, welche für die hinteren Abschnitte bestimmt sind, Kollateralen an die vorderen abgeben. Die Verteilung der pontocerebellaren Fasern scheint demnach sehr diffus zu sein, was in gutem Einklang mit dem wenig lokalisierten Aufbau der pontocerebellaren Projektion steht (vgl. oben).

Die pontocerebellaren Fasern werden spät markreif (JAKOB 1928 u. a.). Ihr *Kaliber* ist nach den Untersuchungen von SZENTÁGOTHAI-SCHIMERT (1941) klein, indem beim *Menschen* der größte Teil ein Kaliber unterhalb $2\,\mu$ hat und die dicksten nur $6\,\mu$ erreichen.

Die *Endigungsweise der Fasern* ist von mehreren Verfassern studiert worden. Die wenigen Autoren, welche die Frage experimentell in Angriff genommen haben (SNIDER 1936, METTLER und LUBIN 1942), sind sich darüber einig, daß die pontocerebellaren Fasern als *Moosfasern* enden, im Gegensatz zu der Auffassung, die früher üblich war, daß sie Kletterfasern seien. Eine Endigung als Moosfasern ist übrigens im Einklang mit der diffusen Organisation der pontocerebellaren Projektion.

Ebenso wie die pontocerebellare Projektion ziemlich diffus organisiert ist, scheinen auch *die afferenten Fasersysteme des Ponsgraus* keine scharfe Lokalisation zu besitzen. Diese afferenten Fasern stammen aus verschiedenen Quellen, ihre Mehrzahl aber kommt, wie schon lange bekannt, aus der Großhirnrinde. Daneben sind auch tectopontine Verbindungen vorhanden, und entgegen früheren Auffassungen empfängt das Ponsgrau auch aufsteigende Fasern aus dem Rückenmark. Die verschiedenen afferenten Systeme endigen zum Teil in besonderen, aber diffus abgegrenzten Bezirken des Pons (vgl. unten). Inwiefern Fasern aus verschiedenen Quellen synaptischen Kontakt mit denselben Nervenzellen des Pons besitzen, oder ob jedes System seine speziellen Empfangszellen im Ponsgrau hat, ist noch nicht bekannt. Jedoch haben wir feststellen können, daß sowohl die corticopontinen als auch die corticospinalen Fasern in Kontakt sowohl mit großen, als auch mittelgroßen und kleinen Zellen stehen. Da alle Zellen des Pons ihre Neuriten ins Kleinhirn senden, sind offenbar keine von ihnen reine Schaltzellen („*internuncial cells*").

Über die *corticopontinen Verbindungen* liegen Untersuchungen sowohl an menschlichem Material als an Experimentaltieren vor. Wie über die pontocerebellaren Verbindungen, geben auch hier experimentelle Untersuchungen die vollständigsten Auskünfte. Es seien hier nur einige der neueren Untersuchungen besprochen; bezüglich der älteren sei auf die Originalarbeiten verwiesen.

Aus der Hand von METTLER (1935a, b, c, d), SUNDERLAND (1940) und NYBY und JANSEN (1951) stammen die meist umfassenden neueren Studien. Sie wurden alle mit der MARCHI-Methode an *Affen* vorgenommen. GEREBTZOFF (1941) verwendete dieselbe Methode an *Kaninchen* und *Meerschweinchen*. Entgegen der älteren Auffassung, daß corticopontine Fasern nur von dem Frontal- und Temporallappen stammen, finden alle genannten Untersucher, daß auch der Parietal- und der Occipitallappen an dieser Projektion teilnehmen. GEREBTZOFF macht für den Occipitallappen eine Ausnahme. Auch bezüglich der Einzelheiten stimmen diese Untersuchungen in den Hauptpunkten überein. Es sei daher hier das von uns (NYBY und JANSEN 1951) aufgestellte Schema als Illustration angeführt (Abb. 169) und die Befunde im Anschluß daran besprochen.

Obwohl die verschiedenen *cytoarchitektonischen Felder der Großhirnrinde* nicht alle isoliert auf eine mögliche Projektion auf den Pons untersucht worden sind, ist für viele von ihnen eine solche nachgewiesen worden. Zwar erlaubt die MARCHI-Methode keine genaue Bestimmung des Endigungsgebietes der Fasern, es ist aber möglich, bestimmte Hauptbezirke des Ponsgraus als Endigungsstätten der Projektion aus bestimmten Teilen des Großhirns festzustellen und in großen Zügen Korrelationen zwischen bestimmten Großhirnabschnitten und Ponsgebieten anzugeben, wie aus Abb. 169 ersichtlich. Die Projektion ist überwiegend, aber nicht ausschließlich, homolateral.

Die pontinen *Fasern aus dem Frontallappen* endigen vorzugsweise in den medialen und dorsalen Ponsabschnitten, d. h. in den Nuclei peduncularis, paramedianus und dorsalis. Die frontalen Fasern stammen nicht nur, wie allgemein anerkannt, aus der motorischen (BRODMANNS Area 4) und prämotorischen (Area 6) Rinde[1], sondern auch aus der sog. präfrontalen Rinde (BRODMANNS Felder 9, 10, 11, 12), wie wir in Übereinstimmung mit METTLER (1935b), LEVIN (1936) und VERHAART (1948) feststellen konnten. Die letzteren Fasern scheinen besonders dorsomedial in dem rostralen Ende des Nucleus paramedianus zu enden, während die ersteren sich über die ganze rostrocaudale Ausdehnung des Ponsgraus verteilen.

Die *Fasern aus dem Parietallappen* erreichen nach unseren Befunden den lateralen Abschnitt des Nucleus peduncularis, den Nucleus lateralis und benachbarte Gebiete des Nucleus dorsolateralis. Auch das Projektionsgebiet der parietopontinen Fasern dehnt sich über die ganze Länge des Pons aus (Abb. 169). Bezüglich ihres Ursprungs aus den einzelnen Areae erlauben unsere Versuche keine bestimmten Schlußfolgerungen, mit Ausnahme der Feststellung, daß viele der Areae des Parietallappens daran teilnehmen. Nach PEELE (1942), der diese Frage mehr detailliert untersucht hat, stammen die Fasern aus den Feldern 3, 1, 2, 5 und 7, was mit unseren Befunden und den von früheren Verfassern gut übereinstimmen.

Das *Endigungsgebiet der occipitopontinen Fasern* findet sich im lateralen Teil des Nucleus peduncularis, im Nucleus lateralis und in den angrenzenden Teilen des Nucleus dorsolateralis. Es erstreckt sich durch die rostralen zwei Drittel des Pons, vielleicht auch weiter caudal. Dies stimmt in den Hauptzügen mit SUNDERLANDS (1940) Befunden überein. Die Mehrzahl dieser Fasern stammt aus den Feldern 19 und 18, während ein Beitrag aus Area 17, wenn überhaupt vorhanden, spärlich ist. POLJAK (1927) und METTLER (1935a) fanden keine Fasern aus der Area striata (17). GEREBTZOFF (1941) schloß aus seinen Befunden beim *Meerschweinchen* und beim *Kaninchen*, daß der Occipitallappen keine Fasern zu den Ponskernen sendet.

Was endlich die *temporopontinen Verbindungen* betrifft, so fanden wir ihr Endigungsgebiet hauptsächlich im Nucleus dorsolateralis (Abb. 169) in Übereinstimmung mit den

---

[1] Jedoch konnten METTLER (1935b) und GEREBTZOFF (1941) Fasern aus der Area 4 nicht nachweisen.

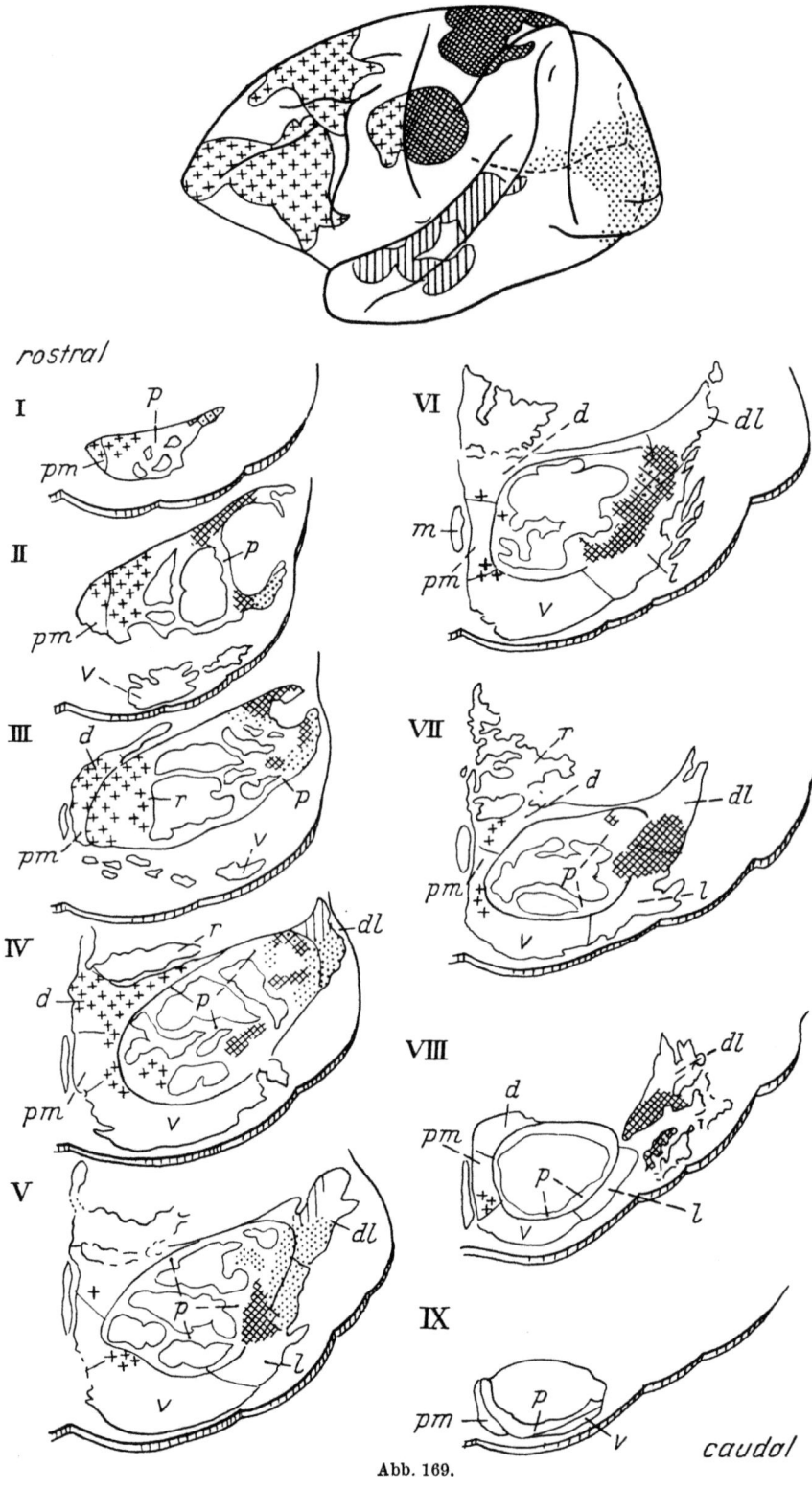

Abb. 169.

Angaben von anderen Verfassern über ein laterales Endigungsgebiet dieser Fasern. GEREBTZOFF (1941) schließt auch den rostrolateralen Teil des Nucleus peduncularis und den Nucleus lateralis ein[1]. Diese Fasern stammen nach METTLER (1935d) aus der mittleren und unteren Schläfenwindung; nach unseren Befunden kommen solche Fasern auch aus der occipitalen Partie der oberen Schläfenwindung und vielleicht auch aus der frontalen Partie, was in Übereinstimmung mit SUNDERLANDS (1940) und FERRIER und TURNERS (1898) Beobachtungen steht.

Im großen und ganzen stehen die hier besprochenen experimentellen Untersuchungen in gutem Einklang mit den *Beobachtungen am menschlichen Material*[2]. Auch beim *Menschen* endigen die frontopontinen Fasern in den medialen Abschnitten des Ponsgraus, nach den meisten Autoren, z. B. MASUDA (1914) und WINKLER (1927) nur in der rostralen Hälfte und nach WINKLER besonders in dem beim *Menschen* gut entwickelten dorsalen Kern. KANKI und BAN (1952) untersuchten mit der Marchi-Methode die Gehirne von 4 Patienten, bei denen eine präfrontale Leukotomie durchgeführt worden war (Überlebensdauer 31 bis 51 Tage). Fasern aus agranulären wie granulären Rindenfeldern waren unterbrochen. Degenerierte Fasern endigen medial im Ponsgrau, besonders in dessen dorsaler Hälfte. Ein Ursprung dieser Fasern aus der agranulären und dysgranulären Rinde, Areae 4 und 6, wird allgemein zugegeben; über Beiträge aus der granulären, präfrontalen Rinde sind aber die Meinungen geteilt. Diese sog. präfrontopontine Projektionsbahn wird allgemein als identisch mit dem ARNOLDschen Bündel aufgefaßt. (Einige verstehen aber unter diesem Namen die gesamte frontopontine Bahn, vgl. BECK 1950.) ELISABETH BECKS (1950) Untersuchungen an leukotomierten Gehirnen scheinen endgültig zu entscheiden, daß eine nicht geringe Menge der corticopontinen Fasern beim *Menschen* aus der präfrontalen Rinde stammt, sowohl von der dorsalen als von der lateralen Oberfläche des Frontallappens, während die Orbitalfläche und der extreme orale Pol nicht beitragen. MARTINEZ (1955) beschreibt einen Fall, welcher die Befunde BECKS bestätigt. In Übereinstimmung mit VERHAARTS (1948) experimentellen Befunden an *Affen* glaubt BECK, daß die präfrontinen Fasern beim *Menschen* hauptsächlich von dünnem Kaliber sind.

Die temporopontine Projektion, als TÜRCKS *Bündel* bekannt, ist beim *Menschen* öfter beschrieben worden und es herrscht darüber Einigkeit, daß die Fasern in den lateralen Abschnitten des Pons endigen. Die meisten Autoren beschränken das Endigungsgebiet auf die rostralen Teile, während MASUDA (1914) und WINKLER (1927) u. a. eine Endigung im caudalen Ponsgebiet behaupten. Über den Ursprung gehen auch die Meinungen auseinander, indem einige, z. B. FLECHSIG (1881), sie aus der oberen Schläfenwindung ableiten, andere (LÖWENSTEIN 1911) aus der oberen und mittleren, wieder andere aus der mittleren und unteren (DÉJÉRINE 1901, WINKELMAN und ECKEL 1929), und MARIE und GUILLAIN (1903) nur aus der unteren Schläfenwindung. Wenn Übereinstimmung zwischen dem *Affen* und dem *Menschen* in diesem Punkt besteht, dürfte also wahrscheinlich sein, daß alle genannten Autoren bezüglich ihrer positiven Schlußfolgerungen recht haben.

---

[1] Ein Vergleich zwischen den Befunden verschiedener Verfasser kann vielfach wegen der Verschiedenheiten in der Nomenklatur, des Mangels an Illustrationen und der Verschiedenheiten der verwendeten Tierspecies nur unvollständig werden.

[2] Nur einige Arbeiten sollen hier erwähnt werden, ausführlichere Hinweise finden sich bei SUNDERLAND (1940) und NYBY und JANSEN (1951).

Abb. 169. Diagramm der experimentell bestimmten corticopontinen Projektion beim *Affen*. Die verschiedenen Abschnitte der Großhirnrinde senden ihre Fasern zu den entsprechend markierten Gebieten der Ponskerne. Die corticalen Gebiete zeigen die Gesamtausbreitung von allen Läsionen in den betreffenden Abschnitten. Der größte Teil des feinpunktierten Gebietes in dem Occipitallappen liegt auf dessen Medialfläche, um die Fissura calcarina (gestrichelte Linie). Abkürzungen: *d* Nucleus dorsalis; *dl* Nucleus dorsolateralis; *l* Nucleus lateralis; *m* Nucleus medianus; *p* Nucleus peduncularis; *pm* Nucleus paramedianus; *t* Nucleus reticularis tegmenti; *v* Nucleus ventralis. Aus NYBY und JANSEN (1951).

Parietopontine Fasern sind auch beim *Menschen* beobachtet worden, unter anderen von v. MONAKOW (1905). Dagegen konnten WINKELMAN und ECKEL (1929) sie in ihrem Material nicht nachweisen. In Anbetracht der Einigkeit der meisten experimentellen Forscher, daß beim *Affen* eine erhebliche parietopontine Projektion besteht, dürfte wahrscheinlich sein, daß dasselbe beim *Menschen* der Fall ist.

Dasselbe gilt für die occipitopontinen Fasern, welche Verfasser wie DÉJÉRINE (1901), MARIE und GUILLAIN (1903) und WINKELMAN und ECKEL (1929) beim *Menschen* nicht nachweisen konnten. Möglicherweise sind sowohl die parietopontinen wie die occipitopontinen Fasern beim *Menschen* relativ spärlich. Es ist aber auch möglich, daß sie sich bei Verwendung von geeigneten Methoden und geeignetem Material nachweisen lassen würden. Eigentümlicherweise scheint in den letzten Dezennien solchen Studien wenig Interesse gewidmet worden zu sein.

Die MARCHI-Methode erlaubt bekanntlich keine genaue Feststellung des Endigungsgebietes von degenerierenden Fasern. Immerhin darf angenommen werden, daß sich dieses nicht sehr weit über das in MARCHI-Präparaten festgestellte hinaus ausdehnt. Das heißt dann, daß die vier verschiedenen Großhirnlappen zum größten Teil je ihr eigenes Projektionsfeld im Ponsgrau besitzen, obwohl mit einem gewissen Grade von Überlappung gerechnet werden muß. Die Befunde an Menschenmaterial sprechen auch dafür, daß die 4 Großhirnlappen in longitudinalen Zonen im Pons repräsentiert sind. Wenn die corticopontine mit der pontocerebellaren Projektion (Abb. 167) verglichen wird, ergibt sich, daß der Kleinhirnwurm hauptsächlich von Impulsen aus dem Frontal- und Temporallappen beherrscht ist. Während der letztere scheinbar nur den Wurm beeinflußt (durch den Nucleus dorsolateralis), wird der Frontallappen durch seine Projektion auf den Nucleus peduncularis und den Nucleus dorsalis auch auf die Hemisphäre wirken können. Der Lobulus ansoparamedianus scheint besonders Impulse aus dem Parietallappen zu erhalten, wie zum Teil auch aus dem Occipitallappen. Dasselbe scheint für den Paraflocculus der Fall zu sein.

Über die *funktionelle Bedeutung des corticopontocerebellaren Systems* lassen sich zur Zeit nur einige mehr allgemeine Betrachtungen anstellen. Die quantitativ große Entwicklung dieses Systems bei den *Säugern* und beim *Menschen* zeugt von einem großen Einfluß des Großhirns auf das Kleinhirn. Während die Verbindungen mit den „motorischen" Feldern des Frontallappens mit Möglichkeiten der Wirkung auf sowohl Wurm als Hemisphären im Lichte unserer gegenwärtigen Vorstellungen begreiflich erscheinen, ist zur Zeit die Bedeutung besonders der occipitalen und temporalen Projektionen recht unklar. Es ist aber in diesem Zusammenhang von Interesse, daß auch corticospinale Fasern dem Occipital- und Temporallappen entstammen (WALBERG und BRODAL 1953a). Wir werden auf diese Fragen später zurückkommen. Hier sei aber daran erinnert, daß elektrophysiologische Untersuchungen von ADRIAN (1943), SNIDER und ELDRED (1948, 1952), HAMPSON (1949), HENNEMAN, COOKE und SNIDER (1952) und HAMPSON, HARRISON und WOOLSEY (1952) eine topographische Korrelation zwischen den Feldern der einzelnen Körperabschnitte in der sensorimotorischen Rinde und im Lobus anterior nachgewiesen haben. Möglicherweise wird diese Korrelation durch das corticopontocerebellare System vermittelt, obwohl, wenigstens zum Teil, dies keine scharfe lokalisatorische Ordnung zu besitzen scheint. Die anatomisch festgestellte Organisation scheint mit den elektrophysiologischen Befunden von Dow (1942a) besser vereinbar. In einer soeben erschienenen experimentellen elektrophysiologischen Studie findet JANSEN jr. (1957) Anhaltspunkte dafür, daß die nach elektrischer Reizung der Großhirnrinde im Kleinhirn auftretenden Potentiale durch das Ponsgrau vermittelt werden. Eine gewisse topographische Korrelation zwischen Bezirken der Großhirnrinde und Abschnitten des Kleinhirns scheint vorhanden zu sein, so z. B. zwischen der motorischen Region und dem Lobulus paramedianus. Wenn nach Stimulation der Großhirnrinde unter verschiedenen Versuchsbedingungen sowohl lokalisatorische wie diffus verbreitete Potentiale im Kleinhirn abgeleitet werden können, mag dies nach JANSEN jr. auf der Quantität der Verbindungen zwischen den betreffenden Abschnitten beruhen.

Das Vorkommen von *tectopontinen Fasern* bei *niederen Wirbeltieren* ist lange bekannt. Bei *Säugern* wurden sie unter anderem von TSAI (1925, *Opossum*),

JOHNSON (1954, *Maulwurf*), PAPEZ und FREEMAN (1930, *Ratte*), RASMUSSEN (1936, *Katze*), WOOLLARD und HARPMAN (1940, *Meerschweinchen, Katze*) und TASIRO (1939, 1940, *Kaninchen, Katze*) beobachtet. Die Fasern scheinen nach VAN GEHUCHTEN (1906), JELENSKA-MACIESZYNA (1913), TASIRO und WOOLLARD und HARPMAN besonders im Colliculus superior, nach ALLEGRA (1907) und PAPEZ und FREEMAN dagegen im Colliculus inferior ihren Ursprung zu nehmen, während RASMUSSEN es zweifelhaft findet, ob einige Fasern aus dem letzteren stammen. Alle Verfasser verfolgten die tectopontinen Fasern zu dem lateralen Teil des Ponsgraus der gleichen Seite, wo sie in den hier als Nucleus dorsolateralis und Nucleus lateralis bezeichneten Abschnitten zu enden scheinen.

Wie schon erwähnt, erhält das Ponsgrau auch *Fasern aus dem Rückenmark*. Der Nachweis von solchen *spinopontinen Fasern* ist von besonderem Interesse, weil er überzeugend klar macht, daß die gewöhnliche Auffassung, die Ponskerne seien ausschließlich dem Großhirn (und zum Teil dem Tectum) untergeordnet, irrig ist. Wie auch andere Daten, mahnt die Entdeckung von spinopontinen Fasern zur größten Vorsicht, alte und neue Abschnitte des Nervensystems streng zu scheiden, wie das vielfach früher üblich war.

Die Möglichkeit, daß spinopontine Fasern existieren, scheint früher nicht ernstlich in Betracht gezogen worden zu sein, obwohl KELLER (1901) nach Läsionen in der Gegend der unteren Olive degenerierende Fasern in den Ponskernen beschrieb. Sie konnten von uns (WALBERG und BRODAL 1953b) in experimentellen Studien an *Katzen* nachgewiesen werden[1]. Nach Läsionen des Rückenmarks fanden wir in silberimprägnierten Schnitten (Methode von GLEES 1946) terminale Degeneration (vgl. S. 166) in den Ponskernen (Abb. 170). Eine genauere Analyse ergab, daß diese Fasern größtenteils Kollateralen von aufsteigenden Fasern in der Pyramide sind (BRODAL und WALBERG 1952), welche mit den absteigenden Fasern des Tractus corticospinalis lateralis und ventralis gemischt verlaufen. Auch einige Fasern aus dem Lemniscus medialis schließen sich in und oberhalb der Pyramidenkreuzung diesen aufsteigenden Fasern aus dem Rückenmark an, und auch diese geben Kollateralen an die Ponszellen ab[2]. An dieser pontinen Projektion beteiligen sich sowohl die rostralen wie die caudalen Segmente des Rückenmarks ebenso wie Fasern sowohl aus dem Nucleus funiculi cuneati wie aus dem Nucleus funiculi gracilis. Die letzteren sind aber viel spärlicher als die aus dem Nucleus funiculi cuneati, ebenso wie die aufsteigenden Pyramidenfasern aus den lumbalen und sacralen Segmenten spärlicher sind als die aus den Halssegmenten, d. h. die vordere Extremität ist reichlicher repräsentiert als die hintere. Das Terminalgebiet dieser aufsteigenden Fasern zum Pons (Abb. 170) sind nun interessanterweise hauptsächlich die peripedunculären Kerngebiete, die rostralen Teile des lateralen und die caudalen Teile des ventralen Kerns, d. h. diejenigen, welche laut unseren früheren Untersuchungen (BRODAL und JANSEN 1946) auf den Lobulus ansoparamedianus und den Paraflocculus projizieren. Die Begrenzung des Endigungsgebietes ist aber nicht scharf, wie aus Abb. 170 erhellt, welche die Verteilung der spinopontinen Fasern in einem Fall mit Läsion des Rückenmarks in der Höhe von C_2—C_6 zeigt. Dieselbe Ausbreitung hat die Degeneration nach Läsionen der Hinterstrangkerne. Die Verbindungen sind bilateral, indem einige Fasern durch die Pyramidenkreuzung zu der anderen Seite verlaufen. Eine verschiedene Verteilung der terminalen Degeneration nach hohen und niedrigen Rückenmarksläsionen oder nach Läsionen des Nucleus funiculi cuneati oder gracilis ließ sich nicht feststellen. Die einzelnen Körperabschnitte scheinen demnach keine besondere Repräsentation in dem Ponsgrau zu besitzen.

---

[1] Es mag von Interesse sein, zu erwähnen, daß der Gedanke, es könnte spinopontine Fasern geben, sich bei uns auf Grundlage unserer früheren Untersuchungen meldete. Der Nachweis von pontinen Fasern auch zu den „Altteilen" des Wurms und zum Paraflocculus (BRODAL und JANSEN 1946) veranlaßte uns, nach einem Ponshomologon bei den *Vögeln* zu suchen. Die Existenz eines solchen war früher von PAPEZ (1929) und CRAIGIE (1930) vermutet, und es gelang uns (BRODAL, KRISTIANSEN und JANSEN 1950) in Experimenten an *Hühnchen*, zwei kleine Zellgruppen ventral im rostralen Teil des Rhombencephalons als Ponshomologe zu identifizieren. HARKMARK (1954) konnte weiter zeigen, daß sie durch Zellwanderungen aus der Rautenlippe entstehen, ebenso wie der Säugerpons.

[2] CAJAL (1909—1911) beschrieb Kollateralen aus den Lemniscusfasern zum Pons, und GLEES, LIDDELL und PHILLIPS (1951) und MATZKE (1951) sahen degenerierende Fasern aus der medialen Schleife, welche in das Areal der Pyramidenbahn übertreten.

Im Gegensatz zu allgemeinen Auffassungen zeigen also diese Befunde, daß auch der Lobulus ansoparamedianus („Hemisphäre") spinale Impulse empfängt. Daß die durch die aufsteigenden Pyramidenfasern vermittelten Impulse (direkt aus dem Rückenmark sowie durch die Hinterstrangkerne) sowohl exteroceptive als proprioceptive sind, hat sich bei elektrophysiologischen Untersuchungen feststellen lassen (BRODAL und KAADA 1953). Über die Bedeutung dieses spinopontocerebellaren Systems wissen wir bisher nichts sicheres, es liegt aber in Anbetracht seiner Relation zu den Hemisphärenteilen des Pons die Annahme

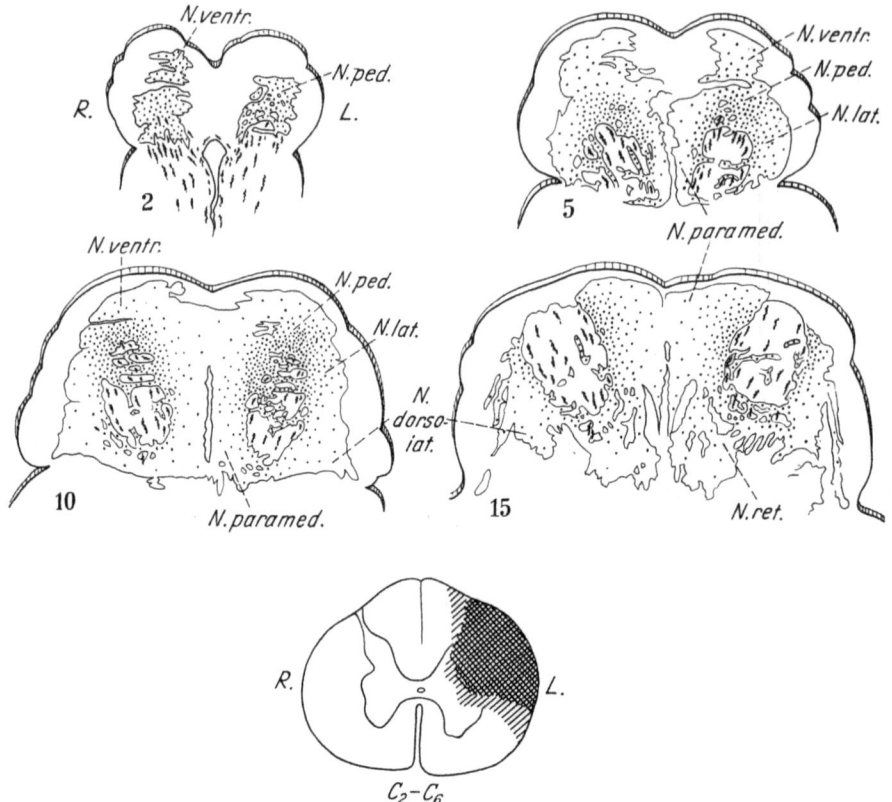

Abb. 170. Diagramm von der Verteilung der terminalen Degeneration (punktiert) in den Ponskernen der *Katze* in 4 Horizontalschnitten nach einer Läsion der linken Rückenmarkshälfte von C_2 bis C_6. Abkürzungen wie in Abb. 166. Aus WALBERG und BRODAL (1953b).

nicht fern, daß es in irgendeiner Weise für die Koordination der Willkürbewegungen von Bedeutung ist, wie anderswo ausführlicher diskutiert wurde (BRODAL 1953b).

Im Zusammenhang mit der Besprechung der Ponskerne müssen auch die sog. *Nuclei arcuati* und *das Corpus pontobulbare* erwähnt werden.

In Querschnitten durch den Gehirnstamm des *Menschen* finden sich die Nuclei arcuati als kleine Nervenzellgruppen in Ebenen zwischen dem caudalen Pol der medialen Nebenolive und dem caudalen Rand der Brücke, ventral von der Pyramide und der Olive, von den ventralen Fibrae arcuatae externae durchsetzt (ESSICK 1912, OLSZEWSKI und BAXTER 1954). In ihrem oberen Abschnitt sind sie regelmäßig besser entwickelt und erscheinen als halbmondförmige Kerne medial und ventral von der Pyramide, um rostral in die medialen und ventralen Abschnitte der eigentlichen Ponskerne überzugehen. Die *Nervenzellen* der Nuclei arcuati gleichen denjenigen der eigentlichen Ponskerne. Die Nuclei arcuati scheinen, ebenso wie das zum erstenmal von ESSICK (1907) beschriebene *Corpus pontobulbare* (Abb. 171), welches auch mit dem Ponsgrau zusammenhängt (ESSICK 1912, SWANK 1934a), aberrante Anteile des eigentlichen Ponsgraus zu repräsentieren (ESSICK 1912). Die Nuclei arcuati und das Corpus pontobulbare scheinen nur beim *Menschen* entwickelt zu sein und haben eine gemeinsame Herkunft aus der Rautenlippe (ESSICK 1912).

Unsere Kenntnisse von den *Faserverbindungen* dieser Zellgruppen sind spärlich. Mehrere Autoren schließen aus Befunden an Fällen mit Kleinhirnschäden, daß die Nuclei arcuati ihre efferenten Fasern zu dem Kleinhirn senden. BRUN (1917/18) verlegt ihre Endigung in die Kleinhirnhemisphäre. Nach UEMURA (1917) ist diese Verbindung aus den verschiedenen Abschnitten der Kerne zum Teil gekreuzt, zum Teil ungekreuzt. WINKLER (1927) meint wie BROUWER (1915), daß Fasern aus den Nuclei arcuati entlang der Raphe dorsalwärts verlaufen, um im Boden des 4. Ventrikels als die (nur beim *Menschen* gut entwickelten) Striae medullares zu erscheinen, während JAKOB (1928) der Auffassung ist, daß diese Fasern ein cerebelloarcuates System darstellen. ZIEHEN (1934, S. 324ff.), welcher die verschiedenen Kategorien der Fibrae arcuatae beschreibt, neigt zu der Annahme von einem arcuatocerebellaren Verlauf. ALPHIN und BARNES (1944) nehmen

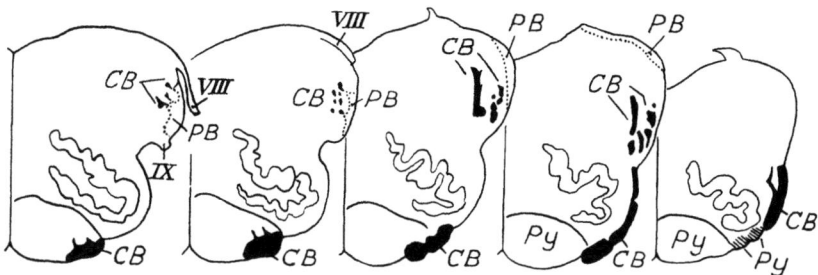

Abb. 171. In einer Reihe von Transversalschnitten durch den menschlichen Hirnstamm kann der Verlauf des circumolivaren Bündels (*CB*) bis in das Corpus pontobulbare (*PB*) verfolgt werden, in deren Nähe das Bündel sich in zwei teilt. Nach SWANK (1934a).

zu der Frage der Richtung der Fasern keinen Standpunkt, bestätigen aber sonst ihren Verlauf und finden dazu ferner, daß die Striae lateralwärts eine Verbindung mit dem Corpus pontobulbare herstellen. Innerhalb des Kleinhirns scheinen die Fasern im Flockenstiel ihren Weg zu nehmen, wie auch mehrere frühere Verfasser gefunden haben. RASMUSSEN und PEYTON (1946), bei denen sich Hinweise auf das ältere Schrifttum über die Nuclei arcuati finden, neigen zu der Auffassung, daß die Fibrae arcuatae externae ventrales den Anfang eines arcuatocerebellaren Systems darstellen, welches weiter entlang der Raphe verlaufe und durch die Striae medullares das Kleinhirn erreiche. Das Endigungsgebiet dürfte jedoch kaum in der Flocke zu suchen sein, sondern in der Hemisphäre (vgl. MARBURG 1923). Die Nuclei arcuati scheinen afferente Fasern oder Kollateralen aus der Pyramidenbahn zu erhalten, was mit der üblichen Auffassung, diese Kerne seien als verlagerte Ponszellen aufzufassen, übereinstimmt. WINKLER (1927) meint, sie erhielten Beiträge aus dem circumolivaren Bündel (vgl. unten), dessen Fasern nach MARBURG (1923) wahrscheinlich besonders dem Temporallappen entstammen.

Eine ähnliche Stellung wie die Nuclei arcuati scheint das *Corpus pontobulbare* einzunehmen. Es empfängt Fasern, welche die Pyramidenbahn verlassen und als ein sog. *circumolivares Bündel* (Abb. 171) in der Richtung zu dem Strickkörper verlaufen, wie SWANK (1934a) in zwei menschlichen Fällen in Bestätigung von früheren Befunden MARBURGs (1923) feststellen konnte. Die circumolivaren Fasern scheinen demnach ein abberantes corticopontines Bündel darzustellen, obwohl auch einige Fasern zu dem Nucleus reticularis lateralis verlaufen (SWANK

1934a). Auch bei der *Katze* sind Fasern mit entsprechendem Verlauf beschrieben worden (SWANK 1934b), obwohl ihre Endigung nicht festgestellt werden konnte und ein Corpus pontobulbare bei der *Katze* nicht vorhanden zu sein scheint. (Dieses circumolivare Bündel scheint mit einer Komponente des von SCHAFFER (1915, 1919, 1932) beschriebenen Kleinhirnanteils der Pyramidenbahn identisch zu sein.) (Vgl. S. 240.)

Die efferenten Fasern des Corpus pontobulbare scheinen sich nach MARBURG (1923, 1945) an den Striae medullares zu beteiligen, wie auch ALPHIN und BARNES (1944) beschreiben. Nach MARBURG (1945) verlaufen diese Fasern zu dem Kleinhirn der anderen Seite, indem sie aus den Striae am Boden des 4. Ventrikels ventral entlang der Raphe ziehen, um endlich als Fibrae arcuatae externae über die Oberfläche der Pyramide und der unteren Olive den kontralateralen Strickkörper zu erreichen. Andere Fasern mögen aber den entgegengesetzten Verlauf nehmen, d.h., sie biegen, nach einem ventral gerichteten Verlauf um die Olive und die Pyramide, dorsalwärts entlang der Raphe und dann mittels der Striae medullares (oder besser Striae cerebellares) zu dem Kleinhirn. Es dürfte überaus wahrscheinlich sein, daß diese Fasersysteme cerebellopetal sind, jedoch liegt ein überzeugender Beweis dafür bis jetzt kaum vor. Die Nuclei arcuati und das Corpus pontobulbare dürften am wahrscheinlichsten als abberante Ponsanteile betrachtet werden, welche wie die Ponskerne in den Großhirn-Kleinhirnverbindungen eingeschaltet sind.

5. Reticulocerebellare Verbindungen.

Die sog. reticuläre Substanz *(Formatio reticularis)* des verlängerten Markes und ihre Fortsetzung in mehr rostral gelegenen Abschnitten des Hirnstammes haben in den späteren Jahren erneutes Interesse beansprucht. Der wesentliche Grund dafür ist in den Ergebnissen der modernen neurophysiologischen Forschung zu suchen. Der Nachweis, daß bestimmte Gebiete der reticulären Substanz als Gebiete für *Inhibition* (MAGOUN und RHINES 1946) und *Facilitation* (RHINES und MAGOUN 1946) von motorischen Funktionen dienen, die genauere Bestimmung von der Lage der *Zentren für Regulierung der Atmung* (PITTS, MAGOUN und RANSON 1939, PITTS 1940 u. a.) und des *Kreislaufs* (WANG und RANSON 1939, ALEXANDER 1946 u. a.) sowie des *Brechzentrums* (BORISON und WANG 1949, WANG und BORISON 1950) und die Entdeckung des sog. *Aktivierungssystems* des Hirnstamms (MORUZZI und MAGOUN 1949) haben die Frage aufgeworfen, inwiefern diese Zentren mit bestimmten anatomischen Strukturen, d. h. bestimmten Zellgruppen, identifiziert werden können. Ferner sind mehr detaillierte Kenntnisse als bisher über die Verbindungen dieser Zentren mit anderen Abschnitten des Zentralnervensystems sehr erwünscht.

In bezug auf das Kleinhirn interessieren in erster Reihe die „Zentren" für *Inhibition und Facilitation der motorischen Funktionen*, obwohl es im Lichte der neueren neurophysiologischen Forschung wahrscheinlich sein dürfte, daß auch die anderen genannten „Zentren" eine gewisse Verknüpfung mit dem Kleinhirn haben mögen. Die Kleinhirnabhängigkeit der erstgenannten Zentren ist elektrophysiologisch nachgewiesen, da SNIDER, MCCULLOCH und MAGOUN (1949) gefunden haben, daß die inhibitorischen Impulse aus dem Lobus anterior und dem Lobulus paramedianus durch die Vermittlung des inhibitorischen Gebietes im medialen Abschnitt des verlängerten Markes wirken, ebenso wie nach SNIDER und MAGOUN (1949) die facilitatorischen Effekte, die von denselben Kleinhirnlappen erhalten werden, durch eine Wirkung auf das mehr lateral und rostral gelegene facilitatorische Gebiet zustande kommen. Bezüglich der Fasersysteme, welche hier in Frage kommen, sei auf das Kapitel über die efferenten Kleinhirnverbindungen verwiesen. Hier soll von den Zellgruppen der reticulären Substanz, welche ihre Fasern nach dem Kleinhirn senden, die Rede sein. Eine zusammenfassende Darstellung unseres jetzigen Wissens von der Anatomie der reticulären Substanz findet sich bei

BRODAL (1957), wo auch die Beziehungen zwischen morphologischen und funktionellen Beobachtungen erörtert werden.

Die Namen „retikuläre Substanz" und „Formatio reticularis" werden bekanntlich als eine gemeinsame Bezeichnung für ziemlich ausgedehnte Bezirke des Hirnstammes verwendet, welche gemeinsam haben, daß sie aus verhältnismäßig zerstreuten Nervenzellen aufgebaut sind, zwischen denen große Mengen von Fasern in allen Richtungen verlaufen. Im Laufe der Zeit sind verschiedene Versuche gemacht worden, diese Substanz in Einzelkerne oder bestimmte Zellgruppen aufzuteilen, vielfach auf vergleichend anatomischer Basis (vgl. KAPPERS, HUBER und CROSBY 1936). Eine detaillierte Schilderung aller dieser Versuche und Einteilungsprinzipien erübrigt sich hier[1]. Für unsere Zwecke wird es genügen, festzustellen, daß bisher eigentlich nur 2 Abschnitte der retikulären Substanz des Rhombencephalon unzweideutig als selbständige kleinhirnabhängige Kerne abgegrenzt worden sind, nämlich der *Nucleus reticularis lateralis* oder *Nucleus funiculi lateralis* und der *Nucleus reticularis tegmenti pontis* von BECHTEREW. Dazu gesellt sich jetzt eine dritte Zellgruppe, der *Nucleus reticularis paramedianus*, den wir in experimentellen Studien als einen selbständigen Kern identifizieren konnten (BRODAL 1953a). Im folgenden sollen unsere heutigen Kenntnisse über die Kleinhirnverbindungen dieser 3 Kerne behandelt werden. Daß auch andere Abschnitte der retikulären Substanz des Rhombencephalons und Pons auf das Kleinhirn projizieren, halten wir nach unseren Untersuchungen für sehr unwahrscheinlich, denn in unseren zahlreichen Versuchen mit Kleinhirnläsionen haben wir niemals retrograde Zellveränderungen in anderen als diesen 3 Kernen beobachtet[2].

a) Kleinhirnverbindungen aus dem Nucleus reticularis tegmenti pontis (Bechterew).

Der *Nucleus reticularis tegmenti pontis* von BECHTEREW hat seinen Namen von seiner retikulären Struktur und seiner Lage im Tegmentum des Pons erhalten. Er hängt durch Zellzüge mit dem eigentlichen Ponsgrau, den Nuclei pontis, zusammen, und nach seinen Faserverbindungen zu urteilen, ist er auch funktionell mit dem Pons nahe verknüpft. Histologisch ist er aber von den eigentlichen Ponskernen verschieden, was vermuten läßt, daß auch funktionelle Unterschiede gegenüber diesen bestehen. Seine Verbindungen mit dem Kleinhirn wurden im vorigen Abschnitt kurz berührt. Er sendet alle seine efferenten Fasern zum Kleinhirn (vgl. Fußnote S. 204), teils zu dem Wurm, gekreuzt und ungekreuzt, teils zu dem Lobulus ansoparamedianus, hauptsächlich gekreuzt. Von afferenten Fasern gibt es besonders solche aus dem Großhirn, wovon wir uns selbst überzeugen konnten, da nach Läsionen verschiedener Abschnitte der Großhirnrinde terminal degenerierende Fasern im Kern vorkommen (unveröffentlicht). Auch Fasern aus dem Lemniscus medialis geben Kollateralen an den Kern ab. Nach Läsionen dieses Bündels findet sich nämlich in silberimprägnierten Schnitten eine terminale Degeneration im Kern. Auch die aufsteigenden Pyramidenbahnfasern geben Kollateralen an ihn ab (BRODAL und WALBERG 1952). Nach

---

[1] Aus jüngster Zeit stammen die Arbeiten von MEESSEN und OLSZEWSKI (1949) und OLSZEWSKI und BAXTER (1954), welche die retikuläre Substanz des *Kaninchens* und des *Menschen* cytoarchitektonisch studierten.

[2] Experimentelle Studien über die Ursprungsgebiete von langen aufsteigenden und absteigenden Fasern der retikulären Substanz (BRODAL und ROSSI 1955, TORVIK und BRODAL 1957) bestätigen diese Schlußfolgerung. Abgesehen von einer gewissen Überlappung in den Nuclei interfasciculares von JACOBSOHN sind die Ursprungsgebiete der genannten Fasern andere als die, welche auf das Kleinhirn projizieren.

LEWANDOWSKY (1904) und CARREA und METTLER (1954) erhält er auch Fasern aus dem Brachium conjunctivum descendens, wie wir bestätigen konnten und wovon später die Rede sein wird.

b) Kleinhirnverbindungen aus dem Nucleus reticularis paramedianus medullae oblongatae.

VAN GEHUCHTEN (1904) hat Fasern aus der reticulären Substanz zu dem Kleinhirn nachgewiesen. Nach Läsionen im verlängerten Mark des *Kaninchens* verfolgte er die degenerierenden Fasern in MARCHI-Präparaten. Einige dieser Fasern nehmen einen ventralen Verlauf und erreichen die Oberfläche des verlängerten Markes zwischen der unteren Olive und dem ventralen Ende des Tractus spinalis des Trigeminus. Hier biegen sie lateralwärts um und können als *Fibrae arcuatae externae* oberflächlich von dem Tractus spinalis in dem ventralen Teil des Corpus restiforme verfolgt werden. Andere Fasern verlaufen ventral der Raphe entlang, biegen lateralwärts über die Oberfläche der kontralateralen Pyramide, um die oben genannten Fasern weiter zu begleiten. Eine dritte Gruppe von reticulocerebellaren Fasern verläuft als *Fibrae arcuatae dorsales* zum Strickkörper derselben und der gegenüberliegenden Seite. Die Verbindungen sind nach VAN GEHUCHTEN gekreuzt und ungekreuzt, mit Überwiegen der letzteren. PAPEZ (1926) hat VAN GEHUCHTENs reticulocerebellare Fasern in MARCHI-Präparaten

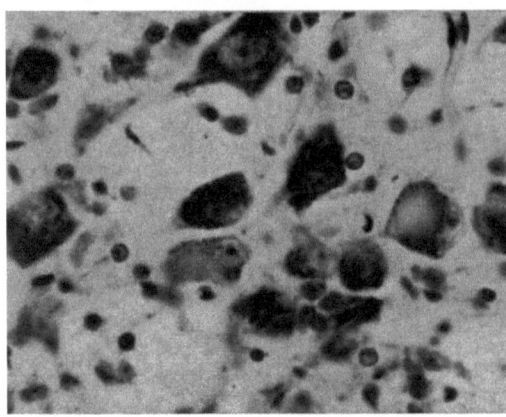

Abb. 172. Mikrophotographie von der dorsalen Gruppe des Nucleus reticularis paramedianus bei einer *Katze*, bei welcher im Alter von 14 Tagen eine partielle Kleinhirnläsion vorgenommen wurde. Das Tier wurde 5 Tage nachher getötet. Neben retrograd veränderten Zellen ist eine deutliche Gliareaktion zu sehen. Thioninpräparat. Vergr. 500mal. Aus BRODAL (1953a).

von der *Katze* gesehen. Abgesehen von den Befunden dieser 2 Forscher scheint nicht viel über dieses Thema im Schrifttum vorzuliegen.

Die von VAN GEHUCHTEN und PAPEZ verwendete Methodik erlaubte es ihnen nicht, den genauen Ursprung dieser reticulocerebellaren Fasern zu bestimmen. In seinem Lehrbuch (1906) sagt VAN GEHUCHTEN aber, daß sie von ,,cellules éparpillées dans la formation reticulaire du bulbe" stammen, und PAPEZ (1926) verlegt ihren Ursprung zu ,,the small celled reticular nucleus in the raphe and in the ventral parts of the oblongata". Mittels der modifizierten GUDDENschen Methode (BRODAL 1939, 1940a, vgl. S. 166) ist es uns gelungen festzustellen, daß diese reticulocerebellaren Fasern aus einem wohldefinierten Kern in dem medialen Teil der reticulären Substanz stammen (BRODAL 1953a). Nach totaler Decerebellation oder nach ausgedehnten Kleinhirnläsionen bei jungen *Katzen* zeigen im Laufe von einigen Tagen praktisch gesprochen alle Zellen dieses Kerns retrograde Veränderungen (Abb. 172). Der Kern besteht aus 3 Zellgruppen (vgl. unten), welche wegen ihrer benachbarten Lage und ihrer gemeinsamen Reaktion auf Kleinhirnexstirpationen als eine funktionelle Einheit betrachtet werden können[1]. Als ein alle 3 Gruppen umfassender Name wurde die Bezeichnung *Nucleus reti-*

---

[1] Obwohl diese Zellgruppen natürlicherweise von früheren Autoren gesehen worden sind, ist ihr gegenseitiger Zusammenhang als Teile eines Kernes nicht erkannt worden. Sie sind beispielsweise bei WINKLER und POTTER (1911, 1914) und in dem Atlas über das Rhombencephalon des *Kaninchens* von MEESSEN und OLSZEWSKI (1949) klar zu sehen, tragen aber keine Bezeichnung.

cularis paramedianus medulla oblongatae gewählt. Mit dem Kern zusammen gehören auch einige Zellen entlang dem Verlauf der Wurzelfasern des N. hypoglossus, welche zu den Nuclei interfasciculares nervi hypoglossi von JACOBSOHN (1909) gehören.

Abb. 173 orientiert in halbschematischer Form über die *Lage des Nucleus reticularis paramedianus der Katze*. Wie ersichtlich, befindet er sich in einem Dreieck, das von der Raphe medial, der unteren Olive ventral und von den Wurzelfasern des N. hypoglossus lateral begrenzt wird. Eine *ventrale*, eine *dorsale* und eine kleinere, mediodorsal gelegene, *akzessorische* Gruppe können unterschieden werden. Die Gruppen hängen durch Zellzüge miteinander,

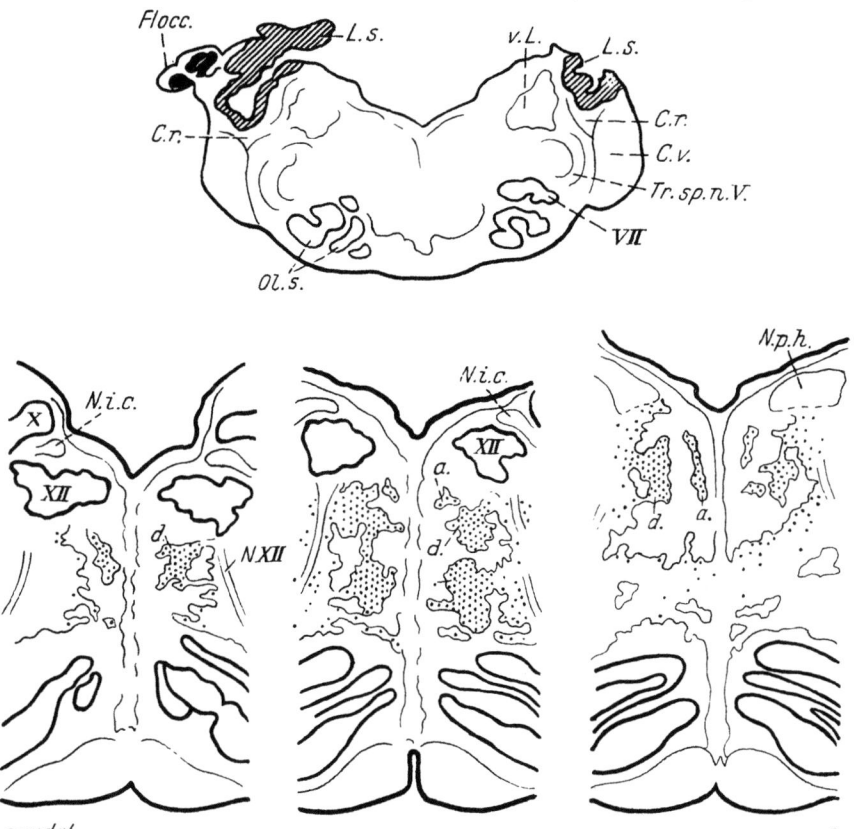

Abb. 173. Diagramm der Verteilung von retrograd veränderten Nervenzellen (punktiert) in der medialen retikulären Substanz des verlängerten Markes bei der *Katze* nach einer fast totalen Exstirpation des Kleinhirns. Oben die Läsion. Nur Teile des einen Flocculus sind vom Kleinhirn übrig. Eine Nekrose (schraffiert) erstreckt sich in beide Strickkörper (*C. r.*) hinein. Die retrograden Zellen finden sich in drei gut umschriebenen Gruppen, welche zusammen den Nucleus reticularis paramedianus ausmachen, sowie in geringerer Menge entlang der Wurzelfasern des Nervus hypoglossus (*N. XII*). Abkürzungen: *a.*, *d.* und *v.* akzessorische, dorsale und ventrale Gruppe des Nucleus reticularis paramedianus; *N. i. c.* Nucleus intercalatus (STADERINI); *N. p. h.* Nucleus praepositus hypoglossi (MARBURG). Aus BRODAL (1953a).

mit der Raphe, mit den Nuclei interfasciculares sowie mit dem Nucleus ROLLER und dem Nucleus praepositus N. hypoglossi zusammen. Sie sind aus großen, mittelgroßen und kleinen Zellen aufgebaut (vgl. BRODAL 1953a). Die akzessorische Gruppe enthält fast nur kleine Zellen, während in den zwei anderen große und mittelgroße Zellen überwiegen.

Nach totaler Decerebellation zeigen nach 4—5 Tagen (bei *Katzen*, bei der Operation 10—15 Tage alt) die meisten Zellen der 3 Gruppen sowie vereinzelte Zellen der Nuclei interfasciculares retrograde Veränderungen (Abb. 172). Zellen von allen Typen werden befallen, woraus geschlossen werden muß, daß sie alle auf das Kleinhirn projizieren, d. h., daß z. B. die kleinen Zellen nicht Schaltneurone sind. Wenn decerebellierte Tiere längere Zeit am Leben erhalten werden, gehen praktisch gesprochen alle Zellen des Kerns zugrunde (BRODAL und TORVIK 1954). Nach einseitiger Läsion des Kleinhirns sind die Veränderungen im gleichseitigen Kern ausgesprochener als die im gegenseitigen, in Übereinstimmung mit den Befunden VAN GEHUCHTENs von dem Überwiegen der homolateralen Verbindung. Weitere Untersuchungen (BRODAL und TORVIK 1954) lehren, daß der Nucleus reticularis paramedianus nicht auf alle Teile des Kleinhirns projiziert, sondern in erster Reihe auf den Lobus anterior (Wurm im eigentlichen Sinne und intermediären Teil, vgl. bezüglich der Nomenklatur S. 172), daneben in kleinerem Ausmaße auf die Uvula (Lobulus b) und die Pyramis. Von den intracerebellaren Kernen empfängt nur der Nucleus fastigii Fasern. Einige Fasern verlaufen auch zu dem hinteren Teil des Lobulus c. Die Gesamtbefunde sind in Abb. 174 dargestellt. Von einer *topographischen Korrelation* zwischen den verschiedenen Gruppen des Kerns und bestimmten Kleinhirnabschnitten kann nicht gesprochen werden, denn bei Läsionen aller der betreffenden Lappen sind die retrograden Veränderungen in allen 3 Gruppen sowie in den Nuclei interfasciculares zu finden.

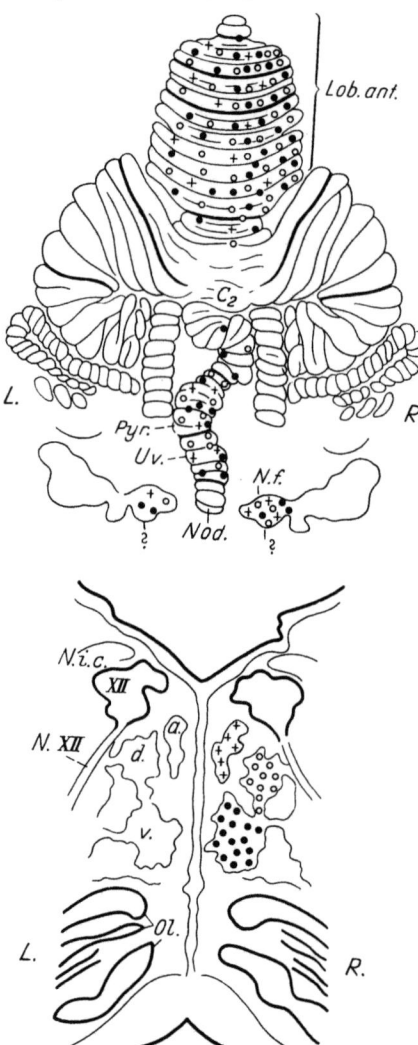

Abb. 174. Diagramm der Projektion des Nucleus reticularis paramedianus auf das Kleinhirn bei der *Katze*. Die 3 Gruppen des Kerns (mit verschiedenen Symbolen markiert) projizieren alle auf dieselben Gebiete des Kleinhirns, mit einem Überwiegen von homolateralen Verbindungen (vgl. Abb. 173). Aus BRODAL und TORVIK (1954). Die Endigungsgebiete der Fasern aus dem Nucleus reticularis paramedianus decken sich mit den Endigungsgebieten der Fasern aus den perihypoglossalen Kernen (vgl. unten und Abb. 177).

Die *Projektion des Nucleus reticularis paramedianus auf das Kleinhirn* fällt, wie ersichtlich, mit derjenigen des Tractus spinocerebellaris dorsalis zusammen. Auskünfte über seine *afferenten Verbindungen* sind der Literatur nicht zu entnehmen, da der Kern als selbständiger Bestandteil der reticulären Substanz bisher nicht gewürdigt wurde. Untersuchungen mittels der Methode der terminalen Degeneration (BRODAL und GOGSTAD 1957) zeigen, daß einige wenige Fasern aus den Hintersträngen im Kern endigen und zwar in allen 3 Gruppen. Die meisten afferenten Fasern entstammen aber rostral vom Kern gelegenen Hirnabschnitten. Obwohl nicht alle möglichen Quellen solcher Fasern untersucht worden sind, haben wir feststellen können, daß ein nicht unansehnlicher Beitrag von der Großhirnrinde stammt und zwar von der „motorischen" und benachbarten Regionen, während Fasern aus dem Temporal- und Occipitallappen nicht nachgewiesen werden konnten. Aus den Basalganglien kommen keine Fasern, aus den Vierhügeln haben sich auch keine verfolgen lassen. Dagegen kommen nicht wenige aus höher gelegenen Abschnitten des Hirnstammes, vermutlich besonders aus der reticulären Substanz des Mittelhirns. Daneben finden wir wie

THOMAS und Mitarbeiter (1956) Fasern aus dem Kleinhirn; vermutlich entstammen diese besonders dem Dachkern. Die Verteilung der afferenten Fasern im Kern zeigt keine distinkte Lokalisation. Denn in allen Fällen, in denen terminale Degeneration im Kern auftritt, findet sich diese in allen Gruppen, wenn auch nicht in gleicher Intensität. Es scheint z. B., daß die aus dem Großhirn kommenden Fasern vornehmlich, aber nicht ausschließlich, in der ventralen Gruppe endigen.

Über die *funktionelle Rolle des Nucleus reticularis paramedianus* läßt sich nichts sicheres sagen. Wenn aber seine Lage mit derjenigen der verschiedenen, auf neurophysiologischem Wege bestimmten „Zentren" verglichen wird, scheint der Kern mit keinem von diesen zusammenzufallen (vgl. hierüber BRODAL 1953a). Jedoch liegt er in nächster Nachbarschaft zu dem Gebiete für Inhibition der Motorik und dem inspiratorischen Zentrum von PITTS (welche sich teilweise zu decken scheinen) und es ist möglich, daß der Kern teilweise auf das Areal dieser „Zentren" übergreift. Zu den anderen, hier eingangs erwähnten „Zentren" hat er jedoch keine Beziehungen. Die enge Nachbarschaft zu den inhibitorischen Zentren könnte einen Hinweis auf seine Funktion geben. Vielleicht wird der Kern mit den inhibitorischen Zentren zusammen aktiviert; im Gegensatz zu diesen sendet er aber seine Impulse nicht ins Rückenmark zu den peripherischen motorischen Neuronen, sondern ist mit einer gleichzeitigen Aktivierung derjenigen Kleinhirnareale beauftragt, welche auf die motorischen Funktionen einen markierten inhibitorischen Einfluß ausüben (besonders der Lobus anterior). Diese Annahme erhält zu einem gewissen Grade eine Stütze in dem Nachweis einer direkten Verbindung aus der motorischen und prämotorischen Rinde (besonders von der sog. Area 4s) zu dem inhibitorischen reticulären Zentrum (McCULLOCH, GRAF und MAGOUN 1946, Strychninmethode, ROSSI und BRODAL 1956, Silbermethode).

Der Nucleus reticularis paramedianus läßt sich bei den meisten, vielleicht bei allen *Säugern* in annähernd demselben Muster wie bei der *Katze* wiederfinden. Wir (BRODAL und HARBOE) haben ihn bei allen den 20 von uns untersuchten Species ohne Schwierigkeit identifizieren können. Im Schrifttum über die menschliche Oblongata finden sich bei mehreren Autoren Beschreibungen von kleinen Zellgruppen in dem medialen Abschnitt der reticulären Formation, der „Substantia reticularis alba". Es ist aber schwierig, nach den Beschreibungen und den oft spärlichen Abbildungen zu entscheiden, ob bestimmte geschilderte Gruppen einer oder mehreren der hier identifizierten Gruppen des Nucleus reticularis paramedianus entsprechen. Nur einige Daten seien hier angeführt. So scheint es z. B., daß der Nucleus comitans hypoglossi dorsalis I von GOLDIN (1934) der dorsalen Gruppe des Nucleus reticularis paramedianus entsprechen dürfte. Diese Gruppe ist wahrscheinlich dieselbe, welche BECHTEREW (1899) mit dem Namen Nucleus funiculi anterioris (OBERSTEINER) belegt hat (Abb. 127 bei BECHTEREW). Jedoch wird der Nucleus funiculi anterioris gewöhnlich als in dem ventralen Abschnitt der Substantia reticularis alba gelegen beschrieben. OBERSTEINER (1888) bezeichnet mit diesem Namen in seiner Abb. 114 eine Zellgruppe, welche der ventralen Gruppe des Nucleus reticularis paramedianus entsprechen dürfte. Dasselbe gilt für BECHTEREWS (1899) Abb. 131, während in seiner Abb. 127 und in BARNARDS (1940) Abb. 24 die Lage des Nucleus funiculi anterioris derjenigen der dorsalen Gruppe des Nucleus reticularis paramedianus entspricht. ZIEHENS (1934) Nucleus intermedius formationis reticularis (seine Abb. 20) ist wahrscheinlich die dorsale Gruppe unseres Kerns, während es den Anschein hat, daß JACOBSOHNS (1909) Nucleus perpendicularis formationis albae (seine Abb. 8) die dorsale und die ventrale Gruppe umfaßt, welche hier ineinander überzugehen scheinen (ähnlich wie sie bei der *Katze* zusammenhängen).

Es ist somit möglich, daß der Nucleus reticularis paramedianus der *Säuger* jedenfalls zum Teil mit dem Nucleus funiculi anterioris des *Menschen* identisch ist. OLSZEWSKI und BAXTER (1954), welche neuerdings die Cytoarchitektonik des menschlichen Hirnstammes studierten, neigen aber zu der Annahme, daß der von uns beschriebene Nucleus reticularis paramedianus beim *Menschen* durch verstreute Zellen in Zusammenhang mit dem Nucleus interfascicularis hypoglossi repräsentiert ist (l. c. S. 151). Besonders darauf gerichtete Untersuchungen sind erwünscht, um die Frage endgültig zu klären.

c) Kleinhirnverbindungen aus dem Nucleus reticularis lateralis.

Die Bezeichnung *Nucleus reticularis lateralis* wird hier für den sog. *Seitenstrangkern* verwendet. Er ist auch mit anderen Namen belegt worden, wie *Nucleus funiculi lateralis, Nucleus lateralis oblongatae, Nucleus lateralis anterior,*

Nucleus lateralis medullae, noyau du cordon lateral. Wie die Namen besagen, ist der Kern von reticulärer Struktur und im Seitenstrang des verlängerten Markes gleich lateral von der unteren Olive gelegen.

Schon v. GUDDEN (1882), VEJAS (1885) und v. MONAKOW (1891) wiesen nach, daß der Nucleus reticularis lateralis seine Fasern zum Kleinhirn sendet, da seine Zellen nach Abtragung des Kleinhirns oder Durchschneidung des Corpus restiforme zugrunde gehen, was von späteren Untersuchern bestätigt wurde. Die meisten Verfasser sind der Meinung, daß die Verbindung ausschließlich homolateral ist (VEJAS, v. MONAKOW, BLAKESLEE, FREIMAN und BARRERA 1938, BRODAL 1943), während andere auch teilweise gekreuzte Verbindungen annehmen (VAN GEHUCHTEN 1904, YAGITA 1906).

Über das *Endigungsgebiet der Fasern aus dem Nucleus reticularis lateralis im Kleinhirn* des *Menschen* haben sich nur wenige Autoren geäußert.

MARBURG (1924) zog aus Studien an Kleinhirnmißbildungen den Schluß, daß die Fasern in den „Lobi laterales" endigen. Ebenfalls auf pathologisches menschliches Material gegründet ist BRUNS' (1917/18, 1925/26) Auffassung, daß die Flocke Fasern aus dem großzelligen lateralen Teil des Kerns empfängt und daß laterale Teile des Kerns auf laterale Abschnitte des Kleinhirns projizieren, mediale auf mediale. ZIEHEN (1934) vermutet, daß die Fasern im Wurm endigen. Der Nucleus reticularis lateralis wurde auch von verschiedenen anderen Verfassern beachtet, welche Studien an Fällen von Kleinhirnmißbildungen und Kleinhirnatrophien unternommen haben. Eine Durchsicht nur eines begrenzten Teiles dieser Literatur zeigt aber weitgehende Diskrepanzen (vgl. das früher über den Wert von solchem Material angeführte, S. 189). In einigen Fällen, z. B. denen von STRONG (1915) und LYSSENKOW (1931), konnten trotz ausgesprochener Kleinhirnaffektionen keine überzeugenden Veränderungen im Kern nachgewiesen werden. KRAUSE (1929) fand in einem Falle mit Mißbildung wesentlich der Hemisphären und des Lobulus medius medianus von INGVAR (Lobulus c_2 von BOLK) eine bedeutende Zellreduktion in der lateralen magnocellulären „Hauptportion" des Kerns, während die „parolivare Portion" und der „Quintusanteil" relativ gut erhalten waren. In Fällen von Kleinhirnatrophien fanden z. B. PREISIG (1912) und BROUWER (1913) den Kern ohne Veränderungen, WINKLER (1923) fand ihn praktisch gesprochen frei von Nervenzellen, während BAKKER (1924) in einem Fall von olivopontocerebellarer Atrophie mit vorwiegender Beteiligung der Hemisphären erhaltene Zellen in dem subtrigeminalen Abschnitt des Kernes fand.

Bei dem begrenzten Wert des verwendeten Materials ist es kein Wunder, daß die Meinungen der Autoren divergieren. Wenn überhaupt Schlußfolgerungen aus den vorliegenden Berichten gezogen werden sollen, erscheint es nur berechtigt anzunehmen, daß der sog. „Quintusanteil" von FUSE und v. MONAKOW (1916) oder der Nucleus infratrigeminalis von JACOBSOHN (1909) und GAGEL und BODECHTEL (1930) seine Fasern wahrscheinlich in den Flocculus sendet. Dieser Teil des Kerns beim *Menschen* entspricht nach WALBERG (1952) dem sog. subtrigeminalen Teil bei *Säugern*. Bezüglich der übrigen Abschnitte sind die Beobachtungen zu divergierend, um verwertet werden zu können. Verschiedenheiten in der Nomenklatur tragen auch dazu bei, einen Vergleich zwischen den Befunden der einzelnen Autoren zu erschweren.

Experimentell scheint die *Frage der detaillierten Projektion des Nucleus reticularis lateralis auf das Kleinhirn* nur von uns (BRODAL 1943) aufgegriffen zu sein. Bei *Kaninchen* und *Katzen* wurde mittels der modifizierten GUDDENschen Methode (BRODAL 1939, 1940a, vgl. S. 166 hier) die Ausbreitung der retrograden Veränderungen in dem Nucleus reticularis lateralis nach begrenzten Kleinhirnläsionen untersucht. Es ergab sich dann, daß alle Teile der Kleinhirnrinde Fasern aus dem Kern empfangen, vielleicht mit Ausnahme des Nodulus, über den bestimmte Daten nicht erhalten werden konnten. Inwiefern die zentralen Kleinhirnkerne auch solche Fasern bekommen, konnte auch nicht entschieden werden. Von besonderem Interesse ist aber, daß die verschiedenen Kleinhirnabschnitte vorzugsweise mit bestimmten Abteilungen des Kerns verbunden sind. Einige Bemerkungen über den Bau des Kerns bei den Versuchstieren müssen hier vorausgeschickt werden.

Der *Nucleus reticularis lateralis der Säuger* baut sich aus mehreren Gruppen auf, wechselt aber sehr in seiner Entwicklung. Bei vielen *Säugern*, so beim *Kaninchen* und bei der *Katze*, können 3 Abschnitte unterschieden werden, während bei einigen Species nur eine Zweiteilung möglich ist (WALBERG 1952). Der Kern enthält Nervenzellen von verschiedenen Typen, große, mittelgroße (von denen 2 Untertypen vorkommen) und kleine, welche zu einem gewissen Grade in bestimmten Abschnitten des Kerns vorherrschen und deshalb für die Namengebung dieser benutzt werden können. Wir unterscheiden (Abb. 175), wesentlich in Übereinstimmung mit CAJAL (1909), zwei größere Abschnitte, einen ventral und caudal gelegenen *parvicellulären* und einen mehr dorsal und rostral gelegenen *magnocellulären* Teil. Dazu kommt als dritter ein *subtrigeminaler Teil*, der nur im rostralen Teil des Komplexes entwickelt ist, wo er sich unmittelbar vor dem Tractus spinalis des N. trigeminus findet. Diese 3 Abteilungen sind in der linken Hälfte der Schnitte durch den Nucleus reticularis lateralis der *Katze* in Abbildung 175 zu sehen, wo auch das Vorkommen von Zellen verschiedener Größe angegeben ist. Es finden sich aber in dem kleinzelligen Teil, der vorwiegend aus kleinen und mittelgroßen Zellen besteht, auch gelegentlich große Zellen, ebenso wie der großzellige Teil nicht wenige mittelgroße und auch einige kleine Zellen enthält. Die Grenze zwischen diesen 2 Abschnitten ist nicht scharf. Zwischen ihnen und dem subtrigeminalen Teil kann keine bestimmte Grenze gezogen werden; der letztere isoliert sich aber in rostralen Ebenen und ist vorwiegend aus mittelgroßen Zellen mit einigen kleinen und zerstreuten großen zusammengesetzt.

In der rechten Hälfte der Abb. 175 sind unsere Befunde bezüglich der Kleinhirnprojektion des Nucleus reticularis lateralis bei der *Katze* in schematischer

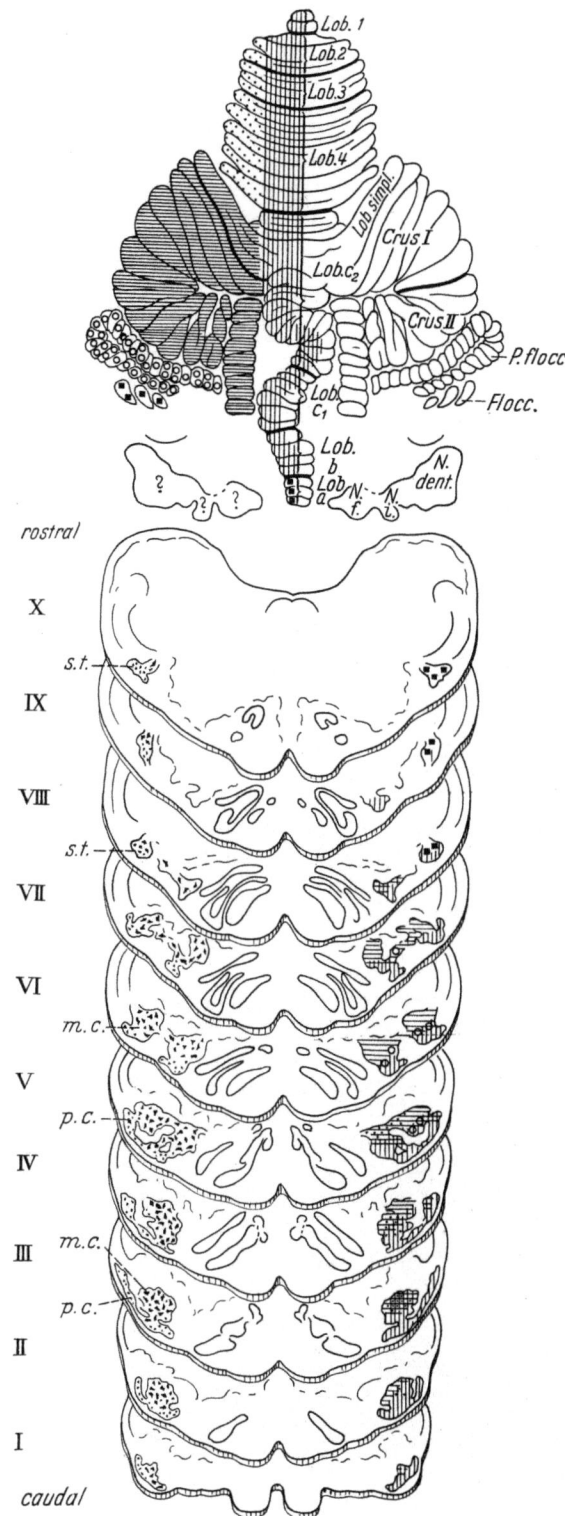

Abb. 175. Diagramm der Projektion des Nucleus reticularis lateralis (Seitenstrangkern) auf das Kleinhirn bei der *Katze*. Die Hauptabschnitte der Kleinhirnoberfläche (oben) sind in entsprechender Weise markiert wie die auf sie projizierenden Abschnitte des Kerns (unten rechts, in 10 Transversalschnitten in gleichen Abständen). Die Überlappung ist größer als im Schema dargestellt. Links ist der Aufbau des Kerns aus Zellen von verschiedenen Typen schematisch angegeben. *m.c.* magnocellulärer Teil; *p.c.* parvicellulärer Teil; *s.t.* subtrigeminaler Teil. Aus BRODAL (1943).

Weise wiedergegeben. Die Befunde beim *Kaninchen* sind entsprechend. Der subtrigeminale Teil sendet seine Fasern in den Flocculus (wahrscheinlich auch in den Nodulus). Der Wurm empfängt seine Fasern aus dem parvicellulären Teil, mit einem teilweisen Übergreifen auf den magnocellulären, welcher hauptsächlich auf den Lobulus ansoparamedianus projiziert und auch auf die Seitenteile (intermediäre Teile, vgl. S. 172) des Lobus anterior. Ebenso hat der Paraflocculus sein Projektionsareal hauptsächlich in dem großzelligen Teil. Die Grenzen der verschiedenen Projektionsgebiete sind nicht so scharf, wie es nach dem Schema erscheinen mag. Es besteht ein erheblicher Grad von Überlappung, besonders in der Weise, daß die Wurmprojektion nicht unerheblich auf den großzelligen Teil übergreift. Der Wurm erhält überhaupt erheblich reichlichere Fasern als die lateralen Teile. Es ist zu bemerken, daß ebenso wie in dem Nucleus reticularis paramedianus, dem Nucleus cuneatus externus und den Ponskernen alle Zellen des Nucleus reticularis lateralis ihre Neuriten ins Kleinhirn schicken. Auch hier scheint also keine der Zellformen ausschließlich Schaltzellen darzustellen.

Als die hier wiedergegebenen Untersuchungen vorgenommen wurden, war die somatotopische Gliederung innerhalb des Lobus anterior und des Lobus paramedianus (ADRIAN 1943, SNIDER und STOWELL 1944 u. a.) noch nicht bekannt, und die Frage, inwiefern innerhalb der Projektionen auf den Nucleus reticularis lateralis eine topographische Korrelation zu den einzelnen Abschnitten dieser Lappen bestünde, wurde nicht näher untersucht. Wenn nachträglich eine topographisch geordnete Endigungsweise der spinalafferenten Fasern des Kerns nachgewiesen wurde (BRODAL 1949), wie weiter unten erörtert wird, schien es von besonderem Interesse, dieser Frage nachzugehen, was unter Zuhilfenahme in der Zwischenzeit gesammelten experimentellen *Katzen*materials geschah. Wir konnten dann feststellen, daß die hinteren Abschnitte des Lobus anterior (Culmen) ihre Fasern vornehmlich aus den dorsomedialen, tieferen Abschnitten des Wurmprojektionsgebietes empfangen (Abb. 176, rechts), während die mehr oberflächlich gelegenen Abschnitte nach Läsionen des Culmen wenig verändert sind. Somit scheint also eine gewisse, jedoch in keiner Weise scharfe topographische Korrelation zwischen dem Endigungsgebiet der Hinter- bzw. Vorderbeinfasern im Kern (vgl. unten) und den vorderen bzw. hinteren Abschnitten des Lobus anterior zu bestehen.

Wie oben angeführt, sind wir über *die Projektionsverhältnisse des Nucleus reticularis lateralis beim Menschen* äußerst mangelhaft orientiert. Es scheint aber, daß die Projektion der Flocke beim *Menschen* (vgl. oben) wie bei den Versuchstieren in dem subtrigeminalen Teil zu suchen ist. Bezüglich der anderen Abschnitte läßt sich nichts sicheres sagen. Ein Vergleich wird auch durch die verschiedene Entwicklung der einzelnen Abschnitte des Kerns beim *Menschen* und den *Tieren* erschwert. Nach WALBERGs (1952) Untersuchungen lassen sich ein magnocellulärer und ein parvicellulärer Teil beim *Menschen* nicht unterscheiden. Wie bei einigen *Säugern* scheinen diese 2 Teile zusammen durch eine „Hauptportion" repräsentiert zu sein, welche aus großen und kleinen Zellen aufgebaut ist.

Über die *Endigungsweise der Fasern aus dem Nucleus reticularis lateralis* (sowie über die aus dem Nucleus reticularis paramedianus) liegen keine besonderen Untersuchungen vor. Da aber nach Durchschneidung des Corpus restiforme (MISKOLCZY 1934) nur *Moosfasern* degenerieren, ist es wahrscheinlich, daß auch die Fasern aus den reticulären Kernen als solche endigen.

Wie oben beschrieben, ist die Projektion des Nucleus reticularis lateralis auf das Kleinhirn ziemlich diffus, doch ist ein gewisser Grad von Lokalisation vorhanden, in vielen Punkten an die pontocerebellare Projektion erinnernd. Im Gegensatz zu dem Verhalten in der letzteren überwiegen aber in dem Reticulariskleinhirnsystem die Verbindungen mit dem Wurm. Wie das pontine System durch corticalen Einfluß beherrscht ist, läßt die überwiegende Wurm-Projektion des Nucleus reticularis lateralis vermuten, daß seine wichtigsten afferenten Impulse aus dem Rückenmark kommen. Dies ist tatsächlich der Fall.

Die *afferenten Verbindungen des Nucleus reticularis lateralis* sind in dem Schrifttum verhältnismäßig wenig gewürdigt worden. Daß *aufsteigende Fasern aus dem Rückenmark* Kollateralen an den Kern abgeben, ist seit CAJALS (1909 bis 1911) Studien bekannt.

Verschiedene Verfasser, welche die aufsteigende Degeneration nach Läsionen des Seitenstranges in MARCHI-Präparaten verfolgt haben, behaupten, daß solche Fasern in dem Kern endigen oder Kollateralen an ihn abgeben (z. B. LEWANDOWSKY 1904, MACNALTY und HORSLEY 1909, BLAKESLEE, FREIMAN und BARRERA 1938, MORIN, SCHWARZ und O'LEARY 1951). In menschlichen Fällen wurde dasselbe unter anderem von COLLIER und BUZZARD (1903) beobachtet. In vielen Studien über aufsteigende degenerierende Fasern nach Rückenmarksläsionen ist aber von Fasern zu diesem Kern keine Rede, was wohl bedeutet, daß die Verfasser ihn nicht besonders beachtet haben. Die ascendierenden Fasern nehmen zum Teil ihren Weg durch den Kern, und in MARCHI-Präparaten kann es auch schwierig oder unmöglich sein, zu bestimmen, ob die degenerierten Fasern in einem bestimmten Gebiet wirklich enden. Die Frage kann durch die erwähnten Untersuchungen kaum als endgültig beantwortet betrachtet werden. Auch sind aus diesen Arbeiten keine Auskünfte darüber zu erhalten, ob die spinalafferenten Fasern sich im ganzen Kern oder nur in bestimmten Bezirken verteilen. Diese Fragen können nur bei Verwendung der Methode der terminalen Degeneration eindeutig beantwortet werden.

Die Silberimprägnationsmethode von GLEES (1946) wurde deshalb bei unseren Untersuchungen (BRODAL 1949) verwendet. Der Nucleus reticularis lateralis der *Katze* wurde nach verschiedenen Läsionen des Rückenmarks auf das Vorkommen von degenerierenden terminalen Fasern und Boutons untersucht. Solche fanden sich konstant im Kern nach Läsionen des Seitenstranges. Daß einige Fasern aus dem Vorderstrang oder aus dem Hinterstrang auch im Kern endigen, wie von MARBURG (1924) und BLAKESLEE, FREIMAN und BARRERA (1938) behauptet, kann nicht verneint werden; positive Anhaltspunkte dafür geben aber unsere Befunde nicht. Die Fasern des Kerns der einen Seite stammen aus beiden Seiten des Rückenmarks, wie Fälle mit Läsionen der Hinterhörner zeigen, wie auch MORIN, SCHWARZ und O'LEARY (1951) angeben, doch sind die homolateralen Fasern bedeutend reichlicher als die gekreuzten. Die Kreuzung muß zum größten Teil kurz nach dem Ursprung der Fasern aus Zellen des Rückenmarkgraus stattfinden, denn nach Läsionen des Seitenstranges ist die Degeneration so gut wie ausschließlich im homolateralen Kern zu finden. Es ist von Interesse, daß degenerierende Boutons an den großen sowohl wie an den mittelgroßen und kleinen Nervenzellen des Kerns vorkommen, d. h. alle Typen von Zellen können vom Rückenmark aus aktiviert werden.

Von einem funktionellen Gesichtspunkte von besonderem Interesse ist die Tatsache, daß nicht der ganze Kern Fasern aus dem Rückenmark bekommt. Das Endigungsgebiet der spinalen Fasern umfaßt den parvicellulären Teil, erstreckt sich aber auch auf die benachbarten, besonders die caudalen Abschnitte des magnocellulären Teils (Abb. 176). Im subtrigeminalen Teil finden sich immer nur vereinzelte degenerierende Fasern und Boutons.

Weiter besteht ein markanter Unterschied zwischen der Verbreitung von Fasern aus den oberen und unteren Abschnitten des Rückenmarks, wie in Abb. 176 dargestellt ist. Die Fasern, welche Impulse aus der hinteren Extremität vermitteln, d. h. aus den lumbosacralen Segmenten, endigen in den oberflächlichen ventrolateralen Schichten des Kerns. Die Fasern vom Cervicalteil des Rückenmarks dagegen versorgen etwas tiefer gelegene Abschnitte, mehr mediodorsal und auch caudal. Es besteht aber keine scharfe Grenze, sondern eine deutliche Überlappung. Wie ersichtlich, entspricht diese Ordnung der Lagerung der Fasern aus verschiedenen Segmenten im Seitenstrang.

Wenn das Terminalgebiet der spinalafferenten Fasern in dem Nucleus reticularis lateralis mit dem Muster der Projektion des Kerns auf das Kleinhirn (Abb. 175) verglichen wird, ergibt sich, daß es das Gebiet einnimmt, welches hauptsächlich auf den Wurm projiziert. Dies ist besonders deutlich rechts in

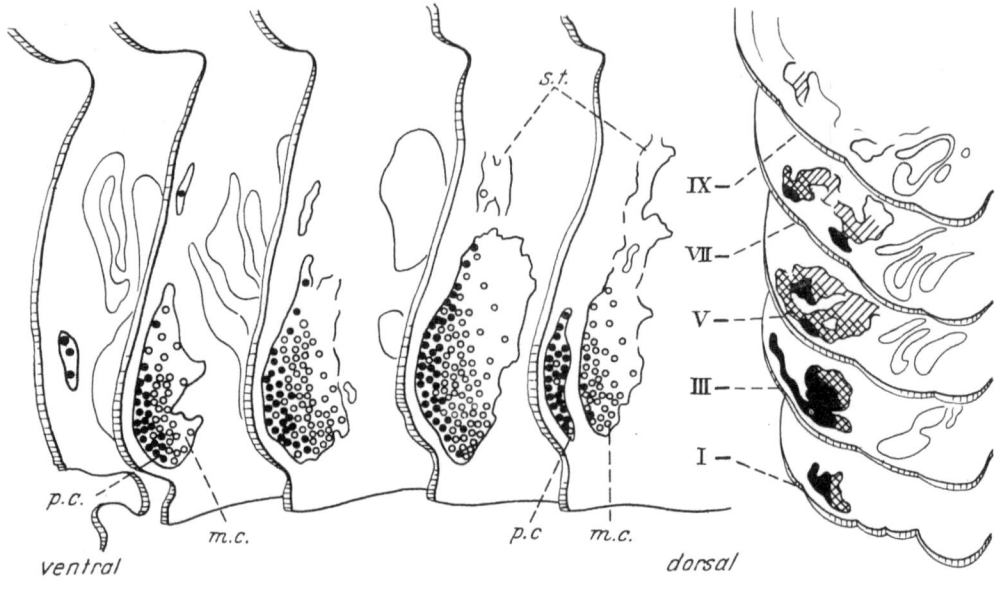

Abb. 176. Diagrammatische Darstellung der experimentell bestimmten Verteilung der spinalafferenten Fasern innerhalb des Nucleus reticularis lateralis der *Katze* in Horizontalschnitten. Der Einfachheit halber ist nur zwischen Fasern aus Hals- und Lumbosacralmark (vorderer und hinterer Extremität) unterschieden. Rechts eine Serie von Transversalschnitten (Niveaus wie in Abb. 175) durch den Kern, welche zum Vergleich die Gebiete zeigen, die nach einer Unterbrechung der Fasern nach dem Wurm retrograden Zellausfall aufweisen. Schwarz: totaler Zellausfall; schraffiert: leichtere Veränderungen. Der Zellausfall betrifft hauptsächlich das Terminalgebiet der spinalafferenten Fasern. m. c. und p. c.: magnocellulärer und parvicellulärer Teil; s. t.: subtrigeminaler Teil (vgl. Text). Aus BRODAL (1949).

Abb. 176 zu sehen, in der eine Reihe von Schnitten wiedergegeben ist, welche die Ausbreitung des retrograden Zellausfalles nach einer Unterbrechung der meisten Fasern zu dem Wurm zeigen (*Katze* 0 80, BRODAL 1943). Aus diesen Befunden darf der Schluß gezogen werden, daß jedenfalls die Mehrzahl der spinalen Impulse zu dem Nucleus reticularis lateralis zum Wurm weitergeleitet werden. Auch das Projektionsgebiet des Lobulus paramedianus scheint innerhalb des spinalen Endigungsgebietes zu liegen. In Anbetracht der somatotopischen Endigungsweise der spinalen Fasern ist ein näherer Vergleich mit der Projektion auf den Lobus anterior von besonderem Interesse. Wenn wir unsere neuen Serien (vgl. oben S. 224) in Betracht ziehen, scheint es, wie oben erwähnt, daß das gesamte spinoreticulocerebellare System tatsächlich einen genügenden Grad von Lokalisation besitzt, um die physiologisch nachgewiesene somatotopische Fortpflanzung von spinalen Impulsen auf den Lobus anterior (vgl. unten) auf anatomischer Grundlage zu erklären. (Inwiefern dies auch für den Lobulus paramedianus Geltung hat, kann nicht gesagt werden.)

Über *absteigende Fasern zu dem Nucleus reticularis lateralis* liegen wenige Daten vor. Bei dem relativ großen Teil des Kerns, welcher als Terminalgebiet der spinalen Fasern fungiert, ist es wahrscheinlich, daß die absteigenden Fasern verhältnismäßig spärlich sein müssen.

CAJAL (1909—1911) beschrieb Kollateralen zu dem Kern aus den Fasern des Tractus rubrospinalis; in mehreren experimentellen Studien über diese Bahn (z. B. VERHAART 1936) finden sich aber darüber keine Angaben. In PAPEZs (1926) Beschreibungen von absteigender Degeneration nach Läsionen der reticulären Substanz in der Oblongata, dem Pons und dem Mesencephalon ist auch davon keine Rede und Fasern aus dem Brachium conjunctivum descendens wurden von ALLEN (1924) u. a. auch nicht zu diesem Kern verfolgt. In vielen Studien an menschlichem Material, wie der normalanatomischen von WEISSCHEDEL (1938) oder der pathologisch-anatomischen von PAPEZ und STOTLER (1940), finden sich auch keine diesbezüglichen Angaben. Dagegen beschreibt SWANK (1934a) Fasern zu dem Nucleus reticularis lateralis aus dem sog. circumolivaren Pyramidenbahnbündel (vgl. S. 215).

Die oben erwähnten negativen Angaben dürfen jedoch nicht als entscheidend betrachtet werden. Denn erstens mögen die betreffenden Fasern in dem verwendeten Material und bei der angewandten Methodik schwer zu erkennen sein, und zweitens ist es wahrscheinlich, daß jedenfalls mehrere der Verfasser dem wenig beachteten Nucleus reticularis lateralis keine Aufmerksamkeit gewidmet haben, da sie sich für andere Fragen interessierten. WALBERG (in Vorbereitung) hat denn auch bei Verwendung der Methode der terminalen Degeneration feststellen können, daß nach Läsionen verschiedener Abschnitte des Hirnstammes von *Katzen* terminale degenerierende Fasern und Boutons in dem Kern auftreten, und zwar nur in den rostralen und tiefer gelegenen Abschnitten des magnocellulären Teils, d. h. denjenigen Abschnitten, welche ihre Fasern zur Kleinhirnhemisphäre senden (Abb. 175). Nach Läsionen der Großhirnrinde sowie der Basalganglien ließen sich keine degenerierende Fasern im Nucleus reticularis lateralis nachweisen. Die meisten Fasern aus dem Hirnstamm entstammen dem roten Kern (vgl. oben, CAJAL) und erreichen den Kern der entgegengesetzten Seite, indem sie wahrscheinlich mit den rubrospinalen Fasern die Mittellinie überschreiten. Daß auch andere Abschnitte des Mittelhirns Fasern zum Nucleus reticularis lateralis senden, ist nicht ganz ausgeschlossen, jedoch sind diese quantitativ weniger wichtig als die Fasern aus dem roten Kern. Inwiefern der subtrigeminale Teil Fasern aus den Vestibulariskernen erhält, scheint nach unseren vorläufigen Beobachtungen zweifelhaft.

Die Existenz von Fasern aus dem Kleinhirn zu dem Nucleus reticularis lateralis wurde von einigen früheren Verfassern, z. B. THOMAS sowie ORESTANO behauptet. Diese Annahme scheint jedoch sicherer Grundlagen zu entbehren.

Über die *funktionelle Bedeutung des Nucleus reticularis lateralis* mögen einige Schlußfolgerungen versuchsweise gezogen werden. Die Zusammensetzung des Kerns bei vielen *Säugern* aus 3 Abschnitten, welche wesentlich, aber nicht ausschließlich ihre Fasern aus verschiedenen Quellen bekommen, läßt vermuten, daß seine Funktion komplex ist. Bezüglich des spinalen Teils sind die Befunde von BERRY, KARL und HINSEY (1950) von Belang. Diese Verfasser untersuchten mittels Nadelelektroden, von welchen Gebieten der Oblongata Aktionspotentiale registriert werden konnten, wenn periphere Nerven stimuliert wurden. Aus ihrer Abb. 4 (Stimulation des N. saphenus) ist zu sehen, daß die meist markierten Potentiale in einem Feld lateral von der unteren Olive auftraten. Obwohl der Nucleus reticularis lateralis in ihrer Abbildung nicht eingezeichnet ist, unterliegt es keinem Zweifel, daß das maximale Erfolgsgebiet sehr genau mit der Lage dieses Kerns zusammenfällt, was dahin gedeutet werden muß, daß jedenfalls ein Teil der spinalen Impulse zu dem Kern exteroceptiv (taktil?) ist. MORIN und HADDAD (1953) und MORIN und GARDNER (1953) melden, daß die spinoreticulären Fasern sowohl proprioceptive wie exteroceptive Impulse zu vermitteln scheinen. Nach den anatomischen Befunden (BRODAL 1949) werden diese in einer somatotopischen Weise den „spinalen Teil" des Kerns aktivieren, welcher somit eine Schaltstation auf dem Wege der exteroceptiven (und wahrscheinlich auch proprioceptiven) Impulse zu dem Kleinhirn darstellt. In Anbetracht der von ADRIAN (1943), SNIDER und STOWELL (1944) und anderen Verfassern nachgewiesenen somatotopischen Repräsentation der taktilen Sensibilität im Lobus anterior sowie in dem Lobulus paramedianus ist die oben erwähnte somatotopische Organisation in dem spinocerebellaren System von besonderem Interesse, indem sie eine somatotopische Leitung von Impulsen aus dem Rückenmark zu dem Kleinhirn ermöglicht. Die somatotopische Organisation des Systems ist aber nicht scharf, in Übereinstimmung mit der Überlappung der elektrophysiologisch bestimmten Felder der einzelnen Körperteile im Lobus anterior und dem Lobulus paramedianus. Die spinoreticulocerebellare Bahn scheint das einzige der vielen spinocerebellaren Fasersysteme zu sein, welches in diesem Zusammenhang ernstlich in Frage kommen kann, da alle anderen viel mehr diffus organisiert sind und eine Fortleitung aus dem Lobulus paramedianus nicht ermöglichen. Für eine vollständigere Besprechung dieses Themas sei auf andere Arbeiten verwiesen (BRODAL 1949, 1953c, BRODAL und JANSEN 1954). Um die Frage der anatomischen Grundlage für die physiologisch nachgewiesene afferente somatotopische Kleinhirnlokalisation endgültig zu klären, sind besonders auf sie gerichtete Untersuchungen nötig. Die Untersuchungen von BOHM (1953) scheinen eine Bestätigung der oben dargelegten, von uns zum erstenmal im Jahre 1949 vorgeschlagenen Deutung zu liefern, und die soeben erschienene Studie von COMBS (1956) bringt elektrophysiologische Daten, welche mit unserer Auffassung im besten Einklang stehen.

6. Perihypoglossocerebellare Verbindungen.

Unter diesem Namen sollen hier Fasern zum Kleinhirn aus den den motorischen Hypoglossuskern umgebenden Zellgruppen verstanden werden. Unter diesen können unterschieden werden der *Nucleus* von ROLLER (1881), der *Nucleus intercalatus* von STADERINI (1895, 1938) und der *Nucleus praepositus hypoglossi* von MARBURG (1904). In bezug auf die Nomenklatur dieser Kerne herrscht in dem Schrifttum einige Verwirrung[1]. Die wichtigsten Punkte in bezug auf die Abgrenzung und Nomenklatur des betreffenden Kernkomplexes sind anderswo diskutiert worden (BRODAL 1952) und sollen hier beiseite gelassen werden.

Abb. 177 gibt über die Lage und Ausbreitung der perihypoglossalen Kerne bei der *Katze* Auskunft. Zu bemerken ist, daß die verschiedenen Kerne des Komplexes miteinander zusammenhängen; so ist der Nucleus *Roller* mit distinkten Zellzügen mit dem Nucleus praepositus verbunden und dieser geht caudalwärts ohne deutliche Grenze in den Nucleus intercalatus über, welcher oft auch eine Verbindung mit dem Nucleus *Roller* hat (vgl. Abb. 1, BRODAL 1952). Die meisten Zellen des Nucleus intercalatus sind sehr klein, einige mittelgroß. Der Nucleus praepositus ist aus großen, mittelgroßen und kleinen Zellen aufgebaut. Die großen kommen besonders in seinen ventralen Abschnitten vor. Der Nucleus *Roller* der *Katze* ist nicht scharf abgegrenzt. Die meisten seiner Zellen sind groß; mittelgroße und einzelne kleine Elemente kommen aber auch vor.

Über Fasern aus diesen Kernen zum Kleinhirn schien bisher nichts im Schrifttum vorzuliegen, was wahrscheinlich dadurch zu erklären ist, daß die Autoren, welche die kleinhirnabhängigen Kerne studierten, ihre Versuchstiere lange am Leben gehalten haben. Da die Verbindungen bilateral sind (vgl. unten), wird der auftretende retrograde Zellschwund schwer zu identifizieren sein. Wir verwandten aber junge Tiere und töteten sie nach wenigen (4—5) Tagen, um das Vorkommen von akut veränderten Zellen studieren zu können. Es ließ sich dann zeigen (BRODAL 1952), daß nach größeren Kleinhirnläsionen konstant typische retrograde Veränderungen in den perihypoglossalen Kernen auftreten.

---

[1] Ein *Nucleus funiculi teretis* wird z. B. von verschiedenen Verfassern erwähnt; offenbar ist aber dieser Name für verschiedene Kerngruppen verwendet worden. So scheint JACOBSOHNS (1909) Nucleus funiculi teretis mit dem Nucleus praepositus hypoglossi von MARBURG identisch zu sein. Einige besondere kleinere Zellgruppen sind auch beschrieben worden, besonders beim *Menschen*.

Über die Ausbreitung der Veränderungen nach totaler Decerebellation gibt Abb. 177 Auskunft. Die Intensität der Veränderungen in den verschiedenen Abschnitten des Kernkomplexes ist durch verschiedene Dichte der eingetragenen Punkte dargestellt. Sie sind im caudalen Drittel des Nucleus praepositus und im Nucleus *Roller* am meisten markiert, aber auch im Nucleus intercalatus sind sie vorhanden, in caudaler Richtung abnehmend. Sowohl große wie mittelgroße und kleine Zellen zeigen Veränderungen. Niemals haben wir aber alle Zellen verändert gefunden. Auch in später vorgenommenen Versuchen, in denen die Überlebungsdauer länger war, fand sich kein totaler Zellschwund in den Kernen nach Decerebellation, was wahrscheinlich bedeutet, daß diese Kerne Fasern

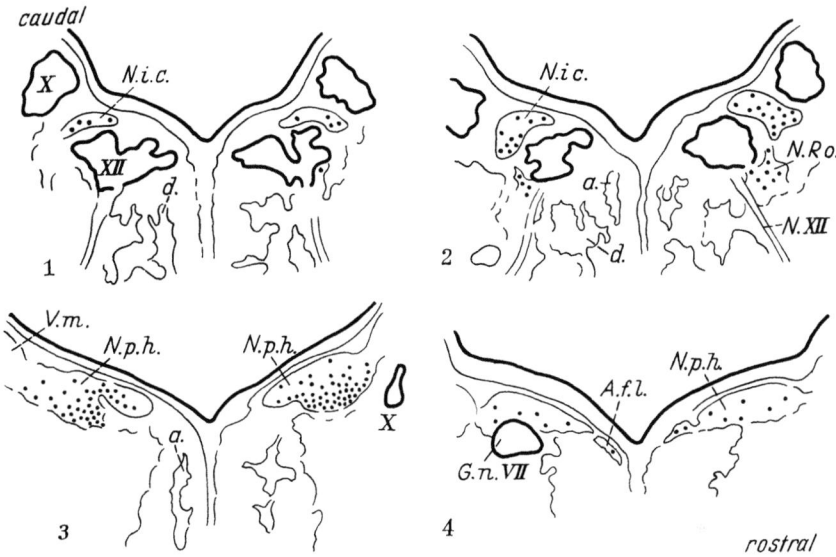

Abb. 177. Diagramm der Kleinhirnprojektion der perihypoglossalen Kerne bei der *Katze*. Die Punkte zeigen die Verbreitung von retrograden Zellen nach Exstirpationen des Kleinhirns. Abkürzungen: a. und d.: akzessorische und dorsale Gruppe des Nucleus reticularis paramedianus; A. f. l.: Anulus fasciculi longitudinalis posterioris von ZIEHEN; G. n. VII: Genu nervi facialis; N. i. c.: Nucleus intercalatus von STADERINI; N. p. h.: Nucleus praepositus von MARBURG; N. Ro.: ROLLERscher Kern; V. m.: medialer Vestibulariskern; X: dorsaler motorischer Vaguskern; XII: Hypoglossuskern. Aus BRODAL (1952).

auch in andere Gebiete als das Kleinhirn entsenden. Die Kleinhirnverbindungen sind bilateral. Etwas mehr als die Hälfte der Fasern verlaufen homolateral (wahrscheinlich nehmen sie durch das Corpus restiforme ihren Weg).

Bei einem Studium der perihypoglossalen Kerne nach umschriebenen Kleinhirnläsionen (TORVIK und BRODAL 1954) wurde versucht festzustellen, auf welche Abschnitte des Kleinhirns sie projizieren. Es zeigte sich dann erstens, daß die Projektionen der 3 Kerne zusammenfallen, indem nie Veränderungen in dem einen Kern auftreten, ohne daß auch die zwei anderen Kerne betroffen sind. Das Terminalgebiet im Kleinhirn erwies sich als mit dem der Fasern aus dem Nucleus reticularis paramedianus zusammenfallend (vgl. Abb. 174). Es umfaßt den Wurm und den intermediären Teil des Lobus anterior, die Uvula und wahrscheinlich die benachbarten Gebiete des Pyramis sowie allem Anschein nach den Nucleus fastigii. Diese Übereinstimmung ist in Anbetracht des morphologischen Zusammenhanges des Nucleus reticularis paramedianus mit dem Nucleus *Roller* und dem Nucleus praepositus von einem gewissen Interesse, indem wahrscheinlich der Ausdruck einer funktionellen Verknüpfung aller dieser kleinen Zellgruppen vorliegt.

Über *afferente Fasern zu den perihypoglossalen Kernen* finden sich in der Literatur verschiedene Angaben. Daß eine erhebliche Menge dieser aus höheren Gebieten des Zentralnervensystems stammt, geht aus unserem Befund (BRODAL 1952) hervor, daß nach einer umfassenden Querschnittsläsion des Hirnstammes in der Höhe von dem Pons reichlich terminal degenerierende Fasern in den perihypoglossalen Kernen vorkommen. Inwiefern diese durch den Fasciculus longitudinalis dorsalis von SCHÜTZ kommen, wie von NAKAMURA (1930) behauptet, kann jedoch nicht entschieden werden. Fasern aus den Vestibulariskernen sind von FUSE (1914), TAGAKI (1925) und MOFFIE (1942) beschrieben worden, Fasern aus dem Vagus und dem Glossopharyngicus zu dem Nucleus intercalatus wurden von DUBOIS (1929), BARNARD (1940), KIMMEL (1940, 1941) und MOFFIE (1942), zu dem Nucleus praepositus von FUSE (1914) und KIMMEL (1941) und zu dem Nucleus Roller von KIMMEL (1941) beobachtet. ALLEN (1927) fand Fasern aus dem Nucleus fastigii zu dem Nucleus intercalatus.

Über *die funktionelle Bedeutung der perihypoglossalen Kerne* wissen wir nichts sicheres. Es ist von Interesse, daß der Kernkomplex in der Phylogenese der *Säuger* eine zunehmende Differenzierung zeigt, um seine höchste Entwicklung beim *Menschen* zu erreichen. Die Nachbarschaft mit dem motorischen Hypoglossuskern legt die Annahme nahe, daß der Komplex in irgendeiner Weise mit den motorischen Funktionen der Zunge zu tun hat. In diesem Falle dürfte angenommen werden, daß die Kerne afferente Impulse aus der Zunge erhalten. Die *Frage der proprioceptiven Innervation der Zunge* ist jedoch noch immer ganz unklar (einige Hinweise bei BRODAL 1948, 1952). Die markierte Projektion auf das Kleinhirn widerspricht aber kaum der hier gemachten Annahme. Sollte es sich bei künftigen Untersuchungen zeigen, daß die nicht auf das Kleinhirn projizierenden Fasern zum motorischen Hypoglossuskern verlaufen — solche Fasern wurden von KIMMEL (1940) in normalem *Kaninchen*material beschrieben —, würde dies für diese Frage von erheblichem Interesse sein und die Annahme einer proprioceptiven Funktion der Kerne erhärten.

7. Rubrocerebellare Verbindungen.

Das Vorhandensein von Fasern aus dem Nucleus ruber zu dem Kleinhirn wurde von einigen früheren Untersuchern behauptet, so von FOREL (1881), GUDDEN (1882) und VEJAS (1885). MAHAIM gab im Jahre 1894 eine genaue Schilderung des Zellausfalls in dem roten Kern eines *Kaninchens*, bei dem er am ersten Lebenstage das Brachium conjunctivum durchschnitten hatte. Von den Autoritäten der damaligen Zeit wurden aber die Folgerungen dieser Autoren nicht als stichhaltig erachtet. Die Existenz von rubrocerebellaren Verbindungen wurde im allgemeinen verneint und nicht in den Lehrbüchern erwähnt. Unsere Untersuchungen haben aber ergeben, daß es eine solche rubrocerebellare Verbindung tatsächlich gibt. Einige Einzelheiten ihrer Organisation sind bekannt.

Nach Decerebellation wie nach bestimmten anderen Läsionen des Kleinhirns (vgl. unten) treten bei jungen *Katzen* im Laufe von 4—5 Tagen typische *retrograde Zellveränderungen im Nucleus ruber* auf (BRODAL und GOGSTAD 1954). Veränderte Zellen finden sich hauptsächlich in dem caudalen Drittel des Kerns, nehmen rostralwärts in Menge ab, kommen aber auch in dem am meisten rostral gelegenen parvicellulären[1] Teil vereinzelt vor (Abb. 178). Aus dem Studium der Veränderungen in Fällen mit verschiedenen Läsionen des Kleinhirns ergibt sich, daß die rubrocerebellaren Fasern fast ausschließlich im Nucleus dentatus endigen[2]. Einige wenige scheinen zum Nucleus interpositus zu verlaufen. Die Verbindung

---

[1] Wie DAVENPORT und RANSON (1930) finden auch wir, daß eine scharfe Grenze zwischen einem caudalen großzelligen und einem rostralen kleinzelligen Teil des roten Kerns nicht besteht. Auch am caudalen Pol finden sich kleine Zellen zwischen der Mehrzahl der großen. Beide Typen von Zellen reagieren auf Läsionen des Kleinhirns. Auch nach Läsionen des Rückenmarks finden sich retrograde Veränderungen in großen, mittelgroßen und kleinen Zellen des roten Kernes (POMPEIANO und BRODAL 1957b), und die Fasern des Tractus rubrospinalis entspringen von ungefähr den caudalen drei Vierteln des ganzen roten Kernes, d. h. aus einem viel größeren Gebiete als der sog. magnocelluläre Teil.

[2] BERGGREN (1935) und WINKLER (1935) beschrieben in MARCHI-Präparaten nach Läsionen des oberen Kleinhirnstiels degenerierende Fasern zum Kleinhirn, konnten aber ihr Endigungsgebiet nicht feststellen. Wahrscheinlich handelt es sich hier um die rubrocerebellaren Fasern zum Dentatum.

ist bilateral, jedoch überwiegt die gekreuzte Komponente. Das Ursprungsgebiet der rubrocerebellaren Fasern im roten Kern deckt sich mit dem Endigungsgebiet der cerebellorubralen Fasern. Von besonderem Interesse ist der Umstand, daß sich das Maximum der retrograden Veränderungen dorsomedial in dem caudalen Drittel des Kerns findet, aus dem auch rubrospinale Fasern kommen. In bezug auf ihren Ursprung zeigen die rubrospinalen Fasern der *Katze* eine somatotopische Ordnung: die Fasern zu den Halssegmenten entstammen vornehmlich der dorsomedialen Zone in den caudalen 3 Vierteln des Kernes, die Fasern zum Lumbal- und Sacralmark der ventrolateralen Zone derselben Ebenen des Kerns, während die Fasern zum Brustmark aus einer intermediären Zone entspringen (POMPEIANO und BRODAL 1957b). Das Ursprungsgebiet der rubrocerebellaren Fasern (BRODAL und GOGSTAD 1954) fällt demnach vorzugsweise mit dem Gebiet des Kernes zusammen, welches auf das Halsmark projiziert. Tatsächlich sind die Veränderungen in diesem Gebiet nach einer Kleinhirnexstirpation so markiert, daß wir (BRODAL und GOGSTAD 1954) es von Interesse fanden, einen Vergleich zwischen der Proportion von retrograden zu normalen Zellen nach Kleinhirnexstirpation und nach Unterbrechung des Tractus rubrospinalis im Halsmark anzu-

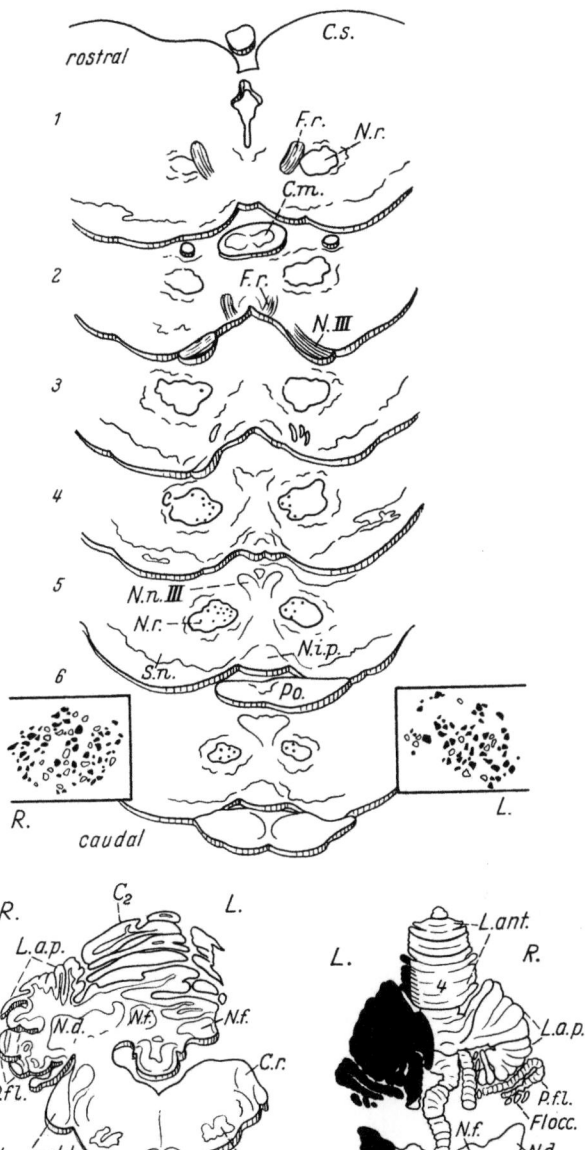

Abb. 178. Diagrammatische Darstellung der Ausbreitung des retrograden Zellausfalls im roten Kern der *Katze* nach einer einseitigen Läsion des Kleinhirns mit dem Nucleus dentatus (unten). In den Detailzeichnungen zu Schnitt 6 sind alle vorhandenen Zellen angegeben, normale Zellen schwarz, retrograd veränderte weiß. Abkürzungen: C_2: Lobulus C_2; C. m.: Corpus mammillare; C. r.: Corpus restiforme; C. s.: oberer Vierhügel; F. r.: Fasciculus retroflexus; L.: links; L. ant.: Lobus anterior; L. a. p.: Lobulus ansoparamedianus; N. III: Nervus oculomotorius; N. d.: Nucleus dentatus; N. f.: Nucleus fastigii; N. i. p.: Nucleus interpeduncularis; N. n. III: Oculomotoriuskern; N. r.: Roter Kern; P. fl.: Paraflocculus; R.: rechts; S. n.: Substantia nigra. Aus BRODAL und GOGSTAD (1954).

stellen. Hierbei wurden nur Zellen mit voll entwickelten Veränderungen berücksichtigt. Es ergab sich dann, daß im caudalsten Abschnitt des Kerns die Prozentzahlen der veränderten Zellen nach Kleinhirnläsionen und die nach

Rückenmarksläsionen zusammen 100 übersteigen. Dies scheint nur in der Weise erklärlich, daß einige Zellen im caudalen Teil des Ruber einen Ast ihrer Neuriten ins Kleinhirn und einen anderen Ast ins Rückenmark entsenden. Der Parallelismus mit den dentatorubralen Fasern, welche einen absteigenden Ast an das Brachium conjunctivum descendens abgeben, ist hier auffallend.

Obwohl quantitativ spärlicher als die cerebellorubralen Fasern, sind die rubrocerebellaren Fasern sicher für die Funktion des Kleinhirns nicht belanglos. Sie geben ein Beispiel ab für das Vorkommen von gegenseitigen Verbindungen zwischen 2 Kernen, welche durch rückläufige Verbindung einen geschlossenen Kreis der Impulsleitung ermöglichen *(,,closed circuit", ,,reverberating circuit")*.

8. Tectocerebellare Verbindungen.

Eine tectocerebellare Projektion scheint bei allen *niederen Wirbeltieren* vorzukommen (s. KAPPERS, HUBER und CROSBY 1936, NOGUCHI 1951). Auch bei *Vögeln* wurde sie von mehreren Verfassern beschrieben (Literatur bei WHITLOCK 1952). Neuerdings hat WHITLOCK (1952) sie mit der MARCHI-Methode bei *Tauben* verfolgt und meint, daß die tectocerebellaren Fasern hauptsächlich in den Folien VI, VII und VIII von LARSELL (1948), d. h. Declive, Folium-Tuber und Pyramis endigen, möglicherweise auch in der Uvula (Folium IX). Nach Exstirpation der Folien VI und VII beobachtete dieser Verfasser retrograde Zellveränderungen in Zellen der Tectalregion und in dem Nucleus isthmi. Die Fasern verlaufen in dem lateralen Teil des Velum medullare anterius und entstammen nach WHITLOCK hauptsächlich dem tectalen Grau.

Bei *Säugern* wurden tectocerebellare Fasern von mehreren Autoren beschrieben. Nach OGAWA (1937) sind sie bei allen *Säugern* vorhanden. In Normalmaterial vom *Opossum* verfolgte TSAI (1925) feine Fasern aus dem unteren Vierhügel durch den oberen Kleinhirnstiel, welche größtenteils in dem Velum medullare anterius kreuzen. VORIS und HOERR (1932) und LARSELL (1936a) bestätigen die Befunde von TSAI. Bei der *Fledermaus* (LARSELL 1936b) scheinen die Verhältnisse prinzipiell wie bei dem *Opossum* zu sein. Einige Fasern kreuzen im Velum, andere in der Commissura cerebelli. LARSELL findet es wahrscheinlich, daß die tectocerebellare Bahn der *Fledermaus* aus dem gut entwickelten unteren Vierhügel stammt. Das Endigungsgebiet der Fasern hat sich in den hier erwähnten normalanatomischen Untersuchungen nicht feststellen lassen.

Mehrere Autoren, welche die efferenten Fasern aus den Vierhügeln experimentell mit der MARCHI-Methode verfolgt haben, erwähnen nicht das Vorkommen von tectocerebellaren Fasern (ALLEGRA 1907, DE LANGE 1910, JELENSKA-MACIESZYNA 1913, PAPEZ und FREEMAN 1930, RASMUSSEN 1936, BUCHER und BÜRGI 1950). WOOLLARD und HARPMAN (1940) geben dagegen besonders an, daß sie beim *Meerschweinchen* und bei der *Katze* keine Fasern aus dem unteren Vierhügel zum Kleinhirn verfolgen konnten. Auch TASIRO (1939, 1940) fand bei *Kaninchen* und *Katzen* nach Läsionen des oberen oder unteren Vierhügels keine solchen degenerierenden Fasern. Jedoch beobachtete er absteigende Fasern, welche entlang der Radix mesencephalica Nervi trigemini caudalwärts verlaufen, um in der Gegend des ,,Nucleus originis Nervi trigemini" zu enden; der Autor konnte sie aber nicht weiter verfolgen. Auch GEREBTZOFF (1941) fand keine tectocerebellaren Fasern. Der einzige positive Befund in bezug auf tectocerebellare Fasern in experimentellem MARCHI-Material scheint von OGAWA und MITOMO (1938) gewonnen zu sein. Beim *Hund* finden die Autoren Fasern, welche als dorsaler Anteil der mesencephalen Trigeminuswurzel zum Kleinhirn verlaufen, wo sie sich nahe der Wand des 4. Ventrikels befinden. Im Kleinhirn teilen sich die

Fasern in 2 Bündel, von denen das eine zur Flocke, das andere zum Wurm verläuft.

Beim *Menschen* wurde ein Tractus tectocerebellaris neuerdings in Übereinstimmung mit den Angaben von OBERSTEINER und ZIEHEN von OGAWA (1937) beschrieben und von LARSELL (1947b) in silberimprägnierten Schnitten von Embryonen geschildert. Die Fasern, welche ihren Ursprung aus Zellen des Tectum nehmen, laufen zu einem Bündel zusammen, das größtenteils dorsal von der Kreuzung der Nervi trochleares liegt. Im Kleinhirn angelangt, durchsetzen die Fasern die Kreuzung der spinocerebellaren und trigeminocerebellaren Faserungen und lassen sich zum hinteren Teil des Kleinhirns verfolgen, wie es scheint zu der Gegend, in der später der Sulcus praepyramidalis auftritt. RILEY (1943) hat in seinem Atlas vom Menschenhirn einen Faserzug in dem Velum medullare anterius als Tractus tectocerebellaris angegeben, dessen Lage mit dem von LARSELL bei Embryonen beschriebenen Faserzug übereinstimmt. Über den genauen Ursprungsort der tectocerebellaren Fasern und über ihre Verteilung im Kleinhirn des *Menschen* fehlen aber Auskünfte.

Elektrophysiologisch haben SNIDER und STOWELL (1942, 1944) nachgewiesen, daß sowohl bei optischen wie akustischen Reizen Potentiale von der Kleinhirnrinde abgeleitet werden können. Das betreffende Areal ist unter beiden Umständen das gleiche und umfaßt den Folium-Declive-Tuberkomplex (BOLKS Lobulus c_2) und den vorderen Teil der Pyramis (c_1). Es fällt also zum Teil mit dem taktilen Gesichtsfeld im Kleinhirn zusammen. HAMPSON (1949, *Katze*) und SNIDER und ELDRED (1952, *Affe*) haben auch nachgewiesen, daß nach Stimulation der akustischen und optischen (SNIDER und ELDRED) Hirnrinde Potentiale in dem erwähnten Kleinhirnabschnitt auftreten[1]. SNIDER (1945) glaubt, daß diese Impulse durch die Vierhügel vermittelt werden, denn bei elektrischer Stimulation der oberen Vierhügels konnten Potentiale im Tuber und Lobulus simplex der gleichen Seite abgeleitet werden. SNIDER meint, es bestehe eine distinkte topographische Korrelation zwischen besonderen Abschnitten des oberen Vierhügels und den betreffenden Kleinhirnarealen[2]. Bei *Tauben* erhielt WHITLOCK (1952) nach optischer und akustischer Stimulation ähnliche Resultate wie SNIDER und STOWELL bei der *Katze*.

Nach den physiologischen Untersuchungen dürfte es demnach wahrscheinlich sein, daß die tectocerebellaren Fasern vornehmlich in dem Wurm (Declive-Tuber-Folium) endigen, was nicht gänzlich mit den einzigen positiven anatomischen Befunden bezüglich ihrer Endigung (OGAWA und MITOMO 1938) übereinstimmt. Da die tectocerebellaren Fasern sehr dünn und vermutlich größtenteils marklos sind, dürfte eine endgültige Bestimmung ihres Endigungsgebietes nur mittels der Methode der terminalen Degeneration zu erzielen sein.

9. Trigeminocerebellare Verbindungen.

Im Schrifttum sind verschiedene Typen von trigeminocerebellaren Verbindungen beschrieben worden, nämlich direkte Wurzelfasern, Fasern aus dem Nucleus tractus spinalis und dem Nucleus sensibilis principalis und Fasern aus der Radix mesencephalica. Es seien zuerst die Befunde in normalanatomischen Studien besprochen.

Direkte trigeminocerebellare Fasern wurden in Normalmaterial bei verschiedenen *niederen Wirbeltieren* unter anderen von LARSELL beobachtet (1923, *Frosch*,

---

[1] In einigen der Versuche erhielten aber SNIDER und ELDRED Potentiale nach Stimulation der akustischen Area nur von dem Lobulus simplex und zwar kontralateral in dem Feld lateral vom Wurm.

[2] Während bei direkter optischer oder akustischer Stimulation auch Potentiale in der Pyramis auftreten, erhielten die oben erwähnten Verfasser keine solche von diesem Lappen nach Stimulation der akustischen und optischen Großhirnfelder. HAMPSON fand eine bilaterale akustische Zone, SNIDER und ELDRED nur eine homolaterale (nach Stimulation der Hirnrinde).

1932a, 1932b, *Reptilien*, 1947a, *Cyclostomen*), ebenfalls von WOODBURNE (1936, *Cyclostomen, Fischen, Amphibien, Reptilien* und *Säugern*) und HERRICK (1948). Diese Fasern schließen sich den spinocerebellaren an und kreuzen zum Teil in der Commissura cerebelli. Ihr Endigungsgebiet hat sich nicht feststellen lassen und ihre Menge scheint bei *Säugern* spärlich zu sein.

Sekundäre trigeminocerebellare Fasern sind auch mehrmals in Normalpräparaten nachgewiesen worden, größtenteils in silberimprägnierten Schnitten von Embryonen. In einer umfassenden vergleichend-anatomischen Studie fand WOODBURNE (1936) bei allen untersuchten Wirbeltieren solche Fasern aus dem *Nucleus tractus spinalis (nucleus of the descending root)*, welche größtenteils gekreuzt verlaufen, aber bei einigen Formen durch ungekreuzte Verbindungen ergänzt werden. Diese Fasern verlaufen durch das Corpus restiforme, in dem sie den Fasern des Tractus spinocerebellaris dorsalis folgen. Daneben gibt es auch sekundäre trigeminocerebellare Fasern aus dem *Nucleus sensibilis principalis (chief sensory nucleus)*, welche in der Phylogenese der Menge nach zunehmen und bei *Vögeln* gut entwickelt, bei *Säugern* jedoch spärlich sind. Auch diese erreichen das Kleinhirn durch das Corpus restiforme. Das Endigungsgebiet der sekundären trigeminocerebellaren Fasern ließ sich nicht bestimmen. Auch LARSELL (1947b) fand bei *Mäusen* cerebellare Fasern aus dem sensiblen Trigeminuskern, welche in der Kleinhirnbasis die Mittellinie überschreiten. Daß solche trigeminocerebellare Fasern auch beim *Menschen* vorkommen, erhellt aus LARSELLs (1947b) Studien an menschlichen Embryonen. Nach ihm entstammen sie hauptsächlich dem sensiblen Kern *(superior Vth nucleus)* und kreuzen zum Teil in der Commissura cerebelli. Auch PEARSON (1949a) beschreibt diese Fasern. BARNARD und SPANN (1946) beschrieben neuerdings ein auch von früheren Verfassern beobachtetes aberantes trigeminocerebellares Bündel beim *Menschen*.

Fasern aus der Radix mesencephalica des N. trigeminus sind von mehreren Verfassern in Normalmaterial ins Kleinhirn verfolgt worden, so z. B. bei *Amphibien* von LARSELL (1923) und HERRICK (1948). LARSELL (1936a) verfolgte ein kleines Bündel aus der mesencephalen Wurzel durch das Velum medullare anterius beim *Opossum*, wie später von PEARSON (1949b) bestätigt wurde, welcher solche Fasern auch bei der *Ratte* sah. WEINBERG (1928) beschrieb solche Fasern beim *Kaninchen*. Ihr Endigungsgebiet konnte nicht genau bestimmt werden, obwohl PEARSON (1949b) bei der *Ratte* einige Fasern in die Kleinhirnhemisphäre verfolgte, während andere durch das Velum medullare anterius den Wurm erreichen.

Beim *Menschen* studierte PEARSON (1949a, 1949b) diesen Typus von trigeminocerebellaren Fasern ausführlich an embryonalem Material. In früheren Stadien verlaufen die Fasern zu der Gegend, in der sich später die Kleinhirnhemisphären entwickeln und in der 27. Woche konnten sie in den Hilus des Nucleus dentatus verfolgt werden. Wahrscheinlich verlaufen nach PEARSON (1949a) einige auch zu dem Nucleus emboliformis. Diese trigeminocerebellaren Fasern ziehen zum Teil mit den tectocerebellaren vermischt, sind aber größtenteils gröber als die letzteren. Die Mehrzahl der Fasern scheint zu kreuzen, wobei die Kreuzung in frühen Embryonalstadien im ganzen Mittelhirndach (Commissuren des unteren und oberen Vierhügels) gut zu sehen ist, während die kreuzenden Fasern später am deutlichsten im Velum medullare anterius erkannt werden können. In ihrem Verlauf im oberen Kleinhirnstiel liegen die Fasern medial unmittelbar unter der ventriculären Oberfläche. Die Fasern sind bis ins Kleinhirn von versprengten, oft pigmentierten Nervenzellen begleitet, die von demselben Typus wie die Zellen des mesencephalen Trigeminuskerns sind. Diese Zellen wurden von JACOBSOHN (1909) als „*Nucleus pigmentosus tegmentocerebellaris*" bezeichnet. PEARSON ist geneigt anzunehmen, daß die mesencephale Trigeminuswurzel mit der Vermittlung von proprioceptiven Reizen aus den Muskeln des Gesichts beauftragt ist, wie auch mehrere frühere Verfasser glauben und was besonders durch die Experimente von CORBIN und HARRISON (1940) gestützt wird[1]. Die funktionelle Analyse des mesencephalen Trigeminuskerns und seiner Wurzel wird dadurch erschwert, daß seine Zellen offensichtlich nicht alle von demselben Typus sind, daß Neuriten sowohl in aufsteigender wie absteigender Richtung verlaufen und daß die Wurzel auch andere Fasern als diejenigen ihres eigenen Kerns enthält.

Experimentelle Untersuchungen über die trigeminocerebellaren Verbindungen der *Säuger* haben wir nicht im Schrifttum finden können. Dagegen liegen einige Untersuchungen an *Vögeln* vor. WALLENBERG (1904) konnte nach Läsionen des „Lobus opticus" die mesencephalen Quintusfasern bei *Enten* und *Tauben* verfolgen. Der Autor gibt an, daß einige von ihnen in das Kleinhirn eintreten, wo sie sich am medialen Rand des medialen Kerns verlieren. WHITLOCK (1952) verfolgte in MARCHI-Präparaten von der *Taube* Fasern aus dem sensiblen Trigeminuskern *(superior sensory Vth nucleus)* ins Kleinhirn. Obwohl dabei Mitläsionen von anderen Fasern unvermeidlich waren, glaubt WHITLOCK die Fasern aus dem Trigeminuskern zu LARSELLs Folien V *(upper culmen)*, VI *(declive)* und gelegentlich auch zu dem Folium VII *(Folium-Tuber)* verfolgen zu können, was er dadurch bestätigt findet, daß nach Läsionen dieser Folien chromatolytische Veränderungen in den Zellen im dorsolateralen Abschnitt des erwähnten Kerns auftreten. Ob diese Verbindung ganz oder teilweise gekreuzt ist, wird nicht angegeben.

Wir (BRODAL und TORVIK) haben in unserem Material von jungen *Katzen* mit verschiedenen Läsionen des Kleinhirns die Trigeminuskerne auf das Vorkommen von retrograd veränderten Zellen durchmustert. In keinem der Kerne ist es uns aber gelungen, überzeugende Veränderungen nachzuweisen. Diese negativen Befunde schließen aber keineswegs die Existenz von sekundären trigeminocerebellaren Fasern aus. Nach taktiler Reizung im Gesicht können Aktionspotentiale in der „Gesichtsregion" des Kleinhirns (vornehmlich Declive-Tuber-Komplex) abgeleitet werden (ADRIAN 1943, SNIDER und STOWELL 1942, 1944), was einen Hinweis auf das anatomisch noch nicht festgestellte Endigungsgebiet der sekundären und/oder primären trigeminocerebellaren Fasern bei den *Säugern* geben mag. Es ist aber auch möglich, daß Impulse aus dem Gesicht das Kleinhirn auf indirektem Wege erreichen. Die Angabe von PEARSON (1949a, 1949b), daß bei menschlichen Embryonen mesencephale Trigeminusfasern zu der Gegend des Dentatum verlaufen, verdient in diesem Zusammenhang Beachtung.

10. Vestibulocerebellare Verbindungen.

Während unsere Kenntnisse von den trigeminocerebellaren Verbindungen noch unvollständig sind, sind wir über die *vestibulocerebellaren* heute ziemlich gut unterrichtet. Sowohl direkte als sekundäre vestibulare Fasern sind mit Sicherheit zum Kleinhirn verfolgt worden. In guter Übereinstimmung mit den Ergebnissen von Studien über die Ontogenese und vergleichende Anatomie des Kleinhirns hat sich gezeigt, daß der Lobus flocculonodularis innige Verknüpfung mit dem Vestibularapparat und den Vestibulariskernen hat.

---

[1] Bei Dehnung der äußeren Augenmuskeln konnten COOPER, DANIEL und WHITTERIDGE (1953b) Aktionspotentiale von dem oberen Kleinhirnstiel und von dem mesencephalen Trigeminuskern (1953a) ableiten, was eine weitere gewichtige Stütze dieser Auffassung bedeutet. Auch Dehnung der Kiefermuskeln gibt Potentiale im Kern (1953a), wie auch CORBIN und HARRISON (1940) fanden.

Direkte vestibulare Wurzelfasern zum Kleinhirn sind von mehreren Verfassern in silberimprägnierten Normalpräparaten von verschiedenen *Wirbeltieren* beschrieben worden, beispielsweise von WESTON (1936) bei *Reptilien*, bei *Vögeln* neuerdings von WHITLOCK (1952). Dieser konnte die Fasern zu der Gegend der Fissura posterolateralis verfolgen. CAJAL (1909—1911) wie auch mehrere neuere Verfasser beschrieben diese Fasern bei *Säugern*. So konnte LARSELL sie beim *Opossum* (1936a) und bei der *Fledermaus* (LARSELL 1936b) zum Lobulus flocculonodularis und zum Dachkern verfolgen.

Die an Normalmaterial erhobenen Befunde sind in experimentellen Studien bestätigt worden. WHITLOCK (1952) fand bei der *Taube* degenerierende primäre Vestibularisfasern zu Nodulus und Flocculus im MARCHI-Präparat. Bei einer *Katze* sah INGVAR (1918) nach Exstirpation des einen Labyrinths degenerierende Fasern zu der Rinde der Flocke, des Nodulus und der Uvula sowie zu den vorderen Folien des Lobus anterior, besonders der Lingula. Daneben fand er auch einige Fasern zum Dachkern. DOW (1936) bestätigte diese Befunde an einem größeren Material. Jedoch konnte er nicht mit Bestimmtheit Fasern zur Lingula nachweisen, wohl aber feststellen, daß die primären vestibularen Fasern alle homolateral im Kleinhirn endigen. Später hat DOW (1939) die Frage der Endigung der direkten vestibulocerebellaren Fasern auch elektrophysiologisch untersucht. Nach Stimulation des N. statoacusticus erhielt er Potentiale in dem Nodulus, der Uvula, dem Nucleus fastigii und beiden Flocken sowie in der Lingula.

Sekundäre vestibulocerebellare Fasern, d. h. Fasern aus den Vestibulariskernen zu dem Kleinhirn, sind übereinstimmend von mehreren Verfassern an Normalmaterial beobachtet worden. WESTON (1936) und andere Verfasser beschrieben sie bei *Reptilien*. Bei *Vögeln* wurde ihr Vorkommen von WHITLOCK (1952) bestätigt. Innerhalb des Kleinhirns scheinen sie den primären Fasern zu folgen. Bei der *Fledermaus* endigen sie nach LARSELL (1936b) in der Uvula, dem Nodulus und im Dachkern. Dasselbe scheint beim *Opossum* der Fall zu sein (LARSELL 1936a), bei dem vermutlich einige Fasern auch zu der gegenseitigen Flocke verlaufen. Diese sekundären vestibularen Fasern wurden auch von LARSELL (1947b) in Präparaten von Feten des *Menschen* beobachtet. Sie treten hier in ansehnlicher Menge in die Basis des Kleinhirns ein. Ihr Endigungsgebiet konnte aber nicht endgültig festgestellt werden.

In bezug auf die sekundären vestibulocerebellaren Fasern ist nicht nur ihre Endigung von Interesse, sondern auch die Frage nach ihrem *Ursprung* muß womöglich gelöst werden. Auf Grund von Beobachtungen an Normalmaterial glauben VORIS und HOERR (1932), daß beim *Opossum* die Fasern aus dem medialen und spinalen Vestibulariskern stammen, während LARSELL (1936a) sie zwar in geringem Maße aus diesen, hauptsächlich aber aus dem DEITERschen und dem BECHTEREWschen Kern ableitet. Es dürfte jedoch bekannt sein, daß es in Normalpräparaten in der Regel fast unmöglich ist, bestimmt zu entscheiden, woher ein Faserzug kommt, ebenso wie die Bestimmung seines Endigungsgebietes auch nur annähernd erzielt werden kann. Für diese beide Fragen sind experimentelle Untersuchungen unerläßlich. Im folgenden sollen zuerst die im ganzen recht spärlichen experimentellen Untersuchungen über *die Endausbreitung der vestibulocerebellaren Fasern* erörtert werden. Sie wurden sämtlich mit der MARCHI-Methode vorgenommen.

Einige Verfasser, welche die sekundären Fasern aus den Vestibulariskernen untersucht haben, berücksichtigten nicht die vestibulocerebellaren, so z. B. GRAY (1926), RASMUSSEN (1932) und BUCHANAN (1937). HASHIMOTO (1928) verfolgte nach Läsionen des Nucleus *Deiters* vom *Kaninchen* degenerierende Fasern ins Kleinhirn, die zu der kontralateralen, nicht aber nach der homolateralen Flocke verlaufen. Andere Fasern konnten in den Wurm verfolgt werden. WHITAKER und ALEXANDER (1932) fanden nach Läsionen im Vestibulariskerngebiet von *Hunden* degenerierende Fasern, welche zu dem Nodulus, dem Nucleus fastigii und dem Flocculus zu verlaufen scheinen. Wegen der Möglichkeit der Unterbrechung von Fasern durch akzidentelle Läsionen des Ventrikelbodens und des Nodulus kann aber auf ihre Befunde kaum großes Gewicht gelegt werden. Die einzige mehr systematische Studie über die Endverbreitung der sekundären vestibulocerebellaren Fasern scheint diejenige von DOW (1936) zu sein.

DOW (1936) konnte bei *Ratten* und *Katzen* die sekundären vestibularen Fasern zu denselben Kleinhirnabschnitten wie die primären verfolgen, d. h. zu dem Flocculus, dem Nodulus, der Uvula und dem Dachkern. Einige der Fasern begleiten die direkten vestibularen Fasern und verlaufen durch den DEITERschen und den BECHTEREWschen Kern und den basalen Teil des Dachkerns, während ein dorsaler Anteil der Fasern in einem Bogen dorsal vom Strickkörper verläuft, ein ventraler Anteil zwischen dem prinzipalen Trigeminuskern und den Fasern des Brachium pontis. Keine Fasern endigen im Paraflocculus, dagegen verteilen sich die sekundären vestibularen Fasern im Gegensatz zu den primären nach beiden Seiten des Kleinhirns; die gegenseitige Flocke erhält also auch solche Fasern. Wahrscheinlich endigen einige in den vorderen Folien des Lobus anterior. Die Menge der sekundären Vestibularisfasern schätzt DOW als 3mal größer als diejenige der primären bzw. 5mal, wenn die Fasern zu der kontralateralen Kleinhirnhälfte in Betracht gezogen werden.

Über die *Endigungsweise der vestibulocerebellaren Fasern* ist gestritten worden. Die einzige experimentelle Beobachtung über dieses Thema scheint SNIDER (1936) gemacht zu haben, indem er bei akzidenteller Läsion des 8. Hirnnerven wie nach alleiniger Schädigung des Brachium pontis nur degenerierende Moosfasern, aber keine Kletterfasern fand. Über das *Kaliber* der vestibulocerebellaren Fasern liegen keine sicheren Angaben vor; es sei aber erwähnt, daß SZENTÁGOTHAI-SCHIMERT (1941) in dem Flocculusstiel des *Menschen* eine ansehnliche Menge von Fasern von mehr als 6 μ Dicke fand.

Beobachtungen an experimentellem Material über den *Ursprung der sekundären vestibulocerebellaren Fasern* wurden von einigen Verfassern mitgeteilt. Teils standen MARCHI-Präparate nach Läsionen der Kerne zur Verfügung, teils wurden die tigrolytischen Veränderungen in den Vestibulariskernen nach Kleinhirnläsionen untersucht. Offenbar ist die erste Methode wenig geeignet, da eine Mitbeschädigung von Fasern aus anderen Kernen sehr leicht bei Läsionen eines einzelnen Vestibulariskerns auftritt. Es sei hier nur erwähnt, daß DOW (1936) aus seinem Material keine Schlußfolgerungen bezüglich des Ursprungs der Fasern wagte. BUCHANAN (1937) erwähnt degenerierende Fasern zum Kleinhirn in einem Experiment, bei welchem der BECHTEREWsche Kern und das Brachium conjunctivum lädiert waren und RASMUSSEN (1932) hat eine ähnliche Beobachtung gemacht. HASHIMOTOS (1928) Befund wurde oben erwähnt.

Nur wenige Verfasser haben das Vorkommen von *tigrolytischen Veränderungen in den Vestibulariskernen* untersucht. DOW (1936) fand in seinem Material keine überzeugenden Veränderungen. KUZUME (1926) dagegen beschreibt nach Exstirpation des „Flocculus" vom *Kaninchen* tigrolytische Veränderungen, unter anderem in Zellen des homolateralen Dachkerns und Zahnkerns sowie in den mittelgroßen und einigen großen Zellen des homolateralen DEITERsschen Kerns, während der Nucleus dorsalis fast normal und der BECHTEREWsche Kern gänzlich normal waren. Nach Läsionen des Nucleus fastigii werden ähnlich lokalisierte Veränderungen beschrieben.

Auch YOSHIDA (1924a) sah nach Kleinhirnläsionen tigrolytische Veränderungen in den Zellen des homolateralen DEITERSschen Kerns (1924b), während SPAIER (1936) nach Läsionen des Nucleus fastigii des *Hundes* nur Veränderungen im BECHTEREWschen Kern fand.

Die wenigen Beobachtungen, die über den Ursprung der sekundären vestibularen Fasern vorliegen, stimmen somit nicht besonders gut überein. Wir haben es deshalb für interessant gehalten, zu untersuchen, inwiefern unser Material von *Katzen* mit Kleinhirnläsionen über diese Frage Auskünfte geben würde. Dabei zeigte sich (BRODAL und TORVIK 1957), daß in Fällen, in denen die Kleinhirnläsionen den Nodulus und oder die eine Flocke umfaßten, typische retrograd veränderte Zellen in den Vestibulariskernen nachzuweisen waren. In allen Fällen fanden sich diese Veränderungen übereinstimmend in dem medialen Vestibulariskern, besonders in seinen caudalen Abschnitten, und in dem spinalen Kern (Abb. 179). Zellen von verschiedenen Typen waren betroffen. Im DEITERSschen und BECHTEREWschen Kern fanden sich aber keine überzeugenden Veränderungen. Da ein negativer Befund eigentlich nicht in Fällen wie diesen ausschlaggebend ist, möchten wir die Möglichkeit nicht ganz ablehnen, daß einige sekundäre Fasern auch aus diesen Kernen stammen, aber ihre Zahl muß jedenfalls bescheiden sein. Die Fasern zum Nodulus scheinen zahlreicher zu sein als die zur Flocke. Nach einseitigen Läsionen der Flocke oder halbseitigen des Nodulus waren die Veränderungen bilateral, aber mehr markiert homolateral als kontralateral, was in gutem Einklang mit Dows (1936) Befunden über die Verteilung der sekundären vestibularen Fasern steht. Mit

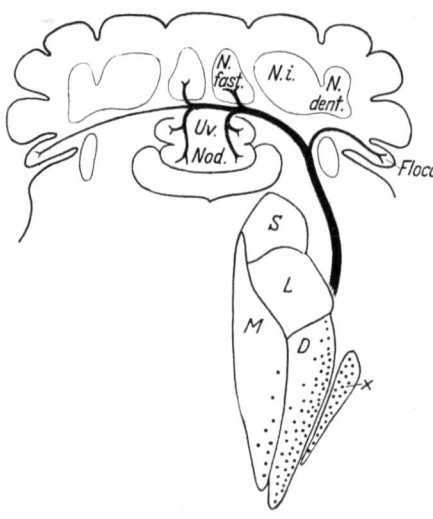

Abb. 179. Diagramm der sekundären vestibulocerebellaren Fasern der *Katze*. Die Endverbreitung der Fasern ist nach Dow (1936) angegeben. Die sekundären vestibulocerebellaren Fasern entstammen den punktierten Gebieten des Kernkomplexes, in denen nach Läsionen des Lobus flocculonodularis retrograde Zellveränderungen auftreten. Abkürzungen: *D*: spinaler, absteigender Vestibulariskern; *L*: lateraler, DEITERSscher Kern; *M*: medialer Kern; *S*: oberer, BECHTEREWscher Vestibulariskern; *x*: Gruppe x von BRODAL und POMPEIANO (1957). Aus BRODAL und TORVIK (1957).

denjenigen von KUZUME und YOSHIDA stimmen sie aber nicht überein. Diese Verfasser verwandten aber erwachsene Tiere und es ist wahrscheinlich, daß die Zellveränderungen in ihrem Material weniger eindeutig waren als bei unseren jungen *Katzen*.

Wie aus Abb. 179 ersichtlich, entstammen die sekundären vestibulocerebellaren Fasern nur begrenzten Gebieten des medialen und absteigenden Vestibulariskerns, während die ganze Zellgruppe x (BRODAL und POMPEIANO 1957) solche Fasern abgibt. Diese Gruppe ist zwischen dem absteigenden Vestibulariskern und dem Nucleus cuneatus externus gelegen, scheint aber nicht zum eigentlichen Vestibulariskomplex zu gehören, da sie nicht primäre Vestibularisfasern empfängt (unveröffentlicht). Da Fasern aus dem Rückenmark in dieser Gruppe endigen (POMPEIANO und BRODAL 1958, vgl. Fußnote S. 174), bildet sie eine Schaltstelle zwischen dem Rückenmark und dem Lobus flocculonodularis. Dasselbe gilt gewissermaßen von den in Abb. 179 punktierten Gebieten der eigentlichen Vestibulariskerne, da spinovestibulare Fasern in geringer Menge in ihren caudalen Abschnitten endigen (POMPEIANO und BRODAL 1958). Daß diese Abschnitte nicht nur einer Integration von vestibularen und spinalen Impulsen dienen, bevor diese zum Kleinhirn geleitet werden, erhellt aus dem Befunde daß nach Läsionen des hinteren Längsbündels im Hirnstamm retrograde Zellen in denselben Gebieten auftreten (BRODAL und POMPEIANO 1958).

Es bedarf noch weiterer Untersuchungen, ehe die komplexen Verbindungen der Vestibulariskerne genügend bekannt sind. In bezug auf ihre Relationen zum Kleinhirn ist jedoch die Feststellung von Interesse, daß nach Dow (1938a) die efferenten Fasern aus der Flocke in dem BECHTEREWschen und DEITERSschen Kern endigen, während der mediale und spinale Kern der Mehrzahl oder allen cerebellarafferenten Fasern Ursprung geben. Sie scheinen auch sämtliche Fasern zu dem medialen Längsbündel abzugeben (BUCHANAN 1937 und frühere Verfasser, BRODAL und POMPEIANO 1958).

11. Andere cerebellarafferente Verbindungen.

Im Schrifttum finden sich einige Daten über afferente Kleinhirnfasern aus verschiedenen Quellen, welche in der obigen Darstellung nicht beachtet wurden. Es handelt sich hier meistens um Einzelbeobachtungen.

Das größte Interesse beanspruchen *Kleinhirnfasern aus dem N. vagus und dem N. glossopharyngicus*, welche EDINGER als erster beschrieben haben soll. LUNA (1927) beschrieb sie bei normalen *Chiropteren*, konnte aber nicht entscheiden, ob es sich um primäre oder sekundäre Fasern handelt. Derselbe Autor (1926) fand aber im MARCHI-Präparat vom *Affen* nach Durchschneidung des Vagus-glossopharyngicus degenerierende zum Kleinhirn ziehende Fasern. Er beschrieb auch ähnliche Fasern im N. facialis. KRAUSE (1930) studierte die sekundären Kleinhirnfasern aus den sensiblen Vaguskernen nach Läsionen derselben beim *Kaninchen* mit der MARCHI-Methode. Er beschreibt degenerierende Fasern in dem ,,Lobus medius, Lobus anterior, zu einem kleinen Teil in der Uvula und Lingula". Da aber der Nucleus intercalatus und besonders auch Teile der Substantia reticularis in KRAUSES Fällen mitlädiert waren, können seine Befunde kaum als beweiskräftig angesehen werden. Die Verteilung der Fasern im Kleinhirn wie der Umstand, daß die degenerierenden Fasern sowohl durch das homolaterale als auch das kontralaterale Corpus restiforme verlaufen, machen es vielmehr außerordentlich wahrscheinlich, daß die degenerierenden Fasern aus unserem Nucleus reticularis paramedianus stammen, Fasern, welche sich bezüglich ihres Verlaufs und Endigungsgebietes (BRODAL 1953a, BRODAL und TORVIK 1954) in der beschriebenen Weise verhalten. Auch Kleinhirnfasern aus den perihypoglossalen Kernen können in Betracht kommen (TORVIK und BRODAL 1954).

Die Frage der Existenz von Kleinhirnfasern aus dem N. vagus und dem N. glossopharyngicus hat durch die neuesten Ergebnisse der elektrophysiologischen Forschung grosse Aktualität bekommen. DELL (1952) registrierte nach elektrischer Stimulation des N. vagus Potentiale in dem Lobulus simplex (vgl. auch BREMER und BONNET 1951b) und LAM und OGURA (1952) erhielten bei der *Katze* Potentiale in dem Lobulus paramedianus und in dem Crus I beiderseits nach direkter elektrischer Reizung des N. laryngicus superior. Wie aus dem oben Angeführten ersichtlich, kann aber zur Zeit die Existenz von Vagus- und Glossopharyngicusfasern (primäre oder sekundäre) kaum als anatomisch sichergestellt angesehen werden.

Die Behauptung von BOK (1915) und SANDERS (1929), daß bei den *Vögeln aus den Cochleariskernen Fasern zum Kleinhirn* verlaufen, konnte WHITLOCK (1952) experimentell nicht verifizieren. Solche Fasern sind auch bei *Säugern* nicht mit Sicherheit demonstriert worden.

WINKLER (1935) hat das Vorhandensein von *striocerebellaren Fasern* behauptet. WINKLER basiert seine Annahme auf das Vorkommen von cerebellopetal degenerierenden Fasern nach Durchschneidung des Bindearms und das Auftreten von Kleinhirnatrophie nach Entfernung des Großhirns. Die Berechtigung dieser Schlußfolgerung scheint jedoch äußerst zweifelhaft; überzeugende Befunde anderer Art für WINKLERs Annahme scheinen nicht vorzuliegen.

SCHAFFER (1915, 1919, 1932) hat beim *Menschen* einen sog. *„Kleinhirnanteil der Pyramidenbahn"* beschrieben. Es handelt sich hier um mehrere Bündel, in erster Reihe aber um Fasern, welche die Pyramidenbahn ventral in der Oblongata verlassen, um nach einem circumolivaren Verlauf zum gleichseitigen Strickkörper emporzustreben (*Fasciculus arcuatus bulbi* von SCHAFFER). Dieses Bündel wurde in Fällen, in denen die Pyramidenbahn zerstört war, in Degeneration gefunden (SCHAFFER 1915), und die Markreifung des Bündels geht mit derjenigen der Pyramidenbahn parallel (HECHST 1932). Jedoch konnte es unter beiden Umständen nur bis in den Strickkörper verfolgt werden, wo sich die Fasern lateral und ziemlich ventral zu verlieren scheinen. In Anbetracht dieser Befunde und der Beobachtung von MARBURG (1923) und SWANK (1934a), welche diese Fasern in das Corpus pontobulbare (vgl. S. 215) eintreten sahen, aber weiter nicht verfolgen konnten, ist es überaus wahrscheinlich, daß der Kleinhirnanteil der Pyramidenbahn von SCHAFFER nichts anderes darstellt als eine absteigende Verbindung zum Corpus pontobulbare. Einige ältere experimentelle Untersuchungen (bei SCHAFFER 1915 und HECHST 1932 erwähnt) von degenerierenden Pyramidenbahnfasern zum Kleinhirn erscheinen nicht überzeugend. Es ist zu bemerken, daß ein circumolivares Pyramidenbündel sehr oft im Menschenhirn zu beobachten ist (SCHAFFER 1915, 1919, SWANK 1934a). Für die Annahme, daß die anderen von SCHAFFER (1915) beschriebenen aberranten Pyramidenbündel ins Kleinhirn eintreten, liegen Beweise nicht vor. Möglicherweise entsprechen diese Bündel denjenigen Faserzügen, welche bei der *Katze* die Pyramidenbahn verlassen und zu den Trigeminuskernen, dem Nucleus tractus solitarii und den Hinterstrangkernen verlaufen (vgl. auch RASMUSSENS (1930), Beschreibung der aberranten Pyramidenfasern bei der *Katze*). Daß corticofugale Fasern in diesen Kerngruppen endigen, wurde mit der Glees-Methode festgestellt (bzw. BRODAL, SZABO und TORVIK 1956, WALBERG 1957).

Eine letzte cerebellarafferente Verbindung, die hier der Erwähnung bedarf, ist die aus dem *Nucleus cervicalis lateralis*. Dieser Kern findet sich in den zwei rostralen Segmenten des Rückenmarks einiger *Säuger*, z. B. der *Katze*, als eine Zellsäule im dorsalen Teil des Seitenstranges, unmittelbar lateral vom Hinterhorn. Diese Zellsäule wurde von einigen Verfassern wie ZIEHEN (1903) und RANSON, DAVENPORT und DOLES (1932) als ein Anteil der retikulären Substanz aufgefaßt, ist aber nach REXED (1954) eine selbständige Bildung. Ihre Zellen sind von demselben Typus wie diejenigen der CLARKEschen Säule. Experimentell wurde nachgewiesen (REXED und BRODAL 1951), daß Fasern aus den Zellen der Säule, die wir *Nucleus cervicalis lateralis* tauften, ins Kleinhirn verlaufen und daß der Kern afferente Fasern aus dem Rückenmark empfängt. Mittels der Methode der terminalen Degeneration konnte festgestellt werden (BRODAL und REXED 1953), daß der Kern Fasern aus allen Niveaus des Rückenmarks bekommt. Seine afferenten Fasern scheinen größtenteils Kollateralen von ascendierenden Fasern zu sein. Diese verlaufen in der dorsalen Hälfte des Seitenstrangs, sind aber kaum mit den Fasern des Tractus spinocerebellaris dorsalis identisch, denn terminale Degeneration im Kern tritt auf sowohl nach Läsionen caudal von der CLARKEschen Säule als auch nach Läsionen der grauen Substanz im Halsteil des Rückenmarks. Die meisten aufsteigenden Fasern endigen im homolateralen Kern, einige aber verlaufen aus der grauen Substanz zum gegenüberliegenden Seitenstrang, um hier zu ascendieren.

Die terminale Degeneration umfaßt immer den ganzen Kern, z. B. sowohl nach Läsionen der grauen Substanz im Halsteil als auch nach Läsionen im unteren Lumbalteil, d. h. es gibt keine somatotopische Ordnung in bezug auf die Endigung der spinalen Fasern. Dieses Verhalten läßt vermuten, daß der Kern immer in seiner ganzen Ausdehnung aktiviert wird, was damit im Einklang steht, daß die Dendriten seiner Zellen größtenteils in der Längsausdehnung des Kerns verlaufen und über ansehnliche Strecken verfolgt werden können. Die elektrophysiologischen Befunde von REXED und STRÖM (1952) bestätigen diese Auffassung.

Inwiefern der Nucleus cervicalis lateralis *afferente Fasern aus anderen Quellen* als dem Rückenmark empfängt, ist noch unentschieden. Jedoch fanden wir nach einer ausgedehnten Läsion im Mesencephalon keine terminale Degeneration im Kern, was unwahrscheinlich macht, daß er größere Fasermengen von rostralen Abschnitten bekommt.

Eigentümlicherweise scheinen nicht alle *Säuger* einen Nucleus cervicalis lateralis zu besitzen. So hat REXED (1954) ihn bei *Katze, Hund, Schaf, Seehund* und *Wal* gefunden, während er bei *Maus, Ratte, Meerschweinchen* und *Menschen* zu fehlen scheint oder in einer anderen Form und an anderer Stelle vorhanden sein mag. Eine Erklärung dieses eigentümlichen Verhältnisses kann zur Zeit noch nicht gegeben werden.

Das *Endigungsgebiet der Kleinhirnfasern aus dem Nucleus cervicalis lateralis* ist noch nicht bestimmt worden. Später vorgenommene Untersuchungen (unveröffentlicht) lehren, daß nur einige seiner Zellen ihren Neurit oder einen Ast ihres Neuriten ins Kleinhirn senden, denn nach Querschnittläsionen des Mittelhirns zeigen zahlreiche seiner Zellen retrograde Veränderungen. Nach MORIN und CATALANO (1955) kreuzen die aufsteigenden Fasern des Kerns die Mittellinie und verlaufen in dem Lemniscus medialis zum Thalamus. Es dürfte wahrscheinlich sein, daß Kollateralen dieser Fasern in die untere Olive eintreten und daß somit der Nucleus cervicalis lateralis den von GRUNDFEST und CARTER (1954) postulierten *interkalierten Kern* ihrer dorsalen spinoolivaren Bahn darstellt (vgl. S. 197). v. BEUSEKOM (1955) hat neuerdings in experimentellen Studien bei der *Katze* (Methode von HÄGGQVIST) degenerierende Fasern aus dem Nucleus cervicalis lateralis zur unteren Olive verfolgt und gibt als ihr Endigungsgebiet die caudalen und medialen Abschnitte des Olivenkomplexes an. Möglicherweise decken sich diese Abschnitte mit dem von uns (BRODAL, WALBERG und BLACKSTAD 1950) früher bestimmten Endigungsgebiet der direkten spinoolivaren Fasern (vgl. S. 194).

II. Efferente Verbindungen des Kleinhirns.

Die efferenten Verbindungen des Kleinhirns kann man zweckmäßig in *zwei Systeme* einteilen, und zwar die *corticonucleären Fasern* und die *efferenten Fasern der zentralen Kleinhirnkerne*. Wir werden uns jetzt zuerst mit den corticonucleären Fasern beschäftigen.

1. Corticonucleäre Verbindungen.

Soweit bekannt, stammen alle corticofugalen Fasern aus Purkinje-Zellen. In dem Kleinhirn der niederen Wirbeltiere schicken die Purkinje-Zellen ihre Axone zu den Kernen des Hirnstammes. Parallel mit der fortschreitenden Einverleibung der Kleinhirnkerne ins Mark des Kleinhirns werden die Purkinje-Zellen in innere Kleinhirnelemente umgewandelt, d. h. die Axone einer steigenden Zahl der Purkinje-Zellen enden in den zentralen Kleinhirnkernen. Bei den höheren *Säugern* gibt es überhaupt nur eine kleine Minderheit der Purkinje-Zellen, die ihre Axone in den Hirnstamm senden.

Nach unseren eigenen Untersuchungen an *Kaninchen, Katzen* und *Affen* (JANSEN und BRODAL 1940, 1942) und denjenigen von GEREBTZOFF (1941) scheinen alle Teile der Rinde, die Rinde des Flocculus vielleicht ausgenommen, mit den Kleinhirnkernen verbunden zu sein. Die Abb. 180—182 geben diagrammatisch die corticonucleären Verbindungen wieder, so wie sie durch Marchi-Experimente festgelegt wurden. Wenn man die Befunde bei den drei Tierarten vergleicht, fällt sofort ein gemeinsames Muster ins Auge. Die Vermis-Rinde ist mit dem Nucleus fastigii verbunden, eine intermediäre Rindenzone, der Pars intermedia der Hemisphäre entsprechend, projiziert auf den Nucleus interpositus, während die Rinde der übrigen Hemisphäre (Pars lateralis) mit dem Nucleus lateralis (dentatus) verbunden ist. Diese Befunde bestätigen grundsätzlich die Beobachtungen von CLARKE und HORSLEY (1905), wonach die efferenten Rindenfasern im Prinzip nach dem nächstliegenden Kleinhirnkern verlaufen.

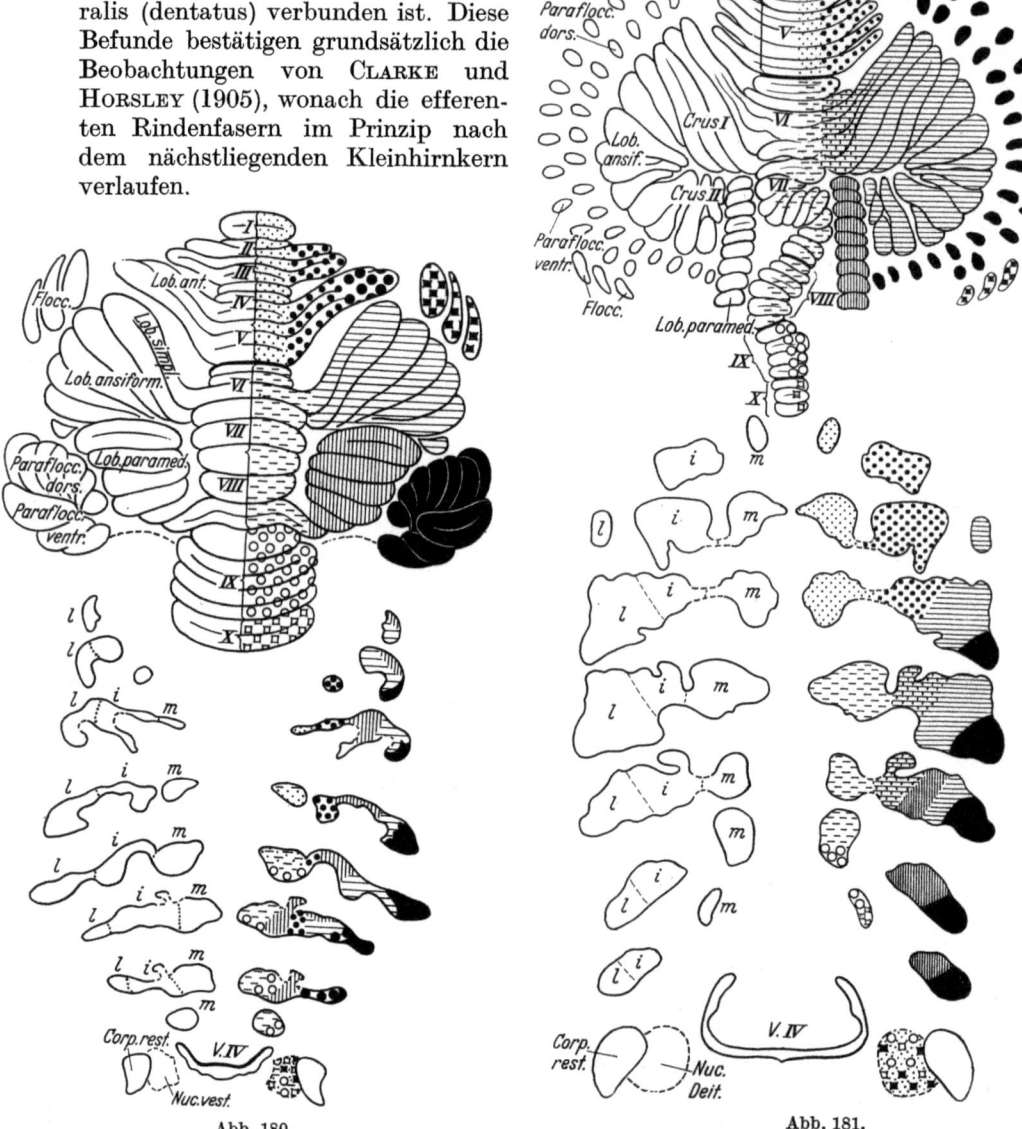

Abb. 180. Die corticonulceäre Projektion beim *Kaninchen*. Die topographischen Beziehungen zwischen den verschiedenen Rinden- und Kerngebieten sind durch identische Symbole gekennzeichnet, i Nuc. interpositus; l Nuc. lateralis; m Nuc. medialis; $I—X$ Lobuli I—X (LARSELL). Aus JANSEN und BRODAL (1942).

Abb. 181. Die corticonucleäre Projektion bei der *Katze*. (Sonst wie Abb. 180.) Aus JANSEN und BRODAL (1940).

Wenden wir uns jetzt den Verbindungen der einzelnen Lappen zu. Bezüglich der Projektion des Lobus anterior stimmen zahlreiche Marchi-Experimente (PROBST 1902, CLARKE und HORSLEY 1905, SAITO 1922b, BENDER 1932, JANSEN und BRODAL 1940, 1942) darin überein, daß der Vermisteil dieses Lappens auf den Nucleus fastigii projiziert (Abb. 180—182). Einzelne Verfasser, wie PROBST (1902), halten dabei die corticonucleäre Projektion der Vermisrinde sowohl für gekreuzt als auch für ungekreuzt, während andere, wie MUSSEN (1929) und RASMUSSEN (1933), durch ähnliche Experimente zu dem Schluß gelangt sind, daß die Projektion der Vermisrinde lediglich gekreuzt ist. Auf Grund unserer eigenen Untersuchungen müssen wir dagegen KLIMOFF (1899) und HOHMAN (1929) beistimmen, wenn sie die corticonucleäre Projektion für *ipsilateral* halten.

Wichtiger noch scheint indessen die Frage zu sein, ob der Vermisteil des Lobus anterior auch mit anderen Kleinhirnkernen als nur mit dem Nucleus fastigii verbunden ist. Die Frage ist kaum endgültig beantwortet. Wie früher PROBST (1902), so hat BENDER (1932) in einem *Hunde*-Experiment corticonucleäre Fasern aus dem „Oberwurm" (Culmen und teilweise Declive) zu dem dorsolateralen oralen Teil des Dentatum verfolgt, während andere corticonucleäre Vermis-Fasern angeblich zum Nucleus fastigii, Nucleus globosus und Nucleus emboliformis verlaufen. Auch in unseren Experimenten waren nach Vermisläsionen in den letztgenannten Kernen einige degenerierende Fasern zu finden, die indessen von uns als lediglich perforierende Fasern (fibrae perforantes) aufgefaßt wurden. Wir neigen nach wie vor zu dem Schluß, daß die Projektion des Vermisteils des Lobus anterior auf den Nucleus fastigii und die Vestibularkerne beschränkt ist. Untersuchungen mit der Methode der terminalen Degeneration können diese Frage vielleicht entscheiden.

Über die efferenten Verbindungen des Hemisphärenteils des Lobus anterior geben unsere Untersuchungen interessante Auskünfte, indem sie einen prinzipiellen Unterschied zwischen dem medialen (Pars intermedia von HAYASHI 1924) und dem lateralen Teil (Pars lateralis) der Hemisphäre enthüllen (Abb. 180—182). Ersterer ist bei *Kaninchen, Katze* und *Affen* mit dem Nucleus interpositus verbunden, während sich die Rinde der Pars lateralis der Hemisphäre auf den Nucleus lateralis (dentatus) projiziert. Unsere Untersuchungen sind somit eine experimentelle Stütze für die Vermutung JAKOBS (1928), daß der Nucleus emboliformis wahrscheinlich afferente Fasern aus der Pars intermedia von HAYASHI empfängt.

Wenden wir uns dann der corticonucleären Projektion des Lobus posterior zu, so wird bald offenbar — wenn man die Abb. 180—182 studiert —, daß die corticonucleäre Projektion des hinteren Lappens im Prinzip derjenigen des Lobus anterior ähnlich ist, und zwar ist die Rinde des Vermis mit dem Nucleus fastigii verbunden, eine mittlere Zone projiziert auf dem Nucleus interpositus und der Lateralteil der Hemisphäre hat zu dem Nucleus lateralis (dentatus) Beziehung.

Betreffs Einzelheiten in der corticalen Projektion machen sich indessen in der Literatur recht viele Meinungsunterschiede geltend. So haben eine Reihe von Verfassern, in jüngster Zeit SAITO (1922a, b), HOHMAN (1929), BENDER (1932), DOW (1936) und GEREBTZOFF (1941), nach Läsionen im Mittelstück (Vermis) des Lobus posterior neben Degeneration in dem Nucleus fastigii auch degenerierende corticonucleäre Fasern zum Nucleus globosus oder Nucleus interpositus beschrieben. Nach DEMOLE (1927) gibt es sogar corticonucleäre Fasern, die den „dorsomedialen" Teil der Kleinhirnrinde mit dem dorsomedialen, palaeocerebellaren Teil des Nucleus dentatus verbinden.

Wie früher hervorgehoben (JANSEN 1954b), sind wir indessen wenig geneigt, die oben erwähnten Beobachtungen als endgültig zu betrachten. Erstens, weil

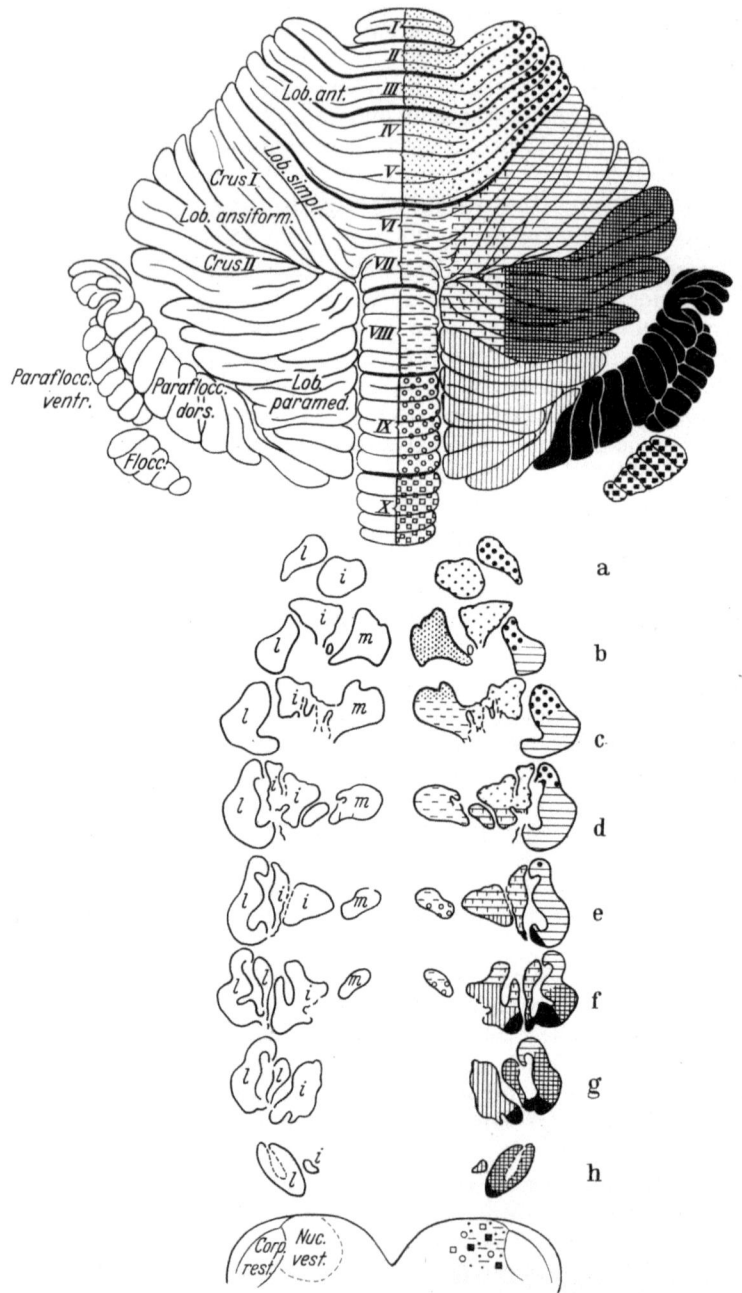

Abb. 182. Die corticonucleäre Projektion beim *Affen*. (Angaben wie in Abb. 180.) Aus JANSEN und BRODAL (1942).

die experimentellen Läsionen bei den referierten Versuchen so selten „rein" sind und zweitens, weil die in dem Nucleus interpositus beobachtete Degeneration durch degenerierende Fibrae perforantes erklärt werden kann. Das ist wenigstens unsere Auffassung, obwohl wir zugeben müssen, daß die Marchi-Methode kaum einen endgültigen Schluß in diesem Punkt zuläßt. Besonders zweifelhaft erscheint uns die Projektion des Vermis auf den Nucleus lateralis (dentatus). Weder in den sorgfältig kontrollierten Experimenten von HOHMAN (1929) und DOW (1936), noch in unseren eigenen Versuchen wurde eine solche Verbindung gefunden.

Wenn man die Befunde vergleicht, die diagrammatisch in den Abb. 180—182 zusammengefaßt sind, so wird offenbar, daß *die corticonucleäre Projektion im Prinzip so organisiert ist, daß eine mediane, eine intermediäre und eine laterale, sagittale Rindenzone sich auf den Nucleus medialis (fastigii), den Nucleus interpositus, bzw. den Nucleus lateralis (dentatus) projiziert* (Abb. 183).

Die langen corticofugalen Fasern. Wie schon erwähnt, wird die phylogenetische Entwicklung des Kleinhirns durch eine fortschreitende Umwandlung der Purkinje-Zellen zu inneren (intrinsic) Kleinhirnelementen gekennzeichnet. Jedoch sprechen die meisten vorliegenden Beobachtungen dafür, daß auch bei den höheren *Säugern* fortwährend Purkinje-Zellen vorkommen, die ihre Axone außerhalb des Kleinhirns enden lassen und somit die langen corticofugalen Fasern bilden (BENDER 1932, JANSEN und BRODAL 1940, 1942, JANSEN 1954b), wenn auch CLARKE und HORSLEY (1905) die Meinung verfechten, daß keine corticalen Fasern in die Kleinhirnstiele eintreten[1].

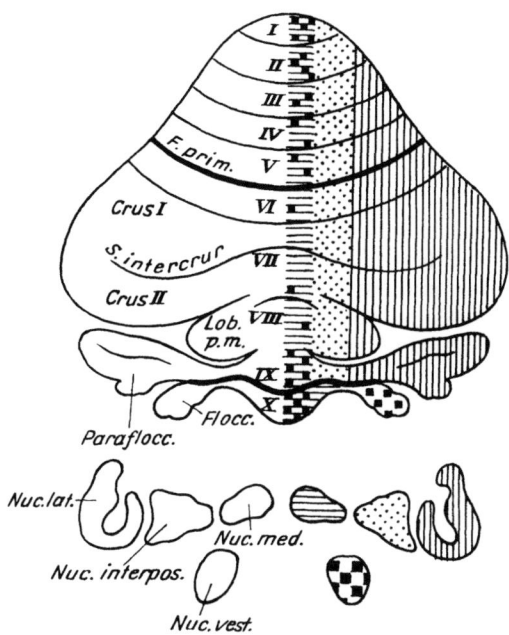

Abb. 183. Schema der Projektion der drei Längszonen der Rinde des Corpus cerebelli auf die zentralen Kleinhirnkerne und der Vestibularkerne. Die untereinander verbundenen Gebiete sind identisch markiert. Verändert nach JANSEN und BRODAL (1942).

Unsere eigene Auffassung in dieser Frage geht aus den diagrammatischen Darstellungen in den Abb. 180—182 hervor. In voller Bestätigung früherer Beobachtungen (LORENTE DE NÓ 1923, ALLEN 1924, HOHMAN 1929, BENDER 1932, RASMUSSEN 1933, DOW 1936, 1938a, 1942b, BERGGREN 1937) sind wir durch zahlreiche Marchi-Versuche zu dem Schluß gelangt, daß die Rinde des ganzen Vermis und des Flocculus Fasern zu den Vestibulariskernen sendet. Mehr zweifelhaft erscheint uns dagegen, ob die Hemisphärenrinde in ähnlicher Weise direkt mit den Vestibularkernen verbunden ist, wie von SAITO (1922) behauptet wurde.

Die eben erwähnten corticalen Fasern zu den Vestibularkernen verlaufen in dem unteren Kleinhirnstiel. Eine viel diskutierte, aber noch offene Frage bleibt, ob corticofugale Fasern auch in dem mittleren (Brachium Pontis) und oberen Kleinhirnstiel (Brachium conjunctivum) verlaufen. In Übersichten über die relevante Literatur wird häufig auf die Untersuchungen von LÖWY (1916) verwiesen. Seine Marchi-Experimente an *Kaninchen* demonstrieren angeblich, daß Fasern aus der Flocculusrinde via Brachium conjunctivum zu dem Nucleus

---

[1] In den Versuchsprotokollen dieser Verfasser wird indessen beschrieben, daß bei reinen Rindenläsionen degenerierende Fasern in den Vestibulariskernen vorhanden sind.

oculomotorius gelangen. Studiert man aber Löwys Arbeit, dann wird sofort offenbar, daß erstens die in diesen Experimenten lädierte Struktur nicht den Flocculus sondern einen Teil des Paraflocculus, und zwar den Lobulus petrosus darstellt. Zweitens scheint es mehr als zweifelhaft, daß es sich in diesen Experimenten um reine corticale Läsionen handelt. Wenigstens gelang es Brouwer und Coenen (1921) in ähnlichen Experimenten nicht, die Befunde von Löwy zu bestätigen. Es liegt deshalb nahe, die Beobachtungen von Löwy als Erfolg einer Mitläsion der parafloccularen Verlängerung des Nucleus lateralis zu erklären. Gegenüber Sachs und Fincher (1927), Bender (1932) und Berggren (1937) neigen wir deshalb im Anschluß an Clarke und Horsley (1905), Allen (1924), Hohman (1929) und Gerebtzoff (1941) zu der Auffassung, daß das Vorkommen von Fasern aus der Kleinhirnrinde in dem Brachium conjunctivum unwahrscheinlich ist.

Bezüglich des Vorhandenseins von corticofugalen Fasern in dem Brachium pontis herrscht eine ebenso große Unsicherheit. Mit Klimoff (1899), van Gehuchten (1906) und Cajal (1909—1911) halten viele spätere Verfasser das Brachium pontis für allein von cerebellopetalen Fasern gebildet. Probst (1902) dagegen schließt auf Grund seiner Marchi-Experimente, daß corticofugale Fasern den inneren Teil des Brachium pontis durchsetzen, um im gegenseitigen pontinen Grau und pontinen reticulären Kern zu enden. Auch Saito (1922a) und Marburg (1924) halten corticofugale Fasern in dem Brachium pontis als sichergestellt. Abgesehen davon, daß wir (Jansen und Brodal 1940, 1942) sie in unseren Versuchen nicht bestätigen konnten, können wir diese Fragen nicht als gelöst betrachten.

Zusammenfassend kann man auf Grund der veröffentlichten Beobachtungen wohl sagen, daß wenigstens *die große Mehrzahl der langen corticofugalen Fasern ihren Ursprung in der Rinde des Vermis und Flocculus nehmen, um in den Vestibulariskernen (Nucleus lateralis Deiters), teilweise vielleicht auch in der Formatio reticularis zu enden.* Die von Whiteside und Snider (1953) elektrophysiologisch gewonnenen Befunde nonsynaptischer Verbindungen zwischen Rinde und weitverbreiteten Gebieten des Hirnstammes können wenigstens nicht mit den zur Zeit vorliegenden anatomischen Tatsachen in Übereinstimmung gebracht werden.

Die *Verbindungen des Lobus flocculonodularis* verdienen eine kurze Sonderbesprechung. Wir verdanken besonders Dow (1936, 1938a) wertvolle Beiträge zur Aufklärung dieser ziemlich schwierigen Frage. Auf Marchi-Experimente *(Ratte, Katzen, Affen)* gestützt, kommt dieser Verfasser zu dem Schluß, daß der Nodulus efferente Fasern zu allen Vestibulariskernen, in geringerer Zahl auch zu dem Nucleus fastigii sendet (Dow 1936). Gerebtzoff (1941) bestätigt die Befunde Dows. Einige Nodulus-Fasern enden vielleicht auch in dem dorsalen Teil der Formatio reticularis, und ganz wenige scheinen in den Fasciculus longitudinalis medialis weiterzulaufen (Dow l.c.).

Die efferenten Fasern aus dem Flocculus laufen zum Teil in einem Bogen über die Fasern des Corpus restiforme, um in dem dorsolateralen Teil des Deitersschen Kerns zu enden. Die übrigen efferenten Flocculusfasern bilden den „Fasciculus angularis" von Löwy (1916). In dem medialen Teil des Corpus juxtarestiforme biegt dieses Bündel in oraler Richtung, um unmittelbar ventral von dem Brachium conjunctivum in dem Nucleus vestibularis superior (Bechterew) zu enden (Dow 1936, 1938a).

Wie schon eben erwähnt, beruht die Vorstellung, daß die Flocculusrinde direkt mit dem Nucleus oculomotorius verbunden sei (Löwy 1916, Marburg 1924, Kuzume 1926), offenbar auf einer Verwechslung von Flocculus und Paraflocculus. Ferner ist es nicht die Rinde, sondern der paraflocculäre Teil des

Nuc. lateralis, der eventuell mit dem Oculomotoriuskern verbunden ist (JANSEN 1954b).

In diesem Zusammenhang ist es jedoch erwähnenswert, daß JOHNTONS (1934) durch Dissektion des Pedunculus flocculi im *menschlichen* Kleinhirn ein Faserbündel aus dem Flockenstiel rostralwärts im Boden des 4. Ventrikels verfolgen konnte. Ein kleiner Teil dieser Fasern schließt sich dem Brachium conjunctivum an. Die meisten Fasern laufen im Ventrikelboden weiter, kreuzen den Locus coeruleus und gehen im Mittelhirn in Höhe des Colliculus inferior verloren.

2. Efferente Verbindungen der Kleinhirnkerne.

Die efferenten Fasern der Kleinhirnkerne haben drei potentielle Wege aus dem Kleinhirn zu ihrer Verfügung, und zwar: den unteren Kleinhirnstiel, Pedunculus cerebelli inferior, den mittleren Kleinhirnstiel, Pedunculus cerebelli medius oder Brachium pontis, und den oberen Kleinhirnstiel, Pedunculus cerebelli superior oder Brachium conjunctivum.

Es herrschen heute kaum Meinungsverschiedenheiten darüber, daß die cerebellofugalen Fasern des Brachium conjunctivum einen dominierenden Bestandteil des oberen Kleinhirnstieles ausmachen. Es wird auch nicht bezweifelt, daß die fastigiobulbären Fasern einen bedeutenden Teil des unteren Kleinhirnstieles bilden. Wie verhält es sich indessen mit dem mittleren Kleinhirnstiel? Gewiß gibt es in neuerer Zeit Verfasser (MARBURG 1924, BENDER 1932, SINNIGE 1938), die im Gegensatz zu VAN GEHUCHTEN, CAJAL u. a. behaupten, der mittlere Kleinhirnstiel enthalte auch cerebellofugale Fasern. Damit ist aber nicht gesagt, daß diese Fasern aus den Kleinhirnkernen stammen. Ein mit der Marchi-Methode so erfahrener Forscher wie ALLEN (1924) konnte sich nicht von dem Vorhandensein efferenter Fasern in dem Brachium pontis überzeugen. Wir müssen wohl zugeben, daß die Frage noch offen ist.

Soviel steht aber fest: die weit überwiegende Mehrheit der efferenten Fasern aus den Kleinhirnkernen verlassen das Kleinhirn durch den oberen und den unteren Kleinhirnstiel. Ganz natürlich meldet sich deshalb die Frage, ob sämtliche Kleinhirnkerne Fasern sowohl durch den oberen wie auch durch den unteren Kleinhirnstiel senden.

Ehe wir diese Fragen näher erörtern, kann es sich vielleicht lohnen, einigen mit der modifizierten Gudden-Methode (BRODAL 1940a) ausgeführten Versuchen bei *Katzen* (JANSEN und JANSEN 1955) eine kurze Besprechung zu widmen. Nach Durchschneidung des Brachium conjunctivum caudal von der Decussatio brachiorum conjunctivorum zeigten die meisten großen wie kleinen Nervenzellen in den ipsilateralen Nuclei interpositus und lateralis (dentatus) das charakteristische Bild der *retrograden Degeneration*. Besonders in den caudalen Teilen der Kerne waren indessen auch Zellen zu sehen, die sich offenbar unbeeinflußt normal verhielten. Von diesen gehörten viele zu der Kategorie der großen Nervenzellen. Neben den obenerwähnten ipsilateralen Veränderungen waren auch in dem kontralateralen Nucleus fastigii markierte Veränderungen festzustellen, indem viele Nervenzellen in den caudalen zwei Dritteln dieses Kerns das typische Bild retrograder Degeneration darbieten. Aus diesem Experiment geht eindeutig hervor, daß das *Brachium conjunctivum Fasern aus allen drei Kleinhirnkernen enthält*, und zwar aus den Nuclei interpositus und lateralis (dentatus) derselben Seite und dem Nucleus fastigii der Gegenseite. Um die nächste Frage, ob auch der untere Kleinhirnstiel von Fasern aus allen drei Kleinhirnkernen gebildet wird, zu beantworten, haben wir versucht, den Pedunculus cerebelli inferior zu durchschneiden. Leider ist es uns nie gelungen, eine isolierte Unterbrechung des unteren Kleinhirnstiels zu erzielen. In Versuchen, in denen dagegen sowohl der untere wie der obere Kleinhirnstiel durchschnitten waren, zeigten die Zellen der Nuclei interpositus und lateralis mit Bezug auf Umfang wie auch Verteilung ein im Vergleich mit dem Brachium conjunctivum-Experiment so ähnliches Bild, daß wir den Schluß für berechtigt halten: *Der untere Kleinhirnstiel erhält (bei der Katze) vorwiegend, wahrscheinlich ausschließlich, Fasern aus den beiden Nuclei fastigii*. Eine selten wohlgelungene, mediosagittale Durchschneidung des Kleinhirns ergab keine retrograd veränderten Zellen in den Nuclei interpositus und lateralis, aber eine Verteilung der retrograden Degeneration innerhalb der Nuclei fastigii, die gegenüber den vorher erwähnten Versuchen die folgenden Schlüsse ermöglichte: Keine cerebellofugalen Fasern aus den Nuclei interpositus und lateralis decussieren (bei der *Katze*) innerhalb des Kleinhirns. Alle, oder wenigstens die große Mehrheit der Brachium conjunctivum-Fasern aus dem Nucleus fastigii decussieren innerhalb des Kleinhirns. Was endlich die für den unteren Kleinhirnstiel bestimmten Fasern des Nucleus fastigii betrifft, so stammen diese (bei der *Katze*) mit je einer Hälfte aus dem ipsi- und kontralateralen Kern.

Wie verhalten sich nun die eben referierten Ergebnisse zu den von anderen Forschern gewonnenen Resultaten? Alle scheinen darin übereinzustimmen, daß die Dachkerne den Ursprung für die große Mehrheit der cerebellofugalen Fasern des unteren Kleinhirnstieles bilden, wie schon von FERRIER und TURNER (1894), RUSSELL (1895), THOMAS (1897) und VAN GEHUCHTEN (1906) demonstriert und in den letzten Jahrzehnten durch die Untersuchungen von WINKLER (1927), MUSSEN (1929), RASMUSSEN (1933) und GEREBTZOFF (1936) bestätigt wurde. Was den möglichen Beitrag aus dem Nucleus interpositus und dem Nucleus lateralis an den unteren Kleinhirnstiel betrifft, herrschen indessen in der Literatur recht divergierende Auffassungen. Nach FUSE (1912) scheinen alle Kleinhirnkerne, der Nucleus lateralis vielleicht ausgenommen, mit Fasern an dem unteren Kleinhirnstiel beizutragen. Andere, wie WINKLER (1927) und MUSSEN (1929), begrenzen die Ursprungsquellen dieser Fasern auf die Nuclei fastigii und globosi[1]. Sowohl ALLEN (1924) wie GEREBTZOFF (1941) halten auf Grund ihrer Marchi-Experimente *(Ratten)* die Dachkerne für die einzige Quelle efferenter Kernfasern des unteren Kleinhirnstiels, was gut harmoniert mit den Ergebnissen unserer eigenen oben erwähnten Versuche mit der modifizierten Gudden-Methode.

In welchem Umfang die cerebellofugalen Fasern des unteren Kleinhirnstiels innerhalb des Kleinhirns kreuzen, ist eine andere umstrittene Frage gewesen. Nach WINKLER (1927) und GEREBTZOFF (1941) sind sämtliche Fasern des Fasciculus uncinatus (s. S. 249) kontralateralen Ursprungs. Es ist aber nicht ganz klar, ob diese Forscher alle efferenten Fasern des unteren Kleinhirnstiels dem Fasciculus uncinatus zurechnen. Die meisten Verfasser (FUSE 1912, ALLEN 1924, RASMUSSEN 1933) vertreten die Meinung, daß die fastigiobulbären Fasern nur teilweise innerhalb des Kleinhirns kreuzen. FUSE hält die Mehrheit der Fasern für nichtkreuzend. Unsere eigenen Versuche ergaben, wie erwähnt, bei der *Katze* eine ungefähr gleiche Anzahl von kreuzenden und nichtkreuzenden Fasern in der fastigiobulbären Projektion.

a) Cerebellofugale Fasern des unteren Kleinhirnstiels.

Wir wollen die fastigiobulbären und -spinalen Fasern in zwei Komponenten einteilen, und zwar in den *Fasciculus uncinatus* und die *Fibrae fastigiobulbares rectae*.

---

[1] Auch RASMUSSEN (1933) vertritt eine ähnliche Auffassung. Man muß indessen beachten, daß der Nucleus globosus — wie von RASMUSSEN definiert — dem lateralen Teil des Nucleus medialis (fastigii) unserer Abgrenzung entspricht.

α) Fasciculus uncinatus.

Unter Fasciculus uncinatus oder Hakenbündel („hook-bundle" von RUSSELL) verstehen wir hier *alle kreuzenden fastigiobulbären Fasern*, die sich — zuerst lateralwärts verlaufend — hakenförmig dorsal und lateral um den Ursprungsteil des Brachium conjunctivum biegen. Wie aus unseren Versuchen mit *Katzen* hervorgeht, sind die Ursprungszellen dieser Fasern vornehmlich in den caudalen zwei Dritteln des kontralateralen Dachkerns gelagert. Die Fasern verlassen, wie aus den Marchi-Experimenten RASMUSSENs (1933) schön hervorgeht, den Kern auf der rostralen und ventralen, mehr rostral auch auf der medialen Fläche des Nucleus fastigii, kreuzen die Mittellinie und passieren rostrolateralwärts durch den kontralateralen Dachkern sowie unterhalb und oberhalb desselben in Richtung des Nucleus interpositus. Sich ventralwärts biegend, erreichen die Fasern dann die dorsale Fläche des Brachium conjunctivum, überqueren oder durchsetzen den Anfangsteil dieser Fasermasse, um dann ventralwärts zwischen dem Brachium conjunctivum und dem Corpus restiforme bis in den unteren Kleinhirnstiel zu passieren. Die Fasern durchsetzen den lateralen und ventralen Teil des Bechterewschen Vestibularkerns und dringen danach in den lateralen Vestibularkern von DEITERS. Viele Fasern durchqueren den Deitersschen Kern, um dann fächerförmig, zum Teil in rostraler Richtung umbiegend, in die Formatio reticularis auszustrahlen. Andere Fasern laufen caudalwärts entlang der medialen Fläche des Corpus restiforme. Von den erstgenannten Fasern gelangen einige in den Fasciculus longitudinalis medialis, aber nach RASMUSSEN (1933, S. 178) „there is no good evidence that there is a significant component in this fasciculus derived from the nucleus fastigii or globosus as maintained by MUSSEN (1927)". GRAY (1926) verneint überhaupt das Vorkommen einer aufsteigenden Komponenten des Hakenbündels, während ALLEN (1924) glaubte, in seinen Marchi-Experimenten an *Meerschweinchen* einige Hakenbündelfasern in dem Fasciculus longitudinalis medialis zu dem Oculomotoriuskern verfolgen zu können.

Die in der Medulla oblongata absteigende Komponente des Hakenbündels begleitet die deszendierende Wurzel des Vestibularnerven, durch Verlust von Fasern an die Umgebung allmählich abnehmend. Ein kleiner Teil des Hakenbündels kann bis zum Halsmark verfolgt werden (GRAY 1926, RASMUSSEN 1933). Caudal von der Pyramidenkreuzung verlaufen die Fasern des Hakenbündels nach GRAY vermischt mit denen der gekreuzten Pyramidenbahn.

Nach dieser Übersicht über den Verlauf des Hakenbündels stellt sich die Frage: Wo enden genauer definiert diese Fasern? In der Literatur liegen recht widerstreitende Angaben vor. So beschreiben Forscher wie MUSSEN (1929) und GEREBTZOFF (1941) Verbindungen des Hakenbündels mit den motorischen Kernen der 5., 6., 7., 10. und 12. Hirnnerven, während weder ALLEN (1924) noch RASMUSSEN (1933) Verbindungen mit den Hirnnervenkernen feststellen. Auch konnten sie eine früher beschriebene Verbindung des Hakenbündels mit der unteren Olive nicht bestätigen. Unsere eigenen Experimente an *Ratten* bei Anwendung von Silberimprägnationsverfahren (JANSEN 1956) und die ähnlichen Untersuchungen von THOMAS, KAUFMAN, SPRAGUE und CHAMBERS (1956) an *Katzen* stimmen mit den negativen Befunden von ALLEN und RASMUSSEN überein, was die somatisch motorischen Kerne und die untere Olive betrifft.

Die erwähnten Untersuchungen von THOMAS u. Mitarbeitern verdienen eine nähere Besprechung. Mit dem etwas modifizierten Silberimprägnationsverfahren von NAUTA und GYGAX haben diese Forscher die Verbindungen des Nucleus fastigii der *Katze* studiert. Es wurde dabei bestätigt, daß der Dachkern sowohl zu dem Brachium conjunctivum als auch zu dem unteren Kleinhirnstiel Fasern abgibt.

Die große Mehrheit dieser sowohl ipsi- als besonders auch kontralateral entspringenden Fasern umkreist oder durchquert das Brachium conjunctivum und wird von THOMAS u. Mitarb. in ihrer Gesamtheit dem Hakenbündel zugerechnet. Wie in der Einleitung bemerkt, beschränkt sich der Fasciculus uncinatus nach unserer Definition nur auf die kreuzenden Fasern aus dem Dachkern zum unteren Kleinhirnstiel. Die kreuzenden fastigiobulbären Fasern (Hakenbündel nach unserer Definition) meiden in großer Mehrzahl den oberen und den dorsomedialen Teil des lateralen Vestibularkerns und verlaufen durch den ventrolateralen Teil desselben zu dem spinalen Vestibularkern, zu der Formatio reticularis (Nucleus reticularis paramedianus dorsalis und ventralis) und zum Halsmark, wo die Fasern nicht in direkte Verbindung mit den motorischen Vorderhornzellen treten,

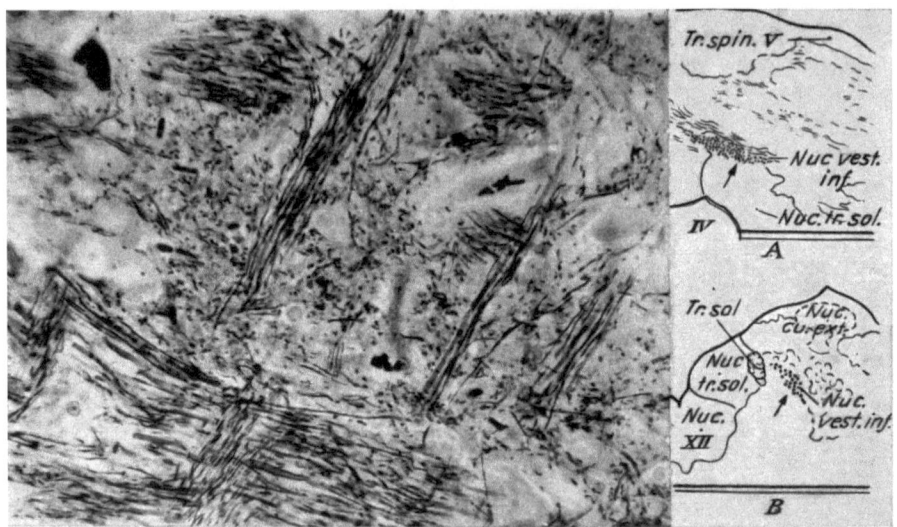

Abb. 184. Terminale Degeneration im Nuc. vestibularis inf. der *Ratte* nach Durchtrennung des Hakenbündels. Links: Mikrophotographie eines mit Silber nach NAUTA imprägnierten Horizontalschnittes. Vergr. 360×. Rechts: Zeichnung eines Horizontalschnittes (A) und eines Frontalschnittes (B) durch den Nuc. vestibularis inf. Die schwarzen Pünktchen (↗) zeigen halbdiagrammatisch die Verteilung der terminalen Degeneration im Nuc. vestibularis inf. nach Durchtrennung des Hakenbündels. Nach JANSEN (1956).

sondern mit Schaltzellen in dem intermediären und ventralen Grau verbunden sind. Auch der Nucleus reticularis medialis, Nucleus arcuatus ventralis, Nucleus intercalatus und der Nucleus praepositus empfangen angeblich fastigiobulbäre Fasern, wenn auch in geringer Zahl (vgl. Abb. 187). Unsere eigenen Untersuchungen an *Ratten* mit der Nauta-Methode bestätigen die oben erwähnten vestibulären Verbindungen und enthüllen eine ganz besonders massive Verbindung mit dem hinteren Teil des spinalen Vestibulariskerns (Abb. 184). Dagegen zeigte sich unser Rattenmaterial für eine genaue Analyse der fastigioretikulären Verbindungen als nicht hinreichend, was wir dahin deuten, daß diese Verbindungen recht diffus sind.

THOMAS u. Mitarb. bekräftigen ferner, daß Dachkernfasern sich dem Brachium conjunctivum anschließen (Fasciculus uncinatus ascendens, Abb. 187), und zwar sollen dabei sowohl ipsi- als besonders auch kontralateral verlaufende, im Kleinhirn kreuzende Fasern vorkommen.

β) Fibrae fastigiobulbares rectae.

Nach RASMUSSEN (1933) bilden die nicht kreuzenden fastigiobulbären Fasern ein kleines Bündel. Unsere eigenen Untersuchungen zeigen, daß diese Fasern (bei der *Katze*) ihren Ursprung vorzugsweise in der rostralen Hälfte des Dachkerns haben und ungefähr die Hälfte der fastigiobulbären Fasern ausmachen (JANSEN und JANSEN 1955). Die Fasern begleiten die am meisten ventral verlaufenden Fasern des Hakenbündels (RASMUSSEN l. c., THOMAS et al. 1956) und bilden den inneren Kleinhirnfuniculus von ALLEN (1924); sie passieren medial von dem Corpus restiforme in das Corpus juxtarestiforme und verlaufen dann zu den vestibulären Kernen und der Formatio reticularis medullae oblongatae (Abb. 187). Dabei verteilen sich die direkten fastigiobulbären Fasern im Prinzip in dieselbe Gebiete wie die Fasern des Hakenbündels, lediglich mit gewissen Differenzen, was die Einzelheiten betrifft. So überwiegen bei den direkten fastigiobulbären Fasern die Verbindungen mit den Vestibularkernen, und zwar werden dabei der Nucleus vestibularis superior und der dorsale Teil des Nucleus vestibularis lateralis bevorzugt, während die Fasern des Hakenbündels sich vornehmlich mit dem ventralen Teil des Deitersschen Kerns, den medialen und spinalen Vestibulariskernen und den Kernen der Formatio reticularis verbinden (THOMAS et al. 1956).

b) Brachium conjunctivum oder Bindearm.
α) Ursprung des Brachium conjunctivum.

Auch betreffs des Ursprungs der Fasern des Brachium conjunctivum sind die Meinungen bis in die letzten Jahre recht widerstreitend gewesen. VAN GEHUCHTEN (1906) hält mit KLIMOFF (1899) den Nucleus dentatus für die einzige Quelle der cerebrofugalen Fasern in dem oberen Kleinhirnstiel und erklärt die von PREISIG (1904) beobachteten retrograden Veränderungen in dem Dachkern nach Unterbrechung des Brachium conjunctivum als Folge von Nebenläsionen. Andere, wie ALLEN (1924), MUSSEN (1929) und GEREBTZOFF (1941), teilen die Auffassung, daß neben dem Zahnkern auch der Kugelkern und der Pfropfkern mit Fasern zum oberen Kleinhirnstiel beitragen.

Eine dritte Auffassung wird von WINKLER (1927) vertreten, der in Übereinstimmung mit PREISIG alle drei bzw. vier Kleinhirnkerne als Ursprungsort der Fasern des Brachium conjunctivum ansieht.

Die eingehendsten Analysen des Brachium conjunctivum seit den umfassenden Untersuchungen von WINKLER (1927) verdanken wir CARREA und METTLER (1954) und CARPENTER und STEVENS (1957), die sich auf *Affen*-Experimente mit der Marchi-Methode stützen. Diese Affen-Versuche bestätigen die Auffassung WINKLERs, daß das Brachium conjunctivum seinen Ursprung in allen zentralen Kleinhirnkernen hat, was mit unseren oben erwähnten Experimenten mit *Katzen* (S. 247) in vollem Einklang steht.

Somit scheint der Schluß gesichert, daß das *Brachium conjunctivum durch Fasern sowohl aus dem Dachkern als auch aus dem Nucleus interpositus (Nucleus globosus und Nucleus emboliformis) und dem Nucleus dentatus gebildet wird.* Es scheint ferner offenbar, daß die Fasern aus den zwei letztgenannten Kernen das Kleinhirn durch das gleichseitige Brachium conjunctivum verlassen, während alle oder wenigstens die große Mehrheit der Fasern (bei der *Katze*) der Dachkernkomponenten sich innerhalb des Kleinhirns kreuzen und sich dem gegenseitigen Brachium conjunctivum anschließen (Abb. 187).

β) Fasertopographie des Brachium conjunctivum und der Decussatio brachiorum conjunctivorum.

Nach dieser Übersicht über den Ursprung des Brachium conjunctivum wenden wir uns der inneren Fasertopographie dieses Kleinhirnstieles zu. Schon BECHTEREW (1899) war der Meinung, daß man — entsprechend den Ursprungskernen —

innerhalb des Brachium conjunctivum verschiedene Komponenten mit charakteristischen topographischen Beziehungen unterscheiden kann. WINKLER (1927) bestätigt diese Auffassung und führt die Analyse weiter, wie in Abb. 185 dargestellt. Wo der im Querschnitt kommaähnliche Bindearm das Kleinhirn verläßt, wird das dorsale Drittel des Querschnittes von Fasern aus 1. dem Dachkern und dem Kugelkern (Abb. 185a und b) nebst 2. Fasern aus dem Corpus juxtarestiforme gebildet. Die letztgenannten Fasern stammen, wie WINKLER meint, aus dem medialen Vestibulariskern und Kernen des Corpus juxtarestiforme. Das mittlere Drittel des Bindearms (Abb. 185c) wird von Fasern aus dem Pfropfkern gebildet. Die aus dem Zahnkern entspringenden, spät myelinisierenden Fasern des Brachium conjunctivum nehmen eine mediale Lage ein (Abb. 185d), während das ventrolaterale Drittel des Brachium conjunctivum von Fasern aus dem sensorischen Trige-

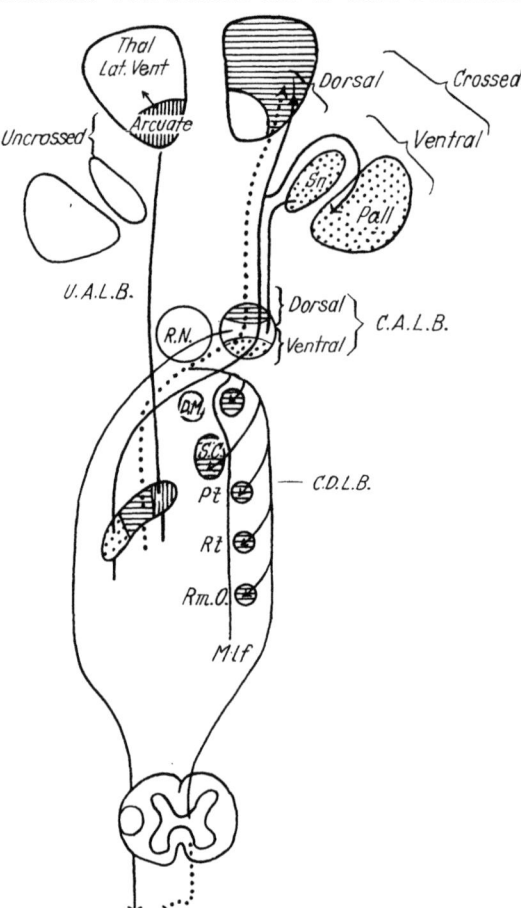

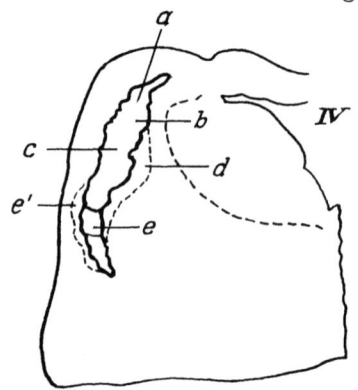

Abb. 185. Fasertopographie des Bindearmes in der Ebene, in der das Brachium conjunctivum das Kleinhirn verläßt. *a, b* Fasern aus dem Nuc. fastigii und Nuc. globosus; *c* Fasern aus dem Nuc. emboliformis; *d* Fasern aus dem Nuc. dentatus; *e, e'* Fasern aus dem Nuc. vestibularis medialis, Nuc. sensorius superior n. trigemini und Lemniscus lateralis; *IV* IV. Ventrikel.
Nach WINKLER aus JANSEN (1954b).

Abb. 186a. Die drei Hauptäste des Bindearmes. *C.A.L.B.* gekreuzter aufsteigender Ast (crossed ascending limb); *C.D.L.B.* gekreuzter absteigender Ast (crossed descending limb); *U.A.L.B.* ungekreuzter aufsteigender Ast (uncrossed ascending limb) des Bindearmes. *Thal. vent. lat.* ventrolateraler Thalamuskern; *Arcuate* Nuc. arcuatus; *Pall* Globus pallidus; *R.N.* Nuc. ruber; *S.C.* Nuc. centralis sup.; *P.t.* Nuc. pontotegmentalis; *R.t.* Nuc. reticulotegmentalis; *R.m.O* Nuc. reticularis magnocellularis; *M.l.f.* Fasc. longitudinalis med. Aus CARREA und METTLER (1954).

minuskern, dem medialen Vestibulariskern und den Kernen des Bindearmes (Abb. 185 e, e') zusammengesetzt wird. Grundsätzlich übereinstimmend sind im wesentlichen die Befunde von GEREBTZOFF (1936, 1941). Seine Marchi-Versuche mit *Kaninchen* ergaben, daß das dorsomediale Drittel des Bindearmes von Fasern aus dem Kugel- und Pfropfkern gebildet wird, während Fasern aus dem Zahnkern das mittlere Drittel einnehmen.

Eine wertvolle Ergänzung der eben referierten Befunde ergeben die vor kurzem erschienenen Marchi-Untersuchungen bei *Affen* (CARREA und METTLER 1954, CARPENTER und STEVENS 1957).

Im Übergangsgebiet zwischen Kleinhirn und Mittelhirn unterscheiden CARREA und METTLER innerhalb des Bindearmes a) ein mediodorsales Drittel (dorsale Komponente), b) ein mittleres Drittel (intermediäre Komponente) und c) ein ventrolaterales Drittel (ventrale Komponente) (Abb. 186a und b). Die Verfasser heben indessen hervor, daß es sich nicht um wohldefinierte Gruppen von Fasern handelt, indem in den Grenzzonen während des rostralen Verlaufs ein gewisser Faseraustausch unter den Bündeln vor sich geht. Durch diese Versuche wird aber angedeutet, daß die dorsale Komponente des Bindearmes hauptsächlich aus dem Dachkern entspringt, während die Fasern der inter-

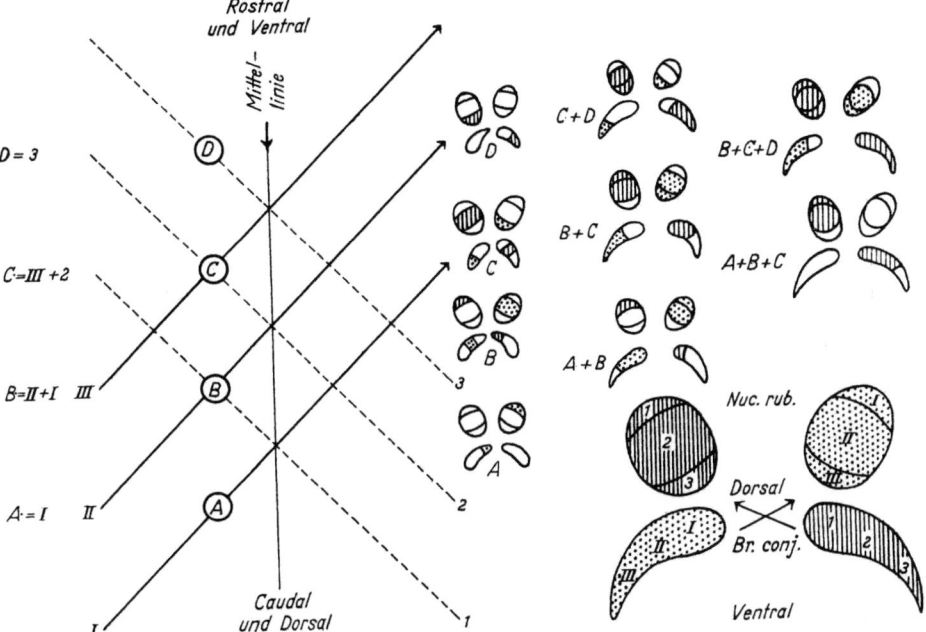

Abb. 186b. Schematische Darstellung der Organisation des Bindearmes und der Bindearmkreuzung, samt Illustration der Verteilung der Fasern der drei Bindearmkomponenten um den roten Kern. *1, 2, 3* und *I, II, III* die drei Komponenten des rechten bzw. linken Bindearmes. Die Verteilung der degenerierenden Fasern im Bindearm und um den roten Kern nach Läsion des Brachiums conjunctivum (entsprechend den Stellen A—D) und nach komplizierteren Läsionen (*A+B, B+C, C+D, A+B+C, B+C+D*) geht aus dem Schema hervor. Aus CARREA und METTLER (1954).

mediären Komponente vorzugsweise aus dem Nucleus interpositus stammen, und die ventrale Komponente des Brachium conjunctivum zum größten Teil ihren Ursprung in dem Zahnkern hat. Es sei jedoch erwähnt, daß die Verfasser ihre Versuche nicht als endgültigen Beweis für die angedeutete Fasertopographie des Bindearmes betrachten. Wie aus einem Vergleich hervorgeht, gibt es eine grundsätzlich weitgehende Übereinstimmung zwischen den früheren Beobachtungen (WINKLER, GEREBTZOFF) auf der einen Seite und denen von CARREA und METTLER auf der anderen. Dasselbe gilt im großen und ganzen von den Befunden von THOMAS, KAUFMAN, SPRAGUE und CHAMBERS (1956)[1] und CARPENTER und STEVENS (1957). Auch diese Verfasser finden Fasern aus dem Dachkern in dem dorsomedialen Segment des Bindearmes. Dabei bleibt es unentschieden, ob diese Fasern aus dem gegenseitigen, dem ipsilateralen oder aus beiden Dachkernen

---

[1] In ihrer Arbeit bestätigen THOMAS, KAUFMAN, SPRAGUE und CHAMBERS mit Silberimprägnationsverfahren, daß eine Faserkomponente aus dem kontralateralen Dachkern in den dorsomedialen Teil des Bindearmes verläuft, wie früher von RASMUSSEN (1933) beschrieben. THOMAS u. Mitarb. identifizieren diese Dachkernkomponente mit dem sog. „uncrossed, ascending limb" des Bindearms von CARREA und METTLER (1954).

kommen. Anscheinend waren sowohl kreuzende wie auch nichtkreuzende Fasern vorhanden[1]. Es ergab sich ferner, daß das mittlere Drittel des Bindearmes von Fasern aus dem Nucleus interpositus und solchen aus dem dorsalen Teil des Nucleus dentatus gebildet wird. Dabei waren die letztgenannten Fasern lateral gelagert, eine Beobachtung, die im Gegensatz zu WINKLERs Angaben steht (vgl. Abb. 185). Bezüglich des ventralen Drittels des Bindearmes sind CARPENTER und STEVENS — auf indirekte Beweisführung gestützt — der Meinung, daß diese Fasern wahrscheinlich ihren Ursprung in dem ventrolateralen Teil des Zahnkerns haben. Auch CARPENTER und STEVENS lenken indessen die Aufmerksamkeit darauf, daß besonders in dem mittleren Drittel des Querschnittes des Bindearmes ein gegenseitiger Austausch von Fasern vor sich geht.

Dieser Literaturüberblick ergibt somit, daß unsere Kenntnis der inneren Struktur des Brachium conjunctivum noch lückenhaft und unsicher ist. Mit diesem Vorbehalt scheint indessen der Schluß erlaubt, daß *die dorsale Komponente des Brachium conjunctivum (dorsomediales Drittel) wesentlich durch Fasern aus dem Dach- und Kugelkern gebildet wird, die intermediäre Komponente (intermediäres Drittel) hauptsächlich von Fasern aus dem Pfropfkern (mit Zahnkernfasern vermischt) besteht, während die ventrale Komponente (ventrales Drittel) Fasern aus dem Zahnkern umfaßt, anschließend vermischt mit Fasern aus gewissen subcerebellaren Kernen.*

Wir wenden uns zunächst der *Decussatio brachiorum conjunctivorum* zu. Auch hier verdanken wir den genannten amerikanischen Forschern neue wertvolle Beiträge zu unserem Wissen. Aus den Untersuchungen von CARREA und METTLER (1954) geht hervor (Abb. 186b), daß die dorsomedial situierten Bindearmfasern am meisten dorsal und caudal in der Decussatio brachiorum conjunctivorum kreuzen. Unmittelbar nach der Kreuzung biegen die Fasern ventral ab, um dann rostralwärts verlaufend ihren Platz dorsolateral im Bindearm einzunehmen. Die übrigen Bindearmfasern kreuzen dann in Bündeln „stufenweise", wobei die ventrolateral situierten Fasern die Mittellinie am meisten rostral und ventral überqueren. Die letztgenannten Fasern verfolgen im Gegensatz zu den ventralwärts gebogenen dorsalen Fasern einen geraden Kurs und verlaufen nach der Kreuzung rostralwärts im ventromedialen Gebiet des Bindearmes (CARREA und METTLER 1954).

Das Verhalten der Bindearmfasern im Gebiet der Bindearmkreuzung ist in Abb. 186b diagrammatisch nach CARREA und METTLER dargestellt. Grundsätzlich ähnlich sind die Befunde von CARPENTER und STEVENS (1957). Jedoch geben diese Verfasser an, daß die zentral im Bindearm verlaufenden Fasern am weitesten rostral kreuzen.

Wie verhalten sich nun die Fasern des Bindearmes in ihren weiteren Verlauf und welche Komponenten können wir auf Grund des Faserverlaufes unterscheiden? Vor kurzem (JANSEN 1954b) haben wir, in erster Reihe auf CAJAL fußend, drei Hauptkomponenten des Bindearmes unterschieden, und zwar 1. Brachium conjunctivum descendens dorsale, 2. Brachium conjunctivum descendens ventrale und 3. Brachium conjunctivum ascendens.

γ) Brachium conjunctivum descendens dorsale.

Leider ist unsere Kenntnis dieser längst von CAJAL als „voie olivo-bulbaire descendante directe" beschriebenen Komponenten noch ziemlich lückenhaft. Es gibt sogar Forscher (VAN GEHUCHTEN, ALLEN), die die Existenz dieses Zweiges

---

[1] Unsere oben (S. 247) referierten Beobachtungen an *Katzen* machen es sehr wahrscheinlich, daß entweder sämtliche Fasern aus dem gegenseitigen Dachkern kommen oder daß die Dachkernkomponente einen beiderseitigen Ursprung hat.

des Brachium conjunctivum bezweifeln. Uns scheinen aber die von CAJAL u. a. veröffentlichten Beobachtungen überzeugend zu sein. Es handelt sich nach CAJAL um Kollateralen, die rechtwinklig von einem Teil der Bindearmfasern abgehen. Die kollateralen bilden ein recht wohl definiertes kleines Bündel, das bogenförmig ventral- und caudalwärts in der Richtung der reticulären Substanz des verlängerten Marks verläuft. (Abb. 187, *brach. conj. desc. dors.*) Die Fasern passieren dabei zuerst zwischen dem motorischen und sensorischen Trigeminuskern, dann zwischen dem motorischen Facialiskern und dem Genu nervi facialis, wonach sie in der Formatio reticularis verloren gehen. Die genaue Endigungsstelle ist bis jetzt unbekannt geblieben. Weder CAJAL noch VAN GEHUCHTEN waren imstande, Fasern so weit wie bis zu dem Rückenmark zu verfolgen. Was den Ursprung dieser Fasern betrifft, haben wir (JANSEN 1954b) die Vermutung ausgesprochen, daß es sich möglicherweise um Fasern aus dem Dachkernanteil des Bindearmes handele. Solchenfalls verhalten sie sich im Prinzip ähnlich den Bindearmfasern, die das Brachium conjunctivum descendens ventrale bilden. CARREA und METTLER (1954) konnten indessen in ihren *Affen*experimenten das Vorkommen eines Brachium conjunctivum descendens dorsale nicht bestätigen, wenigstens nicht als markhaltiges Bündel. Versuche mit Silberimprägnationsverfahren, in denen auch marklose Fasern dargestellt werden, sind erforderlich, um die Frage der Existenz bzw. des Verhaltens des Brachium conjunctivum descendens dorsale endgültig zu beantworten.

δ) Brachium conjunctivum descendens ventrale.

Unmittelbar nach Kreuzung in der Decussatio brachiorum conjunctivorum teilen sich eine große Zahl (mehr als die Hälfte) der Bindearmfasern (CAJAL 1909—1911). Der eine, meistens gröbere Zweig läuft rostralwärts, während der andere caudalwärts abbiegt um das Brachium conjunctivum descendens ventrale („faisceau cérébelleux déscendante croisée", CAJAL) zu bilden. Von der Bifurkationsstelle bogenförmig ventral verlaufend, passieren die Fasern des absteigenden Bindearmzweiges seitlich von dem Nucleus centralis superior, um in der ventromedialen Ecke des Tegmentum caudalwärts zu verlaufen. Im Ponsgebiet wird auch die dorsale Hälfte der medianen Raphe von einigen dieser Fasern eingenommen, wodurch der Fasciculus longitudinalis medialis einen gewissen Zuschuß von absteigenden Bindearmfasern erhält. In Höhe der Pyramidenkreuzung sind die Fasern des Brachium conjunctivum descendens ventrale dorsolateral von der Pyramidenbahn gelegen (CARREA und METTLER 1954).

Wie weit caudalwärts die Fasern des Brachium conjunctivum descendens ventrale verlaufen, ist eine umstrittene Frage gewesen. VAN GEHUCHTEN (1906) und RANSON und INGRAM (1932), die *Kaninchen* bzw. *Katzen* untersuchten, konnten die absteigenden Fasern nicht mit Sicherheit jenseits der Brückengrenze verfolgen. In gutem Einklang mit diesen Resultaten sind unsere eigenen, durch NAUTAS Silberimprägnationsverfahren gewonnenen Erfahrungen bei Experimenten mit *Ratten* (JANSEN 1956). Nach Schädigung des Bindearmes konnten wir in diesen Versuchen die degenerierenden Fasern des Brachium conjunctivum descendens ventrale bis zu dem von Degenerationsprodukten erfüllten Nucleus reticularis tegmenti pontis verfolgen, aber nicht weiter, was dafür spricht, daß wenigstens bei der *Ratte* alle oder die große Mehrheit der Fasern in diesem Kern enden. Die Befunde von ALLEN (1924) bei *Meerschweinchen* und von RASMUSSEN (1933) bei der *Katze* sprechen indessen dafür, daß die Fasern des Brachium conjunctivum descendens ventrale auch die Medulla oblongata durchsetzen. Nach den Beobachtungen von METTLER und seinen Mitarbeitern laufen die absteigenden Bindearmfasern noch weiter, wenigstens bei *Affen*, wo elektrophysiologische Experimente sogar ihr Vorhandensein in der ganzen Länge des Thorakalmarks (METTLER, ORIOLI, GRUNDFEST und LISS 1954), ja sogar in dem Sacralmark (ORIOLI und METTLER 1956) andeuten. Anatomisch sind indessen in Affen die deszendierenden Bindearmfasern nicht einwandfrei jenseits des Halsmarks verfolgt worden (CARREA und METTLER 1954, CARPENTER und STEVENS 1957). Bemerkenswert ist dabei, daß es nach CARPENTER und STEVENS die aus dem Dachkern stammenden Fasern sind, die das Halsmark erreichen, während die Fasern aus dem Nucleus interpositus sich angeblich nicht jenseits des Hirnstammes erstrecken.

Über die genaue terminale Verteilung und Endigungsweise des Brachium conjunctivum descendens ventrale schweben wir somit, wie aus der voranstehenden Übersicht hervorgeht, noch in recht großer Unwissenheit. Nach CARREA und METTLER (1954) treten beim *Affen* Fasern aus dieser Bahn in die folgenden Kerne ein: 1. Nucleus tegmentalis ventralis (GUDDEN), 2. Nucleus centralis superior, 3. Nucleus reticularis tegmenti, 4. Nucleus pontotegmentalis, 5. Nucleus reticularis magnocellularis medullae oblongata und 6. Vorderhornkerne des Halsmarks (Abb. 186a) Wieweit nun die Fasern auch in allen den genannten Kernen tatsächlich enden, bleibt bis auf weiteres eine offene Frage. Wenigstens fiel es uns auf, wie offenbar die große Mehrzahl dieser Fasern bei der *Ratte* in dem Nucleus reticularis tegmenti pontis endet (JANSEN 1956). In diesem Zusammenhang muß man vielleicht wieder mit einer gewissen Artverschiedenheit rechnen. Es sei noch erwähnt, daß CARPENTER und STEVENS den Nucleus centralis superior und Nucleus reticulotegmentalis samt Vordersäulezellen des Halsmarks als Terminalkerne angeben. RAND (1954) scheint dagegen ziemlich allein zu stehen mit der Auffassung, daß die absteigenden Fasern des Bindearmes auch in der unteren Olive enden[1]. Die absteigenden Bindearmfasern, die sich dem Fasciculus longitudinalis medialis anschließen, können bis zu den Kernen der Augenmuskelnerven (IV, VI) verfolgt werden (CARREA und METTLER 1954). Schließlich sei noch erwähnt, daß es ORIOLI und METTLER (1956) nicht gelang, durch experimentelle Ausschaltung oder elektrische Stimulation die funktionelle Rolle des Brachium conjunctivum descendens ventrale festzustellen.

Zusammenfassend kann man sagen, daß das *Brachium conjunctivum descendens ventrale überwiegend aus Kollateralen der in den dorsomedialen zwei Dritteln des Bindearmes verlaufenden Fasern gebildet wird. Wenigstens die große Mehrzahl der Kollateralen wird erst abgegeben, nachdem die Bindearmfasern die Bindearmkreuzung passiert haben. Die Fasern enden offenbar vorzugsweise in den reticularen Kernen der Brücke und des verlängerten Marks* (Abb. 186a und 187). Jedoch gibt es noch viele Lücken in unserem Wissen, was diese Bindearmkomponente betrifft.

ε) Brachium conjunctivum ascendens.

Unter Brachium conjunctivum ascendens verstehen wir alle Bindearmfasern, die im Mittelhirn rostralwärts verlaufen. Nach den experimentellen Untersuchungen der letzten Jahre (z. B. CARREA und METTLER 1954, JANSEN und JANSEN 1955, THOMAS, KAUFMAN, SPRAGUE und CHAMBERS 1956, CARPENTER

---

[1] Jedoch fand JAKOB (1942, zitiert nach ORIOLI und METTLER 1956) in einem Fall von Schädigung des menschlichen Kleinhirns mit dem Nucleus dentatus degenerierende Fasern in der Gegend der „zentralen tegmentalen Bahnen". Die meisten dieser Fasern wurden zu der unteren Olive, einige auch bis zu dem Halsmark verfolgt. Uns scheint es aber sehr zweifelhaft, ob es sich hier tatsächlich um Kleinhirnfasern handelt. Tierexperimentell ist es uns wenigstens in zahlreichen Versuchen nie gelungen, irgendeine cerebellofugale Verbindung zwischen Kleinhirn und unterer Olive festzustellen.

und STEVENS 1957) ist es über jeden Zweifel erhoben, daß diese Komponente des Bindearmes Fasern sämtlicher Kleinhirnkerne umfaßt (vgl. Abb. 187).

Wie wir bald sehen werden, verteilen sich die Fasern des Brachium conjunctivum ascendens auf eine Reihe verschiedener Kerne, was die Grundlage zur Unterscheidung vieler anatomisch und funktionell verschiedener Komponenten gibt. Ehe wir uns mit diesen beschäftigen, scheint es jedoch zweckmäßig, die kontroverse Frage des sog. direkten Brachium conjunctivum ascendens „uncrossed ascending limb" (CARREA und METTLER 1954) zu behandeln. Diese angeblich nichtkreuzenden, aufsteigenden Fasern des Brachium conjunctivum sind nach CARREA und METTLER nicht ein abgesondertes Bündel innerhalb des Bindearmes, sondern werden aus Fasern gebildet, die überwiegend, wenn nicht ausschließlich, in dem dorsomedialen Teil des Bindearmes verlaufen. Auf Höhe des Trochlearis-Kerns bilden die Fasern beim *Affen* ein kompaktes Bündel neben dem Fasciculus longitudinalis medialis und dem zentralen Grau. Weiter rostralwärts sind die Fasern mehr dorsal gelagert, haben den unmittelbaren Kontakt mit dem zentralen Grau verloren und bilden jetzt mehrere Faszikel, die bis zu dem kleinzelligen Teil des Nucleus arcuatus verfolgt werden können. Wahrscheinlich durchziehen die meisten Fasern den Nucleus arcuatus, um im ventrolateralen Thalamuskern zu enden. Einige Fasern biegen ventrolateral ab, durchziehen die Zona incerta und Capsula interna und treten in den medialen Teil des Globus pallidus ein. Soweit CARREA und METTLER (1954). Diese Befunde stehen in recht gutem Einklang mit den Beobachtungen von RASMUSSEN (1933). Dieser Verfasser beschreibt in seinen Marchi-Experimenten mit *Katzen* Fasern aus dem Dachkern und dem Kugelkern („ascending limb of the uncinate fascicle"), die mit den Fasern des Bindearmes ins Mittelhirn verlaufen. Statt mit den übrigen Bindearmfasern zu der Bindearmkreuzung zu ziehen, laufen die genannten Dach-Kugelkernfasern rostralwärts auf derselben Seite, um in der reticulären Substanz des „oberen Hirnstammes" verlorenzugehen. Im Gegensatz zu CARREA und METTLER behaupten indessen CARPENTER und STEVENS (1957), auch auf *Affen*versuche gestützt, daß kein „myelinated uncrossed ascending limb of the brachium conjunctivum" zu finden ist. Es ist offenbar verfrüht, eine endgültige Antwort auf diese Frage zu geben. Besonders auf Grund unserer oben (S. 247) referierten Befunde mit der modifizierten Methode von GUDDEN[1] sind wir geneigt, die vorliegenden Tatsachen folgenderweise zu deuten: Die schon innerhalb des Kleinhirns decussierenden Dachkernfasern des Bindearmes kreuzen nicht im Mittelhirn, sondern setzen ihre Richtung im Mittelhirn fort, aufsteigenden, sekundären Trigeminusfasern eng benachbart. Falls diese Auffassung sich bewährt, bleibt die Existenz eines „uncrossed ascending limb" des Bindearmes nur scheinbar (Abb. 187).

In gutem Einklang mit dieser Auffassung und auch mit den oben erwähnten Befunden von RASMUSSEN und CARREA und METTLER stehen die eben erschienenen Beobachtungen an *Katzen* von THOMAS, KAUFMAN, SPRAGUE und CHAMBERS (1956). Nach einseitiger Beschädigung des Dachkerns konnten diese Forscher in silberimprägnierten Schnitten Fasern aus dem Fasciculus uncinatus rostralwärts (auf beiden Seiten, aber hauptsächlich kontralateral) in dem dorsomedialen Teil des Brachium conjunctivum verfolgen. Im Gegensatz zu den aus dem Nucleus interpositus und dem Nucleus dentatus kommenden Bindearmfasern biegen die Fasern der Dachkernkomponenten nicht medialwärts, um die

---

[1] Retrograde Veränderungen im ipsilateralen Nucleus dentatus und Nucleus interpositus und im kontralateralen Nucleus fastigii nach Unterbrechung des Brachium conjunctivum vor der Kreuzung, retrograde Veränderungen kontralateral in allen drei Kleinhirnkernen nach Hemisektion des Hirnstammes in Höhe des roten Kerns.

Mittellinie in der Bindearmkreuzung zu überqueren, sondern setzen ihren Verlauf gerade rostralwärts mit dem sog. ,,uncrossed ascending limb" des Brachium conjunctivum fort. Mit den Fasern des ,,uncrossed ascending limb" mischen sich im Mittelhirn Fasern, die augenscheinlich ihren Ursprung in dem rostralen Teil der Medulla oblongata haben. Diese Fasern verschiedenen Ursprungs scheinen, wenigstens teilweise, in denselben Terminalgebieten zu enden, und zwar nach THOMAS u. Mitarb. (l. c.) in der Formatio reticularis mesencephali, in dem Nucleus commissurae posterioris, Colliculus superior, dem Edinger-Westphalschen Kern, Nucleus Darkschewitsch, Nucleus praetectalis, Forels Feld H_1, Nucleus subparafascicularis, Nucleus centrum medianum und centralis lateralis, Nucleus ventralis anterior, Nucleus ventrolateralis, ventralis posterolateralis, posterior medialis und im Nucleus lateralis thalami. Man muß den Verfassern ohne weiteres beistimmen, wenn sie in diesem Zusammenhang folgendes feststellen: ,,This extensive degeneration appears disproportionate to the small number of fibres in and around the dorsomedial pole of the brachium" (l. c. S. 382). Ehe wir alle die eben genannten Kerne als Endigungsstätte der aufsteigenden Dachkernfasern definitiv akzeptieren, sind wir immerhin geneigt, weitere bestätigende Untersuchungen abzuwarten. Wie schon bemerkt, erwähnen CARREA und METTLER (1954) nur den Nucleus arcuatus, Nucleus ventrolateralis und Globus pallidus als Terminalgebiete dieser Fasern.

Aus dem Gesagten geht hervor, daß alle oder wenigstens die große Mehrzahl der Fasern des Brachium conjunctivum ascendens aus den kontralateralen Kleinhirnkernen stammen. Unmittelbar rostral von der Bindearmkreuzung nehmen die Fasern das Gebiet des roten Kerns ein. Dabei sind die Fasern aus dem dorsocaudalen Anteil der Bindearmkreuzung im dorsolateralen Teil des Nucleus ruber und nebenbei dorsolateral gelegen, während die rostroventral kreuzenden Fasern das ventromediale Rubergebiet einnehmen (Abb. 186b). In rostraler Richtung nimmt die Zahl der ascendierenden Fasern mehr dem Kerngebiet entsprechend ab, als dorsolateral und ventromedial von demselben.

Wir sind hiermit an eine viel diskutierte Frage gekommen: Wie groß ist der Anteil der Bindearmfasern, der jenseits des roten Kerns verläuft? Einige Verfasser (z. B. LEWANDOWSKY 1904, CAJAL 1909—1911, RASMUSSEN 1933) sind der Meinung, daß die Mehrzahl der Fasern in dem Nucleus ruber enden, während nach PROBST (1902) die meisten Bindearmfasern zum Thalamus verlaufen. GEREBTZOFF (1941) hält es für gegeben, daß beinahe alle Bindearmfasern aus dem Kugel- und Pfropfkern ihr Terminalgebiet in dem roten Kern haben, während umgekehrt Fasern aus dem Zahnkern den Nucleus ruber passieren. Durch Zählung der degenerierenden Fasern kam MUSSEN (1929) zu dem Schluß, daß ,,speaking in general terms it may be said that of a given number of fibers entering the superior cerebellar arm of the cat or monkey one half terminate in the nucleus magnocellularis, one quarter in the nucleus parvocellularis, and one quarter in the thalamus or the field of Forel" (l. c., S. 407). Unsere eigenen experimentellen Untersuchungen an *Katzen* (JANSEN und JANSEN 1955) führten zu dem Schluß, daß ein Drittel der Bindearmfasern jenseits des roten Kerns verläuft. Von den letzteren nehmen zwei Drittel ihren Ursprung in dem Zahnkern, während der Ursprung des letzten Drittels sich mit gleichen Anteilen auf den Nucleus interpositus und den Nucleus fastigii verteilt. Es ist ohne weiteres offenbar, daß diese Befunde eine gewisse funktionelle Differenzierung zwischen den Kernen Nucleus interpositus und Nucleus dentatus andeuten, indem ersterer mehr mit dem Mittelhirn, letzterer mit dem thalamocorticalen System verwandt ist.

Terminalgebiete der Bindearmfasern im Mittelhirn. Als mesencephale Terminalgebiete des Brachium conjunctivum ascendens sind neben dem roten Kern angeführt worden: die reticuläre Substanz, das zentrale Grau, der Nucleus n. oculomotorii und der Nucleus n. trochlearis.

Die große Mehrzahl der mesencephalen Bindearmfasern endet in dem roten Kern, und zwar Fasern, welche in dem Nucleus interpositus wie in dem Nucleus dentatus ihren Ursprung haben. RAND (1954) gibt an, daß der Nucleus fastigii keine Fasern zu dem roten Kern sendet. Diese Angabe wird durch die Befunde von THOMAS u. Mitarb. (1956) bestätigt, indem diese Forscher nach experimenteller Läsion des Dachkerns den roten Kern in silberimprägnierten Serien frei von Degeneration fanden. Wie schon oben erwähnt, enden die cerebellorubralen Fasern nach den experimentellen Untersuchungen von MUSSEN (1929) in dem großzelligen wie in dem kleinzelligen Teil des Kerns; eine Beobachtung, die auch RAND (1954) bestätigen konnte. Es geht aus den *Affen*versuchen hervor, daß die Zahl der degenerierenden Bindearmfasern in oraler Richtung am stärksten dem roten Kern entsprechend abnimmt, während sie sich dorsolateral und ventromedial von demselben erhalten. Dies heißt nicht ohne weiteres, daß es die Fasern im mittleren Drittel des Bindearmes sind, die im roten Kern enden, aber es könnte so sein (CARREA und METTLER 1954). Wie weit Fasern aus allen Kleinhirnkernen in den beiden Anteilen des roten Kerns enden, bzw. ob nur Fasern aus dem Nucleus dentatus mit dem kleinzelligen Anteil in Verbindung treten, bleibt bis auf weiteres eine offene Frage[1]. Es sei jedoch erwähnt, daß CARPENTER und STEVENS (1957) in ihren *Affen*experimenten feststellen, daß Fasern aus allen Teilen des Brachium conjunctivum in den roten Kern eintreten, obwohl einige Fasern aus dem ventrolateralen Drittel des Bindearmes möglicherweise ventral und lateral um den Kern passieren.

Eine ganze Reihe von Forschern (z. B. ALLEN 1924, WINKLER 1927, RASMUSSEN 1933, LE GROS CLARK 1936, GEREBTZOFF 1936 und 1941, SINNIGE 1938) haben in Marchi-Experimenten Bindearmfasern zu dem Nucleus n. oculomotorii verfolgt. Auch der Edinger-Westphalsche Kern wird von ALLEN (1924), GEREBTZOFF (1941) und RAND (1954) als Endpunkt für Bindearmfasern angegeben. Dabei sollen die letztgenannten Fasern aus dem Nucleus globosus und dem Nucleus emboliformis stammen, während die Fasern, welche in dem somatischmotorischen Anteil des Oculomotoriuskerns enden, ihren Ursprung angeblich in dem Nucleus dentatus haben (GEREBTZOFF 1941). RANSON und INGRAM (1932) dagegen konnten keine Bindearmfasern zu dem Oculomotoriuskern nachweisen. Da in den Versuchen der letztgenannten Forscher der Nucleus fastigii wie der Nucleus interpositus offensichtlich unbeeinflußt waren, fragt man sich, ob vielleicht cerebellare Fasern zu dem Oculomotoriuskomplex aus den genannten Kernen stammen. Neue Versuche sind erforderlich, um diese Frage zu beantworten. So viel scheint indessen sichergestellt, daß der Oculomotoriuskern, oder wenigstens seine nächste Umgebung, Fasern aus den Kleinhirnkernen empfängt.

Bindearmfasern zu dem zentralen Grau wurden mehrmals beschrieben (ALLEN 1924, WINKLER 1927, GEREBTZOFF 1941, RAND 1954). Die meisten dieser Fasern scheinen kontralateral zu enden (WINKLER l. c.). RAND (1954) berichtet im Hinblick auf seine Marchi-Experimente mit *Affen* recht ausführlich über die Verbindung des Brachium conjunctivum mit dem zentralen Grau. Sowohl vor wie nach der Kreuzung in der Decussatio brachiorum conjunctivorum dringen

---

[1] In diesem Zusammenhang ist es von Interesse, daß POMPEIANO und BRODAL (1958a) in einer experimentellen Untersuchung des Tractus rubrospinalis bei der *Katze* wenig Grund für die Unterscheidung eines magnocellulären und eines parvicellulären Teil des Nucleus ruber finden. Dagegen sind die Ursprungszellen des Tractus rubrospinalis innerhalb des Nucleus ruber offenbar in einer somatotopischen Weise verteilt. Das Verhalten der verschiedenen Brachium conjunctivum-Komponenten zu diesen somatotopischen Zonen scheint deshalb eine aktuellere Frage als die oben berührte Beziehung des Brachium conjunctivum zu großen und kleinen Ruberzellen.

Bindearmfasern ins zentrale Grau, um sich über ziemlich weite Gebiete zu verteilen (Nucleus dorsalis raphe, Nucleus tegmentalis dorsolateralis, Nucleus interstitialis fasciculi longitudinalis medialis, Nucleus commisurae posterioris, Kern von DARKSCHEWITSCH, Nucleus parvocellularis aquaeductus annuli). Um das genaue Terminalgebiet dieser Fasern mit Sicherheit festzustellen, sind noch ergänzende Versuche mit Silbermethoden wünschenswert.

Terminalgebiete des Brachium conjunctivum im Zwischenhirn. Das Durchlesen der diesbezüglichen Literatur hinterläßt ein buntes Bild von den Zwischenhirnverbindungen des Brachium conjunctivum, teilweise dank der terminologischen Verwirrung, gewiß aber auch deshalb, weil die für die Bestimmung der Terminalgebiete angewandten Methoden zum Teil unzulänglich waren. Indem wir auf GEREBTZOFFs (1936) chronologische Übersicht über die Befunde früherer Forscher verweisen, werden wir uns in dem Folgenden hauptsächlich mit den neueren Untersuchungen beschäftigen.

Aus den tierexperimentellen Arbeiten von LEWANDOWSKY (1904, *Hund, Katze*), WALLENBERG (1905, *Kaninchen*), C. VOGT (1909, *Affe*), ALLEN (1924, *Meerschweinchen*), MUSSEN (1929, *Katze*), RANSON und INGRAM (1932, *Katze*), RASMUSSEN (1953, *Katze*), LE GROS CLARK (1936, *Affe*), GEREBTZOFF (1936, 1941, *Kaninchen*), WALKER (1938, *Primaten*), CARREA und METTLER (1954, *Affe*), JANSEN (1956, *Ratte*) und CARPENTER und STEVENS (1957, *Affe*) geht unzweideutig hervor, daß der *Nucleus ventralis lateralis thalami den wichtigsten Terminalkern des Brachium conjunctivum im Zwischenhirn repräsentiert* (Abb. 186a und 187). Dabei enden die meisten Fasern in dem intermediären Teil des Kerns dorsal und rostral von dem Lemniscus medialis (C. VOGT 1909, SINNIGE 1938, CROUCH und THOMPSON 1938). Betreffs der Topographie der aufsteigenden Bindearmfasern kann man nach der Kreuzung des Brachium conjunctivum mit CARREA und METTLER (1954) im Rubergebiet grob schematisch drei Fasergruppen unterscheiden, und zwar 1. eine mittlere, dem Kern entsprechend gelegen, 2. eine dorsolaterale und 3. eine ventromediale Gruppe. Die meisten Bindearmfasern zu dem ventrolateralen Thalamuskern stammen nach CARREA und METTLER (l. c.) aus der mittleren und der dorsolateralen Gruppe. Die ventromediale Gruppe leistet auch ihren Beitrag; jedoch kommen verhältnismäßig wenig Fasern zu dem ventrolateralen Thalamuskern aus dieser Gruppe, während sie eine größere Anzahl Fasern zu dem Globus pallidus schickt (CARREA und METTLER 1954, CARPENTER und STEVENS 1957).

Um den ventralen Thalamuskern zu erreichen, läuft das Brachium conjunctivum ascendens erst rostralwärts in der Fortsetzung des roten Kerns bis zu der Lamina medullaris externa und Forels Feld H_1. Hier breiten sich die Bindearmfasern fächerförmig in dorsaler und lateraler Richtung aus und dringen in die Lamina medullaris interna ein, um dann in einem kontinuierlichen Strom bis in den lateralen Thalamuskern fortzusetzen.

Nachdem die dentato-thalamischen Fasern den roten Kern passiert und das Forelsche Feld erreicht haben, verteilen sie sich nach RAND (1954) beim *Affen* auf vier Bündel, von denen zwei recht groß und auffällig sind. Ein Faszikel läuft dorsal und rostral und löst sich im Zentralkern (Nucleus centrum medianum), im dorsomedialen Thalamuskern und deren Umgebungen auf, während einige dieser Fasern vorwärts und lateralwärts sich fortsetzen, um in den ventrolateralen Thalamuskern einzutreten. Bindearmfasern zu den medialen Thalamuskernen wurden auch von SACHS (1909) und GEREBTZOFF (1936) beobachtet. LE GROS CLARK (1936) und WALKER (1938) dagegen betrachten die degenerierenden Bindearmfasern in dem Centrum medianum lediglich als zu dem ventromedialen Thalamuskern passierende Fasern. Ein zweites, aus recht kompakten Faszikeln zusammengesetztes Bündel passiert lateral- und rostralwärts durch Feld H_1 von FOREL und durch den Nucleus ventralis posterior, um in den Nucleus ventralis lateralis einzudringen, wo die Fasern enden. Eine dritte Gruppe von Bindearmfasern, zusammengesetzt aus den medialsten Fasern, die den centromedianen Kern durchsetzen, und aus einem medialen Faserbündel aus dem Forelschen Feld, verteilt sich auf das zentrale Grau („midline gray") des dorsalen Thalamus und repräsentiert einen Teil des ausgedehnten cerebello-periventrikulären Systems. Das vierte Bündel von Bindearmfasern strahlt aus dem Forelschen Feld lateralwärts in den Kern dieses Feldes und die Zona incerta hinein und konnte weiter nicht verfolgt werden.

In Betracht des weiten, fächerförmigen Verlaufs der Bindearmfasern durch den Thalamus darf man sich nicht wundern, daß in der Literatur eine ganze Reihe von Thalamuskernen als Endstätten dieser Fasern figurieren. Offenbar kann es sich nicht um sehr massive Verbindungen handeln, und man wird immer wieder vor die Frage gestellt: Enden Bindearmfasern oder deren Kollateralen in den betreffenden Kernen, oder durchqueren sie nur das Gebiet auf ihrem Weg zu der Hauptendstätte im ventralen Thalamuskern? Eine endgültige Antwort auf diese Frage erlauben die in der Literatur zur Zeit vorliegenden Angaben kaum. Die in dem Folgenden wiedergegebenen Auffassungen dürfen deshalb mit einem gewissen Vorbehalt beurteilt werden.

Einige Bindearmfasern verlaufen zur *Regio subthalamica* (ALLEN 1924, RANSON und INGRAM 1952, GEREBTZOFF 1936 und 1941), wo sie möglicherweise wenigstens zum Teil in dem Kern des Forelschen Feld H_1 enden (MUSSEN 1929, RANSON und INGRAM 1932). Bemerkenswert ist dabei, daß GEREBTZOFF (1941) degenerierende Bindearmfasern in diesem Gebiet allein in den Fällen beobachtete, bei welchen der ventrolaterale Teil des Brachium conjunctivum mitbeschädigt war. Da die Bindearmkomponente zu dem Globus pallidus vorzugsweise aus dem ventrolateralen Drittel des Brachium conjunctivum stammt (CARREA und METTLER 1954, CARPENTER und STEVENS 1957), fragt man sich, ob die von früheren Forschern verfolgten Bindearmfasern zur Regio subthalamica vielleicht mit der von den genannten amerikanischen Forschern beschriebenen Globus pallidus-Komponente des Bindearmes identisch sind.

WINKLER (1927) sowohl als auch RANSON und INGRAM (1932), LE GROS CLARK (1936) und RAND (1954) beschreiben Bindearmfasern, die zu dem *periventrikulären Grau des Thalamus* verlaufen, als Anteil einer weitverbreiteten Verbindung zwischen Kleinhirnkernen und Höhlengrau (RAND l. c.).

Die Fasern des sog. „uncrossed ascending limb" (CARREA und METTLER) des Brachium conjunctivum, in Abb. 187 Fasciculus uncinatus ascendens genannt, verlaufen zum Nucleus arcuatus thalami, wobei die meisten Fasern wahrscheinlich den Kern passieren, um in dem ventrolateralen Thalamuskern zu enden (CARREA und METTLER 1954).

Ferner sind Bindearmfasern zum medialen Thalamuskern hin verfolgt worden (ALLEN 1924, WINKLER 1927, RAND 1954) und außerdem auch zum Nucleus parafascicularis (RANSON und INGRAM 1932, GEREBTZOFF 1936, 1941). Zuletzt sei noch erwähnt, daß ALLEN (1924) Bindearmfasern zu der Zona incerta und der Formatio reticularis ventralis beobachtete.

Kleinhirnverbindung mit dem Globus pallidus. Das Vorkommen einer Verbindung zwischen Kleinhirn und Basalganglien blieb bis auf die letzten Jahre von den meisten Forschern unbeachtet. Es ist in erster Reihe das Verdienst CARREA und METTLERs, nochmals die Aufmerksamkeit auf diese Verbindung zwischen Cerebellum und Pallidum gelenkt zu haben. Schon früher war ihr Vorkommen von ORESTANO (1901) und SACHS und FINCHER (1927) erwähnt worden. Nach CARREA und METTLER (1954) kommen die Fasern zu dem Globus pallidus aus allen Teilen des Bindearmes. Die Bindearmfasern, die ventromedial von dem roten Kern passieren, liefern indessen einen verhältnismäßig größeren Anteil zu dem Globus pallidus, als die intermediär und dorsolateral gelegenen Faserbündel. CARPENTER und STEVENS (1957) bestätigen diese Beobachtung, indem sie hervorheben, daß die Bindearmfasern zu dem Globus pallidus vornehmlich aus dem ventrolateralen Drittel des Brachium conjunctivum herrühren, d. h. aus dem Brachium conjunctivum-Anteil, dessen Fasern vorzugsweise von Zellen in dem ventrolateralen Teil des Nucleus dentatus stammen. Wie aus dem Obenstehenden hervorgeht, ist indessen der Ursprung des Pallidumanteils des Bindearmes, soweit unser heutiges Wissen reicht, nicht auf den genannten Teil des Zahnkerns beschränkt. So enthält der sog. „uncrossed ascending limb" (Fasciculus uncinatus ascendens, Abb. 187), dessen Fasern wohl vorzugsweise den medialen Kleinhirnkernen entstammen, auch eine Globus pallidus-Komponente (CARREA und METTLER 1954).

Wir möchten in diesem Zusammenhang die Aufmerksamkeit auf die unten erwähnten Befunde von HASSLER (1950) im *Menschen*hirn lenken. Dieser Verfasser schreibt: „Nicht letzlich erklärt ist die Frage, warum in mehreren Fällen mit ausgedehnten Läsionen der Bindearmfasern zum Thalamus bzw. ihrer Endstätten die caudomedialen Windungen des kleinzelligen Dentatus so auffällig viel besser erhalten sind als die lateralen. Man muß daran denken, daß diese Windungen fasersystematisch eine Sonderstellung einnehmen und, abgesehen von den erwähnten *absteigenden* Fasern, noch andere Fasern vielleicht zu unbekannten Gebieten des Mittel- oder Zwischenhirns entsenden. Denn dieser Teil des Dentatum ist beim ersten Fall mit Durchtrennung der Mittelhirnhaube schwerer als in allen anderen Fällen degeneriert" (l. c., S. 652). Es meldet sich natürlich die Frage, ob nicht die von HASSLER postulierten unbekannten Fasern eben durch die cerebellopallidäre Verbindung repräsentiert werden?

Wenn auch einige der oben erwähnten Verbindungen eine erneute Überprüfung mit verbesserten Methoden nicht überleben sollten, dürfte es trotzdem berechtigt sein, die Beziehungen des Brachium conjunctivum ascendens als recht umfassend zu charakterisieren. Dabei fragt man sich ganz unwillkürlich, ob die aus den verschiedenen Kleinhirnkernen kommenden Anteile des Bindearmes durch spezifische Terminalkerne gekennzeichnet sind. GEREBTZOFF (1941) erörtert diese Frage und konstatiert, daß beinahe alle Fasern in dem dorsalen Teil des Brachium conjunctivum (d. h. die Fasern aus den medialen Kleinhirnkernen) in dem kontralateralen Nucleus ruber enden, während „les fibres neocérébelleuses du champ moyen n'y abandonnent que peu de terminales" (l. c., S. 118). Unsere eigenen Untersuchungen (JANSEN und JANSEN 1955) führten zu grundsätzlich ähnlichen Schlüssen, wenn auch in quantitativer Hinsicht divergierend. GEREBTZOFF kam weiter zu dem Schluß, daß die meisten Dentatumfasern zu dem Thalamus verlaufen, daß aber einige Fasern, vorzugsweise mit Ursprung in den großen Zellen des Nucleus dentatus, in dem parvocellulären Anteil des roten Kerns enden. Diese Beobachtung mag grundsätzlich richtig sein; aber, wie schon erwähnt, sowohl MUSSENS (1929) wie unsere eigenen Befunde sprechen dafür, daß ein verhältnismäßig größerer Anteil der Dentatumfasern in Beziehung zu dem Nucleus ruber steht. Endlich lenkt GEREBTZOFF die Aufmerksamkeit darauf, daß die verhältnismäßig wenigen Fasern aus dem dorsomedialen Anteil des Bindearmes, die den Thalamus erreichen, in dem Nucleus parafascicularis und dem benachbarten Höhlengraubezirk enden, d. h. „Le paléocervelet est donc sans relation corticopètes avec l'ecorce cerebrale..." (l. c·, S. 118).

Wenn auch offenbar weitere Studien erforderlich sind, um dieses Problem völlig zu klären, sprechen die jüngst erhobenen Befunde definitiv zugunsten einer *weitgehend spezifischen Verteilung der Bindearmfasern aus den verschiedenen Kleinhirnkernen.* Eine detaillierte Analyse dieser Spezifität scheint uns als Grundlage für zukünftige elektrophysiologische Untersuchungen und für das Verstehen der Kleinhirnfunktionen im ganzen unentbehrlich.

c) Die efferenten Kleinhirnverbindungen beim Menschen.

Wie wohl zu erwarten wäre, ist unsere Kenntnis von den efferenten Verbindungen des menschlichen Kleinhirns noch recht dürftig, obwohl die schönen Arbeiten von HASSLER (1949, 1950) eine sehr wertvolle Bereicherung unseres Wissens darstellen. Mit Recht hebt HASSLER (1949) hervor: ,,Beim Menschen erfahren die beiden wichtigsten Endigungsstätten der Bindearmfasern, der kleinzellige Ruber und der Thalamus, eine viel stärkere Entwicklung bzw. Differenzierung als bei allen Tieren. Daher ist bezüglich der Bindearmfasern viel größere Vorsicht bei Übertragungen von tierexperimentellen Ergebnissen auf menschliche Verhältnisse erforderlich als bei anderen Fasersystemen" (l. c., S. 763). Diese Vorsicht scheint uns besonders wünschenswert, weil die Homologisierung mancher thalamischen Kerne noch ziemlich unsicher bleibt.

Gestützt auf myelogenetische Studien und eingehende Analysen einer Reihe von ausgewählten, neuropathologischen Fällen konnte HASSLER neues Licht auf die efferenten Verbindungen der Kugel-, Pfropf- und Zahnkerne des Menschen werfen. Über den Dachkern gab HASSLERs Material keine Information, aber der Verfasser teilt offenbar die weit verbreitete Auffassung, daß der Dachkern keinen Beitrag zu dem Brachium conjunctivum leistet. Angesichts der sehr definitiven Belege für das Vorhandensein einer Dachkernkomponente bei den *Säugetieren* scheint es uns naheliegend, anzunehmen, daß HASSLERs Material in diesem Punkt versagt hat, und daß es berechtigt ist, auch bei dem *Menschen* eine Projektion des Dachkerns auf Mittelhirn und Zwischenhirn zu postulieren. Die endgültige Aufklärung dieser Frage muß indessen eine Aufgabe der Zukunft bleiben.

Im Bindearm unterscheidet HASSLER (1950) folgende, durch ihre Endigung unterschiedenen Fasersysteme:

a) Absteigende Fasern

1. zum Nucleus reticularis pontis (oben Brachium conjunctivum descendens ventrale genannt).

b) Aufsteigende Fasern zum Mittelhirn

2. zum Gebiet der Oculomotoriuskerne,
3. zum großzelligen Ruber,
4. zum kleinzelligen Ruber.

c) Aufsteigende Fasern zum Thalamus

5. zum hinteren oralen Ventralkern (Hauptendigungsbezirk),
6. zum inneren oralen Ventralkern,
7. zum vorderen und hinteren caudalen Ventralkern,
8. zum intermediären Ventralkern (?),
9. zum Zentralkern (Centrum medianum).

Soweit die vorliegenden Daten erlauben, werden wir nun diese verschiedenen Komponenten des Bindearmes besonders im Hinblick auf ihren Ursprung näher besprechen.

Bezüglich des Kugelkerns deuten die Befunde HASSLERs (1950) auf Verbindungen ,,zu den Kernen der hinteren Commisur und zu der Gegend der Oculomotoriuskerne ..., sofern sie nicht direkte Kleinhirnrindenfasern sind" (l. c., S. 66). Von dem möglichen Vorkommen direkter, cerebellarer Rindenfasern in dem Bindearm war schon oben die Rede. Die Belege für das Vorhandensein solcher Fasern bei den *Säugern* sind unseres Erachtens nicht überzeugend, und ihr Vorkommen beim *Menschen* scheint uns noch mehr zweifelhaft. Für eine Verbindung zwischen dem Kugelkern und den genannten Mittelhirnkernen sprechen dagegen auch die experimentellen Befunde an *Säugetieren*, wo offenbar der Nucleus interpositus wie der Nucleus fastigii mit dem zentralen Grau des Mittelhirns verbunden sind (vgl. S. 259). Wir können indessen die Ansicht von HASSLER nicht ganz teilen, wenn er in der Analyse seines ersten Falles (Unterbrechung des Brachium conjunctivum mit Ausnahme der am meisten dorsal und ventral gelegenen Fasern) schreibt: „Für die erhaltenen Bindearmfasern zu der Gegend der Oculomotoriuskerne, der Nuclei interstitialis und *Dark-schewitschi* kommt als Ursprungskern, da der Dachkern keine Fasern in den Bindearm schickt, und die betreffende Bahn im dorsalen Bindearmanteil verläuft, nur der Globosus in Frage" (l. c., S. 638). Angesichts der experimentellen Befunde bei *Säugetieren* muß auch der Dachkern als mögliche Quelle der erhaltenen, dorsal im Bindearm zu den genannten Mittelhirnkernen verlaufenden Fasern angesehen werden. Diese Auffassung wird auch, so scheint es, durch die Befunde in HASSLERs Fall 3 (Aplasie der linken Kleinhirnhemisphäre) vertreten, wenn es heißt: „Da von den inneren Kleinhirnkernen lediglich ein kleiner Rest der medialen Gruppe differenziert ist, müssen die erhaltenen Bindearmfasern aus ihm stammen" (l. c., S. 640).

HASSLER kommt weiter durch die Analyse seines myelogenetischen und neuropathologischen Materials zu dem Schluß, daß der Pfropfkern auf den Nucleus centralis thalami projiziert (Tractus embolocentralis, HASSLER). Als Belege für diesen Schluß dienen einmal das Auftreten von retrograd veränderten Zellen in dem Nucleus emboliformis bzw. die Atrophie dieses Kerns in Fällen von fokaler Beschädigung des Nucleus centralis thalami. Es ist ohne weiteres einleuchtend, daß diese Belege allein nicht als endgültiger Beweis betrachtet werden können. Es ist wohl denkbar, daß die Bindearmfasern den Zentralkern nur durchqueren, wie z. B. von LE GROS CLARK (1936) bei *Affen* beschrieben wurde. HASSLER führt indessen auch zwei Fälle von Bindearmatrophie als Stütze für seinen Schluß an. In dem einen Fall (Atrophie der linken Kleinhirnhemisphäre) fehlte der linke Bindearm bis auf geringe Teile des dorsomedialen Abschnittes. Wir stimmen HASSLER bei, wenn er hervorhebt: „Da von den inneren Kleinhirnkernen lediglich ein kleiner Rest der medialen Gruppe differenziert ist, müssen die erhaltenen Bindearmfasern aus ihm stammen" (l. c., S. 640), und weiter auch darin: „Dadurch wird der Schluß nahegelegt, daß die Bindearmfaserung zum Centralkern aus den medialen Kleinhirnkernen kommt..." (l. c., S. 644). Aber soweit wir verstehen, rechnet auch HASSLER den Pfropfkern nicht zu der medialen Gruppe der Kleinhirnkerne (vgl. l. c., S. 631). Es scheint uns deshalb naheliegend, diesen Fall als Beleg zugunsten der Auffassung anzusehen, daß die Bindearmfasern zu dem Nucleus centralis thalami entweder aus dem Dachkern oder dem Kugelkern oder auch aus diesen beiden Kernen stammen. Der Umstand, daß die erhaltenen Bindearmfasern eben in dem dorsomedialen Teil des Brachium conjunctivum gelegen sind, kann auch als Stütze für die angedeutete Auffassung angeführt werden (vgl. Abb. 185 und 186b). In einem anderen Fall (genuine Bindearmatrophie) beobachtete HASSLER, daß die Zellverminderung im Nucleus emboliformis der Verringerung der Bindearmfaserung zum Zentralkern entsprach, was unleugbar zugunsten HASSLERs Auffassung spricht, um so mehr, als die Dach- und Kugelkerne augenscheinlich intakt waren.

Obwohl auch FOIX und NICOLESCO (1925) wie HASSLER Bindearmfasern zu dem Zentralkern beschreiben, sind die vorliegenden Daten noch zu unsicher, um endgültige Schlüsse über diese Verbindung zu erlauben. In der Tat wissen wir weder mit Sicherheit, wo die vermeintlichen Bindearmfasern zu dem Zentralkern ihren Ursprung nehmen, noch ob sie im Zentralkern enden oder den Kern nur passieren. Mit Bezug auf die letztgenannte Frage sind auch die experimentellen Befunde nicht eindeutig. Wohl ist es über jeden Zweifel erhoben, daß Bindearmfasern in den Zentralkern eindringen (RANSON und INGRAM 1932, LE GROS CLARK 1936); der letztgenannte Verfasser konnte aber nicht sicherstellen, daß Fasern auch tatsächlich in dem Kern enden. Die schon oben (S. 257) erwähnten experimentellen Untersuchungen an Katzen von THOMAS, KAUFMANN, SPRAGUE und CHAMBERS (1956) sprechen indessen zugunsten der von HASSLER vertretenen Auffassung.

Es bleibt noch übrig, die *efferenten Verbindungen des Nucleus dentatus* zu erörtern und ganz besonders die diesbezüglich äußerst interessanten und wertvollen Beobachtungen, die wir HASSLER (1950) verdanken. Zunächst sei erwähnt, daß gute Belege dafür sprechen, daß der magnocelluläre Teil des Zahnkerns („Palaeodentatum") auf den Nucleus ruber projiziert, was auch in gutem Einklang mit den tierexperimentellen Befunden steht.

Sowohl die myelogenetischen Studien wie die neuropathologischen Fälle HASSLERs sprechen eindeutig dafür, daß der hintere, orale Ventralkern das Hauptendigungsgebiet des Brachium conjunctivum im Thalamus verkörpert. Wie aus der Abb. 187 hervorgeht, befindet sich dieser Terminalkern zwischen dem vorderen, oralen Ventralkern (wo der Tractus pallidothalamicus endet) und dem intermediären Ventralkern (wo nach HASSLER eine direkte vestibulothalamische Bahn endet). Diese Befunde stimmen mit den experimentellen Beobachtungen an *Affen* (C. VOGT 1909, LE GROS CLARK 1936, WALKER 1938, RAND 1954) gut überein. Die Fasern dieser dentatothalamischen Verbindung haben ihren Ursprung in dem parvocellularen Teil des Dentatum (HASSLER 1949, 1950). Das von HASSLER untersuchte Material kann ferner darauf deuten, daß der Nucleus dentatus außer zu dieser thalamischen Hauptverbindung auch Fasern zu den mehr caudalen Unterabteilungen des Ventralkerns (intermediärer Ventralkern, vorderer und hinterer ventrocaudaler Kern) sendet, welche die Endigungsstätte der Fasern der medialen Schleife sind. In Anbetracht der offenbaren Begrenzung der in diesem Studium angewandten Methoden ist ein gewisser Vorbehalt am Platz, ehe man die letztgenannten Bindearmverbindungen als definitiv bewiesen anerkennt. Eine Bestätigung dieser Beobachtungen durch Silberimprägnationsverfahren wäre besonders wünschenswert.

HASSLER macht ferner darauf aufmerksam, daß die caudomedialen Windungen des parvocellulären Dentatum viel besser erhalten sind als die lateralen Windungen in Fällen mit umfassenden Zerstörungen der thalamischen Komponenten des Bindearmes. Die Befunde können darauf deuten, daß das Brachium conjunctivum descendens in den genannten caudomedialen Windungen des Dentatum seinen Ursprung nimmt. Das Brachium conjunctivum descendens, beim *Menschen* zuerst von UEMŮRA (1917) beschrieben, ist caudalwärts bis auf die Höhe des Corpus trapezoideum verfolgt worden. Die Fasern enden, wie es scheint, in dem Nucleus reticularis tegmenti pontis.

HASSLERs Analyse des menschlichen Brachium conjunctivum spricht, entgegen ALLEN (1924) und MUSSEN (1929), stark zugunsten der von GEREBTZOFF (1941) vertretenen Auffassung, daß nämlich die efferenten Fasern der verschiedenen Kleinhirnkerne durch verschiedenartige, terminale Verteilungen gekennzeichnet sind.

Wie aus Obenstehendem hervorgeht, gibt es viele Lücken in unserer Kenntnis vom Bindearm beim *Menschen*. Noch unvollständiger ist unsere Einsicht in die efferenten Kleinhirnverbindungen durch den unteren Kleinhirnstiel. Tatsächlich sind wir in dieser Frage im wesentlichen auf Schlüsse aus tierexperimentellen Erfahrungen angewiesen, weshalb wir auf die voranstehende Übersicht über die cerebellobulbären Verbindungen hinweisen können.

Auch bezüglich der *corticonucleären Projektion* bei *Menschen* sind wir sehr unvollständig unterrichtet. Jüngst haben BIEMOND (1932) und BROUWER und BIEMOND (1938) die Projektion der Kleinhirnrinde auf den Nucleus dentatus in einem Fall von neocerebellarer Atrophie analysiert. Die Verfasser kommen zu dem Schluß, daß die Vermisrinde mit dem oralen Teil des Dentatum verbunden ist, während die Tonsille, der Lobulus biventer und der Lobulus gracilis auf den benachbarten, dorsalen und lateralen Windungen des Detatum projizieren. Endlich sind die Lobuli quadrangulares und semilunares mit den caudalen und ventralen Windungen des Kerns verbunden. Diese Befunde weichen, wie aus der Abb. 182 zu ersehen ist, von unseren eigenen tierexperimentellen Beobachtungen ab. Da auch das Material, auf das sich die Schlüsse von BIEMOND und BROUWER gründen, mit offenbaren Fehlerquellen behaftet ist, empfiehlt es sich, die Befunde mit Vorbehalt zu beurteilen. Dafür spricht auch der folgende Fall.

OKAMOTO (1956) hatte Gelegenheit, die corticonucleäre Projektion nach Corticotomie beim *Menschen* zu untersuchen. Er konnte im allgemeinen unsere Befunde am Affen bestätigen. OKAMOTO faßt seine Beobachtungen folgendermaßen zusammen: 1. Der anterolaterale Teil des Lobulus quadrangularis projiziert auf den dorsocraniomedialen Teil des Nuc. dentatus. 2. Der posterolaterale Teil des Lobulus quadrangularis projiziert auf den dorsomedialen Teil des Nuc. dentatus. 3. Der laterale Teil des Lobulus semilunaris superior projiziert auf den dorsocaudalen Teil der lateralen Hälfte des Nuc. caudatus. 4. Der laterale Teil des Lobulus semilunaris inferior projiziert auf den mittleren Teil des Nuc. dentatus und den caudalen Pol. 5. Der laterale Teil des Lobulus gracilis projiziert auf den mediocaudalen Teil des Zahnkerns. 6. Der Lobulus biventer projiziert auf den mittleren, medioventralen Teil des Nuc. dentatus. Neue Untersuchungen sind jedoch abzuwarten, ehe man einen definitiven Standpunkt zur Frage der corticonucleären Projektion im menschlichen Kleinhirn einnimmt.

d) Zusammenfassung über die efferenten Kleinhirnverbindungen.

Es geht aus dem Mitgeteilten hervor, daß im einzelnen noch viele Punkte hinsichtlich der efferenten Verbindungen des Kleinhirns unklar sind. Trotzdem sind schon jetzt gewisse Grundzüge der Organisation der effernten Verbindungen erkennbar. In dem folgenden zusammenfassenden Überblick über die efferenten Kleinhirnverbindungen werden wir diese organisatorischen Prinzipe kurz berühren.

Die efferenten Verbindungen des Kleinhirns umfassen: 1. die corticonucleären Verbindungen und 2. die efferenten Verbindungen der zentralen Kleinhirnkerne.

Die *corticonucleären Verbindungen* — unseres Wissens alle von Purkinje-Zellenfasern gebildet — verbindet die Kleinhirnrinde a) mit den zentralen Kleinhirnkernen (kurze corticonucleäre Fasern) und b) mit den Vestibularkernen (lange corticonucleäre Fasern). Die letztgenannten Fasern haben ihren Ursprung ausschließlich oder überwiegend in dem Vermis und dem Flocculus.

Im Prinzip verhalten sich die corticonucleären Verbindungen so, daß jedes Rindengebiet auf den nächstliegenden Abschnitt der zentralen Kleinhirnkerne projiziert, und zwar so, daß eine somatotopische Organisation der Fasern erkennbar ist (Abb. 180—182). Auf dieser Grundlage läßt sich die Kleinhirnrinde in drei bilaterale, sagittal verlaufende Zonen einteilen: 1. eine mediane, dem

Vermis entsprechend, die auf dem Dachkern projiziert, 2. eine intermediäre, Pars intermedia, die mit dem Nucleus interpositus verbunden ist, und 3. eine laterale, Pars lateralis, mit dem Zahnkern verbunden. Abb. 183 illustriert diagrammatisch die corticonucleären Beziehungen. Die auf das Verhalten der corticonucleären Fasern gegründete Zoneneinteilung der Kleinhirnrinde hat

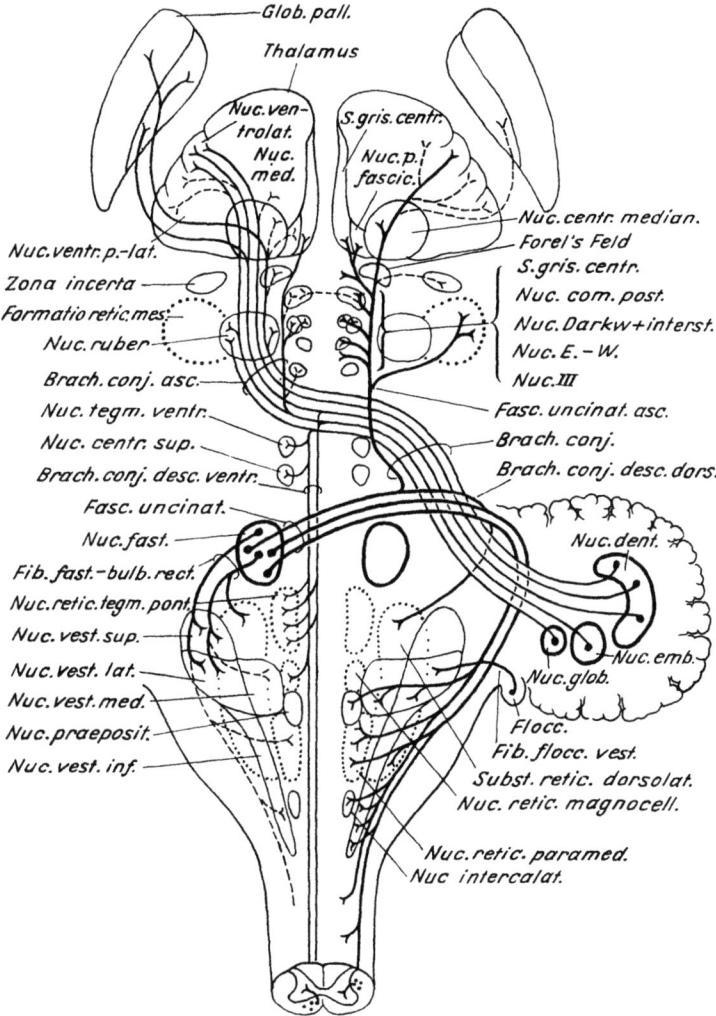

Abb. 187. Schema der efferenten Bahnen der Kleinhirnkerne. Vereinfacht, um das Schema übersichtlich zu gestalten. Die aus dem Dachkern stammenden Bahnen sind mit gröberen Strich gezeichnet als die aus den drei übrigen Kleinhirnkernen stammenden. Mehr unsichere Verbindungen sind gestrichelt dargestellt.

gesteigertes Interesse gewonnen, nachdem CHAMBERS und SPRAGUE (1955a, b) gezeigt haben, daß die sagittalen Längszonen auch funktionell charakterisierbar sind.

Die *efferenten Verbindungen der zentralen Kleinhirnkerne* kann man anatomisch, der Übersichtlichkeit willen, am besten in zwei Systeme einteilen und zwar: a) die Verbindungen des Dachkerns auf der einen Seite und b) die der Nuclei interpositus und dentatus auf der anderen. Wie ein Blick auf die Abb. 187

zeigt, sind die Fasern beider Systeme über weit verstreute Gebiete des Hirnstammes verteilt, offenbar mit dem Unterschied, daß die Dachkernfasern vornehmlich in der Medulla oblongata enden, während eine überwiegende Mehrheit der Fasern aus Nucleus interpositus und Nucleus dentatus ihr Terminalgebiet im Mittel- und Zwischenhirn haben. Leider schweben wir betreffs vieler Einzelheiten noch im Ungewissen. Indessen scheint folgendes experimentell durchaus sichergestellt:

Die efferenten Fasern des Dachkerns (Abb. 187) verlassen zum größten Teil das Kleinhirn durch den unteren Kleinhirnstiel. Ungefähr die Hälfte der Dachkernfasern im unteren Kleinhirnstiel stammt (bei der *Katze*) aus dem kontralateralen Nucleus fastigii und bildet das Hakenbündel, *Fasciculus uncinatus*. Die Hakenbündelfasern enden in den Vestibulariskernen (vornehmlich ventraler Teil des Deittersschen Kerns, Nucleus vestibularis medialis und Nucleus vestibularis inferior), in der Formatio reticularis medullae oblongate (besonderas Nucleus reticularis paramedianus dorsalis und ventralis) und im Halsmark (intermediäre Zone der grauen Substanz). Auch sollen einige fastigiobulbäre Fasern in Synapsis mit den Zellen des Nucleus reticularis lateralis, Nucleus arcuatus ventralis, Nucleus intercalatus und Nucleus praepositus treten. Die ipsilateral verlaufenden Dachkernfasern, *Fibrae fastigiobularis rectae*, haben ihr Terminalgebiet vornehmlich in den Vestibulariskernen (vorzüglich im Nucleus vestibularis superior und im dorsalen Teil des Deittersschen Kerns), während eine Minderheit der Fasern in der Formatio reticularis medullae oblongatae endet (Abb. 187). Die Bindearmkomponente des Dachkerns[1], *Fasciculus uncinatus ascendens*, kreuzt im Kleinhirn. Ungefähr die Hälfte der Fasern scheint dann im Mittelhirn (Formatio reticularis mesencephali, angeblich auch in dem Nucleus commisurae posterioris, im Edinger-Westphalschen Kern, DARKSCHEWITSCHS Kern und im Nucleus interstitialis) zu enden, während die übrigen Fasern bis in das Zwischenhirn verfolgt werden können, wo wohl die meisten in dem ventrolateralen Thalamuskern enden. Ein geringer Teil der Dachkernfasern verläuft vielleicht auch zu anderen Thalamuskernen und zu dem Globus pallidus (Abb. 187). Vermutlich sind es Kollateralen der Fasern der Bindearmkomponente des Dachkerns, die im Isthmusgebiet das *Brachium conjunctivum descendens dorsale* bilden, dessen Fasern in der Medulla oblongata enden (Abb. 187).

Alle oder wenigstens die Mehrzahl der efferenten Fasern aus dem Nucleus interpositus und dem Nucleus dentatus verlassen das Kleinhirn durch den oberen Kleinhirnstiel, indem sie das Brachium conjunctivum bilden. Nach Kreuzung in der Decussatio brachiorum conjunctivorum bilden diese Fasern das *Brachium conjunctivum descendes ventrale* und *Brachium conjunctivum ascendens*. Die terminale Verteilung der Fasern dieser Bahnen geht aus dem Diagramm in Abb. 187 hervor. Die absteigenden Bindearmfasern enden vornehmlich in dem Nucleus reticularis tegmenti pontis, außerdem angeblich auch in dem Nucleus tegmentalis ventralis, Nucleus centralis superior, Nucleus reticularis magnocellularis und in den Vordersäulen des Rückenmarks bis zu der Sacralgegend. Die aufsteigenden Bindearmfasern enden 1. im Mittelhirn, und zwar insbesondere (die Interpositusfasern mehr als die Dentatusfasern) in dem roten Kern, aber weiter auch im zentralen Grau, ferner 2. im Zwischenhirn, wo der ventrolaterale Thalamuskern die Hauptendstätte bildet, wenn auch Fasern zu dem Nucleus parafascicularis, dem Centrum medianum, dem medialen Thalamuskern, dem Nucleus ventralis posterolateralis und dem zentralen Grau beschrieben worden sind, und schließlich 3. in dem Globus pallidus (Abb. 187).

---

[1] Nach unseren experimentellen Untersuchungen an *Katzen* beträgt diese Komponente ungefähr 30% der extracerebellar verlaufenden Dachkernfasern.

D. Gefäßversorgung des Kleinhirns.

Eine genaue Kenntnis der Gefäßversorgung des Kleinhirns ist für die Bewertung mancher pathologischen Befunde im Kleinhirn — mikroskopisch wie makroskopisch erkennbare — von Bedeutung, ferner für die klinische Analyse der Symptomatologie von gefäßbedingten Kleinhirnschäden. Die neuerdings in die neurologische Klinik eingeführte Vertebralisangiographie hat weiterhin den unmittelbar praktisch-diagnostischen Wert von Kenntnissen der Kleinhirnarterien veranschaulicht.

I. Die Kleinhirnarterien.

Im allgemeinen werden 3 Kleinhirnarterien unterschieden. *Die A. cerebelli superior* aus der A. basilaris, die *A. cerebelli inferior anterior* (oder l'artère cérébelleuse moyenne, middle cerebellar artery) aus der A. basilaris und die *A. cerebelli inferior posterior* (oder l'artère cérébelleuse inférieure, inferior cerebellar artery) aus der A. vertebralis. JAKOB (1928) fügt dazu noch eine vierte, seine *A. cerebelli inferior media* aus der A. basilaris. Seit dem Erscheinen von JAKOBs Darstellung sind mehrere Arbeiten über die Kleinhirnarterien veröffentlicht worden. Aus diesen wie aus älteren Arbeiten ist ersichtlich, daß erhebliche Variationen bestehen. Von neueren Autoren, welche besonders die Variationen in dem Ursprung, Kaliber und der Verteilung der einzelnen Arterien behandeln, sind zu erwähnen TSCHERNYSCHEFF und GRIGOROWSKY (1930a, b), FAZZARI (1929, 1931, 1933), LANDOLT (1949), LAZORTHES, POULHÈS und ESPAGNO (1950a, 1950b, 1951) und v. MITTERWALLNER (1955). Über die *embryonale Entwicklung* der A. vertebralis berichtet SCHMEIDEL (1933). PADGET (1948) hat die embryonale Entwicklung der Gehirnarterien im allgemeinen studiert. Die Beziehung der Arterien zu den Gehirnnerven wurde besonders von WATT und McKILLOP (1935) studiert.

In der folgenden Darstellung der Kleinhirnarterien beim *Menschen* nehmen wir unseren Ausgangspunkt in der Beschreibung der drei gewöhnlich unterschiedenen Arterien.

1. Die Arteria cerebelli superior.

Diese Arterie entspringt bei typischem Verhalten aus der A. basilaris, unmittelbar bevor die letztere sich in ihre 2 Endäste, die Aa. cerebri posteriores teilt. Von dieser Arterie durch die Wurzelfasern des N. oculomotorius geschieden, verläuft die obere Kleinhirnarterie der Oberfläche des Mesencephalons entlang zur oberen Fläche des Kleinhirns. Sie gibt Zweige ab an das Mesencephalon (besonders die Vierhügel, Brachium conjunctivum, Velum medullare anterius, Plexus chorioideus und Brachium pontis), und splittert sich schon vor Erreichen des Kleinhirns in mehrere Endzweige für das letztere auf. (Der N. trochlearis wird von diesen Zweigen umgeben.) Der Verlauf der Kleinhirnzweige der A. cerebelli superior wurde von TSCHERNYSCHEFF und GRIGOROWSKY (1930a) in 27 Fällen und neuerdings von LAZORTHÈS, POULHÈS und ESPAGNO (1950a) mittels der Injektionsmethode an 30 frisch entnommenen Menschenkleinhirnen studiert. Die erstgenannten Verfasser beschreiben eine große Menge von Varianten. Es würde zu weit führen, alle diese hier zu erwähnen; auch erscheint eine derartige detaillierte Beschreibung von bedingtem Wert. Die folgende Darstellung wird daher hauptsächlich auf den Befunden der französischen Autoren aufbauen.

In der Regel finden LAZORTHES, POULHÈS und ESPAGNO 3 oder 4 Endzweige, welche trotz häufiger Variationen in 3 Gruppen geteilt werden können. Die eine wird von einer *oberen Wurmarterie* (L'artère vermienne supérieure) dargestellt, welche in mehr als der Hälfte der Fälle sich in zwei gabelt (3 und 3' in Abb. 188). Die beiden Äste verlaufen in saggitaler Richtung parallel, der eine auf dem Wurm, der andere auf der medialen Oberfläche der Hemisphäre. Die Arterie erreicht Declive und Tuber, um hier mit der unteren Wurmarterie (aus der A. cerebelli inferior posterior) zu anastomosieren. Eine zweite Gruppe von Ästen der A. cerebelli superior benennen die Autoren die *laterale oder marginale Gruppe*. Sie besteht aus einer Arterie (die gelegentlich auch selbständig aus der A. basilaris entspringt (1' in Abb. 188), welche entlang dem lateralen Rande der oberen Fläche des Kleinhirns verläuft (1 in Abb. 188) und mitunter auch auf die vorderen Abschnitte der Unterfläche des Kleinhirns übergreift. Anastomosen mit Zweigen aus den anderen Kleinhirnarterien sind häufig. Die dritte, *intermediäre Gruppe* von Zweigen aus der A. cerebelli superior besteht aus 1—4 Arterien, welche oft geschlängelt von vorn nach hinten auf der oberen Kleinhirnoberfläche verlaufen (2 und 2' in Abb. 188). Auf dem Lobulus seminularis superior bilden sie ausgedehnte Anastomosen mit den Zweigen der A. cerebelli inferior posterior.

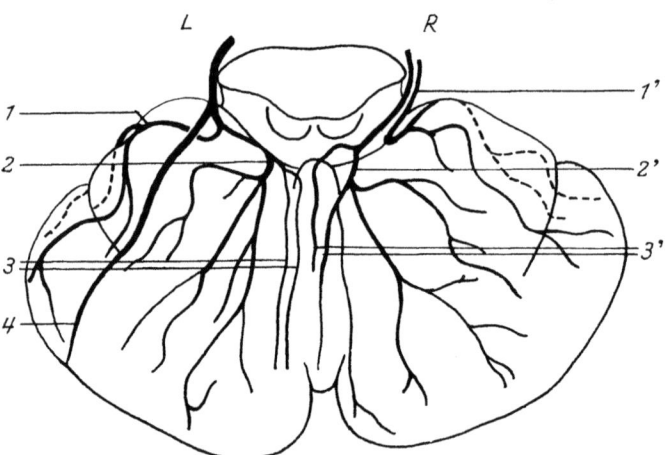

Abb. 188. Zweige der A. cerebelli superior, nach LAZORTHES, POULHÈS und ESPAGNO (1950a). *1* lateraler Zweig; *1'* lateraler Zweig mit selbständigem Ursprung aus der A. basilaris; *2* und *2'* intermediäre Gruppe; *3* mediane Gruppe, oder obere Wurmarterie, zwei parallele Zweige; *3'* etappenweiser Abgang der Zweige; *4* direkte Anastomose mit der A. cerebelli inferior posterior.

Oft ist eine dieser Anastomosen besonders groß (*4* in Abb. 188). TSCHERNYSCHEFF und GRIGOROWSKY (1930a), FAZZARI (1931) und CRITCHLEY und SCHUSTER (1933) beschreiben den Verlauf der A. cerebelli superior in etwa derselben Weise.

Das *Irrigationsgebiet der A. cerebelli superior* wechselt. Am häufigsten versorgt die Arterie die ganze obere Fläche des Kleinhirns und ernährt mit der entsprechenden Arterie der anderen Seite den Oberwurm. Mitunter sendet aber die Arterie der einen Seite keine Zweige zu dem Wurm, welcher in diesem Falle aus der Arterie der anderen Seite ernährt wird. Die A. cerebelli superior ist auch die wichtigste Arterie für die inneren Kleinhirnkerne (vgl. unten).

Wegen der reichlichen Anastomosen zwischen den 3 Kleinhirnarterien, neuerdings von VAN DER EECKEN und ADAMS (1953) behandelt, stößt die Darstellung ihrer zugeordneten Territorien auf Schwierigkeiten. Bei Verwendung einer Injektionsmasse von passender Konsistenz meinen aber LAZORTHES, POULHÈS und ESPAGNO (1950b) diese Schwierigkeit umgangen zu haben. Nach LAZORTHES und Mitarbeitern versorgt die A. cerebelli superior immer die Rinde der Lobuli quadrangularis anterior und posterior sowie die Lingula, den Lobulus centralis und das Culmen. Der Lobulus semilunaris superior und Declive stellen Übergangszonen zu dem Gebiet der A. cerebelli inferior posterior dar. Der Lobulus semilunaris superior wird in ungefähr einer Hälfte der Fälle von der oberen

Arterie versorgt. Diese Angaben stimmen im wesentlichen mit denen von CRITCHLEY und SCHUSTER (1933) überein.

Wie die normalanatomischen zeugen auch pathologisch-anatomische Beobachtungen von dem Bestehen ausgedehnter *Anastomosen* zwischen den großen Kleinhirnarterien. Beispielsweise fanden KUBIK und ADAMS (1946) in mehreren Fällen von Verlegung der A. basilaris durch Thrombose oder Embolie keine Nekrosen im Kleinhirn. In 3 Fällen, in denen ein Embolus im rostralsten Abschnitt der A. basilaris saß und dabei die eine oder beide Aa. cerebellares superiores

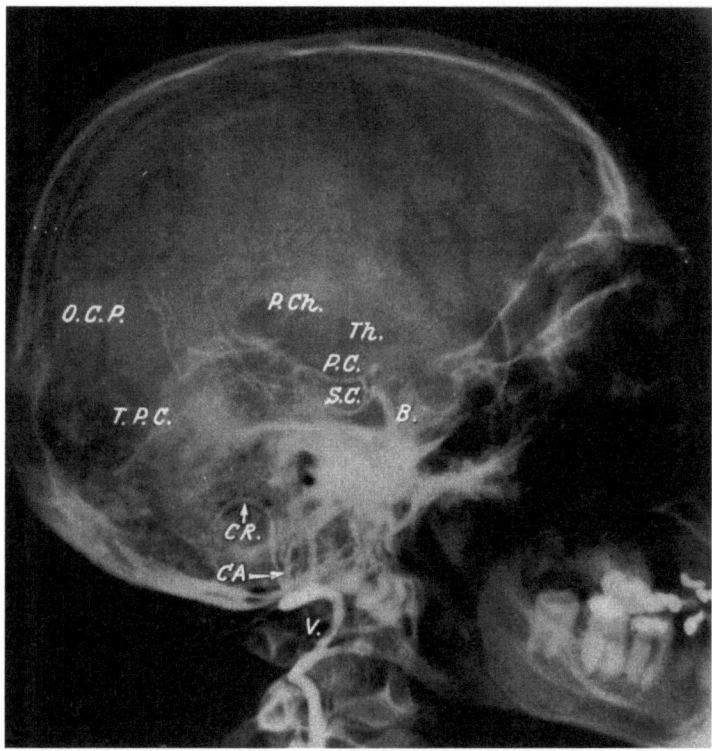

Abb. 189. Normales Arteriogramm nach Katheter-Vertebralis-Angiographie beim *Menschen*. Die A. cerebelli superior (*S. C.*) und die A. cerebelli inferior posterior sind gefüllt. Beachte die 2 Schlingen, *CR.* und *CA.*, der letzteren Arterie. *B.* A. basilaris; *O. C. P.* und *T. P. C.* Occipitaler und temporaler Ast der A. cerebr. post; *P. C.* A. cerebr. post.; *P. Ch.* A. chorioid. post.; *V.* A. vertebralis. Aus HAUGE (1954).

verschloß, fanden die Autoren aber die Kleinhirnnekrose in den oberen Teilen der Hemisphäre lokalisiert. Übereinstimmend fanden CRITCHLEY und SCHUSTER (1933) in einigen ihrer 6 Fälle Nekrosen im Kleinhirn, einschließlich des Nucleus dentatus, in anderen waren dagegen die Veränderungen auf den Hirnstamm begrenzt. Die letzten Veränderungen scheinen für die Symptomatologie wie für die Prognose wichtiger zu sein als der eventuelle Kleinhirnschaden, was auch aus den Arbeiten von GUILLAIN, BERTRAND und PÉRON (1928), WORSTER-DROUGHT und ALLEN (1929), TSCHERNYSCHEFF und GRIGOROWSKY (1930b) und RUSSEL (1931) hervorgeht.

Wie aus Abb. 189 ersichtlich, kann die A. cerebelli superior oft bei der Vertebralisangiographie dargestellt werden (TAKAHASHI 1940, KING 1942, ECKER 1951, RADNER 1951, HAUGE 1954 u. a.) und damit unter anderem Auskünfte über den Sitz pathologischer infratentorieller Prozesse geben. Bei Tumoren des Kleinhirns beschreibt Hauge (1954) einen abnorm gestreckten Verlauf der Arterie im Arteriogramm. Sie mag auch aufwärts verschoben sein (Ecker 1951).

Variationen sind weniger häufig als bei den anderen Kleinhirnarterien. Bemerkenswert ist, daß der Stamm sich frühzeitig in seine Äste gabelt (Tschernyscheff und Grigorowsky 1930a, Fazzari 1931, u. a.), was schon ein paar Millimeter nach seinem Ursprung stattfinden kann. Mitunter entspringt die Arterie mit 2 Zweigen aus der A. basilaris, nach v. Mitterwallner (1955) häufiger links als rechts. Nach Critchley und Schuster (1933) entspringt die Arterie in seltenen Fällen aus der A. cerebri posterior.

2. Die Arteria cerebelli inferior anterior.

Dieses Gefäß entspringt in der Regel aus dem mittleren Drittel der A. basilaris, nach Stopford (1916a) und Fazzari (1931) etwas häufiger aus dem caudalen Drittel, und verläuft über den Pons etwas unterhalb der Wurzel des N. trigeminus und weiter lateral unterhalb der Wurzel des Facialis und Stato-acusticus, um die ventrale Fläche des Kleinhirns zu erreichen, wo sie besonders enge Beziehungen zu der Flocke besitzt und diese mit Blut versorgt. Nach Lazorthes, Poulhès und Espagno (1950a) ist die Flocke das einzige Kleinhirnterritorium, das nur dieser Arterie gehört und in etwas weniger als der Hälfte aller Fälle versorgt sie nur die Flocke.

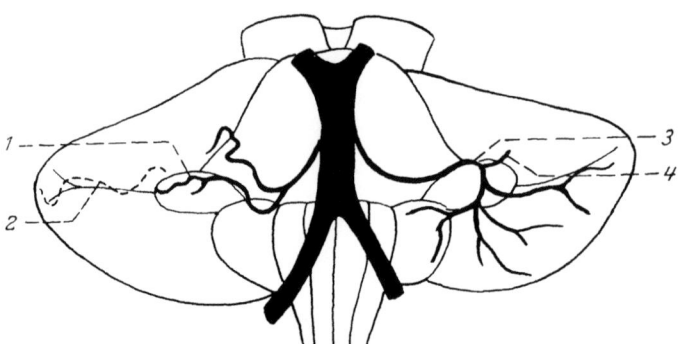

Abb. 190. Die verschiedenen Verlaufstypen der A. cerebelli inferior anterior. *1* Häufigster Typus, die Arterie versorgt nur die Flocke; *2* sie erstreckt sich auch weiter lateral (gestrichelte Linie); *3* die Arterie versorgt auch Teile der Unterfläche des Kleinhirns; *4* A. auditiva interna. Aus Lazorthes, Poulhès und Espagno (1950a).

In den übrigen Fällen bestehen große Variationen in der Verbreitung der Arterie (Abb. 190). Sie mag sich auf der Vorderfläche (ventrale Seite) des Kleinhirns bis zu dessem lateralen Ende ausbreiten oder dazu noch den vorderen Abschnitt oder sogar, seltener, die ganze untere Fläche des Kleinhirns versorgen, jedoch mit Ausnahme des Wurms. Diese Variationen, die auch Tschernyscheff und Grigorowsky (1930a) beschreiben, erklären wahrscheinlich die variierenden Angaben über das Versorgungsgebiet der Arterie im Schrifttum. Nach Jakob (1928) verläuft z. B. diese Arterie auch zu der Tonsille, von wo aus sie die Pyramis, das Tuber und Folium vermis sowie die medialen Teile der Lobuli biventer, semilunaris superior und inferior erreicht. Mitunter entspringt die Arterie in 2 Stämmen aus der A. basilaris. Diese Zweige vereinigen sich jedoch zu einem (Tschernyscheff und Grigorowsky 1930a). Daß Äste aus der A. cerebelli inferior anterior zu dem Pons und dem Brückenarm abgegeben werden, wird von allen Untersuchern beschrieben. Die wechselnden Beziehungen der Arterie zu dem Porus acusticus internus wurden von Sunderland (1945) genau beschrieben. Watt und McKillop (1935) studierten die Verlaufsvariation in bezug auf die Hirnnerven.

Bei Geschwülsten in dem sog. cerebellopontinen Winkel (am häufigsten Acusticusneurinome) und bei deren operativer Entfernung beanspruchen der Verlauf und die Variationen der A. cerebelli inferior anterior Interesse. Auf die Gefährdung der Arterie bei solchen Geschwülsten haben TSCHERNYSCHEFF und TSCHERNYSCHEFF (1927) aufmerksam gemacht. Von der Beobachtung ausgehend, daß mehrmals ein letaler Ausgang der Unterbrechung der Arterie bei derartigen Operationen erfolgte, hat ATKINSON (1949) der A. cerebelli inferior anterior eine besondere Studie gewidmet. Nach ATKINSON gabelt sich die Arterie unmittelbar vor oder gleich nachdem sie den 8. Hirnnerven passiert hat, in einen medialen und einen lateralen Ast (vgl. auch Abb. 190). Der erstere verläuft in caudaler Richtung an der medialen und hinteren Fläche der Hemisphäre, versorgt einen wechselnden Teil von dieser und anastomosiert oft mit der A. cerebelli inferior posterior. Der laterale Ast verläuft rein lateral in einem Bogen auf dem Brückenarm, windet sich über die Flocke und setzt sich dann weiter auf die Hemisphäre fort. Er versorgt den Brückenarm und den angrenzenden Teil der Brücke, welche auch Äste von dem Stamm der Arterie erhält. In 7 Fällen mit tödlichem Ausgang, entweder als Folge von der operativen Unterbrechung der A. cerebelli inferior anterior durch „Clips" oder als Folge von postoperativer Thrombose derselben, konnte ATKINSON feststellen, daß eine Infarzierung des tegmentalen Ponsgebietes stattgefunden hatte, welche vermutlich für den Tod des Patienten verantwortlich zu machen ist. Aus seiner Illustration ist zu ersehen, daß auch mehr oder weniger ausgedehnte nekrotische Bezirke caudal und ventral in der Kleinhirnhemisphäre vorlagen. Dies ist auch in anderen Fällen von Verlegung der A. cerebelli inferior anterior beobachtet worden, z. B. von GOODHART und DAVISON (1936) und ADAMS (1943).

Für die Ausbreitung der Infarzierung nach Verstopfung der A. cerebelli inferior anterior spielen neben den oben beschriebenen Variationen ihres Irrigationsgebietes auch andere Variationen und der Reichtum an Anastomosen eine Rolle. Die Arterie kann gelegentlich fehlen (FAZZARI 1931, LAZORTHES und Mitarbeiter 1950a), wobei ihr Territorium von der A. cerebelli inferior posterior versorgt wird. Ganz selten entsteht sie selbständig direkt aus der A. vertebralis (JAKOB 1928). Einige seltenere Varianten wurden von ATKINSON (1949) beschrieben. Dieser Verfasser fand auch in seinem Material häufig eine besonders starke Anastomose zwischen dem medialen Ast der A. cerebelli inferior anterior und der A. cerebelli inferior posterior und bemerkte auch, daß die Arterie der beiden Seiten sich oft verschieden verhält. Anastomosen mit den zwei anderen Kleinhirnarterien werden allgemein zugegeben.

Die *A. auditiva interna*, welche vielfach als von der A. basilaris kommend beschrieben wird, stammt nach den Untersuchungen von STOPFORD (1916a), FAZZARI (1931), WATT und MCKILLOP (1935), SUNDERLAND (1945), ATKINSON (1949), GUERRIER und VILLACEQUE (1949) und LAZORTHES und Mitarbeitern (1950a) in der Mehrzahl der Fälle aus der A. cerebelli inferior anterior.

Die *A. cerebelli inferior media*, von JAKOB (1928) beschrieben, aber als inkonstant angegeben, verläuft nach JAKOB in dem Winkel, den der hintere Brückenrand mit der Medulla oblongata bildet, zu der Gegend des Flocculus, den die Arterie versorgt und durchsetzt. Sie kann auch ein Seitenzweig der A. cerebelli inferior anterior sein und versorgt gewöhnlich auch Teile der Tonsille und des Lobus biventer. LAZORTHES, POULHÈS und ESPAGNO (1950a) fanden in 4 von ihren 30 untersuchten Kleinhirnen eine Arterie, welche nach Ursprung und Verlauf der Arterie JAKOBS entspricht, aber sie verlief niemals weiter als zur Flocke.

3. Die Arteria cerebelli inferior posterior.

Diese Arterie scheint nach den französischen Autoren die am meisten variable aller Kleinhirnarterien zu sein. Wenn sie sich typisch verhält, entspringt sie aus der A. vertebralis, verläuft eine kurze Strecke an der vorderen seitlichen Fläche der Medulla oblongata und unterhalb der Wurzeln des Glossopharyngicus-Vagus, nimmt dann zwischen Medulla oblongata und Tonsille ihren Weg zu dem Unterwurm, wo sie sich besonders an der Uvula und dem Nodulus verzweigt. Sie gibt auch reichliche Äste zum Plexus chorioideus des 4. Ventrikels ab. Beachtenswert ist der geschlängelte Verlauf der Arterie. Ihre Zweige können sich nach

LAZORTHES und Mitarbeitern (1950a) auf zwei verschiedene Weisen verhalten (Abb. 191). In zwei Dritteln der Fälle gibt die Arterie nacheinander 3 oder 4 Kollateralen ab, welche die Tonsilla überkreuzen und die Unterfläche der Hemisphäre versorgen, während ihr Endzweig den Unterwurm erreicht (Abb. 191, rechts). In einem Drittel der Fälle gibt die Arterie keine Kollateralen ab, sondern umschlingt die Tonsilla, um sich schließlich auf der Unterfläche des Kleinhirns zu verzweigen (Abb. 191, links).

Nach den Erfahrungen mit der Vertebralisangiographie scheint das letztere Verhalten das gewöhnlichere zu sein. Im Arteriogramm ist die Arterie in der Regel an einer Doppelschlinge leicht zu erkennen (ECKER 1951, HAUGE 1954), wie aus Abb. 189 ersichtlich. Die caudale Schlinge reicht bis an das Foramen magnum herab und liegt zwischen der Medulla oblongata und der Tonsille. Nach HAUGE (1954), der diese Arterie besonders untersucht hat, teilt sie sich am ventralen Rande der Tonsille in einen lateralen Ast zur lateralen und unteren Fläche der Hemisphäre und einen medialen Ast, der entlang der medialen Fläche der Tonsille verläuft (Abb. 192). Der mediale Ast beschreibt erst die oben erwähnte caudale Schlinge und strebt dann rostral (HAUGE, Fig. 27c), um den Plexus chorioideus des 4. Ventrikels zu erreichen und Plexusäste abzugeben. Von hier ab, wo der rostrale Rand der Tonsille erreicht ist, macht das Gefäß eine scharfe Biegung caudalwärts und verläuft über die dorsomediale Tonsillenfläche zwischen der Tonsille und der Uvula herab, um mit feinen Ästen an dem medialen Abschnitte der Hemisphäre zu enden. Bei diesem Verlauf wird die caudale Schlinge annähernd der caudalen Begrenzung der Tonsille entsprechen, während die rostrale Schlinge deren rostraler Begrenzung entspricht, ein Verhalten, das bei der

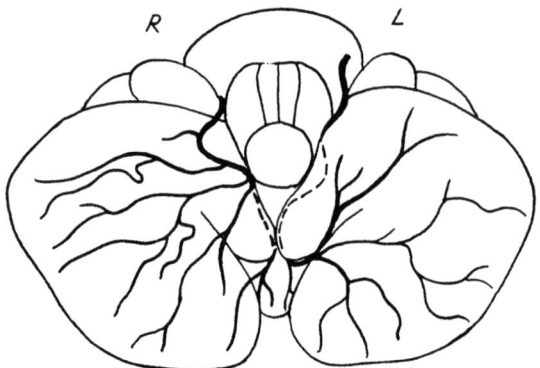

Abb. 191. Die 2 Verlaufstypen der A. cerebelli inferior posterior. Rechts (R) gibt die Arterie etappenweise Kollateralen ab, links (L) werden die Zweige für die Hemisphäre von einem gemeinsamen Stamm abgegeben, während der Endast (wie rechts) den Unterwurm versorgt. Aus LAZORTHES, POULHÈS und ESPAGNO (1950a).

Darstellung der Arterie im angiographischen Bild Rückschlüsse auf die Lage der Tonsille erlaubt und damit wichtige Auskünfte bei Verdacht auf pathologische Prozesse in der hinteren Schädelgrube geben kann.

Das *Versorgungsgebiet der A. cerebelli inferior posterior* wechselt etwas. Am häufigsten (LAZORTHES und Mitarbeiter 1950a) versorgt sie die Hälfte des Unterwurms und die untere Fläche der Hemisphäre (Abb. 191) und anastomosiert mit den zwei anderen Kleinhirnarterien auf den lateralen und oberen Flächen. Mitunter versorgt die Arterie den ganzen Unterwurm und entsendet einen Zweig an den hinteren Abschnitt der unteren Fläche der kontralateralen Hemisphäre (extensiver Typ), wobei die Arterie der anderen Seite entsprechend reduziert ist (interner regressiver Typ). Der Unterwurm kann in solchen Fällen auch von einer eigenen Arterie (l'artère supplémentaire inférieur vermienne) versorgt werden, welche dann selbständig aus der A. vertebralis, unterhalb der A. cerebelli inferior posterior entspringt. In wieder anderen Fällen beschränkt sich die A. cerebelli inferior posterior auf die gleichnamige untere Wurmhälfte und die medialen Abschnitte der Hemisphäre. Die Grenze zwischen den Versorgungsgebieten der A. cerebelli inferior posterior und der A. cerebelli superior entspricht nach LAZORTHES, POULHÈS und ESPAGNO (1950b) im Wurm dem Bezirk Declive-Tuber, in der Hemisphäre dem Lobulus semilunaris superior.

Neben Ästen für das Kleinhirn gibt die A. cerebelli inferior posterior auch Zweige an die Medulla oblongata ab. Die Unterbrechung dieser ist für die meisten Symptome bei der Occlusion der Arterie (sog. WALLENBERGsches Syndrom) verantwortlich zu machen (s. z. B. STOPFORD 1916b, GOODHART und DAVISON 1936).

Die Kleinhirnarterien. Die Arteria cerebelli inferior posterior. 275

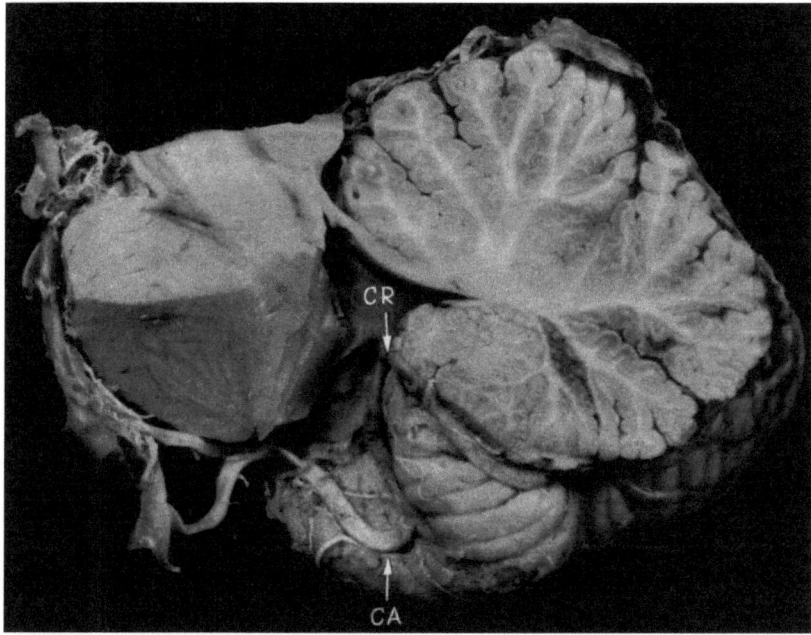

Abb. 192. Medialansicht einer rechten Kleinhirnhälfte nach Entfernung der Medulla oblongata. Der Verlauf der A. cerebelli inferior posterior in eine caudale (*CA*) und eine rostrale (*CR*) Schlinge an der Tonsillenoberfläche ist erkenntlich. Aus HAUGE (1954).

Einige oben nicht berücksichtigte *Variationen* in dem Abgang und Verlauf der A. cerebelli inferior posterior verdienen Aufmerksamkeit. Die Arterie kann gelegentlich aus der A. basilaris entspringen (FAZZARI 1931 und früheren Autoren). Mitunter kann die Vereinigung der beiden Aa. vertebrales zur A. basilaris ausbleiben, wie mehrmals von älteren Autoren beschrieben (siehe FAZZARI 1931, Hinweise auf die Literatur). Die eine gibt dann gewöhnlich beiden Aa. cerebrales posteriores Ursprung, während sich die andere A. vertebralis direkt als die A. cerebelli inferior posterior der gleichen Seite fortsetzt (BERRY und ANDERSON 1910). Auch bei der Vertebralisangiographie ist dies Verhalten beobachtet worden (HAUGE 1954 u. a.) und muß als eine mögliche Erklärung für eine mangelnde Füllung der Aa. cerebrales posteriores bei diesem Verfahren in Betracht gezogen werden. Eine zwar bestehende, aber verschlossene Verbindung zwischen der einen A. vertebralis und der A. basilaris (aus der anderen A. vertebralis hervorgegangen) mag dasselbe Resultat geben (HAUGE 1954). Die A. cerebelli inferior posterior kann auch gänzlich fehlen, wobei sie gewöhnlich durch Äste der A. cerebelli inferior anterior ersetzt wird (ADACHI 1928). FAZZARI (1931) vermißte sie auf der einen Seite in 15% seiner Fälle, etwas häufiger links als rechts. In Anbetracht der häufigen Variationen in der A. cerebelli inferior posterior ist die Feststellung von Interesse, daß diese Kleinhirnarterie am spätesten in der Phylogenese auftritt (FAZZARI 1931) und beim *Menschen* besonders gut entwickelt ist.

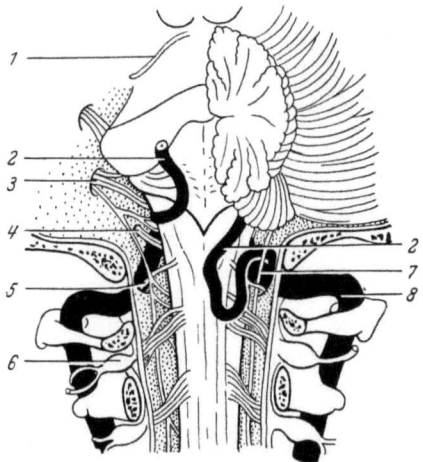

Abb. 193. Abnorme Verlaufsform und abnorm tiefer Ursprung der A. cerebelli inferior posterior (rechts). 80jährige Frau. *1* N. trochlearis; *2* A. cerebelli inferior posterior; *3* Nerven der Vagusgruppe; *4* N. hypoglossus; *5* N. cervicalis I; *6* Ganglion spinale cervicale II; *7* Portio spinalis N. accessorii; *8* A. vertebralis. Aus LANDOLT (1949).

Von besonderem praktischem Interesse ist die von LANDOLT (1949) in 3 Fällen beschriebene Variation, bei der die Arterie abnorm tief aus der A. vertebralis, auf der Höhe des unteren Randes des Foramen occipitale magnum entspringt. Bevor sie zum Kleinhirn emporsteigt, bildet sie eine caudalwärts gerichtete Schlinge (vgl. HAUGEs Befunde und Abb. 189), welche weit in die Cisterna magna herabreicht (Abb. 193) und welche bei der Zisternenpunktion gefährdet sein wird. Embryologisch läßt sich der tiefe Abgang der Arterie im Lichte der Untersuchungen von SCHMEIDEL (1933) verstehen. Bei der Vertebralisangiographie kann eine abnorm tiefe Lagerung der caudalen Arterienschlinge erkannt werden

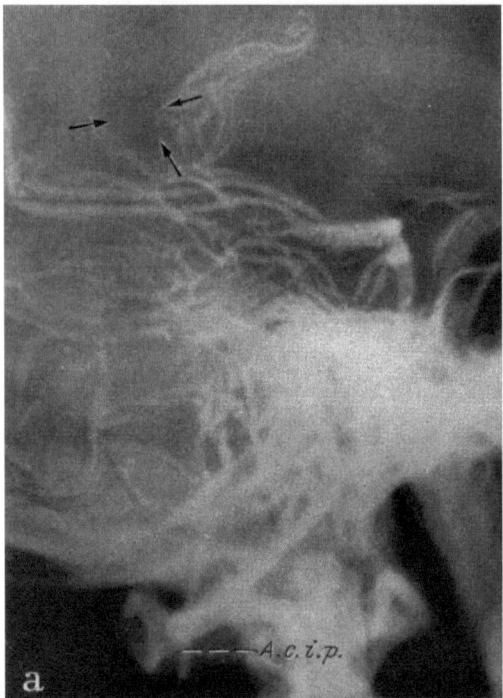 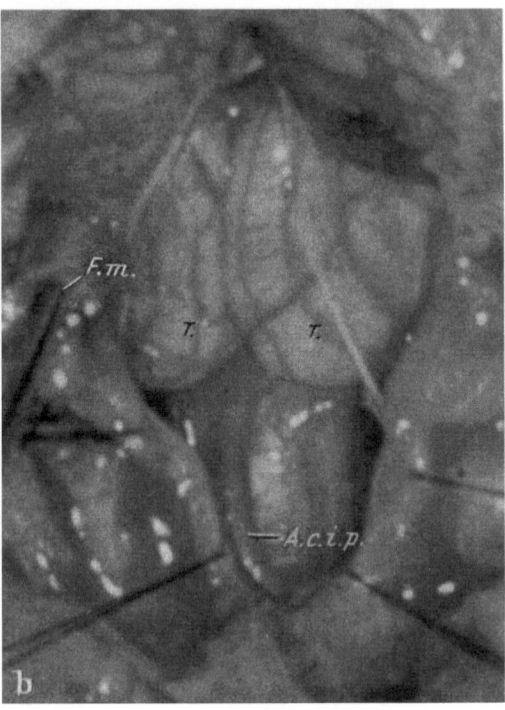

Abb. 194 a u. b. Abnorm tiefer Verlauf der A. cerebelli inferior posterior (Fall von Pinealom). a Nach Vertebralisangiographie ist die caudale Schlinge der Arterie (*A. c. i. p.*) unterhalb des Atlasbogens zu sehen. Der Umfang der Geschwulst ist mit Pfeilen markiert. b Operationsbild in demselben Falle bei suboccipitaler Kraniotomie. (Die Geschwulst wurde in einer zweiten Sitzung entfernt.) Die Tonsillen (*T.*) sind als Folge des erhöhten intrakraniellen Druckes in das Foramen magnum herabgedrängt. Oberer Rand des Foramens bei *F. m.* Die Illustrationen wurden liebenswürdigerweise von Oberarzt Dr. med. KR. KRISTIANSEN, Ulleval, Städtisches Hospital, Oslo, zur Verfügung gestellt.

(Abb. 194), ferner ihre Verlagerung und Formveränderungen bei verschiedenen pathologischen Prozessen in der hinteren Schädelgrube (ECKER 1951, HAUGE 1954).

4. Die arterielle Versorgung der zentralen Kleinhirnkerne.

Dieses Thema ist relativ wenig untersucht worden. Nach JAKOB (1928) ist die *A. cerebelli superior* die Hauptarterie für diese Kerne, besonders den Nucleus dentatus, welcher aber zum Teil auch durch die A. cerebelli inferior anterior versorgt wird. Zu dem gleichen Resultat kamen BERRY und ANDERSON (1910), nach welchen auch die A. cerebelli inferior posterior in Betracht kommt, während TSCHERNYSCHEFF und GRIGOROWSKY (1930a) die Beteiligung der letzteren Arterie an der Versorgung der Kerne zweifelhaft finden. CRITCHLEY und SCHUSTER (1933) finden, daß die A. cerebelli superior Teile des Kleinhirnmarks und wenigstens die oberen und vorderen lateralen Teile des Dentatums versorgt. Auch NAKAYA (1941) studierte diese Frage. LAZORTHES, POULHÈS und ESPAGNO (1951) gelangen nach Injektionsstudien an 20 Kleinhirnen zu dem Resultat, daß nur die A. cerebelli superior für die Ernährung der Kerne in Betracht kommt.

Die gründlichste Untersuchung über die arterielle Versorgung der zentralen Kleinhirnkerne verdanken wir FAZZARI (1933), welcher die Frage sowohl mittels Dissektion der Arterien sowie makroskopisch und mikroskopisch nach Injektion von gefärbter Gelatine studierte. Wie die übrigen Verfasser findet FAZZARI, daß die A. cerebelli superior die *Hauptarterie* ist, indem sie bei typischem Verhalten

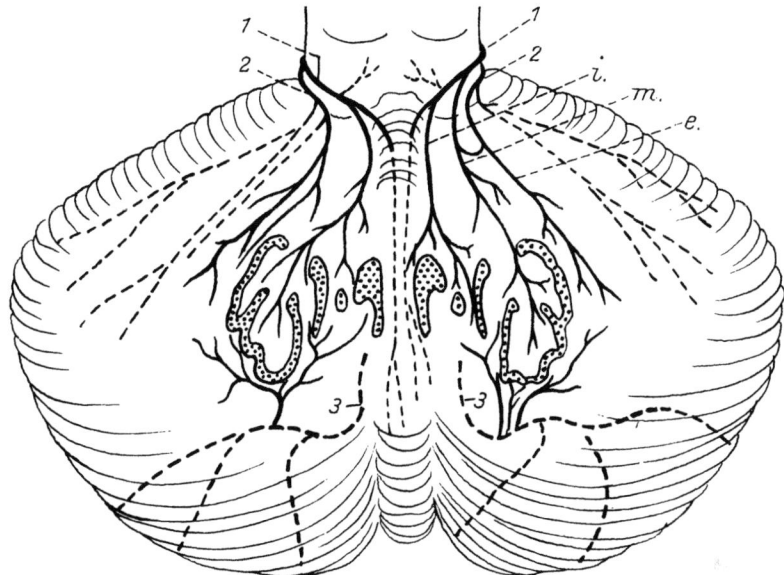

Abb. 195. Die arterielle Versorgung der zentralen Kleinhirnkerne beim *Menschen*. Umgezeichnet nach FAZZARI (1933). *1* und *2* oberer und unterer Zweig der A. cerebelli superior; *3* A. cerebelli inferior posterior; *i*, *m* und *e* Ramus nuclearis internus, medius und externus. Das gewöhnlichere Verhalten ist auf der rechten Seite dargestellt.

den größten Teil des Nucleus dentatus versorgt (Abb. 195). Ein Zweig der Arterie (ein Ramus nuclearis medius) verläuft entlang dem oberen Kleinhirnstiel und tritt im Hilus des Kernes ein, um sich in 3—4 kleine Zweige aufzulösen; ein anderer Zweig (Ramus nuclearis externus), welcher in der Regel selbständig entspringt, betreut den vorderen lateralen Abschnitt des Dentatumbandes. Ein dritter Ramus nuclearis medialis oder internus drängt zwischen dem Dachkern und dem Globosus-Emboliformis ein, um diese Kerne sowie den medialsten Teil des Dentatum mit feinen Zweigen zu versorgen. Die A. cerebelli inferior posterior versorgt dagegen mitunter die hinteren, unteren Abschnitte des Nucleus fastigii (Abb. 195 links) und regelmäßig auch die hinteren, ventrolateralen Teile des Dentatums. Die verschiedene Versorgung des Dentatums setzt FAZZARI (1933) in Verbindung mit der phylogenetischen Unterteilung in Neo- und Palaodentatum. Neben diesen Kernarterien gibt es besondere Zweige für das Kleinhirnmark, die größtenteils aus der A. cerebelli inferior anterior stammen, in geringerer Menge aus der A. cerebelli superior.

Wie TRONCONI (1932) findet FAZZARI (1933) eine *reichliche Vascularisation der Kerne*. Seine Untersuchungen zeigen, daß die Angioarchitektonik der verschiedenen Abschnitte der zentralen Kerne nicht gleich ist. Im Dachkern sind die kleinen Arterien kandelaberartig geordnet, im Dentatum und im Nucleus globosus ist dagegen ein buschförmiges Muster gewöhnlich. Anastomosen zwischen Zweigen auf beiden Seiten des Dentatumblattes sind reichlich.

Daß die A. cerebelli superior die Hauptarterie der zentralen Kleinhirnkerne auch beim *Kaninchen* darstellt, erhellt aus den Folgen von der experimentellen Unterbrechung der Arterie (NYLEN 1938).

Bei radioautographischer Analyse der Verteilung von radioaktivem Gas nach intraarterieller Injektion erhielten LANDAU, FREYGANG u. Mitarb. (1955) Auskünfte über die Blutdurchströmung in verschiedenen Abschnitten des lebenden Gehirns der *Katze*. Die Blutdurchströmung je Minute und je Gramm Gewebe ist in den zentralen Kleinhirnkernen mehr als 3mal so groß wie in der weißen Substanz des Kleinhirns. Jedoch ist sie viel niedriger als in der sensorimotorischen Großhirnrinde.

II. Die Kleinhirnvenen.

Die Kleinhirnvenen haben viel weniger Interesse beansprucht als die Arterien und detaillierte Untersuchungen über ihren Verlauf scheinen nicht vorzuliegen. JAKOB (1928) schreibt, daß sie sich im allgemeinen an den Arterienverlauf halten und unterscheidet zwei große Gruppen: mediane und laterale. Die *V. mediana superior* sammelt Blut aus dem Oberwurm und dem Inneren des Kleinhirns einschließlich der Kleinhirnkerne und ergießt sich in die V. cerebri magna (GALENI). Die *V. mediana inferior* drainiert den Unterwurm und benachbarte Gebiete und ergießt sich in den Sinus rectus und die Lateralsinus. Die *Vv. laterales superiores und inferiores* sammeln das Blut aus den Hemisphärenteilen mit Tonsille und Flocculus und ergießen sich in die Lateralsinus, einige auch in den Sinus petrosus superior. Die Resultate von LAZORTHES und POULHÈS (1948) nach Untersuchungen von 27 menschlichen Kleinhirnen decken sich bezüglich der Hemisphärenvenen und der unteren Wurmvene mit denen von JAKOB. Dagegen beschreiben sie keine obere Wurmvene, sondern finden, daß der Abfluß aus der mittleren oberen Fläche des Kleinhirns durch eine, seltener 2 Venen erfolgt, welche am häufigsten oberhalb der Trigeminuswurzel zu dem Sinus petrosus superior verlaufen, in einem Drittel der Fälle auch zum Sinus petrosus inferior.

Im Phlebogramm nach Vertebralisarteriographie lassen sich diese Venen beim Lebenden sichtbar machen (RADNER 1951, ECKER 1951, HAUGE 1954). Hier kann gelegentlich beobachtet werden, daß obere Kleinhirnvenen in die V. cerebri magna münden, wie JAKOB (1928) angibt (HAUGE 1954).

III. Das Gefäßnetz der Kleinhirnrinde.

Die oben beschriebenen Kleinhirnarterien und ihre Äste, welche alle in der Pia an der Oberfläche des Kleinhirns verlaufen, senden Äste ab, welche in die Tiefe dringen. JAKOB (1928) unterscheidet zweierlei Arterien, superficielle und profunde. Die ersteren treten als kurze Seitenzweige der pialen Äste in Rinde und Mark, während die letzteren als stärkere Äste in die Tiefe der Furchen zwischen den Kleinhirnlamellen verlaufen, um die tieferen Teile des Markes und der Rinde zu versorgen. Jede Kleinhirnwindung wird demnach in der Rinde und im Mark von 2 Arteriensystemen versorgt, welche im sublobulären Marklager, in der Körnerschicht und in der PURKINJE-Schicht anastomosieren. Die Molekularschicht wird nach JAKOB in der Hauptsache von den superficiellen Arterien versorgt. Die Körnerschicht ist nach JAKOB reichlicher mit Gefäßen ausgestattet als die übrigen Schichten.

Das Gefäßnetz der Kleinhirnrinde. 279

Weitere Auskünfte über die Versorgung der Rinde bringen die Untersuchungen von UCHIMURA (1929), welcher Injektionsmethoden verwandte. Nach UCHIMURA wie nach FAZZARI (1931) kann man unter den Kleinhirnarterien, welche vertikal aus der Oberfläche in die Kleinhirnsubstanz eintreten, längere und kürzere unterscheiden. Die längeren treten zur PURKINJE-Zellschicht, wo ein Teil derselben sich in 2 oder 3 Hauptäste gabelt. Diese Äste gehen in rechtwinkligem Bogen vom Stamm ab und verlaufen parallel zur Rindenoberfläche. Andere dieser längeren Arterien geben rechtwinklig abgehende Zweige zur PURKINJE-Zellschicht ab, setzen sich aber weiter in die Körnerschicht und das Mark fort. Die parallel zur Oberfläche verlaufenden Äste finden sich in der Ebene, wo die

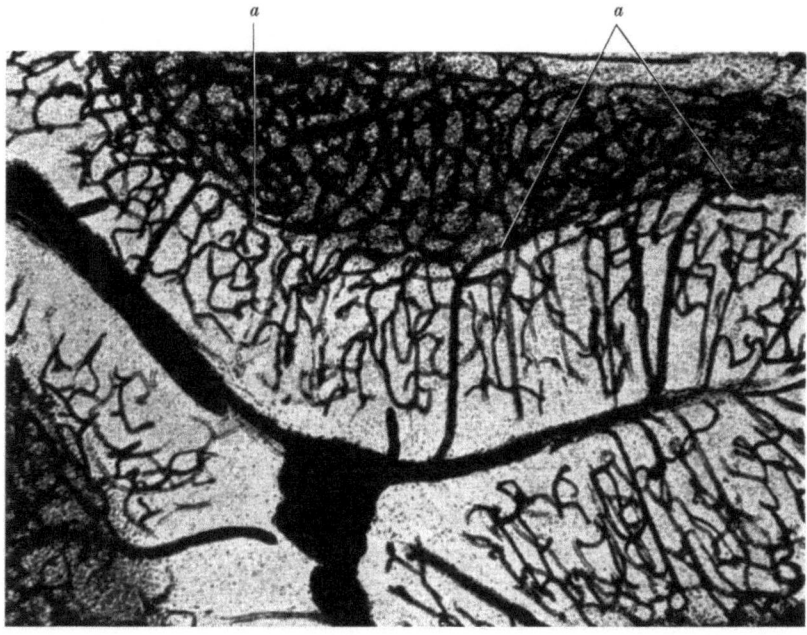

Abb. 196. Carmininjiziertes Gefäßnetz der menschlichen Kleinhirnrinde. Größere Gefäße biegen in der Höhe der PURKINJE-Zellen (*a*) rechtwinklig ab. Andere ziehen direkt zur Körnerschicht (vgl. Text). Aus UCHIMURA (1929).

PURKINJE-Zelldendriten sich zu gabeln anfangen und die meisten verlaufen senkrecht zur Windungsrichtung (wie die PURKINJEzell-Dendritenbäume). Von diesen Gefäßen gehen kleinere Zweige sowohl zu der Molekularschicht als zu der Körnerschicht ab und helfen die Capillarnetze dieser Schichte bilden. Das Capillarnetz der Körnerschicht, welches rund oder polygonalmaschig ist, wird jedoch hauptsächlich von den längeren Gefäßen gespeist, die diese Schicht erreichen. Die Molekularschicht, welche ein mehr feinmaschiges Capillarnetz besitzt, wird von den aufsteigenden Ästen der Gefäße in der PURKINJE-Zellschicht versorgt sowie von den kurzen, direkt aus der Pia in diese Schicht eintretenden Gefäßen. Die letzteren sind aber nach UCHIMURA weniger wichtig als die rückläufigen Äste der Parallelzweige der längeren Arterien. Bemerkenswert ist, daß die PURKINJE-Zellschicht kein eigentliches Capillarnetz hat.

Die eigentümlichen Verhältnisse in der Blutversorgung der Kleinhirnrinde sind nach UCHIMURA (1929) von ausschlaggebender Bedeutung, wenn man eine Erklärung für die oft hervorgehobene *Vulnerabilität der PURKINJE-Zellen* (s. diese) geben soll. Neben dem Mangel an einem eigenen Capillarnetz spielt dabei besonders die rechtwinklige Abbiegung der Zweige zur PURKINJE-Zellschicht eine wichtige Rolle, vor allem bei der Entstehung von kreislaufbedingten Schäden.

Der Reichtum der Kleinhirnrinde an Capillaren ist nach den Untersuchungen mehrerer Verfasser sehr groß. Jedoch ist nach den übereinstimmenden Befunden von CRAIGIE (1920, 1931, 1933, Ratte), CAMPBELL (1939) u. a. die Körnerschicht viel reichlicher vascularisiert als die Molekularschicht. In der ersteren entspricht bei der *Katze* die Capillardichte ungefähr derjenigen in den Schichten III—IV der parietalen Großhirnrinde (CAMPBELL 1939). CAMPBELL fand weiter eine Korrelation zwischen dem Capillarreichtum und dem Gehalt an Oxydasen (vgl. hierüber auch S. 119) und meint, beide dürften als ein Maß für die Intensität des Stoffwechsels aufgefaßt werden.

Ebenso, wie die Capillarisierung von anderen Abschnitten des Zentralnervensystems während der Entwicklung zunimmt, steigt sie nach CRAIGIES (1924) und ALSÉN und PETRÉNs (1939) Untersuchungen (bzw. bei *Ratte* und *Meerschweinchen*) auch in der Kleinhirnrinde, besonders in der letzten Zeit des Fetallebens und kurz nach der Geburt. Jedoch sind zwischen diesen Perioden einige Tage mit relativem Stillstand im Wachstum eingeschaltet, was vielleicht als eine Folge der raschen Größenzunahme des Kleinhirns in diesen Tagen anzusehen ist.

E. Schlußbetrachtungen.

In den vorangehenden Kapiteln haben wir versucht, eine Übersicht über das heutige Wissen auf dem Gebiet der Kleinhirnanatomie zu geben. Dabei wurden besonders die Phylogenese und die Morphogenese, die Histologie und die Verbindungen berücksichtigt. Dieses Kapitel enthält einige allgemeine Betrachtungen über das Thema mit besonderer Rücksicht auf prinzipiell wichtige Fragen. Auch dürfte es von Wert sein, einige Probleme zu erwähnen, die noch ihrer Lösung harren und Aufgaben weiterer Untersuchungen sein müssen.

Prinzipiell wichtig scheint uns das *Ergebnis der phylogenetischen Studien*, daß sich schon in dem primitivsten Kleinhirn zwei Teile unterscheiden lassen, und zwar der Lobus flocculonodularis und das Corpus cerebelli. Dieses Ergebnis wird auch durch das Studium der Morphogenese bestätigt, indem die Kleinhirnanlage zuerst durch die Fissura posterolateralis in die genannten Lappen geteilt wird. Sehr interessant ist dabei die Tatsache, daß der Lobus flocculonodularis als ein Derivat der *speziellen* somatisch-sensorischen Längszone (Area statoacustica) erscheint, während das Corpus cerebelli sich aus der *allgemein* sensorischen Längszone (Area trigemini) entwickelt. Die weitverbreitete Vorstellung, das Kleinhirn repräsentiere ursprünglich lediglich einen Überbau der Vestibulariskerne, bedarf deshalb einer Modifikation. Soweit sich die phylogenetische Entwicklung heute verfolgen läßt, stellt das Kleinhirn schon von Anfang an eine Differenzierung sowohl der allgemeinen als auch der speziellen sensorischen Längszone dar. Dieser Gehirnteil bildet somit *ab origine* ein Korrelationsorgan verschiedenartiger sensorischer Impulse.

Was die rein *morphologische Einteilung des Säugerkleinhirns* betrifft, so hat sich gezeigt, daß trotz aller Mannigfaltigkeit der Form den Kleinhirnen der Säuger und des Menschen ein gemeinschaftliches morphologisches Prinzip zugrunde liegt. Über die Grundzüge in der prinzipiellen Einteilung des Kleinhirns dürfte jetzt allgemeine Einigkeit herrschen. Es scheint festzustehen, daß bestimmte Teile des Mittelstücks (Vermis) des Kleinhirns mit bestimmten Abschnitten der Seitenteile (Hemisphären) verbunden sind. *Die Homologie der einzelnen Kleinhirnläppchen* der Säuger und des Menschen scheint auch völlig sichergestellt. Besonders wichtig erscheint dabei die Feststellung der gegenseitigen Homologie zwischen Lobulus gracilis und Lobulus paramedianus, Lobulus biventer und Paraflocculus dorsalis, Tonsilla und Paraflocculus ventralis. *Die noch verbreitete Vorstellung, daß der Paraflocculus beim Menschen rudimentär ist, beruht auf einer irrtümlichen Deutung der Homologien. Die sog. Nebenflocke des menschlichen Kleinhirns repräsentiert nicht, wie früher angenommen, den ganzen Paraflocculus der Säuger, sondern lediglich einen kleinen Teil (Paraflocculus accessorius) des Paraflocculus ventralis* (vgl. Abb. 197).

Wenn man die Kleinhirne von verschiedenen Säugerarten vergleicht, so meldet sich unmittelbar die alte Frage: Was bedeutet die weitgehende Lobulierung, die im Prinzip bei allen Säugern gleich ist? Ist sie ein Ausdruck irgendeiner *Lokalisation innerhalb des Kleinhirns?* Da bei dem jetzigen Stand unseres

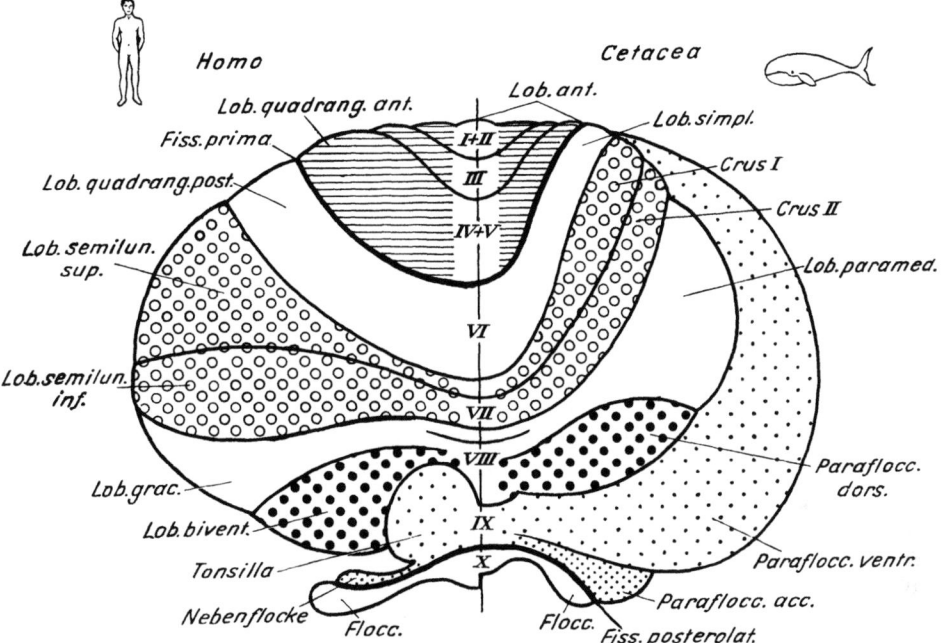

Abb. 197. Schematische Darstellung des Kleinhirns des *Menschen* (links) und des *Waltieres* (rechts), die relative Größe der einzelnen Kleinhirnabschnitte illustrierend. Die Oberfläche des Kleinhirns ist in einer Ebene entfaltet. Die homologe Abschnitte sind identisch markiert. Verändert nach JANSEN (1950).

Wissens damit gerechnet werden muß, daß die Kleinhirnrinde überall, jedenfalls in den Hauptzügen, dieselbe mikroskopische Struktur besitzt (vgl. jedoch S. 92), darf wohl damit gerechnet werden, daß die Funktionsweise der Rinde überall grundsätzlich dieselbe ist. Dies schließt jedoch das Bestehen einer Lokalisation nicht aus, und zwar kann man sich eine Lokalisation nach zwei verschiedenen Prinzipien vorstellen. Entweder könnte eine *somatotopische Lokalisation* bestehen, d. h. bestimmte Abschnitte des Kleinhirns wären bestimmten Körperabschnitten zugeordnet. Oder verschiedene Lappen mögen ihren Einfluß auf verschiedene Körperfunktionen ausüben: *funktionelle Lokalisation.*

Wir haben schon bemerkt, daß die relative Größe der einzelnen Kleinhirnläppchen bei verschiedenen Arten zum Teil großen Variationen unterliegt. Als Beispiel dürfte es hier genügen, die Verhältnisse beim *Menschen* und den *Wassersäugern* zu erwähnen. Wie aus der schematischen Darstellung in Abb. 197 hervorgeht, zeichnet sich das Kleinhirn des *Menschen* besonders durch die starke Entwicklung des Lobulus ansiformis (Lob. semilunaris sup. et inf.) und der

Seitenteile des Lobus anterior und des Lobulus simplex (Lob. quadrangularis ant. et post.) aus. Bei den *Waltieren* dagegen sind der Lobulus ansiformis und ganz besonders die Seitenteile des Lobus anterior auffallend klein, während der Lobulus paramedianus groß und der Paraflocculus geradezu riesenhaft sind. Ähnliche, wenn auch nicht so ausgeprägte Variationen in der relativen Läppchengröße werden auch beim Vergleich anderer Säugerkleinhirne offenbar. Auf das Studium dieser Verhältnisse gründete BOLK seine interessante Lokalisationshypothese, die in den verflossenen Jahrzehnten immer wieder eine Inspirationsquelle für die Kleinhirnforschung gewesen ist. BOLK meinte bekanntlich, eine Korrelation zwischen der Entwicklung einzelner Kleinhirnläppchen und bestimmten Muskelterritorien feststellen zu können. Obwohl sich die Bolksche Theorie heute in ihrer ursprünglichen Form nicht aufrechterhalten läßt, darf gesagt werden, daß die ihr zugrunde liegende Idee einer somatotopischen Lokalisation innerhalb des Kleinhirns sich mindestens in bezug auf einige Abschnitte als richtig erwiesen hat.

Seit den ersten Veröffentlichungen von ADRIAN (1943) und SNIDER und STOWELL (1942, 1944) hat sich die neurophysiologische Forschung weitgehend mit der Frage einer *somatotopischen Lokalisation* innerhalb des Kleinhirns beschäftigt. *Es darf heute als festgestellt gelten, daß innerhalb des Lobus anterior (Wurm und Intermediärteile) und des Lobulus paramedianus eine solche Lokalisation besteht.* Nach elektrischer Reizung von peripheren Nerven oder natürlicher Reizung von Receptoren an verschiedenen Körperstellen sowie nach elektrischer Reizung der somatosensorischen Abschnitte der Großhirnrinde sind die in den erwähnten Abschnitten des Kleinhirns auftretenden Aktionspotentiale mehr oder weniger scharf lokalisiert. Das Muster der Lokalisation ist bekanntlich derart, daß im Lobus anterior der Schwanz und die hintere Extremität im vordersten Abschnitt (in der Lingula, dem Lobulus centralis und vorderem Teil des Culmens) „repräsentiert" sind, während die vordere Extremität im mittleren und hinteren Teil des Culmen und das Gesicht im medialen Teil des Lobulus simplex ihre „Repräsentation" haben. Im Lobulus paramedianus ist die Reihenfolge der „Repräsentation" umgekehrt, nämlich die Repräsentation des Schwanzes liegt hinten. Dieselbe Lokalisation hat sich in bezug auf die Effekte bei Reizung und Ausschaltung der betreffenden Kleinhirnabschnitte feststellen lassen. Eine neue, ausführliche Darstellung dieser Verhältnisse findet sich bei DOW und MORUZZI (1957).

Angesichts der übereinstimmenden Befunde zahlreicher Neurophysiologen erhebt sich für den Morphologen die Frage nach der *anatomischen Organisation*, nach dem Substrat, das eine solche funktionelle Lokalisation ermöglicht. Dem Anatomen fällt die Vorstellung schwer, daß eine derartige Lokalisation ohne eine entsprechende anatomische somatotopische Korrelation zustande kommen kann. Viele Jahre hindurch hat diese Frage den Kleinhirnanatomen Qualen bereitet, da von dem Bestehen einer lokalisatorischen, somatotopischen Ordnung innerhalb der Faserverbindungen des Kleinhirns nichts bekannt war. Die vorhandenen Daten deuteten vielmehr darauf hin, daß die betreffenden Fasersysteme alle mehr oder weniger diffus organisiert seien. Dieser Widerspruch zwischen Physiologie und Anatomie scheint sich nun nach und nach zu klären, und zwar in der Weise, daß sich eine anatomische Grundlage für die funktionell beobachtete Lokalisation auffinden läßt. Viele Punkte machen weitere Untersuchungen nötig, um alle hierhergehörigen Fragen zu klären, und zwar ist an Studien der feinsten Einzelheiten zu denken. Jedoch dürfte es von Interesse sein, hier in Kürze auf diejenigen Punkte aufmerksam zu machen, bezüglich deren eine Klärung zu ahnen ist. [Eine ausführlichere Diskussion der hierhergehörigen Fragen findet sich bei BRODAL und JANSEN (1954)].

Schlußbetrachtungen.

Über die Frage einer *somatotopischen Lokalisation innerhalb der Fasersysteme, welche dem Kleinhirn Impulse aus dem Rückenmark zuführen*, war im Kapitel C I (S. 167 ff.) wiederholt die Rede. Anatomisch ist die dorsale spinocerebellare Bahn in bezug auf ihre Endigung im Kleinhirn diffus organisiert (S. 173), und dasselbe scheint für die ventrale spinocerebellare Bahn zu gelten (S. 177). Obwohl innerhalb der olivocerebellaren Lokalisation eine außerordentlich scharfe Lokalisation herrscht (Abb. 157), läßt sich eine solche in dem spinoolivaren System nicht feststellen (S. 195). Auch kommen die spinocerebellaren Bahnen durch Vermittlung des Nucleus cuneatus externus (S. 181), des Nucleus reticularis paramedianus (S. 220), der Ponskerne (S. 213) und der Vestibulariskerne (S. 238) als Vermittler einer lokalisierten Impulsübertragung kaum in Frage. Zurück bleibt dann nur die Rückenmark-Kleinhirnverbindung vermittelst des Nucleus reticularis lateralis (Nucleus funiculi lateralis). Anatomisch besteht hier eine deutliche somatotopische Lokalisation in dem Glied zwischen Rückenmark und dem Kern (S. 225); obwohl eine eingehende Analyse der Lokalisation innerhalb der Projektion dieses Kernes auf das Kleinhirn noch aussteht, deuten die vorhandenen anatomischen Daten darauf hin, daß eine solche besteht (S. 224), und daß sie genügend scharf ist, um die physiologisch nachgewiesene somatotopische Fortpflanzung von spinalen Impulsen auf den Lobus anterior zu erklären. Dabei ist von besonderer Bedeutung, daß diese Leitungsbahn das einzige von den vielen spinocerebellaren Systemen ist, welches auch den Lobulus paramedianus versorgt, denn die physiologischen Befunde verlangen sozusagen einen Leitungsweg dieser Art[1]. Die neurophysiologischen Befunde von COMBS (1956) scheinen denn auch diese Auffassung, die erstmalig auf Grund anatomischer Daten behauptet wurde (BRODAL 1949, 1953c, BRODAL und JANSEN 1954), völlig zu bestätigen[2].

Es scheint demnach, daß wir es in bezug auf die somatotopische spinocerebellare Lokalisation mit einem Prinzip zu tun haben, das sich folgendermaßen charakterisieren läßt: Wenn zwei Stationen des Zentralnervensystems, zwischen denen eine funktionelle somatotopische Korrelation besteht, durch mehrere „parallele" Fasersysteme verbunden sind, dann mögen diese Fasersysteme mit einer einzigen Ausnahme mehr oder weniger diffus organisiert sein. Die somatotopische Organisation des einen Systems wird genügen, um die somatotopische Lokalisation zustande zu bringen. Daß die Lokalisation in physiologischen Versuchen leicht zutage tritt, scheint durch funktionelle Verhältnisse unter den üblichen Versuchsbedingungen bedingt zu sein, was besonders schön aus den Versuchen von COMBS (1954) erhellt. Die Abwesenheit irgendeiner Lokalisation in Versuchen, die ohne Anaesthesie ausgeführt werden, macht dies klar[3]. Auch geben solche Befunde einen klaren Hinweis darauf, daß die unter Betäubung erhaltenen Befunde „normale" Geschehnisse nicht reproduzieren. Darauf wurde mitunter nicht genügend geachtet. Wie die lokalisatorisch organisierte spinocerebellare Bahn durch den Nucleus reticularis lateralis mit den vielen anderen, diffus organisierten Fasersystemen normal zusammenarbeitet, darüber wissen wir zur

---

[1] Aus elektrophysiologischen Befunden schließen BARNARD und WOOLSEY (1950), daß zwischen dem Lobus anterior und dem Lobulus paramedianus eine Verbindung besteht, die eine Aktivierung des letzteren via Lobus anterior ermöglichen würde. Anatomische Anhaltspunkte für eine solche Verbindung fehlen aber (JANSEN 1933).

[2] Es ist in diesem Zusammenhang von Interesse, daß die spinocerebellare Bahn durch den Nucleus reticularis lateralis vorwiegend, obwohl nicht ausschließlich, der Vermittlung von exteroceptiven (besonders taktilen ?) Impulsen dient (vgl. S. 227), denn die lokalisatorischen Kleinhirnpotentiale sind nach taktilen Reizen oder Reizung von Hautnerven am deutlichsten. Die taktilen Impulse zu dem Kleinhirn mögen nach Dow und MORUZZI (1957) für den Einfluß des Kleinhirns auf die Tonusregulierung und die posturalen Reflexe wichtiger sein, als man früher angenommen hat.

[3] Warum die Anaesthesie die Impulsleitung in den diffusen Systemen und in dem lokalisatorisch organisierten verschieden beeinflußt, entzieht sich zur Zeit einer Erklärung.

Zeit wenig. Man darf sich aber vielleicht vorstellen, daß das eben genannte lokalisatorisch organisierte spinocerebellare System der gesamten Kleinhirntätigkeit, die durch andere spinocerebellare Bahnen ausgelöst wird, ein lokalisatorisches Gepräge gibt. Daß diese Seite der Kleinhirnaktivität nur ein Partialphänomen der totalen Verarbeitung der spinalen Einflüsse im Kleinhirn darstellen kann, ist in Anbetracht der Anwesenheit von vielen anderen spinocerebellaren Bahnen wahrscheinlich[1].

Daß die physiologisch festgestellte *cerebro-cerebellare Lokalisation* (ADRIAN 1943, SNIDER und ELDRED 1948, 1952, HAMPSON 1949, HAMPSON, HARRISON und WOOLSEY 1952) auch eine anatomische Grundlage hat, muß wohl angenommen werden, obwohl man sich auch vorstellen kann, daß sich die physiologischen Ergebnisse auf andere, aber verwickeltere Weise erklären ließen (vgl. BRODAL und JANSEN 1954, S. 315). Zur Zeit sind wir jedoch nicht imstande, eine deutlich lokalisiert organisiertes Fasersystem vom Großhirn zum Kleinhirn anzugeben. Obwohl die olivocerebellare Lokalisation sehr scharf ist (S. 187), hat sich in der Projektion der Großhirnrinde auf die untere Olive keine überzeugende somatotopische Lokalisation (d. h. differente Endigung der Fasern aus dem Arm- und Beinabschnitt der sensorimotorischen Rinde) nachweisen lassen (WALBERG 1956). Nicht besser steht es mit dem cortico-ponto-cerebellaren System (S. 208ff.), in dem sowohl das Glied vom Großhirn zum Pons wie die pontocerebellare Projektion zwar eine gewisse Lokalisation besitzen (Abb. 169 und 167), anscheinend jedoch ohne somatotopisches Muster. Jedoch deuten die elektrophysiologischen Untersuchungen von JANSEN jr. (1957) darauf hin, daß das cortico-ponto-cerebellare System eine gewisse somatotopische Ordnung besitzt. Es sei hier daran erinnert, daß diese Lokalisationsfrage anatomisch noch nicht erschöpfend untersucht worden ist. Die quantitativ bescheidene Großhirn-Kleinhirn-Verbindung durch Vermittlung des Nucleus reticularis paramedianus (S. 220) kommt für die lokalisatorische Vermittlung von cerebro-cerebellaren Impulsen kaum ernstlich in Frage. In Anbetracht des physiologischen Nachweises eines somatotopischen Musters in der cerebro-cerebellaren Lokalisation in bezug auf den Lobus anterior und den Lobulus paramedianus dürfte es eine Aufgabe der Neuroanatomie sein, die Möglichkeit des Bestehens einer entsprechenden anatomischen Lokalisation innerhalb der cerebro-cerebellaren Systeme in erneuten, besonders detaillierten Untersuchungen nachzugehen. Daß dies vielleicht nicht vergebens sein wird, darf aus Befunden über die Lokalisation innerhalb der efferenten Kleinhirnverbindungen geschlossen werden.

Was *die Analyse der efferenten Verbindungen* betrifft, läßt sich sofort feststellen, daß innerhalb der corticonucleären Projektion ein deutliches lokalisatorisches Organisationsprinzip besteht (S. 241 ff.), was somit gut mit den physiologischen Ergebnissen übereinstimmt. Bezüglich des nächsten Gliedes der Kette, der efferenten Verbindungen der zentralen Kleinhirnkerne, sind wir in dieser Hinsicht heute noch recht mangelhaft unterrichtet. Immerhin lassen sich Beob-

---

[1] Es hat nach den anatomischen Untersuchungen den Anschein, daß auch einige der hier als diffus bezeichneten spinocerebellaren Systeme eine gewisse Ordnung besitzen, insofern, als Fasern aus den unteren Segmenten des Rückenmarks in etwas größerer Menge in dem vorderen Teil des Lobus anterior, Fasern aus den oberen Segmenten in etwas reichlicherer Zahl in dem hinteren Teil desselben Lappens endigen (z. B. die ventrale spinocerebellare Bahn). Möglicherweise gilt ähnliches von dem spino-olivo-cerebellaren System. Daß eine solche Ordnung von einiger Bedeutung für die funktionelle somatotopische Lokalisation sein kann, ist wohl nicht unwahrscheinlich, dürfte aber allein die Lokalisation kaum ausreichend erklären. Endlich besteht die Möglichkeit, daß innerhalb eines „diffusen" Systems sich tatsächlich auch einige lokalisatorisch organisierte Faserkontingente verbergen, welche mit unseren jetzigen anatomischen Methoden nicht dargestellt werden können.

achtungen anführen, die wenigstens indirekt zugunsten eines lokalisatorischen Prinzips sprechen. Da in physiologischen Untersuchungen eine somatotopische Lokalisation sowohl in bezug auf den Einfluß des Kleinhirns auf die Großhirnrinde (HENNEMAN, COOKE und SNIDER 1952) als auch auf seinen Einfluß auf das Rückenmark (SNIDER und MAGOUN 1949, SNIDER, MCCULLOCH und MAGOUN 1949) nachgewiesen ist, dürfte es zweckmäßig sein, die betreffenden Faserverbindungen gesondert zu behandeln.

In der physiologischen Literatur wurden bisher die Effekte auf das Rückenmark (Tonusveränderung, Wirkungen auf die spinalen Reflexe), die bei Reizung oder Ausschaltung des Lobus anterior auftreten, als durch die reticuläre Substanz des Hirnstammes vermittelt betrachtet. Die Bahn der Impulse soll folgende sein: Corticonucleäre Fasern zu dem Nucleus fastigii — fastigiobulbäre Fasern — reticulospinale Fasern. Daß für einen solchen Impulsverlauf die erforderliche anatomische Grundlage vorhanden ist, erhellt aus der Darstellung im Kapitel C II (S. 241). Dabei ist von Interesse, daß die direkten fastigiobulbären Fasern hauptsächlich aus dem rostralen Teil des Nucleus fastigii stammen (JANSEN und JANSEN 1955), da der Wurm des Lobus anterior auf diesen projiziert. Jedoch besitzen wir zur Zeit keine Anhaltspunkte dafür, daß die Projektion des Nucleus fastigii auf die reticuläre Substanz somatotopisch organisiert ist (S. 250); obwohl diese Fasern zu einem großen Teil in Gebieten der reticulären Substanz endigen, welche auf das Rückenmark projizieren, konnte innerhalb der reticulospinalen Projektion keine somatotopische Lokalisation nachgewiesen werden (TORVIK und BRODAL 1957). Die hier besprochene Leitungsbahn scheint demnach als Substrat für die physiologisch nachgewiesene somatotopische Lokalisation von Kleinhirneffekten auf die vom Rückenmark beeinflußten Mechanismen nicht ausreichend, obwohl die Bahn natürlich für den Einfluß des Kleinhirns auf solche Funktionen im allgemeinen von Bedeutung sein muß. Daß daneben auch lokalisatorisch organisierte Kleinhirn-Rückenmark-Systeme vorhanden sein dürften, kann deshalb als wahrscheinlich gelten. Diese Vermutung erhält durch die soeben nachgewiesene somatotopische Projektion aus dem lateralen, Deitersschen Vestibulariskern auf das Rückenmark (POMPEIANO und BRODAL 1957a), eine wichtige Stütze, um so mehr, als die vestibulospinale Bahn — ungleich der reticulospinalen — bis ins Sacralmark verläuft. Daß der Dachkern eine gewisse Menge seiner efferenten Fasern zum Deitersschen Kern sendet, ist lange bekannt (S. 249ff.), jedoch wissen wir noch nichts darüber, ob diese Projektion lokalisatorisch aufgebaut ist. Dieser Frage müssen besondere anatomische Untersuchungen gewidmet werden. Sollte sich dann herausstellen, daß hier eine anatomische Lokalisation besteht (was wir für wahrscheinlich halten), würden wir einer ausreichenden Erklärung mancher neurophysiologischen Befunde erheblich näher gekommen sein[1].

Bekanntlich lassen sich somatotopische Effekte sowohl vom Wurm wie vom Intermediärteil (vgl. S. 172) des Lobus anterior erhalten. Für die Effekte aus dem letzteren kommt jedoch der Nucleus fastigii kaum in Frage, denn die betreffenden corticonucleären Fasern endigen im Nucleus interpositus (S. 245), dessen efferente Fasern das Kleinhirn durch das Brachium conjunctivum verlassen (JANSEN und JANSEN 1955, s. auch S. 247 hier). Bezüglich der Endigungen dieser Fasern in der reticulären Substanz gilt ähnliches wie das oben für die Projektion des Dachkerns angeführte. In ähnlicher Weise wie für die möglichen

---

[1] Es sei ausdrücklich betont, daß diese Überlegungen nicht die funktionelle Wichtigkeit der reticulären Substanz als Schaltstation zwischen Kleinhirn und Rückenmark reduzieren, die ja physiologisch sicher fundiert ist. Für die somatotopische Lokalisation kommt aber das reticuläre System kaum in Frage.

Impulswege aus dem Dachkern zum Rückenmark besteht aber auch in den Verbindungen aus dem Nucleus interpositus zum Rückenmark die Möglichkeit einer lokalisatorischen Impulsleitung, indem der rote Kern, welcher eine erhebliche Menge der Interpositusfasern empfängt, in einer somatotopischen Weise auf das Rückenmark projiziert (POMPEIANO und BRODAL 1957b). Auch hier bedürfen wir aber besonderer Untersuchungen über die Interpositus-Ruber-Projektion, bevor diese Vermutung bestätigt oder zurückgewiesen werden kann. Für die vom Lobulus paramedianus ausgelösten somatotopisch lokalisierten Effekte dürfte eine ähnliche Erklärung gelten, denn auch dieser Lappen projiziert bekanntlich auf den Nucleus interpositus (S. 242ff.).

Was endlich die funktionell nachgewiesenen somatotopischen Beziehungen des Lobus anterior und des Lobulus paramedianus zur Großhirnrinde — deren somatosensorischer Region — betrifft, so sind wir auch hier besonders über das mittlere Glied der Kette ungenügend unterrichtet. Das letzte Glied, die Projektion des lateralen Thalamuskerns auf die Rinde, ist aber, wie lange bekannt, somatotopisch organisiert (WALKER 1934, LE GROS CLARK und BOGGON 1935). Wenn eine lokalisatorische Ordnung in der Projektion des Lobulus paramedianus und des intermediären Teiles des Lobus anterior auf den Thalamus bestünde, würde auch hier eine geschlossene somatotopisch organisierte Leitungsbahn vorhanden sein, was somit eine zwanglose Erklärung gewisser neurophysiologischer Befunde erlauben würde[1]. Auch auf diesem Gebiete sind weitere anatomische Untersuchungen dringend nötig.

Die oben angestellten Betrachtungen über die anatomischen Grundlagen der physiologisch nachgewiesenen somatotopischen Lokalisation innerhalb gewisser Abschnitte des Kleinhirns sind bei weitem nicht erschöpfend. Wenn wir dieser Frage jedoch verhältnismäßig große Aufmerksamkeit gewidmet haben, so deswegen, weil wir sie als eine der wichtigsten der gegenwärtigen Kleinhirnforschung betrachten. Denn die physiologischen Befunde können ohne eine erschöpfende Kenntnis ihres anatomischen Substrates nicht endgültig gedeutet und verstanden werden. In der genauen, in Einzelheiten gehenden Klärung der anatomischen Verhältnisse der betreffenden Faserverbindungen hat die künftige Kleinhirnanatomie eine ihrer dringlichsten Aufgaben.

Bisher war von der somatotopischen Lokalisation innerhalb zwei gut begrenzter Kleinhirnbezirke (Lobus anterior und Lobulus paramedianus) die Rede[2]. Was diese Gebiete betrifft, lassen sich die physiologischen Befunde gewissermaßen mit den Ansichten BOLKs in Einklang bringen. In bezug auf die übrigen Abschnitte des Kleinhirns ist aber die Bolksche Auffassung kaum aufrechtzuerhalten. So liefern z. B. die Befunde WALBERGs (1956) über die absteigenden Fasern zu den auf das Crus I und Crus II projizierenden Abschnitten der unteren Olive (S. 201) gute Anhaltspunkte dafür, daß die zwei Crura nicht mit der vorderen und der hinteren Extremität korreliert sein können. Andere Befunde (vgl. BRODAL und JANSEN 1954, S. 348ff.) deuten in dieselbe Richtung.

Noch lange bevor eine somatotopische Lokalisation im Lobus anterior nachgewiesen wurde, war den Kleinhirnforschern klar geworden, daß die Bolksche Theorie kaum aufrechterhalten werden konnte. Statt der Idee einer somato-

---

[1] Die Möglichkeit von einer ähnlichen Lokalisation in der Projektion des roten Kerns auf den Thalamus muß dabei auch in Betracht gezogen werden.

[2] In den physiologischen Untersuchungen des letzten Jahrzehnts sind funktionelle Ähnlichkeiten zwischen dem Lobulus paramedianus und dem Lobus anterior erkannt worden. Daß diese zwei Abschnitte des Kleinhirns jedoch nicht gleichwertig sind, erhellt nicht nur aus einigen neurophysiologischen Beobachtungen, sondern wird besonders eindrücklich durch die vielen Verschiedenheiten in bezug auf die Faserverbindungen der zwei Lappen demonstriert.

topischen Lokalisation trat eine andere Auffassung immer mehr in den Vordergrund, nämlich die, daß im Kleinhirn eine *funktionelle Lokalisation* bestehe, derart, daß es in verschiedene Abschnitte geteilt werden konnte, welche verschiedenen Aspekten der motorischen Funktionen dienen. Der Lobus flocculonodularis sei der Koordination der vom Labyrinth beeinflußten Bewegungen zugeordnet, der Lobus anterior mit Pyramis und Uvula diene der Regulierung durch das Rückenmark vermittelter, motorischer Funktionen und das „Neocerebellum" endlich sei mit der Koordination der Willkürbewegungen beauftragt. Diese Auffassung einer funktionellen Dreiteilung des Kleinhirns gründete sich in erster Reihe auf die Studien von LARSELL über die Ontogenese und Phylogenese des Kleinhirns, zum Teil auf Studien der Faserverbindungen von INGVAR, LARSELL, DOW und anderen Verfassern. Sie wurde durch die physiologischen Befunde von DOW, FULTON, BOTTERELL und anderen Verfassern bestätigt, und endlich ließen sich auch klinische Beobachtungen mit dieser Auffassung im Einklang bringen. (Hinsichtlich einer Darstellung dieser Auffassung siehe z. B. LARSELL 1937 und DOW 1942b). Nachträgliche Untersuchungen auf verschiedenen Gebieten haben die Auffassung von LARSELL, DOW und FULTON bestätigt, was aus unserer Darstellung in anderen Kapiteln hervorgeht. Die mitunter benutzten Bezeichnungen: „Vestibulocerebellum", „Spinocerebellum" und „Pontocerebellum" für die betreffenden Abschnitte geben dieser Auffassung schlagwortartig Ausdruck.

An dieser Stelle möchten wir uns damit begnügen, zu unterstreichen, daß *das Schema einer funktionellen Dreiteilung des Kleinhirns trotz aller bestätigenden Befunde nicht zu starr genommen werden muß.* Physiologische Untersuchungen machen klar, daß man die Funktionen der betreffenden Abschnitte nicht gesondert betrachten darf. Besonders eindrücklich zeigen auch mehrere anatomische Befunde, daß Möglichkeiten einer Zusammenarbeit der Abschnitte bestehen, und daß die Grenzen nicht scharf sind. Beispielsweise endigen die pontocerebellaren Fasern nicht nur im „Neocerebellum", sondern auch in anderen, phylogenetisch älteren Abschnitten des Kleinhirns (S. 204), und umgekehrt sind die phylogenetisch jüngsten Abschnitte von Einflüssen aus dem Rückenmark nicht frei. Davon zeugt z. B. das Bestehen einer spinopontinen Projektion (S. 213). Andererseits ist das „Vestibulocerebellum" nicht ausschließlich mit dem Vestibularapparat verknüpft, indem z. B. spinale Fasern in Abschnitten des Vestibulariskernkomplexes endigen, welche auf den Lobus flocculonodularis projizieren (S. 238). Diese und andere Befunde, nicht zuletzt auf dem Gebiet der efferenten Kleinhirnverbindungen, liefern morphologische Anhaltspunkte dafür, daß Möglichkeiten für eine weitgehende Zusammenarbeit zwischen den drei funktionellen Hauptabschnitten bestehen.

Daß *das Kleinhirn funktionell erheblich vielseitiger ist, als früher angenommen wurde,* erhellt aus neueren neurophysiologischen Untersuchungen. Nicht nur lassen sich nach *tactilen, optischen und akustischen Reizen* Potentiale in bestimmten Abschnitten des Kleinhirns nachweisen (S. 233), sondern das Kleinhirn scheint auch mit *autonomen Funktionen* verknüpft zu sein, indem Reizung des N. vagus Aktionspotentiale in gewissen Abschnitten der Rinde erzeugt (S. 239) und, wie erstmalig von MORUZZI (1940) nachgewiesen, das Kleinhirn auch einen Einfluß auf autonome Funktionen ausübt. Vom funktionellen Gesichtspunkt aus hat es daher den Anschein, daß eine Dreiteilung des Kleinhirns nicht mehr ausreicht, sondern daß eine weitere Funktionslokalisation möglich ist. Über diese Fragen wissen wir aber zur Zeit verhältnismäßig wenig, und solange wir nicht die Faserverbindungen identifiziert haben, welche für diese Funktionen in Frage kommen (vgl. z. B. S. 233 und 239), entbehren die diesbezüglichen funktionellen Überlegungen einer festen Grundlage.

Der Wert genauer anatomischer Kenntnisse für die funktionelle Analyse des Kleinhirns (dasselbe gilt natürlich für das gesamte Nervensystem) wird in überzeugender Weise durch die Feststellung einer *longitudinalen Zoneneinteilung des Kleinhirns* veranschaulicht. Auch diese Erkenntnis macht klar, daß die oben erwähnte funktionelle Dreiteilung nicht ausreicht, um den Tatsachen gerecht zu werden. Die von JAKOB und HAYASHI erhobenen Befunde über die Entwicklung des Lobus anterior (s. JAKOB 1928, seine Abb. 64 und S. 89 hier) führten diese Forscher zu der Auffassung, daß in diesem Kleinhirnabschnitt neben Wurm und Seitenteile auch eine *Pars intermedia* unterschieden werden muß, eine Auffassung, die durch nachträgliche morphologische und morphogenetische Untersuchungen gestützt wurde. Der Nachweis eines gesetzmäßigen longitudinalen Musters in der corticonucleären Projektion (S. 242 und Abb. 183), wobei der Wurm im engeren Sinne auf den Dachkern, der Intermediärteil auf den Nucleus interpositus und der Seitenteil auf den Nucleus dentatus projiziert, stellte eine überzeugende Stütze für die Richtigkeit dieser Auffassung dar. Diese Untersuchungen machen auch klar, daß die longitudinale Einteilung nicht nur für den Lobus anterior, sondern für das gesamte Corpus cerebelli Geltung hat[1]. Die in späteren Jahren festgestellten Verschiedenheiten der efferenten Verbindungen der einzelnen Kleinhirnkerne (S. 267) stehen damit im Einklang, obwohl hier noch viele Fragen offenbleiben. Endlich zeugt auch eine Analyse der Terminalgebiete der afferenten Kleinhirnverbindungen von dem Bestehen longitudinaler Zonen, was besonders in bezug auf den Lobus anterior klar zutage tritt. So erreichen z. B. die ventrale spinocerebellare Bahn (S. 176) und die aus der Olive vermittelten spinalen Impulse (Abb. 162) nur den Wurm im engeren Sinne, während die dorsalen spinocerebellaren Fasern (Abb. 152) und die Fasern aus dem Nucleus cuneatus externus (Abb. 154) und dem Nucleus reticularis paramedianus (Abb. 174) auch den Intermediärteil versorgen. Nur der letztere ist dagegen durch Vermittlung der unteren Olive mit dem Großhirn verbunden (Abb. 165).

Die longitudinale Einteilung des Kleinhirns hat somit heute eine sichere anatomische Grundlage. Neuerdings sind auch physiologische Untersuchungen veröffentlicht worden, welche unzweideutig darlegen, daß die anatomisch abgegrenzten Zonen in funktioneller Hinsicht nicht gleichwertig sind. Obwohl einige frühere Verfasser Beobachtungen gemacht haben, die dies vermuten ließen, verdanken wir in erster Reihe den systematischen Studien von CHAMBERS und SPRAGUE (1955a, b) und MORUZZI und seinen Mitarbeitern (ARDUINI und POMPEIANO 1957, BATINI und POMPEIANO 1956, MORUZZI und POMPEIANO 1957a) den sicheren Nachweis, daß dem so ist. Die vorbildlich genauen und systematischen Arbeiten der letzteren Forscher über die Folgen von Reizung kleinerer Abschnitte des Dachkerns sowie von Wirkungen der Reizung des Lobus anterior nach vorhergehender Zerstörung von bestimmten Abschnitten dieses Kernes lehren überdies, daß eine noch weitere Differenzierung innerhalb des eigentlichen Wurmes (sowie des Intermediärteils, POMPEIANO 1956) möglich ist. Daneben bestehen nicht nur morphologische (S. 154), sondern auch funktionelle Unterschiede zwischen dem rostralen und caudalen Teil des Nucleus fastigii (MORUZZI und POMPEIANO 1956, 1957b). Die Befunde von MORUZZI und seinen Mitarbeitern machen klar, daß es eine dringliche Aufgabe der gegenwärtigen Neuroanatomie ist, die Verbindungen der zentralen Kleinhirnkerne in bezug auf ihre feinsten Einzelheiten zu

---

[1] Es ist in diesem Zusammenhang von Interesse, daß mehrere anatomische wie physiologische Daten wahrscheinlich machen, daß auch die medialen und lateralen Abschnitte des Lobus flocculonodularis (d. h. bzw. der Nodulus und die Flocke) nicht ganz gleichwertig sind. Einige diesbezügliche Daten finden sich bei BRODAL und JANSEN (1954, S. 286ff.).

studieren. Letzten Endes hängt offenbar die Wirkung des Kleinhirns von der Funktion der Kerne im Rückenmark und Hirnstamm ab, die vom Kleinhirn beeinflußt werden. Nur durch eine detaillierte Analyse der Terminalgebiete der efferenten Bahnen der Kleinhirnkerne kann man deshalb hoffen, die „Klaviatur", auf der die Impulse aus dem Kleinhirn spielen, überblicken zu können, was für das richtige Verstehen der Kleinhirnfunktion unentbehrlich ist. Offensichtlich bestehen in diesem Punkte noch erhebliche Lücken[1].

Die auf den vorangehenden Seiten erwähnten Befunde lassen uns vermuten, daß weitere anatomische und physiologische Forschungen viele bisher unbeachtete strukturelle wie funktionelle Unterschiede auch anderer Abschnitte des Kleinhirns als des Lobus anterior aufdecken werden. Dabei ist nicht nur von efferenten und afferenten Verbindungen und deren Funktionen im engeren Sinne die Rede. Der Beachtung bedürfen auch viele andere Fragen, z. B. diejenige des Bestehens von reziproken Verbindungen zwischen den dem Kleinhirn vorgeschalteten Kernen und dem Kleinhirn selbst. Der Bedeutung solcher Rückmeldungssysteme („reverberating circuits") haben die Neurophysiologen großes Interesse entgegengebracht. Daß solche auch innerhalb der Kleinhirnverbindungen vorkommen, ist heute bekannt[2]. Beispielsweise sei an die cerebello-rubro-cerebellaren Verbindungen (S. 232), an die cerebello-reticulo-cerebellaren Bahnen durch den Nucleus reticularis tegmenti (S. 218) und durch den Nucleus reticularis paramedianus (S. 220) und an die gegenseitigen Verbindungen zwischen Kleinhirnrinde und zentralen Kleinhirnkernen erinnert. Funktionell sind solche Verbindungen vermutlich von ganz besonderer Bedeutung, vielleicht unter anderem für die Aufrechterhaltung der Spontanaktivität der Kleinhirnrinde. Auch die Kollateralen der afferenten Kleinhirnfasersysteme an die Kleinhirnkerne, bisher nur mangelhaft bekannt, sollten beachtet werden.

Angesichts unserer bisher zwar noch unvollständigen Kenntnisse vom komplexen Aufbau afferenter und efferenter Faserverbindungen des Kleinhirns ist es kein Wunder, daß wir von einem Verständnis der *feineren Organisation und Arbeitsweise der Kleinhirnrinde* noch weit entfernt sind. Neuere Untersuchungen zeigen, daß die Verhältnisse viel komplizierter sind, als man früher vermutete. Einige Betrachtungen über den Leitungsmechanismus der Kleinhirnrinde wurden in einem früheren Abschnitt angestellt (S. 141). Wir werden diesen Gegenstand deshalb hier nicht erneut erörtern. Nur dürfte es berechtigt sein, die Wichtigkeit neuer Untersuchungen auf diesem Gebiet zu unterstreichen. Fox u. Mitarb. und SCHEIBEL und SCHEIBEL haben in den letzten Jahren gezeigt, daß hier noch mehr Erkenntnisse zu gewinnen sind, und zwar bei Anwendung einer klassischen anatomischen Methode.

Wollen wir aus der in dieser Monographie vorgelegten Schilderung unseres jetzigen Wissens über die Anatomie des Kleinhirns eine allgemeine Schlußfolgerung ziehen, so dürfen wir vielleicht sagen: In den letzten Dezennien sind unsere Kenntnisse auf diesem Gebiet ganz erheblich erweitert worden. Jedoch haben die neuen Erkenntnisse klargemacht, daß noch zahllose Fragen ihrer Lösung harren, und zwar handelt es sich zum größten Teil um Detailprobleme. Für deren Klärung sind genaue anatomische Studien erforderlich, wobei auf die feinsten Einzelheiten zu achten sein wird. Eine Korrelation zwischen Unter-

---

[1] Es mag hier daran erinnert werden, daß die zentralen Kleinhirnkerne nicht nur einfach als Schaltstellen in der efferenten Kleinhirnleitung zu betrachten sind. Vielmehr muß angenommen werden, daß diese Kerne einen gewissen Grad von funktioneller Selbständigkeit besitzen. Davon zeugen sowohl die neuen physiologischen Untersuchungen wie eine Analyse der Faserverbindungen.

[2] Von ihrem Vorkommen innerhalb der Rinde selbst war auf S. 143 die Rede.

suchungen dieser Art mit ebenso genauen physiologischen Studien, die auf strukturelle Eigentümlichkeiten Rücksicht nehmen, wird uns dann wahrscheinlich nach und nach eine tiefere Einsicht in die Funktion des Kleinhirns schenken, deren Klärung letzten Endes auch das Ziel der anatomischen Forschung ist.

Literatur.

Abbie, A. A.: The brain-stem and cerebellum of *Echidna aculeata*. Philosophic. Trans. Roy. Acad. Lond., Ser. B **224**, 1—74 (1934a). ~ The projection of the forebrain on the pons and cerebellum. Proc. Roy. Soc. Lond., Ser. B **115**, 504—522 (1934b). — **Acirón, E. E.:** Fisuración del cerebelo en la rata blanca (Epimys Norvegicus). Arqu. Anat. e Antrop. **27**, 215—261 (1950). — **Adachi, B.:** Das Arteriengefäßsystem der Japaner, Bd. 1. Tokio 1928. Zit. nach Lazorthès, Poulhes u. Espagno 1951a und Landolt 1949. — **Adams, R. D.:** Occlusion of the anterior inferior cerebellar artery. Arch. of Neur. **49**, 765—770 (1943). — **Addison, W. H. F.:** The development of the Purkinje cells and of the cortical layers in the cerebellum of the Albino rat. J. Comp. Neur. **21**, 459—488 (1911). ~ Unusual large nerve cells in the cerebellar cortex of several aquatic mammals. Psychiatr. Bl. (holl.) **38**, 587—595 (1934). — **Adrian, E. D.:** Afferent areas in the cerebellum connected with the limbs. Brain **66**, 289—315 (1943). — **Alexander, R. S.:** Tonic and reflex functions of medullary sympathetic cardiovascular centers. J. of Neurophysiol. **9**, 205—217 (1946). — **Allegra, G. T.:** Sulle connessione dei tubercoli bigemini posteriori. Vie corte. Anat. Anz. **31**, 335—339 (1907). — **Allen, W. F.:** Distribution of the fibers originating from the different basal cerebellar nuclei. J. Comp. Neur. **36**, 399—439 (1924). ~ Experimental-anatomical studies on the visceral bulbospinal pathway in the cat and guinea-pig. J. Comp. Neur. **42**, 393—456 (1927). — **Alphin, T. H., and W. T. Barnes:** The course of the striae medullares in the human brain. J. Comp. Neur. **80**, 65—68 (1944). — **Alsén, S., u. T. Petrén:** Die Kapillarisierung der Kleinhirnrinde bei *Cavia cobaya*. Morph. Jb. **83**, 268—276 (1939). — **Altmann, H.-W., u. H. Schubothe:** Funktionelle und organische Schädigungen des Zentralnervensystems der Katze im Unterdruckexperiment. Beitr. path. Anat. **107**, 3—116 (1942). — **Amorim, M.:** Veränderung durch neugebildete Capillaren in der menschlichen Hirnrinde. An. Fac. Med. São Paulo **3**, 157—204 (1929). (Portugiesisch; franz. Zus.fass.) Zit. aus Zbl. Neur. **59**, 188 (1931). ~ Veränderungen der Purkinjeschen Körbe im menschlichen Kleinhirn. Betrachtungen über die „Pathologie des Baues". An. Fac. Med. São Paulo **4**, 137—156 (1930). (Portugiesisch; engl. Zus.fass.). Zit. aus Zbl. Neur. **59**, 187 (1931). — **Anderson, R. F.:** Cerebellar distribution of the dorsal and ventral spinocerebellar tracts in the white rat. J. Comp. Neur. **79**, 415—423 (1943). — **Andrew, W.:** The Nissl substance of the Purkinje cell in the mouse and rat from birth to senility. Z. Zellforsch. **25**, 583—604 (1937). ~ The effects of fatigue due to muscular exercise on the Purkinje cells of the mouse, with special reference to the factor of age. Z. Zellforsch. **27**, 534—554 (1938a). ~ The Purkinje cell in man from birth to senility. Z. Zellforsch. **28**, 292—304 (1938b). ~ Origin and significance of binucleate Purkinje cells in man. Arch. of Path. **28**, 821—826 (1939a). ~ The Golgi apparatus in the nerve cells of the mouse from youth to senility. Amer. J. Anat. **64**, 351—375 (1939b). ~ Neuronophagia in the brain of the mouse as a result of inanition, and in the normal ageing process. J. Comp. Neur. **70**, 413—435 (1939c). — **Arduini, A., e O. Pompeiano:** Microelectrode analysis of units of the rostral portion of the nucleus fastigii. Arch. ital. Biol. **95**, 56—70 (1957). — **Atkinson, W. J.:** The anterior inferior cerebellar artery. Its variations, pontine distribution, and significance in the surgery of cerebello-pontine angle tumours. J. Neurol., Neurosurg. a. Psychiatry **12**, 137—151 (1949). — **Attardi, G.:** An ultraviolet microspectrophotometric study of the Purkinje cells of the adult albino rat. Experientia (Basel) **9**, 422 (1953). ~ Quantitative behaviour of cytoplasmic RNA in rat Purkinje cells following prolonged physiological stimulation. Proc. Symp. Cytochem. Methods 1957.

Baffoni, G. M.: Contributo alla conoscenza della morfogenesi e dell'istogenesi cerebellare. Arch. Zool. ital. **41**, 112 S. (1956). — **Bailey, P., and H. Cushing:** Medulloblastoma cerebelli: a common type of midcerebellar glioma of childhood. Arch. of Neur. **14**, 192—223 (1925). — **Bakker, S. P.:** Atrophia olivo-ponto-cerebellaris. Z. Neur. **89**, 213—246 (1924). — **Baldi, F.:** Sulla questione delle fibre nervose midollate del cervelletto. Riv. Neur. **9**, 233—242 (1936). — **Barnard, J. W.:** The hypoglossal complex of vertebrates. J. Comp. Neur. **72**, 489—524 (1940). — **Barnard, J. W., and J. L. Spann:** An aberrant trigemino-cerebellar tract in the human brain. J. Comp. Neur. **85**, 171—176 (1946). — **Barnard, J. W., and C. N. Woolsey:** Interconnections between the anterior lobe and the paramedian lobule of the cerebellum. Anat. Rec. **106**, 173—174 (1950). — **Batini, C., and O. Pompeiano:** Opposite effects on decerebrate rigidity of rostro-medial and rostro-lateral fastigial lesions. Proc. XX. Int. Physiol. Congr. Brüssel, S. 71—72, 1956. **Baud, Ch.-A.:** La texture protofibrillaire du neurite. Acta Anat. (Basel) 10, 461—463 (1950). — **Baud, Ch.-A., J. A. Baumann** et **A. Weber:** Aperçu morphologique sur les synapses chez les vertébrés. Arch. internat. Physiol. 59, 64—69 (1951). — **Baumann, C.:** Die Schwefelkohlenstoffvergiftung des Nervensystems. Z. Neur. 166, 568—580 (1939). — **Beccari, N.:** La constituzione, i nuclei terminali, e le vie di connessione del nervo acustico nella Lacerta muralis, Merr. Arch. ital. Anat. e Embriol. 10, 646 (1912). — **Bechterew, W. v.:** Die Leitungsbahnen im Gehirn und Rückenmark, 2. Aufl. Leipzig 1899. — **Beck, E.:** The origin, course and termination of the prefronto-pontine tract in the human brain. Brain 73, 368—391 (1950). — **Beck, G. M.:** The cerebellar terminations of the spino-cerebellar fibers of the lower lumbar and sacral segments of the cat. Brain 50, 60—98 (1927). — **Becker, H.:** Retrograde und transneuronale Degeneration der Neurone. Akad. Wiss. u. Lit. Abh., Math.-naturwiss. Kl. 1952, Nr 10, 651—811. — **Bender, L.:** Corticofugal and association fibers arising from the cortex of the vermis of the cerebellum. Arch. of Neur. 28, 1—25 (1932). — **Berggren, S. M.:** Anatomical study of a case of unilateral section of the brachium conjunctivum cerebelli in the dog, with remarks concerning the existence of cerebellopetal fibres in this brachium. Proc. Kon. Akad. Wetensch. Amsterd. 38, 1040 bis 1044 (1935). ~ Über eine direkte Verbindung von der Kleinhirnrinde nach dem Nucleus Deiters. Proc. Kon. Akad. Wetensch. Amsterd. 40, 307—310 (1937). — **Berry, C. M., R. C. Karl** and **J. C. Hinsey:** Course of spinothalamic and medial lemniscus pathways in cat and rhesus monkey. J. of Neurophysiol. 13, 149—156 (1950). — **Berry, R. J. A.,** and **J. H. Anderson:** A case of nonunion of the vertebrales with consequent abnormal origin of the basilaris. Anat. Anz. 35, 54—65 (1910). — **Besta, C.:** Über die cerebro-cerebellaren Bahnen. Experimentelle Untersuchungen. Arch. f. Psychiatr. 50, 323—448 (1913). ~ Nuove osservazioni sui granuli del cervelletto. Boll. Soc. ital. Biol. sper. 2, 485—488 (1927). — **Beusekom, G. T. van:** Fibre analysis of the anterior and lateral funiculi of the cord in the cat. (Thesis.) Leiden: Eduard Ijdo N. V. 1955. 143 S. — **Bielschowsky, M.,** u. **A. Simons:** Über diffuse Hamartome (Ganglioneurome) des Kleinhirns und ihre Genese. J. Psychol. u. Neur. 41, 50—75 (1930). — **Bielschowsky, M.,** u. **Wolff:** Zur Histologie der Kleinhirnrinde. J. Psychol. u. Neur. 4, 1—23 (1904). — **Biemond, A.:** Die Projektion der Brücke auf das Kleinhirn. Proc. Kon. Akad. Wetensch. Amsterd. 34, 1196—1200 (1931). ~ Anatomische Untersuchungen über das Kleinhirn an Hand eines Falles progressiver Demenz und Ataxie bei einem Kinde. Acta psychiatr. (Københ.) 7, 761—784 (1932). — **Blackstad, Th., A. Brodal** u. **F. Walberg:** Some observations on normal and degenerating terminal boutons in the inferior olive of the cat. Acta anat. (Basel) 11, 461—477 (1951). — **Blakeslee, G. A., I. S. Freiman** and **S. E. Barrera:** The nucleus lateralis medullae. An experimental study of its anatomic connections in *Macacus rhesus*. Arch. of Neur. 39, 687—704 (1938). — **Blumenau, L.:** Über die Kerne der Hinterstränge und über die Rolandische Substanz im verlängerten Mark. Neur. Zbl. 15, 1129—1130 (1896). — **Bodechtel, G.:** Der hypoglykämische Shock und seine Wirkung auf das Zentralnervensystem, zugleich ein Beitrag zu seiner Pathogenese. Dtsch. Arch. klin. Med. 175, 188—201 (1933). — **Boeke, J.:** Innervationsstudien. XI. Zur Frage der Synapsen (und des periterminalen Netzwerkes). (Glomeruli cerebellosi, synapses „à distance".) Acta neerl. Morph. 4, 31—78 (1941). ~ Sur les synapses à distance. Les glomérules cérébelleux, leur structure et leur développement. Schweiz. Arch. Neur. 49, 9—32 (1942). — **Bohm, E.:** An electro-physiological study of the ascending spinal anterolateral fibre system connected to coarse cutaneous afferents. Acta physiol. scand. (Stockh.) 29, Suppl. 106, 1—35 (1953). — **Bok, S. T.:** Die Entwicklung der Hirnnerven und ihrer zentralen Bahnen. Die stimulogene Fibrillation. Fol. neurobiol. 9, 475—565 (1915). — **Bolk, L.:** Das Cerebellum der Säugetiere. F. de Erven Bohn, Haarlem. Jena: Gustav Fischer 1906. — **Bonin, G. v.:** Studies of the size of the cells in the cerebral cortex. II. The motor area of man, cebus and cat. J. Comp. Neur. 69, 381—390 (1938). — **Bonnevie, K.,** and **A. Brodal:** Hereditary hydrocephalus in the house mouse. IV. The development of the cerebellar anomalies during foetal life with notes on the normal development of the mouse cerebellum. Norske Vid. Akad. Skr., I. Math.-Naturv. Kl. 1946, No. 4, 60 S. — **Borison, H. L.,** and **S. C. Wang:** Functional localization of central coordinating mechanism for emesis in cat. J. of Neurophysiol. 12, 305—313 (1949). — **Borowiecki, S.:** Vergleichend-anatomische und experimentelle Untersuchungen über das Brückengrau und die wichtigsten Verbindungen der Brücke. Arb. hirnanat. Inst. Zürich 5, 39—239 (1911). — **Borowsky, M. L.:** Beiträge zur postembryonalen Entwicklung der Kleinhirnrinde beim Menschen. Schweiz. Arch. Neur. 39, 72—83, 225—239 (1937). — **Bradley, O. C.:** On the development and homology of the mammalian cerebellar fissures. J. Anat. a. Physiol. 37, 112—130, 221—240 (1903). ~ The mammalian cerebellum; its lobes and fissures. J. Anat. a. Physiol. 38, 448—475; 39, 99—117 (1904'05). — **Brain, W. R., P. M. Daniel** and **J. G. Greenfield:** Subacute cortical cerebellar degeneration and its relation to carcinoma. J. Neurol., Neurosurg. a. Psychiatry 14, 59—75 (1951). — **Brandis, F.:** Untersuchungen über das Gehirn der Vögel. II. Theil: Das Kleinhirn. Arch. mikrosk. Anat. 43, 787—812 (1894). — **Brattgård, S.-O.,** and **H. Hydén:** Mass, lipids, pentose nucleoproteins and proteins determined in nerve cells by X-ray microradiography. Acta radiol. (Stockh.)

Suppl. 94, 1—47 (1952). — **Braunmühl, A. v.**: Zur Histopathologie der Oliven, unter besonderer Berücksichtigung seniler Veränderungen. Z. Neur. 112, 213—232 (1928). ~ Zur Pathogenese örtlich elektiver Olivenveränderungen. Z. Neur. 120, 716—743 (1929). — **Bremer, F., et V. Bonnet**: Convergence et interaction des influx afférents dans l'écore céré. belleuse, principe fonctionnel du cervelet. J. de Physiol. 43, 665—667 (1951). — **Brickner, R. M.**: A description and interpretation of certain parts of the teleostean midbrain and thalamus. J. Comp. Neur. 47, 225—285 (1929). — **Brodal, A.**: Experimentelle Untersuchungen über retrograde Zellveränderungen in der unteren Olive nach Läsionen des Kleinhirns. Z. Neur. 166, 624—704 (1939). ~ Modification of Gudden method for study of cerebral localization. Arch. of Neur. 43, 46—58 (1940a). ~ Experimentelle Untersuchungen über die olivo-cerebellare Lokalisation. Z. Neur. 169, 1—153 (1940b). ~ The cerebellum of the rabbit. A topographical atlas of the folia as revealed in transverse sections. J. Comp. Neur. 72, 63—81 (1940c). ~ Die Verbindungen des Nucleus cuneatus externus mit dem Kleinhirn beim Kaninchen und bei der Katze. Z. Neur. 171, 167—199 (1941). ~ The cerebellar connections of the nucleus reticularis lateralis (nucleus funiculi lateralis) in rabbit and cat. Experimental investigations. Acta psychiatr. (København.) 18, 171—233 (1943). ~ Defective development of the cerebellar vermis (partial agenesis) in a child. Norske Vid. Akad. Skr., I. Math.-Naturv. Kl. 1945, No 3, 40 S. ~ Correlated changes in nervous tissue in malformations of the central nervous system. J. of Anat. 80, 88—93 (1946). ~ Neurological anatomy in relation to clinical medicine. Oxford: Clarendon Press 1948. 496 S. ~ Spinal afferents to the lateral reticular nucleus of the medulla oblongata in the cat. An experimental study. J. Comp. Neur. 91, 259—295 (1949). ~ Experimental demonstration of cerebellar connexions from the peri-hypoglossal nuclei (nucleus intercalatus, nucleus praepositus hypoglossi and nucleus of Roller) in the cat. J. of Anat. 86, 110—129 (1952). ~ Reticulo-cerebellar connections in the cat. An experimental study. J. Comp. Neur. 98, 113—153 (1953a). ~ The pyramidal tract in the light of recent anatomical research. Irish J. Med. Sci. 1953b, 289—302. ~ Les bases anatomiques des localisations cérébelleuses. Acta neurol. et psychiatr. belg. 53, 657—674 (1953c). ~ Afferent cerebellar connections. In J. Jansen and A. Brodal: Aspects of cerebellar anatomy, S. 82—188. Oslo: Johan Grundt Tanum 1954. ~ The reticular formation of the brain stem. Anatomical aspects and functional correlations. Edinburgh: Oliver & Boyd 1957. 87 S. — **Brodal, A., K. Bonnevie** and **W. Harkmark**: Hereditary hydrocephalus in the house mouse. II. The anomalies of the cerebellum: Partial defective development of the vermis. Norske Vid. Akad. Skr., I. Math.-Naturv. Kl. 1944, No 8, 42 S. — **Brodal, A., and A. Chr. Gogstad**: Rubro-cerebellar connections. An experimental study in the cat. Anat. Rec. 118, 455—486 (1954). ~ Afferent connections of the paramedian reticular nucleus of the medulla oblongata in the cat. Acta Anat. 30, 133—151 (1957). — **Brodal, A., and M. Harboe**: The paramedian reticular nucleus of the medulla oblongata. A comparative-anatomical study. In Vorbereitung. — **Brodal, A., and E. Hauglie-Hanssen**: Congenital hydrocephalus with defective development of the cerebellar vermis. Clinical and anatomical findings in two cases. 1957. In Vorbereitung. — **Brodal, A., u. J. Jansen**: Beitrag zur Kenntnis der spino-cerebellaren Bahnen beim Menschen. Anat. Anz. 91, 185—195 (1941). ~ Eksperimentelle undersökelser over de ponto-cerebellare forbindelser hos katt og kanin. Norske Vid. Akad. Skr., I. Math.-Naturv. Kl. 1943, No 10, 27 S. ~ The ponto-cerebellar projection in the rabbit and cat. Experimental investigations. J. Comp. Neur. 84, 31—118 (1946). ~ Structural organization of the cerebellum. In J. Jansen and A Brodal: Aspects of cerebellar anatomy, p. 285—495. Oslo: Johan Grundt Tanum 1954. — **Brodal, A., and B. R. Kaada**: Exteroceptive and proprioceptive ascending impulses in pyramidal tract of cat. J. of Neurophysiol. 16, 567—586 (1953). — **Brodal, A., K. Kristiansen** and **J. Jansen**: Experimental demonstration of a pontine homologue in birds. J. Comp. Neur. 92, 23—70 (1950). — **Brodal, A., and O. Pompeiano**: The vestibular nuclei in the cat. J. of Anat. 91 (1957). ~ The origin of ascending fibres of the medial longitudinal fasciculus from the vestibular nuclei. An experimental study in the cat. Acta Morph. Neerl.- Scand. 1958. (im Druck). — **Brodal, A., and B. Rexed**: Spinal afferents to the lateral cervical nucleus in the cat. An experimental study. J. Comp. Neur. 98, 179—212 (1953). — **Brodal, A., and G. F. Rossi**: Ascending fibers in brain stem reticular formation of cat. A.M.A. Arch. Neur. 74, 68—87 (1955). — **Brodal, A., Th. Szabo** and **A. Torvik**: Corticofugal fibers to sensory trigeminal nuclei and nucleus of solitary tract. An experimental study in the cat. J. Comp. Neur. 106, 527—555 (1956). — **Brodal, A., and A. Torvik**: Cerebellar projection of paramedian reticular nucleus of medulla oblongata in cat. J. of Neurophysiol. 17, 484—495 (1954). ~ Über den Ursprung der sekundären vestibulocerebellaren Fasern bei der Katze. Eine experimentell-anatomische Studie. Arch. f. Psychiatr. u. Z. Neur. 195, 550—567 (1957). — **Brodal, A., and F. Walberg**: Ascending fibers in pyramidal tract of cat. A.M.A. Arch. Neur. 68, 755—775 (1952). — **Brodal, A., F. Walberg** and **Th. Blackstad**: Termination of spinal afferents to inferior olive in cat. J. of Neurophysiol. 13, 431—454 (1950). — **Brookhart, J. M., G. Moruzzi** and **R. S. Snider**: Spike discharges of single units in the cerebellar cortex. J. of Neurophysiol. **13**, 465—486 (1950). — **Brouwer, B.:** Über Hemiatrophia neocerebellaris. Arch. f. Psychiatr. **51**, 539—577 (1913). ~ Anatomische Untersuchung über das Kleinhirn des Menschen. Psychiatr. Bl. (holl.) **19**, 104—129 (1915). — **Brouwer, B.,** et **A. Biemond:** Les affections parenchymateuses du cervelet et leur signigication au point de vue de l'anatomie et de la physiologie de cet organe. J. belge Neur. **1938**, 691—757. — **Brouwer, B.,** u. **L. Coenen:** Über die Oliva inferior. J. Psychol. u. Neur. **25**, 52—71 (1919). ~ Untersuchungen über das Kleinhirn. Psychiatr. Bl. (holl.) **1921**, 1—20. — **Brun, R.:** Zur Kenntnis der Bildungsfehler des Kleinhirns. Schweiz. Arch. Neur. **1**, 61—123 (1917); **2**, 48—105; **3**, 13—88 (1918). ~ Das Kleinhirn: Anatomie, Physiologie und Entwicklungsgeschichte. Schweiz. Arch. Neur. **16**, 183—197; **17**, 89—108 (1925); **19**, 323—362 (1926). — **Brunner, H.:** Die zentralen Kleinhirnkerne bei den Säugetieren. Arb. Neur. Inst. Wien **22**, 200—277 (1919). — **Brzustowicz, R. J.,** and **J. W. Kernohan:** Cell rests in the region of the fourth ventricle. I, II. u. III. A.M.A. Arch. Neur. Psychiatr. **67**, 585—611 (1952). — **Buchanan, A. R.:** The course of the secondary vestibular fibers in the cat. J. Comp. Neur. **67**, 183—204 (1937). — **Bucher, V. M.,** and **S. M. Bürgi:** Some observations on the fiber connections of the di- and mesencephalon in the cat. I. Fiber connections of the tectum opticum. J. Comp. Neur. **93**, 139—172 (1950). — **Bürgi, S.:** Reizung und Ausschaltung des Brachium conjunctivum. I. Experimenteller Teil. Helvet. Physiol. Acta **1**, 359—380 (1943a). ~ Reizung und Ausschaltung des Brachium conjunctivum. II. Bindearm und Kleinhirnfunktion. Helvet. physiol. Acta **1**, 467—487 (1943b). — **Burr, H. S.:** The central nervous system of *Orthagoriscus mola*. J. Comp. Neur. **45**, 33—128 (1928).

Cajal, S. Ramon y: Studium der Medulla oblongata, des Kleinhirns und des Ursprungs der Gehirnnerven. Leipzig: Johann Ambrosius Barth 1896. 139 S. ~ Los ganglios centrales del cerebelo de las aves. Trav. Labor. Rech. biol. Univ. Madrid **6**, 177—194 (1908). ~ Histologie du système nerveux de l'homme et des vertébrés. I—II. Paris: Maloine 1909/11. ~ Sur les fibres mousseuses et quelques points douteux de la texture de l'écorce cérébelleuse. Trav. Labor. Rech. biol. Univ. Madrid **24**, 215—251 (1926). ~ Les preuves objectives de l'unité anatomique des cellules nerveuses. Trav. Labor. Rech. biol. Univ. Madrid **29**, 1—137 (1934). — **Cammermeyer, J.,** and **R. L. Swank:** The effect of anaesthetics and picrotoxin on the tissue phosphatases in the cerebellum and olivary nucleus of the dog. Acta pharmacol. (Københ.) **7**, 65—82 (1951). — **Campbell, A. C. P.:** Variation in vascularity and oxidase content in different regions of the brain of the cat. Arch. of Neur. **41**, 223—242 (1939). — **Campbell, B., S. C. Peterson** and **R. Novick:** Early changes induced in Purkinje cells of rabbit by single massive doses of roentgen rays. Proc. Soc. Exper. Biol. a. Med. **61**, 353—355 (1946). — **Carpenter, M. B.:** A study of the red nucleus in the rhesus monkey. J. Comp. Neur. **105**, 195—249 (1956). — **Carpenter, M. B.,** and **G. H. Stevens:** Structural and functional relationships between the deep cerebellar nuclei and the brachium conjunctivum in the rhesus monkey. J. Comp. Neur. **107**, 109—163 (1957). — **Carrea, R. M. E.,** and **H. Grundfest:** Electrophysiological studies of cerebellar inflow. I. Origin, conduction and termination of ventral spinocerebellar tract in monkey and cat. J. of Neurophysiol. **17**, 208—238 (1954). — **Carrea, R. M. E.,** and **F. A. Mettler:** Physiologic consequenses following extensive removals of the cerebellar cortex and deep cerebellar nuclei and effect of secondary cerebral ablations in the primate. J. Comp. Neur. **87**, 169—288 (1947). ~ The anatomy of the primate brachium conjunctivum and associated structures. J. Comp. Neur. **101**, 565—689 (1954). ~ Function of the primate brachium conjunctivum and related structures. J. Comp. Neur. **102**, 151—322 (1955). — **Carrea, R. M. E., M. Reissig** and **F. A. Mettler:** The climbing fibers of the simian and feline cerebellum. Experimental inquiry into their origin by lesions of the inferior olives and deep cerebellar nuclei. J. Comp. Neur. **87**, 321—365 (1947). — **Černyšev, A.:** Zur Morphologie der Cajal-Smirnow-Fasern der Kleinhirnrinde. Arch. Anat. (russ.) **11**, 303—322 (1932). Zit. aus Zbl. Neur. **72**, 130 (1934). — **Chambers, W. W.,** and **J. M. Sprague:** Functional localization in the cerebellum. I. Organization in longitudinal corticonuclear zones and their contribution to the control of posture both extrapyramidal and pyramidal. J. Comp. Neur. **103**, 105—129 (1955a). ~ Functional localization in the cerebellum. II. Somatotopic organization in cortex and nuclei. A. M. A. Arch. Neur. **74**, 653—680 (1955b). — **Chang, H.-T.:** One kind of recurrent fibers in the cerebellar cortex of the monkey. J. Comp. Neur. **74**, 265—268 (1941). ~ Caudal extension of Clarke's nucleus in the spider monkey. J. Comp. Neur. **95**, 43—51 (1951). — **Chang, H.-T.,** and **Th. C. Ruch:** The projection of the caudal segments of the spinal cord to the lingula in the spider monkey. J. of Anat. **83**, 303—307 (1949). — **Charlton, H. H.:** The optic tectum and its related fiber tracts in blind fishes. A. *Troglichthys rosal and Typhlichthys eigenmanni*. J. Comp. Neur. **57**, 285—325 (1933). — **Chiarugi, E.,** e **O. Pompeiano:** Sui rapporti fra istogenesi ed eccitabilità del lobus anterior nel gatto neonato. Arch. di Sci. biol. **38**, 493—531 (1954). — **Christomanos, A.,** u. **W. Scholz:** Klinische Beobachtungen und pathologisch anatomische Befunde am Zentralnervensystem mit Thiophen vergifteter Hunde. (Beitrag zur Frage der Elektivität von Giftwirkungen im Zentralnervensystem.) Z. Neur. **144**, 1—20 (1933). — **Clark,**

S. L.: Responses following electrical stimulation of the cerebellar cortex in the normal cat. J. of Neurophysiol. 2, 19—35 (1939). — **Clark, W. E. le Gros:** The termination of ascending tracts in the thalamus of the macaque monkey. J. of Anat. 71, 7—40 (1936). — **Clark, W. E. le Gros, and R. H. Boggon:** The thalamic connections of the parietal and frontal lobes of the brain in the monkey. Philosophic. Trans. Roy. Soc. Lond., Ser. B **224**, 313—358 (1935). — **Clarke, R. H., and V. Horsley:** On the intrinsic fibres of the cerebellum. Brain **28**, 13—29 (1905). — **Collier, J., and E. F. Buzzard:** The degeneration resulting from lesions of posterior nerve roots and from transverse lesions of the spinal cord in man. A study of twenty cases. Brain **26**, 559—591 (1903). — **Combs, C. M.:** Electro-anatomical study of cerebellar localization. Stimulation of various afferents. J. of Neurophysiol. **17**, 122—143 (1954). ~ Bulbar regions related to localized cerebellar afferent impulses. J. of Neurophysiol. **19**, 285—300 (1956). — **Conel, J. le Roy:** The development of the brain of *Bdellostoma stouti*. I. External growth changes. J. Comp. Neur. **47**, 343—403 (1929). ~ The development of the brain of *Bdellostoma stouti*. II. Internal growth changes. J. Comp. Neur. **52**, 365—499 (1931). — **Cooper, S., P. M. Daniel** and **D. Whitteridge:** Nerve impulses in the brainstem of the goat. Short latency responses obtained by stretching the extrinsic eye muscles and the jaw muscles. J. of Physiol. **120**, 471—491 (1953a). ~ Nerve impulses in the brainstem of the goat. Responses with long latencies obtained by stretching the extrinsic eye muscles. J. of Physiol. **120**, 491—513 (1953b). — **Cooper, S., and C. S. Sherrington:** Gower's tract and spinal border cells. Brain **63**, 123—134 (1940). — **Corbin, K. B., and F. Harrison:** Function of mesencephalic root of fifth cranial nerve. J. of Neurophysiol. **3**, 423—435 (1940). — **Corbin, K. B., and J. C. Hinsey:** Intramedullary course of the dorsal root fibers of each of the first four cervical nerves. J. Comp. Neur. **63**, 119—126 (1935). — **Craigie, E. H.:** On the relative vascularity of various parts of the central nervous system of the albino rat. J. Comp. Neur. **31**, 429—464 (1920). ~ Changes in vascularity in the brain stem and cerebellum of the albino rat between birth and maturity. J. Comp. Neur. **38**, 27—48 (1924). ~ Observations on the brain of the humming bird (*Chrysolampis mosquitus* Linn. and *Chlorostilbon caribaens Larwr.*). J. Comp. Neur. **45**, 377—481 (1928). ~ Studies on the brain of the kiwi (*Apteryx australis*). J. Comp. Neur. **49**, 223—357 (1930). ~ Vascularity of parts of the spinal cord, brain stem, and cerebellum of the wild Norway rat (*Rattus norvegicus*) in comparison with that in the domesticated Albino. J. Comp. Neur. **53**, 309—318 (1931). ~ The vascularity of parts of the cerebellum, brain stem, and spinal cord of inbred albino rats. J. Comp. Neur. **58**, 507—516 (1933). — **Critchley, MacDonald** u. **P. Schuster:** Beiträge zur Anatomie und Pathologie der Arteria cerebelli superior. Z. Neur. **144**, 681—741 (1933). — **Crouch, R. L., and J. K. Thompson:** Termination of the brachium conjunctivum in the thalamus of the macaque monkey. J. Comp. Neur. **69**, 449—452 (1938).

Davenport, H. A., and S. W. Ranson: The red nucleus and adjacent cell groups: A topographic study in the cat and in the rabbit. Arch. of Neur. **24**, 257—266 (1930). — **Davidoff, L. M., C. G. Dyke, Ch. A. Elsberg** and **I. M. Tarlov:** The effect of radiation applied directly to the brain and spinal cord. Radiology **31**, 451—463 (1938). — **Déjérine, J.:** Anatomie des centres nerveux, II. Paris: J. Rueff 1901. — **Dell, P.:** Corrélations entre le système végétatif et le système de la vie de relation. Mesencéphale, diéncephale et cortex cérébral. J. de Physiol. **44**, 471—557 (1952). — **Delorenzi, E.:** Costanza numerica delle cellule del Purkinje in individui di varia età. Boll. Soc. ital. Biol. sper. **6**, 80—82 (1931). — **Demole, V.:** Structure et connexions des noyaux dentelés du cervelet. Schweiz. Arch. Neur. **20**, 271—294, **21**, 73—110 (1927). — **Denst, J.:** Pathologic changes in the brain in coma following ether anaesthesia. Neurology (Minneapolis) **3**, 239—249 (1953). — **D'Hollander, M. M. F., et M. A. Gerebtzoff:** Les couches optiques et leurs connexions. Bull. Acad. roy. Méd. Belg. **1939**, 305—314. — **DiBiagio, F., and H. Grundfest:** Afferent relations of inferior olivary nucleus. IV. Lateral cervical nucleus as site of final relay to inferior olive in cat. J. of Neurophysiol. **19**, 10—20 (1956). — **Dixon, T. F. and A. Meyer:** Respiration of brain. Biochemic. J. **30**, 1577—1582 (1936). — **Dogiel, A. S.:** Die Nervenelemente im Kleinhirne der Vögel und Säugethiere. Arch. mikrosk. Anat. **47**, 707—719 (1896). — **Dolley, D. H.:** Studies on the recuperation of nerve cells after functional activity from youth to senility. J. Med. Res. **24**, 309—343 (1911). — **Doty, E. J.:** The cerebellar nuclear gray in the sparrow (*Passer domesticus*). J. Comp. Neur., **84**, 17—30 (1946). — **Dow, R. S.:** The relation of the paraflocculus to the movements of the eyes. Amer. J. Physiol. **113**, 296—298 (1935). ~ The fiber connections of the posterior parts of the cerebellum in the rat and cat. J. Comp. Neur. **63**, 527—548 (1936). ~ Efferent connections of the flocculo-nodular lobe in *Macaca mulatta*. J. Comp. Neur. **68**, 297—305 (1938a). ~ Étude oscillographique de l'activité électrique du cervelet chez le chat. C. r. Soc. Biol. Paris **128**, 538—543 (1938b). ~ Effect of lesions in the vestibular part of the cerebellum in primates. Arch. of Neur. **40**, 500—520 (1938c). ~ Cerebellar action potentials in response to stimulation of various afferent connections. J. of Neurophysiol. **2**, 543—555 (1939). ~ Cerebellar action potentials in response to stimulation of the cerebral cortex in monkeys and cats. J. of Neurophysiol. **5**, 121—136 (1942a). ~ The evolution and anatomy of the cerebellum. Biol. Rev. **17**, 179—220 (1942b). ~ Action potentials of the cerebellar cortex in response to local electrical stimulation. J. of Neurophysiol. **12**, 245—256 (1949). — **Dow, R. S.,** and **G. Moruzzi:** Cerebellum. Physiology and Pathology. Minneapolis: University of Minnesota Press 1957. — **Dowd, L. W.:** The development of the dentate nucleus in the pig. J. Comp. Neur. **48**, 471—498 (1929). — **DuBois, F. S.:** The tractus solitarius and attendant nuclei in the virginian opossum (*Didelphis viginiana*). J. Comp. Neur. **47,** 189—224 (1929). — **Dusser de Barenne, J. G.,** and **W. S. McCulloch:** Physiological delimination of neurones in the central nervous system. Amer. J. Physiol. **127**, 620—628 (1939).

Ecker, A.: The normal cerebral angiogram. Springfield: Ch. C. Thomas 1951. 190 S. — **Edinger, L.:** Über die Einteilung des Cerebellums. Anat. Anz. **35**, 319—323 (1910). — **Eecken, H. M. vander,** and **R. D. Adams:** The anatomy and functional significance of the meningeal arterial anastomoses of the human brain. J. of Neuropath. **12**, 132—157 (1953). — **Einarson, L.:** Notes on the morphology of the chromophil material of nerve cells and its relation to nuclear substances. Amer. J. Anat. **53**, 141—175 (1933). — **Einarson, L.,** u. **K. Lorentzen:** Om nervecellernes indre struktur og deres tilstandsaendringer under irritation, inaktivitet og degeneration. Acta jutlandica (Københ.) **18**, 1—115 (1946). — **Ellis, R. S.:** A preliminary quantitative study of the Purkinje cells in normal, subnormal, and senescent human cerebella, with some notes on functional localization. J. Comp. Neur. **30**, 229—252 (1919). ~ Norms for some structural changes in the human cerebellum from birth to old age. J. Comp. Neur. **32**, 1—33 (1920). — **Escolar, J.:** The afferent connections of the 1st, 2nd and 3rd cervical nerves in the cat. An analysis by Marchi and Rasdolsky methods. J. Comp. Neur. **89**, 79—92 (1948). — **Essick, C. R.:** The corpus ponto-bulbare. A hitherto undescribed nuclear mass in the human hind brain. Amer. J. Anat. **7**, 119—135 (1907). ~ The development of the nuclei pontis and the nucleus arcuatus in man. Amer. J. Anat. **13**, 25—54 (1912). — **Estable, C.:** Notes sur la structure comparative de l'écorce cérébelleuse, et dérivées physiologiques possibles. Trav. Labor. Rech. biol., Univ. Madrid **21**, 169—256 (1923).

Fazzari, I.: Die Arterien des Kleinhirns. (Vergleichend -anatomische und embryologische Untersuchungen). Anat. Anz. **67**, 497—501 (1929). ~ Le arterie del cervelletto. Studio anatomo-comparativo ed embriologico. Mem. R. Accad. naz. Lincei, Cl. Sci. fis. mat. e nat., Ser. VI **4**, 334—416 (1931). ~ L'irrorazione arteriosa dei nuclei cerebellari nell'uomo. Riv. Pat. nerv. **41**, 558—586 (1933). — **Fernández-Morán, H.:** The submicroscopic organization of vertebrate nerve fibres. An electron microscope study of myelinated and unmyelinated nerve fibres. Exper. Cell Res. **3**, 332—359 (1952). — **Ferraro, A.,** and **S. E. Barrera:** The nuclei of the posterior funiculi in *Macacus rhesus*. An anatomic and experimental investigation. Arch. of Neur. **33**, 262—275 (1935a). ~ Posterior column fibers and their termination in *Macacus rhesus*. J. Comp. Neur. **62**, 507—530 (1935b). ~ The effects of lesions of the superior cerebellar peduncle in the *Macacus rhesus* monkey. (A preliminary report). Bull. Neur. Inst. (New York) **5**, 165—179 (1936). — **Ferraro, A.,** and **L. M. Davidoff:** Effects of fragmentary and complete extirpation of the cerebellum in the cat. Arch. of Neur. **26**, 1—22 (1931). — **Ferrier, D.,** and **W. A. Turner:** A record of experiments illustrative of the symptoms and degenerations following lesions of the cerebellum and its peduncles and related structures in monkeys. Proc. Roy. Soc. Lond. **54**, 476—478 (1894). ~ An experimental research upon cerebrocortical afferent and efferent tracts. Proc. Roy. Soc. Lond. **62**, 1—3 (1898). — **Flechsig, P.:** Zur Anatomie und Entwicklungsgeschichte der Leitungsbahnen im Großhirn des Menschen. Arch. f. Anat. 1881, 12—76. — **Fletcher, D. E.,** and **R. H. Rigdon:** Neurologic manifestations associated with malaria in ducks. A clinicopathologic study. Arch. of Neur. **55**, 35—42 (1946). — **Foerster, O.,** u. **O. Gagel:** Die Vorderseitenstrangdurchschneidung beim Menschen. Z. Neur. **138**, 1—92 (1932). — **Foix, Ch.,** et **J. Nicolesco:** Anatomie cérébrale. Les noyaux gris centraux et la région mésencephalo-sous-optique. Paris: Masson et Cie. 1925. — **Forel, A.:** Einige hirnanatomische Untersuchungen. Tagebl. 54. Verslg. Dtsch. Naturforsch. u. Ärzte, Salzburg 1881, S. 185. Zit. nach Vejas 1885 u. Mahaim 1894. — **Fox, C. A.:** Persönliche Mitteilung 1956. — **Fox, C. A.,** and **J. W. Barnard:** A quantitative study of the Purkinje cell dendritic branchlets and their relationship to afferent fibres. J. of Anat. **91**, 299—313 (1957). — **Fox, C. A.,** and **E. G. Bertram:** Connections of the Golgi cells and the intermediate cells of Lugaro in the cerebellar cortex of the monkey. Anat. Rec. **118**, 423 (1954). — **Fox, C. A.** and **L. C. Massopust:** Relationship of the Purkinje cells of the parallel fibers. Anat. Rec. **115**, 308 (1953). — **Fox, C. A., M. Ubeda-Purkiss** and **L. C. Massopust:** The synaptic relationships of the Purkinje cell: A Golgi study. Anat. Rec. **112**, 330—331 (1952). — **Frederikse, A.:** The lizard's brain. An investigation of the histological structure of the brain of *Lacerta vivipara*. Diss. Amsterdam 1931. — **Freedman, D. A.,** and **J. E. Schenthal:** A parenchymatous cerebellar syndrome following protracted high body temperature. Neurology (Minneapolis) **3**, 513—516 (1953). — **Freeman, W.,** and **E. Dumoff:** Cerebellar syndrome following heat stroke. Arch of Neur. **51**, 67—72 (1944). — **Friede, R.:** Quantitative Verschiebungen der Schichten innerhalb des Windungsverlaufes der Kleinhirnrinde und ihre biologische Bedeutung. Acta anat. (Basel) **25**, 65—72 (1955). — **Fuse, G.:**

Die innere Abteilung des Kleinhirnstiels (Meynert, IAK) und der Deitersche Kern. Arb. hirnanat. Inst. Zürich **6**, 35—267 (1912). ~ Beiträge zur Anatomie des Bodens des IV. Ventrikels. Arb. hirnanat. Inst. Zürich **8**, 213—231 (1914). — **Fuse, G.,** u. **C. v. Monakow:** Mikroskopischer Atlas des menschlichen Gehirns. Zürich 1916. Zit. nach Brun 1917/18.
Gagel, O., u. **G. Bodechtel:** Die Topik und feinere Histologie der Ganglienzellgruppen in der Medulla oblongata und im Ponsgebiet mit einem kurzen Hinweis auf die Gliaverhältnisse und die Histopathologie. Z. Anat. **91**, 130—250 (1930). ~ **Gans, A.:** Beitrag zur Kenntnis des Aufbaues des Nucleus dentatus aus zwei Teilen, namentlich auf Grund von Untersuchungen mit der Eisenreaktion. Z. Neur. **113**, 750—755 (1924). ~ **Gardner, E.,** and **H. M. Cuneo:** Lateral spinothalamic tract and associated tracts in man. Arch. of Neur. **53**, 423—430 (1945). ~ **Gehuchten, A. van:** Le corps restiforme et les connexions bulbo-cérébelleuses. Fibres réticulo-cérébelleuses ventrales. Nevraxe **6**, 135—139 (1904) ~ Anatomie du système nervaux de l'homme. Louvain 1906. — **Gerebtzoff, M. A.:** Le pédoncle cérébelleux superieur et les terminations réelles de la voie cérébello-thalamique. Mem. Acad. roy. Méd. Belg. **25**, 1—58 (1936). ~ Contribution a l'étude des voies afférentes de l'olive inférieure. J. belg. Neur. **1939**, 719—728. ~ Les bases anatomiques de la physiologie du cervelet. Cellule **49**, 71—166 (1941). — **Gerhard, L.:** Gestaltung und Verteilung von Kleinhirnveränderungen bei amaurotischer Idiotie. J. f. Hirnforsch. **2**, 156—224 (1956). — **Glees, P.:** The Marchi reaction: Its use on frozen sections and its time limit. Brain **66**, 229—232 (1943). ~ Terminal degeneration within the central nervous system as studied by a new silver method. J. of Neuropath. **5**, 54—59 (1946). ~ The time factor in central nerve fibre degeneration. Acta anat. (Basel) **6**, 447—450 (1948). ~ The central pain tract (Tractus spino-thalamicus). Acta neurovegetativa (Wien) **7**, 160—174 (1953). — **Glees, P., E. G. T. Liddell** and **C. G. Phillips:** Der Verlauf der medialen Schleife im Hirnstamm der Katze. Z. Zellforsch. **35**, 487—494 (1951). — **Glees, P., R. B. Livingston** u. **J. Soler:** Der intraspinale Verlauf und die Endigungen der sensorischen Wurzeln in den Nucleus gracilis und cuneatus. Arch. f. Psychiatr. u. Z. Neur. **187**, 190—204 (1951). — **Glees, P.,** u. **J. Soler:** Fibre content of the posterior column and synaptic connections of nucleus gracilis. Z. Zellforsch. **36**, 381—400 (1951). — **Glees, P.,** u. **E. Zander:** Der Tractus tegmento-olivaris des Menschen. Mschr. Psychiatr. **120**, 21—30 (1950). — **Globus, J. H.:** DDT (2,2 BIS (P-chlorophenyl) 1,1,1-trichlorethane) poisoning. Histopathologic observations on the central nervous system in sotreated monkeys, dogs, cats and rats. J. of Neuropath. **7**, 418—431 (1948). — **Globus, J. H.,** and **H. Kuhlenbeck:** Tumors of the striatothalamic and related regions. Arch. of Path. **34**, 674—734 (1942). — **Goldin, L.:** Zur Frage der Zusammensetzung des Hypoglossuskernes und über die Zellengruppen, die mit seinen Wurzeln topographisch zusammenhängen. Anat. Anz. **78**, 81—89 (1934). — **Goldstein, K.:** Über die aufsteigende Degeneration nach Querschnittsunterbrechung des Rückenmarks (Tractus spinocerebellaris posterior, Tractus spinoolivaris, Tractus spinothalamicus). Neur. Zbl. **29**, 898—911 (1910). — **Goodhart, S. Ph.,** and **Ch. Davison:** Syndrome of the posterior inferior and anterior inferior cerebellar arteries and their branches. Arch. of Neur. **35**, 501—524 (1936). — **Gray, L. P.:** Some experimental evidence on the connections of the vestibular mechanism in the cat. J. Comp. Neur. **41**, 319—364 (1926). — **Greving, R.,** u. **O. Gagel:** Pathologisch-anatomische Befunde am Nervensystem nach experimenteller Thalliumvergiftung. Z. Neur. **120**, 805—814 (1929). — **Groebbels, F.:** Die Lage- und Bewegungsreflexe der Vögel. VI. Mitt.: Degenerationsbefunde im Zentralnervensystem der Taube nach Entfernung des Labyrinths und seiner Teile. Pflügers Arch. **218**, 89—97 (1927). — **Grünstein, A. M.,** u. **N. Popowa:** Experimentelle Kohlenoxydvergiftung. Arch. f. Psychiatr. **85**, 283—303 (1928). — **Grundfest, H.,** and **B. Campbell:** Origin, conduction and termination of impulses in dorsal spino-cerebellar tract of cats. J. of Neurophysiol. **5**, 275—294 (1942). — **Grundfest, H.,** and **W. B. Carter:** Afferent relations of inferior olivary nucleus. I. Electrophysiological demonstration of dorsal spinoolivary tract in cat. J. of Neurophysiol. **17**, 72—91 (1954). — **Gudden, B. v.:** Über die Verbindungsbahnen des kleinen Gehirns. Tagebl. 55. Verslg Dtsch. Naturforsch. u. Ärzte, Eisenach 1882, S. 303—305. Zit. nach Vejas 1885 u. Mahaim 1894. — **Guerrier et Villaceque:** Origine et comportement des artères cérébelleuse moyenne auditive interne. C. r. Assoc. Anat. **1949**, 377—382. Zit. nach Lazorthes, Poulhès u. Espagno 1950a. — **Guillain, G., I. Bertrand** et **N. Péron:** Le syndrome de l'artère cérébelleuse supérieure. Revue neur. **35**, 835—843 (1928).
Haene, A. de: Contribution à l'étude clinique et anatomique de l',,atrophie cérébelleuse tardive à prédominance corticale". J. belge Neur. **37**, 427—454 (1937). — **Hänel, H.,** u. **M. Bielschowsky:** Olivocerebellare Atrophie unter dem Bilde des familiaren Paramyoclonus. J. Psychol. u. Neur. **21**, 385—416 (1915). — **Häggqvist, G.:** Analyse der Faserverteilung in einem Rückenmarksquerschnitt (Th_3). Z. mikrosk.-anat. Forsch. **39**, 1—34 (1936). — **Haller, G.:** Über das Kleinhirn der Säugetiere und des Menschen. Morph. Jb. **66**, 532—582 (1931). — **Hampson, J. L.:** Relationship between cat cerebral and cerebellar cortices. J. of Neurophysiol. **12**, 37—50 (1949). — **Hampson, J. L., C. R. Harrison** and **C. N. Woolsey:** Cerebro-cerebellar projections and the somatotopic localization of motor function in the cerebellum. Res. Publ. Assoc. Nerv. Ment. Dis. **30**, 299—316 (1952). — **Harkmark, W.:** Cell migrations from

the rhombic lip to the inferior olive, the nucleus raphe and the pons. A morphological and experimental investigation on chick embroys. J. Comp. Neur. **100**, 115—209 (1954). ~ The influence of the cerebellum on development and maintenance of the inferior olive and the pons. J. of Exper. Zool. **131**, 333—371 (1956). — **Harms, J. W.:** Morphologische und experimentelle Untersuchungen an alternden Hunden. Z. Anat. **71**, 319—382 (1924). ~ Alterserscheinungen im Hirn von Affen und Menschen. Zool. Anz. **74**, 249—256 (1927). — **Hashimoto, T.:** Experimentelle Untersuchungen über die spinale Bahn des N. vestibularis, mit besonderer Berücksichtigung auf dem Gebiete des Deiters descendens et ascendens Winklers. Fol. anat. jap. **6**, 537—598 (1928). — **Hassler, R.:** Forels Haubenfaszikel als vestibuläre Empfindungsbahn mit Bemerkungen über einige andere sekundäre Bahnen des Vestibularis und Trigeminus. Arch. f. Psychiatr. u. Z. Neur. **180**, 23—53 (1948). ~ Über die afferenten Bahnen und Thalamuskerne des motorischen Systems des Großhirns. I. Bindearm und Fasciculus thalamicus. Arch. f. Psychiatr. u. Z. Neur. **182**, 759—785 (1949). ~ Über Kleinhirnprojektionen zum Mittelhirn und Thalamus beim Menschen. Dtsch. Z. Nervenheilk. **163**, 629—671 (1950). — **Hauge, T.:** Catheter Vertebral Angiography. Acta radiol. (Stockh.) Suppl. **109**, 219 S. (1954). — **Hausman, L.:** The comparative morphology of the cerebellar vermis, the cerebellar nuclei and the vestibular mass. Res. Publ. Assoc. Nerv. Ment. Dis. **6**, 193—237 (1929). — **Hayashi, M.:** Einige wichtige Tatsachen aus der ontogenetischen Entwicklung des menschlichen Kleinhirns. Dtsch. Z. Nervenheilk. 81 74—82 (1924). — **Haymaker, W.,** and **Ch. Davison:** Fatalities resulting from exposure to simulated high altitudes in decompression chambers. A clinicopathologic study of five cases. J. of Neuropath. **9**, 29—59 (1950). — **Haymaker, W., A. M. Ginzler** and **R. L. Ferguson:** The toxic effects of prolonged ingestion of DDT on dogs with special reference to lesions in the brain. Amer. J. Med. Sci. **212**, 423—431 (1946). — **Hechst, B.:** Myelogenetische Untersuchungen über den Kleinhirnanteil der Pyramidenbahn. Arch. f. Psychiatr. **97**, 388—396 (1932). — **Heier, P.:** Fundamental principles in the structure of the brain. A study of the brain of *petromyzon fluviatilis*. Acta anat. (Basel) Suppl. **8**, 1—213 (1948). — **Held, H.:** Beiträge zur Struktur der Nervenzellen und ihrer Fortsätze. Dritte Abhandlung. Arch. f. Anat. Suppl. 273—312 (1897). — **Henneman, E., P. M. Cooke** and **R. S. Snider:** Cerebellar projections to the cerebral cortex. Res. Publ. Assoc. Nerv. Ment. Dis. **30**, 317—333 (1952). — **Henschen jr., F.:** Seröse Zyste und partieller Defekt des Kleinhirns. Z. klin. Med. **63**, 115—150 (1907). — **Herrick, C. J.:** The cerebellum of *Necturus* and other urodele amphibia. J. Comp. Neur. **24**, 1—29 (1914). ~ Origin and evolution of the cerebellum. Arch. of Neur. **11**, 621—652 (1924). ~ The medulla oblongata of *Necturus*. J. Comp. Neur. **50**, 1—96 (1930). ~ The Brain of the Tiger Salamander *Amblystoma tigrinum*. Chicago: Univ. Chicago Press 1948, S. 409. — **Hindenach, J. C. R.:** The cerebellum of *Sphenodon punctatum*. J. of Anat. **65**, 283—318 (1931). — **Hines, M.:** The brain of *Ornithorhynchus anatinus*. Philosophic. Trans. Roy. Soc. Lond., Ser. B **217**, 155—287 (1929). — **Hirako, G.:** Beiträge zur wissenschaftlichen Anatomie des Nervensystems. I. Demonstration der Purkinjeschen Zellen des Kleinhirns, die durch Weigert-Palsche Markscheidenfärbung dargestellt sind. Fol. anat. jap. **13**, 561—566 (1935). Zit. aus Zbl. Neurr. **79**, 241 (1936). — **Hochstetter, F.:** Über normalerweise während der Entwicklung im Kleinhirn des Menschen auftretende cystische Hohlräume und über ihre Rückbildung. Wien. klin. Wschr. **1928**, 13—14. ~ Beiträge zur Entwicklungsgeschichte des menschlichen Gehirns. Wien und Leipzig: F. Deuticke 1929. — **Höpker, W.:** Das Altern des Nucleus dentatus. Z. Altersforsch. **5**, 256—277 (1951). — **Hoevell, J. J. L. D. v.:** The phylogenetic development of the cerebellar nuclei. Proc. Kon. Akad. Wetensch. Amsterd. **18**, 1421—1434 (1916). — **Hogg, I. D.:** The development of the nucleus dorsalis (Clarke's column). J. Comp. Neur. **81**, 69—95 (1944). — **Hohman, L. B.:** The efferent connections of the cerebellar cortex; investigations based upon experimental exstirpations in cat. Res. Publ. Assoc. Nerv. Ment. Dis. **6**, 445—460 (1929). — **Holmes, G.:** The cerebellum of man. Brain **62**, 1—30 (1939). — **Holmes, G.,** and **T. G. Stewart:** On the connection of the inferior olives with the cerebellum in man. Brain **31**, 125—137 (1908). — **Holmgren, N.:** Zur Anatomie des Gehirns von *Myxine*. Kungl. svenska Vetenskapsakad. Handl. **60**, 1—96 (1919). —— **Holmgren, N.,** and **C. J. van der Horst:** Contribution to the morphology of the brain of *Ceratodus*. Acta zool. (Stockh.) **6**, 59—165 (1925). — **Hoogenboom, K. J. Hocke:** Das Gehirn von *Polyodon folium Lacép*. Z. mikrosk.-anat. Forsch. **18**, 311—392 (1929). — **Horst, C. J. van der:** The cerebellum of fishes. I. General morphology of the cerebellum. Proc. Kon. Akad. Wetensch. Amsterd. **28**, 735—746 (1925a). ~ The cerebellum of fishes. II. The cerebellum of *Megalops cyprinoides* (Brouss.) and its connections. Proc. Kon. Akad. Wetensch. Amsterd. **29**, 44—53 (1925b). — **Huber, G. C.,** and **E. Crosby:** On thalamic and tectal nuclei and fiber paths in the brain of the American alligator. J. Comp. Neur. **40**, 97—227 (1926). ~ The reptilian optic tectum. J. Comp. Neur. **57**, 57—163 (1933). — **Huber, W.:** Partielle und generalisierte Kleinhirnsklerosen. J. of Psychol. **37**, 625—672 (1929). — **Hunter, D.,** and **D. S. Russel:** Focal cerebral and cerebellar atrophy in a human subject due to organic mercury compounds. J. Neurol., Neurosurg. a. Psychiatry **17**, 235—241 (1954). — **Hydén, H.:** Protein metabolism in the nerve cell during growth and function. Acta physiol. scand. (Stockh.) **6**, Suppl. 17 (1943).

Ingersell, E. H., H. W. Magoun and **S. W. Ranson:** The spinal path for responses to cerebellar stimulation. Amer. J. Physiol. 117, 267—270 (1936). — **Ingvar, S.:** Zur Phylo- und Ontogenese des Kleinhirns nebst einem Versuch zu einheitlicher Erklärung der zerebellaren Funktion und Lokalisation. Fol. neurobiol. 11, 205—495 (1918). ~ Beitrag zur Kenntnis der Lokalisation im Kleinhirn. Feestbundel Cornelis Winkler. Psychiatr. Bl. (holl.) 312—345 (1918). — **Inukai, T.:** On the loss of Purkinje cells, with advancing age, from the cerebellar cortex of the albino rat. J. Comp. Neur. 45, 1—31 (1928).

Jacobsohn, L.: Über die Kerne des menschlichen Hirnstammes. Abh. preuß. Akad. Wiss., Physik.-math. Kl. 1909, 1—70. — **Jakob, A.:** Das Kleinhirn. In v. Möllendorffs Handbuch der mikroskopischen Anatomie des Menschen, Bd. 4, Nervensystem, S. 674—916. Berlin: Springer 1928. ~ Zum Problem der morphologischen und funktionellen Gliederung des Kleinhirns. Dtsch. Z. Nervenheilk. 105, 217—233 (1928a). — **Jakob, K.:** La sistematización del haz central de la calota como vía neuronal cerebelosa eferent olivobulbar. Rev. neur. Buenos Aires 7, 1—24 (1942). — **Jansen, J.:** The brain of Myxine glutinosa. J. Comp. Neur. 49, 359—507 (1930). — Om cerebellum og cerebellar lokalisasjon. Norsk Mag. Laegevidensk. 1931, 789—806. ~ Experimental studies on the intrinsic fibers of the cerebellum. I. The arcuate fibers. J. Comp. Neur. 57, 369—400 (1933). ~ Lillehjernens utvikling hos hvalene. Festskrift til Joh. H. Andresen, S. 134—156. Oslo: Gyldendal Norsk Forlag 1948. ~ The morphogenesis of the cetacean cerebellum. J. Comp. Neur. 93, 341—400 (1950). ~ On the whale brain with special reference to the brain of the fin whale *(Balaenoptera physalus)*. Norw. Whal. Gaz. 1952, 480—486. ~ Studies on the cetacean brain. The gross anatomy of the rhombencephalon of the fin whale *(Balaenoptera physalus* (L.)*)*. Hvalrådets skrifter 37, 1—35 (1953). ~ On the morphogenesis and the morphology of the mammalian cerebellum. In J. Jansen and A. Brodal: Aspects of Cerebellar Anatomy, p. 13—81. Oslo: Johan Grundt Tanum 1954a. ~ Efferent cerebellar connections. In J. Jansen and A. Brodal: Aspects of Cerebellar Anatomy, p. 189—248. Oslo: Johan Grundt Tanum 1954b. ~ On the efferent connections of the cerebellum. In Progress in Neurobiology, p. 232—239, edit. J. Ariëns Kappers. Amsterdam: Elsevier Publ. Co. 1956. — **Jansen, J.,** and **A. Brodal:** Experimental studies on the intrinsic fibers of the cerebellum. II. The cortico-nuclear projection. J. Comp. Neur. 73, 267—321 (1940). ~ Experimental studies on the intrinsic fibers of the cerebellum. The cortico-nuclear projection in the rabbit and the monkey *(Macacus rhesus)*. Norske Vid. Akad. Skr., I. Math.-naturv. Kl. 1942, Nr 3, 50 S. — **Jansen, J.,** and **J. Jansen jr.:** On the efferent fibers of the cerebellar nuclei in the cat. J. Comp. Neur. 102, 607—632 (1955). — **Jansen jr., J.:** Afferent impulses to the cerebellar hemispheres from the cerebral cortex and certain subcortical nuclei. An electro-anatomical study in the cat. Acta physiol. scand. (Stockh.) 41, Suppl. 143, 99 S. (1957). — **Jelenska-Macieszyna, S.:** Über die in den vorderen Vierhügeln des Kleinhirns entspringenden Bahnen. Fol. neurobiol. 6, Suppl., 23—47 (1913). — **Jelgersma, G.:** Das Gehirn der Wassersäugetiere. Leipzig: Johann Ambrosius Barth 1934. — **Johnson, Th. N.:** The superior and inferior colliculi of the mole *(Scalopus aquaticus machrinus)*. J. Comp. Neur. 101, 765—799 (1954). — **Johnston, J. B.:** The brain of petromyzon. J. Comp. Neur. 12, 1 (1902). — **Johnston, T. B.:** A note on the peduncle of the flocculus and the posterior medullary velum. J. of Anat. 68, 471—479 (1934). — **Juh Shen Shyu:** On the fiber connections of the reptilian cerebellum. J. of Orient. Med. 31 (1939).

Kabat, H., and **C. Dennis:** Behavior of dogs after complete temporary anemia of the brain. Amer. J. Physiol. 126, 549—550 (1939). — **Kabat, H., C. Dennis** and **A. B. Baker:** Recovery of function following arrest of the brain circulation. Amer. J. Physiol. 132, 737—747 (1941). — **Kanki, S.,** and **T. Ban:** Cortico-fugal connections of frontal lobe in man. Med. J. Osaka Univ. 3, 201—222 (1952). — **Kappers, C. U. Ariëns:** Die vergleichende Anatomie des Nervensystems der Wirbeltiere und des Menschen. II. Haarlem: De Erven F. Bohn 1921. ~ The relation of the cerebellum weight to the total brainweight in human races and in some animals. J. Nerv. Ment. Dis. 65, 113—124 (1927). ~ The phylogenetic development of the cerebellum. Psychiatr. Bl. (holl.) 1934, Nr 5, 1—11. ~ Anatomie comparee du systeme nerveux. Haarlem: De Erven F. Bohn 1947. — **Kappers, C. U Ariëns, G. C. Huber** and **E. C. Crosby:** The comparative anatomy of the nervous system of vertebrates, including man. New York: Macmillan & Co. 1936. — **Kashiwamura, T.:** Contributions to the comparative anatomy of the tractus tectocerebellaris in the brains of some lower vertebrates. Hiroshima J. Med. Sci. 3, 217—238 (1955). — **Kawakami, M.:** Contributions to the comparative anatomy of the cerebellar fiber connections in the reptiles. Hiroshima J. Med. Sci. 2, 295—317 (1954). — **Keller, R.:** Über die Folgen von Verletzungen in der Gegend der unteren Olive bei der Katze. Arch. f. Anat. 1901, 177—249. — **Kershman, J.:** The medulloblast and the medulloblastoma. A study of human embryos. Arch. of Neur. 40, 937—967 (1938). — **Kesiunaité, D.:** Quelques mots sur la structure de la couche granuleuse du cervelet. Bull. Histol. appl. 7, 156—161 (1930). Zit. aus Zbl. Neur. 57, 571 (1930). — **Kimmel, D. L.:** Differentiation of the bulbar motor nuclei and the coincident development of associated root fibers in the rabbit. J. Comp. Neur. 72, 83—148 (1940). ~ Development of the afferent components of the facial, glossopharyngeal and vagus nerves in the rabbit embryo. J. Comp. Neur. 74, 447—471 (1941). — **King, A. B.:** Demonstration of the basilar artery and its branches with thorotrast. Bull. Johns Hopkins Hosp. 70, 81—89 (1942). — **King, R. B.:** The olivo-cerebellar system. The effect of interolivary lesions on muscle tone in the trunk and limb girdles. J. Comp. Neur. 89, 207—223 (1948). — **Klimoff, J.:** Über die Leitungsbahnen des Kleinhirns. Arch. f. Anat. 1899, 11—27. — **Koelle, G. B.:** The histochemical localization of cholinesterases in the central nervous system of the rat. J. Comp. Neur. 100, 211—235 (1954). — **Környey, St.:** Histophatologie und klinische Symptomatologie der anoxisch-vasalen Hirnschädigungen. Akad. Kiadó (Budapest) 1955, 1—239. — **Kohnstamm, O.:** Über die gekreuzt-aufsteigende Spinalbahn und ihre Beziehung zum Gowerschen Strang. Neur. Zbl. 19, 242—249 (1900). — **Kooy, F. H.:** The inferior olive in vertebrates. Fol. neurobiol. 10, 205—369 (1917). — **Koster, S.:** Two cases of hypoplasia ponto-neocerebellaris. Acta psychiatr. (Københ.) 1, 47—83 (1926). — **Krabbe, K.:** Studies on the morphogenesis of the brain in reptiles, S. 1—87. København: Einar Munksgaard 1939. — **Krainer, L.:** Lamellar atrophy of the Purkinje cells following heat stroke. Report of a case. Arch. of Neur. 61, 441—444 (1949). — **Krause, F.:** Über einen Bildungsfehler des Kleinhirns und einige faser-anatomische Beziehungen des Organs. Z. Neur. 119, 788—815 (1929). ~ Über eine Verbindung des sensiblen Vagus und Glossopharyngeus mit dem Cerebellum. Proc. Kon. Akad. Wetensch. Amsterd. 33, 1082—1089 (1930). — **Krause, W.:** The ventricular surface of the nodulus cerebelli. Wien. Z. Nervenheilk. 4, 213—234 (1952). — **Kubik, Ch. S., and R. D. Adams:** Occlusion of the basilar artery. A clinical and pathological study. Brain 69, 73—121 (1946). — **Kuhlenbeck, H.:** The transitory superficial granular layer of the cerebellar cortex. J. Amer. Med. Womens, Assoc. 5, 347—351 (1951). — **Kuhlenbeck, H., and W. Haymaker:** Neuroectodermal tumors containing neoplastic neuronal elements: ganglioneuroma, spongioneuroblastoma and glianeuroma. Mil. Surgeon 99, 273—292 (1946). — **Kuithan, W.:** Die Entwicklung des Kleinhirns bei Säugetieren. Münch. med. Abh. 7, 1 (1895). — **Kuzume, G.:** Experimentell-anatomische Untersuchungen über die inneren und äußeren Verbindungen des Flocculus und der Kleinhirnkerne (hauptsächlich des Dachkerns). Fol. anat. jap. 4, 75—110 (1926).

Lam, R. L., and J. H. Ogura: An afferent representation of the larynx in the cerebellum. Laryngoscope 62, 486—495 (1952). — **Landau, E.:** Beitrag zur Kenntnis der Körnerschicht des Kleinhirns. Vorl. Mitt. Anat. Anz. 62, 391—398 (1927). ~ Zweiter Beitrag zur Kenntnis der Körnerschicht des Kleinhirns. Anat. Anz. 65, 89—93 (1928a). ~ Über cytoarchitektonische Bauunterschiede in der Körnerschicht des Kleinhirns. Z. Anat. 87, 551—557 (1928b). ~ Einige Worte über die Nervenzellen der Körnerschicht des Kleinhirns. Z. Neur. 122, 450 bis 451 (1929). ~ La cellule synarmotique. Bull. Histol. appl. 1932a, 159—168. ~ Zur Cytoarchitektonik des Kleinhirns. Dtsch. Z. Nervenheilk. 124, 182—184 (1932b). ~ La cellule synarmotique dans le cervelet humain. Archives d'Anat. 17, 273—285 (1933). — **Landau, W. M., W. H. Freygang jr., L. P. Rowland, L. Sokoloff and S. S. Kety:** The local circulation of the living brain; Values in the unanesthetized and anesthetized cat. Trans. Amer. Neur. Assoc. 1955, 125—127. — **Landolt, F.:** Zur Topographie der Kleinhirnarterien: Abnorme Verlaufsformen der Arteria cerebellaris inferior posterior. Schweiz. Arch. Neur. 64, 329 bis 337 (1949). — **Lange, S. J. de:** The descending tracts of the corpora quadrigemina. Fol. neurobiol. 3, 633—657 (1910). ~ Das Hinterhirn, das Nachhirn und das Rückenmark der Reptilien. Fol. neurobiol. 10, 385—422 (1917). — **Langelaan, J. W.:** On the development of the external form of the human cerebellum. Brain 42, 130—170 (1919). — **Langworthy, O. R.:** Medullated tracts in the brain stem of a seventh-month human fetus. Contr. Embryol. 1930, No 120, 37—52. ~ A description of the central nervous system of the porpoise *(Tursiops truncatus)*. J. Comp. Neur. 54, 437—499 (1932). ~ The brain of the whalebone whale, *Balaenoptera physalus*. Bull. Johns Hopkins Hosp. 57, 143—147 (1935). — **Larsell, O.:** The cerebellum of Amblystoma. J. Comp. Neur. 31, 259—282 (1920). ~ The cerebellum of the frog. J. Comp. Neur. 36, 89—112 (1923). ~ The development of the cerebellum in the frog *(Hyla regilla)* in relation to the vestibular and lateral-line systems. J. Comp. Neur. 39, 249—289 (1925). ~ The cerebellum of reptiles: lizards and snakes. J. Comp. Neur. 41, 59 bis 94 (1926). ~ The comparative morphology of the membranous labyrinths and the lateral line organs in their relations to the development of the cerebellum. Res. Publ. Assoc. Nerv. Ment. Dis. 6, 297—328 (1929). ~ The cerebellum of *Triturus torosus*. J. Comp. Neur. 53, 1—54 (1931). ~ The development of the cerebellum of *Amblystoma*. J. Comp. Neur. 54, 357—435 (1932a). ~ The cerebellum of reptiles: chelonians and alligator. J. Comp. Neur. 56, 299—345 (1932b). ~ Morphogenesis and evolution of the cerebellum. Arch. of Neur. 31, 373—395 (1934). ~ The development and morphology of the cerebellum in the opossum. Part I. Early development. J. Comp. Neur. 63, 65—94 (1935). ~ The development and morphology of the cerebellum in the opossum. Part II. Later development and adult. J. Comp. Neur. 63, 251—291 (1936a). ~ Cerebellum and corpus pontobulbare of the bat (Myotis). J. Comp. Neur. 64, 275—302 (1936b). ~ The cerebellum. A review and interpretation. Arch. of Neur. 38, 580—607 (1937). ~ Comparative neurology and present knowledge of the cerebellum. Bull. Minnesota Med. Found. 5, 73—85 (1945). ~ The cerebellum of myxinoids and petromyzonts including developmental stages in the lampreys. J. Comp. Neur. 86, 395 bis 445 (1947a). ~ The development of the cerebellum in man in relation to its comparative anatomy. J. Comp. Neur. 87, 85—129 (1947b). ~ The development and subdivisions of the cerebellum of birds. J. Comp. Neur. 89, 123—189 (1948). ~ Anatomy of the Nervous System, 2. Aufl. New York: Appleton-Century-Crofts 1951. ~ The morphogenesis and adult pattern of the lobules and fissures of the cerebellum of the white rat. J. Comp. Neur. 97, 281—356 (1952). ~ The cerebellum of the cat and the monkey. J. Comp. Neur. 99, 135—200 (1953). ~ The development of the cerebellum of the pig. Anat. Rec. 118, 73—108 (1954). ~ The Cerebellum. Anatomy. Minneapolis: University of Minnesota Press 1957 (im Druck). — **Larsell, O.,** and **S. von Berthelsdorf:** The ansoparamedian lobule of the cerebellum and its correlation with the limb-muscle masses. J. Comp. Neur. 75, 315—340 (1941). — **Larsell, O.,** and **R. S. Dow:** The development of the cerebellum in the bat *(Corynorhinus sp.)* and certain other mammals. J. Comp. Neur. 62, 443—468 (1935). — **Larsell, O.,** and **D. G. Whitlock:** Further observations on the cerebellum of birds. J. Comp. Neur. 97, 545—566 (1952). — **Lazorthes, G.,** et **J. Poulhès:** Les amarres veineuses du cerveau et du cervelet. C. r. Assoc. Anat. 35, 1—7 (1948). **Lazorthes, G., J. Poulhès** et **J. Espagno:** Les artères du cervelet. C. r. Assoc. Anat. 37, 279 bis 288 (1950a). ~ Les territoires vasculaires du cortex cérébelleux. II. C. r. Assoc. Anat. 37, 289—297 (1950b). ~ La vascularisation artérielle des noyaux du cervelet. I. C. r. Assoc. Anat. 38, 1—5 (1951). — **Leigh, A. D.,** and **A. Meyer:** Degeneration of the granular layer of the cerebellum. J. Neurol. Neurosurg. a. Psychiatry 12, 287—296 (1949). — **Levin, P. M.:** The efferent fibers of the frontal lobe of the monkey, *Macaca mulatta.* J. Comp. Neur. 63, 369—419 (1936). — **Lewandowsky, M.:** Untersuchungen über die Leitungsbahnen des Truncus cerebri und ihren Zusammenhang mit denen der Medulla spinalis und des Cortex cerebri. Neurobiol. Arb. II. Ser. 1, 63—147 (1904). — **Liechtenhan, K.:** Über Gewicht und Volumen von Rinde und Mark im menschlichen Kleinhirn. Acta Anat. (Basel) 1, 177—190 (1945). — **Lissitza, F. M.:** Olivo-cerebellare Verbindungen. [Russisch.] Neuropath. a. Psychiatr. 9, 42—48 (1940). — **Liu, Chan-Nao:** Fate of cells of Clarke's nucleus following axon section in cat, with evidence of spinal collaterals from dorsal spinocerebellar tract. Anat. Rec. 115, 342 (1953). ~ Afferent nerves to Clarke's and the lateral cuneate nucleus in the cat. A.M.A. Arch. Neur. 75, 67—77 (1956). — **Lloyd, D, P. C.,** and **A. K. McIntyre:** Bioelectric potentials in the nervous systems and muscle. Annual Rev. Physiol. 11, 173—198 (1949). ~ Dorsal column conduction of group I muscle afferent impulses and their relay through Clarke's column. J. of Neurophysiol. 13, 39—54 (1950). — **Loo, Y. T.:** Thymonucleic acid in Purkinje cells. J. Comp. Neur. 67, 423—431 (1937). — **Lorente de Nó, R.:** Les connexiones cerebelobulbaires. Bol. Soc. españ. Biol. 10 (1923). ~ Études sur le cerveau postérieur. III. Sur les connexions extra-cérébelleuses des fascicules afférents au cerveau, et sur la fonction de cet organe. Trav. Labor. Rech. biol. Univ. Madrid 22, 51—65 (1924). — **Lotmar, F.:** Histopathologische Befunde in Gehirnen von kongenitalem Myxödem *(Thyreoplasie).* Z. Neur. 119, 491—513 (1929). ~ Entwicklungsstörungen in der Kleinhirnrinde beim endemischen Kretinismus. Z. Neur. 136, 412—435 (1931). ~ Histopathologische Befunde in Gehirnen von endemischem Kretinismus, Thyreoplasie und Kachexia thyreopriva. Z. Neur. 146, 1—53 (1933). — **Löwenberg, H.:** The presence of the synarmotical cell in the cerebellum of birds. Bio-Morphosis (Basel) 1, 273—280 (1938). ~ Études sur les cellules de Golgi, les cellules interstitielles et les voies d'association intracérébelleuses chez les mammifères et les oiseaux. Arch. internat. Méd. expér. 14, 51—102 (1939). — **Löwenstein, K.:** Zur Kenntnis der Faserung des Hinterhaupts- und Schläfenlappens (Sehstrahlung, unteres Längsbündel, Türcksches Bündel), nebst klinischen Bemerkungen über Tumoren des rechten Schläfenlappens. Arb. hirnanat. Inst. Zürich 5, 241—351 (1911). — **Löwy, R.:** Über die Faseranatomie und Physiologie der Formatio vermicularis cerebelli. Arb. neur. Inst. Wien 21, 359—382 (1916). — **Löyning, Y.,** u. **J. Jansen:** A note on the morphology of the human cerebellum. Acta anat. (Basel) 25, 309—318 (1955). — **Ludwig-Hauri, L.:** Über die makroskopische Gliederung des Kleinhirns. Acta Anat. 24, 171—197 (1955). — **Lüthy, F.:** Über anatomische Beziehungen der unteren Olive zum Kleinhirn. Zbl. Neur. 61, 498 (1932). — **Lugaro, E.:** Sulle connessioni tra gli elementi nervosi della corteccia cerebellare etc. Riv. sper. Freniatr. 10, 297 (1894). Zit. aus Pensa 1931. — **Luna, E.:** Il compartamento delle radici sensitive dei nervi spinorombencefalici. Monit. zool. ital. 37, 283—288 (1926). Zit. nach Zbl. Neur. 46, 261—262 (1927). ~ Le radici sensitive des VII, IX, X paio ed i loro rapporti col cervelletto. Boll. Soc. ital. Biol. sper. 2, 209—211 (1927). Zit. nach Zbl. Neur. 48, 3 (1928). — **Lyssenkow, N. K.:** Über Aplasia palaeocerebellaris. Virchows Arch. 280, 611—625 (1931).

Macchi, G.: Studi quantitative sulle cellule del Purkinje in mammiferi di varie specie. Boll. Soc. ital. Biol. sper. 25, 169—170 (1949). — **Mackiewicz, S.:** Über einen Fall von halbseitiger Aplasie des Kleinhirns. Schweiz. Arch. Neur. 36, 81—111 (1935). — **MacNalty,, A. S.,** and **V. Horsley:** On the cervical spino-bulbar and spino-cerebellar tracts and on the question of topographical representation in the cerebellum. Brain 32, 237—255 (1909). — **Magoun, H. W.,**

and R. Rhines: An inhibitory mechanism in the bulbar reticular formation. J. of Neurophysiol. 9, 165—169 (1946). — **Mahaim, A.:** Recherches sur la structure anatomique du noyau rouge et ses connexions avec le pédoncule cérébelleux superieur. Mém. Couronnés Acad. roy. Méd. Belg. 13, 1—44 (1894). — **Marburg, O.:** Mikroskopisch-topographischer Atlas des menschlichen Zentralnervensystems. Leipzig u. Wien 1904. ~ Die Bodenstriae. Untersuchungen über den anatomischen Zusammenhang ihrer Fasern. Schweiz. Arch. Neur. 13, 419—427 (1923). ~ Die Anatomie des Kleinhirns. Dtsch. Z. Nervenheilk. 81, 8—35 (1924). ~ Nucleus eminentiae teretis, corpus pontobulbare, and their fiber connections. J. of Neuropath. 4, 195—216 (1945). — **Mareschal, P.:** L'olive bulbaire; anatomie-ontogènése-phylogènése-physiologie et physio-pathologie. Paris: G. Doin & Cie. 1934. — **Marie, P., et G. Guillain:** Le faisceau de Türck (faisceau externe du pied du pédoncule). Semaine méd. 23, 229—233 (1903). — **Martínez, A.:** Some efferent connexions of the human frontal lobe. J. of Neurosurg. 12, 18—25 (1955). — **Masuda, N.:** Über das Brückengrau des Menschen (Griseum pontis) und dessen Beziehungen zum Kleinhirn und Großhirn. Arb. hirnanat. Inst. Zürich 9, 1—249 (1914). — **Matzke, H. A.:** The course of the fibers arising from the nucleus gracilis and cuneatus of the cat. J. Comp. Neur. 94, 439—452 (1951). — **McCulloch, W. S., C. Graf** and **H. W. Magoun:** A cortico-bulbo-reticular pathway from area 4-s. J. of Neurophysiol. 9, 127—132 (1946). — **McIntyre, A. K.:** Spino-cerebellar pathways in the cat. Proc. Univ. Otago Med. School. 29, 16 (1951). — **Meessen, H.,** and **J. Olszewski:** A cytoarchitectonic atlas of the rhombencephalon of the rabbit. Basel u. New York: S. Karger 1949. — **Menke, E.:** Die quantitativen Formveränderungen des menschlichen Kleinhirns während seiner Entwicklung. Z. Anat. 114, 591—602 (1950). — **Merk, R.:** Die morphologischen Veränderungen des Zentralnervensystems im kurzfristigen Unterdruckversuch. Arch. f. Psychiatr. 111, 160—177 (1940). — **Mettler, F. A.:** Corticifugal fiber connections of the cortex of *Macaca mulatta*. The occipital region. J. Comp. Neur. 61, 221—256 (1935a). ~ Corticifugal fiber connections of the cortex of *Macaca mulatta*. The frontal region. J. Comp. Neur. 61, 509—542 (1935b). ~ Corticifugal fiber connections of the cortex of *Macaca mulatta*. The parietal region. J. Comp. Neur. 62, 263—292 (1935c). — Corticifugal fiber connections of the cortex of *Macaca mulatta*. The temporal region. J. Comp. Neur. 63, 25—48 (1935d). ~ Neuroanatomy. London: Henry Kimpton 1942. ~ The tegmento-olivary and central tegmental fasciculi. J. Comp. Neur. 80, 149—175 (1944). — **Mettler, F. A.,** and **L. J. Goss:** Canine chorea due to striocerebellar degeneration of unknown etiology. J. Amer. Vet., med. Assoc. 108, 377—384 (1946). — **Mettler, F. A.,** and **A. J. Lubin:** Termination of the brachium pontis. J. Comp. Neur. 77, 391—397 (1942). — **Mettler, F. A., F. L. Orioli, H. Grundfest** and **H. R. Liss:** The descending limb of the brachium conjunctivum. Trans. Amer. Neurol. Assoc. 79, 79—81 (1954). — **Meyer, J. E.:** Über mechanische Lageveränderungen der Purkinjezellen der Kleinhirnrinde. Zugleich ein Beitrag zur Frage der serösen Gewebsdurchtränkung. Arch. f. Psychiatr. u. Z. Neur. 181, 736—747 (1949a). ~ Über eine eigenartige Gestaltveränderung der Purkinjezellen der Kleinhirnrinde. Arch. f. Psychiatr. u. Z. Neur. 181, 748—754 (1949b). — **Micheli, H.:** Manifestations cycliques indiquant la présence de terminaisons nerveuses libres et de synapses dans la couche moléculaire à la surface du cervelet chez la rat. Experientia (Basel) 7, 426—427 (1951). — **Miskolczy, D.:** Ein Fall von Kleinhirnmißbildung. Arch. f. Psychiatr. 93, 569—615 (1931a). ~ Über die Endigungsweise der spino-cerebellaren Bahnen. Z. Anat. 96, 537—542 (1931b). ~ Wilsonsche Krankheit und Kleinhirn. Arch. f. Psychiatr. 97, 27—63 (1932). — Zur Kenntnis der Kleinhirnrinde des Kaninchens. Z. Anat. 100, 387 bis 393 (1933a). ~ Wanderungsbehinderung und Lagewechsel der Purkinje-Zellen. Z. Neur. 146, 54—73 (1933b). ~ Die Endigungsweise der olivo-cerebellaren Faserung. Arch. f. Psychiatr. 102, 197—201 (1934). — **Miskolczy, D.,** u. **J. Argemi:** Über die Cytoarchitektonik der Kleinhirnrinde des Hasen. Z. Anat. 107, 706—708 (1937). — **Mitterwallner, F. v.:** Variationsstatistische Untersuchungen an den basalen Hirngefäßen. Acta anat. (Basel) 24, 51—87 (1955). — **Moffie, D.:** The comparative anatomy of the nucleus intercalatus (Staderini) and adjacent structures. Von Gorcum's Med. Bibl. 91, 110 S. (1942). — **Monakow, C. v.:** Experimenteller Beitrag zur Kenntnis des Corpus restiforme, des „äußeren Acusticuskerns" und deren Beziehungen zum Rückenmark. Arch. f. Psychiatr. 14, 1—16 (1883). ~ Striae acusticae und untere Schleife. Arch. f. Psychiatr. 22, 1—26 (1891). ~ Großhirnpathologie. Wien 1905. — **Moore, K. L.,** and **M. L. Barr:** Morphology of the nerve cell nucleus in mammals, with special reference to the sex chromatin. J. Comp. Neur. 98, 213—231 (1953). — **Morin, F.,** and **J. V. Catalano:** Central connections of a cervical nucleus (nucleus cervicalis lateralis of the cat). J. Comp. Neur. 103, 17—32 (1955). — **Morin, F., J. Catalano** and **D. Lindner:** Spino-cerebellar projections in the cat and monkey *(Macaca mulatta)*. Anat. Rec. 115, 350 (1953). — **Morin, F.,** and **E. E. Gardner:** Spinal pathways for cerebellar projections in the monkey *(Macaca mulatta)*. Amer. J. Physiol. 174, 155—161 (1953). — **Morin, F.,** and **B. Haddad:** Afferent projections to the cerebellum and the spinal pathways involved. Amer. J. Physiol. 172, 497—510 (1953). — **Morin, F., H. G. Schwartz** and **J. L. O'Leary:** Experimental study of the spinothalamic and related tracts. Acta psychiatr. (Køberth.) 26, 371—396 (1951). — **Morrison,**

L. R.: Histopathologic effect of anoxia on the central nervous system. Arch. of Neur. **55**, 1—34 (1946). — **Moruzzi, G.:** La rete nervosa diffusa (Golgi) dello strato dei granuli del cerveletto. Arch. ital. Anat. e Embriol. **28**, 238—252 (1930). ~ Ricerche sperimentali sulle degenerazioni transneuroniche. Ateneo parm. **6**, 513—559 (1934). ~ Contributo alle studio delle localizzazioni cebellari col metodo delle degenerazioni transneuroniche. Arch. di Fisiol. **34**, 340—363 (1935). ~ Paleocerebellar inhibition of vasomotor and respiratory carotid sinus reflexes. J. of Neurophysiol. **3**, 20—32 (1940). — **Moruzzi, G.,** and **H. W. Magoun:** Brain stem reticular formation and activation of the EEG. Electroencephalogr. Clin. Neurophysiol. **1**, 455—473 (1949). — **Moruzzi, G.,** and **O. Pompeiano:** Crossed fastigial influence on decerebrate rigidity. J. Comp. Neur. **106**, 371—392 (1956). ~ Effects of vermal stimulation after fastigial lesions. Arch. ital. Biol. **95**, 31—55 (1957a). ~ Inhibitory mechanisms underlying the collapse of decerebrate rigidity after unilateral fastigial lesions. J. Comp. Neur. **107**, 1—25 (1957b). — **Mott, F.:** Microscopical examination of Clarke's column in man, the monkey and the dog. J. Anat. a. Physiol. **22**, 479—495 (1888). — **Münzer, E.,** u. **H. Wiener:** Beiträge zur Anatomie des Centralnervensystems der Taube. Mschr. Psychiatr. **3**, 379 (1898). — **Muskens, L. J. J.:** On tracts and centers involved in the upward and downward associated movements of the eyes after experiments in birds. J. Comp. Neur. **50**, 289—332 (1930). ~ Experimentelle und klinische Untersuchungen über die Verbindungen der unteren Olive und ihre Bedeutung für die Fallrichtung. Arch. f. Psychiatr. **102**, 558—613 (1934). — **Mussen, A. T.:** Experimental investigations on the cerebellum. Res. Publ. Assoc. Nerv. Ment. Dis. **6**, 381—423 (1929).

Nakamura, T.: Der Rollersche Kern. Eine vergleichend anatomische Untersuchung. Arb. neur. Inst. Wien **32**, 61—94 (1930). ~ Beiträge zur Kenntnis über die Entwicklung der Kleinhirnrinde. II. Mitt.: Über die Entstehung der Kleinhirnrinde, hauptsächlich der Purkinjeschen Zellen. Fukuoka Acta med. **29**, Nr 9 (1936). Zit. aus Zbl. Neur. **84**, 9 (1937). — **Nakaya, T.:** Über die Blutgefäße der Kleinhirnkerne. Jap. J. Med. Sci. **9**, 99—105 (1941). Zit. aus Excerpta med., Sect. I **3**, 7 (1949). — **Nauta, W. J. H.:** Über die sogenannte terminale Degeneration im Zentralnervensystem und ihre Darstellung durch Silberimprägnation. Schweiz. Arch. Neur. **66**, 353—376 (1950). — **Noguchi, K.:** On the tractus tecto-cerebellaris in the brain of *Megalobatrachus japonicus* (Temminck). Okajimas Fol. anat. jap. **23**, 257—263 (1951). — **Nyby, O.,** and **J. Jansen:** An experimental investigation of the cortico-pontine projection in *Macaca mulatta*. Norske Vid. Akad. Skr., I. Math.-Naturw. Kl. **1951**, Nr 3, 47 S. — **Nylén, C. O.:** Experimental production of circulatory disturbances in the cerebellar blood-vessels in rabbits. Confinia neur. (Basel) **1**, 157—161 (1938).

Obersteiner, H.: Anleitung beim Studium des Baues der nervösen Centralorgane. Leipzig u. Wien 1888. — **Ogawa, T.:** On a peculiar gray substance in the cerebellum of some aquatic mammals, with special reference to that of the fur seal *(Callorhinus ursinus gray)*. Ann. Rep. Saito Gratitude Found. Sendai **8**, 33—41 (1932). ~ Beiträge zur vergleichenden Anatomie des Zentralnervensystems der Wassersäugetiere: Über das vierte oder subcorticale graue Lager, Strat. griseum quartum s. subcorticale, im Kleinhirn des Seebären *(Callorhinus ursinias gray)*. Arb. Anat. Inst. Sendai **16**, 83—96 (1934) — Beiträge zur vergleichenden Anatomie des Zentralnervensystems der Wassersäugetiere. Über die Kleinhirnkerne der Pinnipedien und Zetazeen. Arb. anat. Inst. Sendai **17**, 63—136 (1935). ~ Über den Tractus tectocerebellaris bei den Säugetieren. Arb. Anat. Inst. Sendai **20**, 53—78 (1937). — **Ogawa, T.,** and **S. Mitomo:** Eine experimentell-anatomische Studie über zwei merkwürdige Faserbahnen im Hirnstamm des Hundes: Tractus mesencephalo-olivaris medialis (Economo et Karplus) und Tractus tecto-cerebellaris. Jap. J. Med. Sci., Trans. Anat. **7**, 77—94 (1938). — **Olmer, D.:** Histogénèse des cellules de Purkinje du cervelet chez le mouton, le chat, le cobaye. C. r. Soc. Biol. Paris **51**, 911—913 (1899). — **Olszewski, J.,** and **D. Baxter:** Cytoarchitecture of the human brain stem. New York u. Basel: S. Karger 1954. — **Ono, M.:** Fiber connections of paraflocculus and lateral nucleus in rabbit. Okajimas Fol. Anat. Jap. **15**, 635—673 (1937). — **Ono, M.,** u. **H. Kato:** Beitrag zur Kenntnis von den Kleinhirnkernen des Kaninchens. Anat. Anz. **86**, 245—259 (1938). — **Orioli, F. L.,** and **F. A. Mettler:** Descending limb of the brachium conjunctivum in *Macaca mulatta*. J. Comp. Neur. **106**, 339—362 (1956). — **Ostertag, B.:** Einteilung und Charakteristik der Hirngewächse. Jena: Gustav Fischer 1936.

Padget, D. H.: The development of the cranial arteries in the human embryo. Contrib. Embryol. 1948, No 212, 205—262. — **Palay, S. L.,** and **G. E. Palade:** The fine structure of neurones. J. Biophys. a. Biochem. Cytology **1**, 69—88 (1955). — **Palmgren, A.:** Embryological and morphological studies on the midbrain and cerebellum of vertebrates. Acta zool. (Stockh.) **2**, 1—94 (1921). — **Papez, J. W.:** Reticulo-spinal tracts in the cat. J. Comp. Neur. **41**, 365 bis 399 (1926). ~ Comparative Neurology. New York: T. Y. Crowell Co. 1929. — **Papez, J. W.,** and **G. LaVerne Freeman:** Superior colliculi and their fiber connections in the rat. J. Comp. Neur. **51**, 409—439 (1930). — **Papez, J. W.,** and **W. A. Stotler:** Connections of the red nucleus. Arch. of Neur. **44**, 776—791 (1940). — **Pass, I. J.:** Anatomic and functional relationship of the nucleus dorsalis (Clarke's column) and of the dorsal spinocerebellar tract (Flechsig's). Arch. of Neur. **30**, 1025—1045 (1933). — **Passaponti, A.:** Contributo morfologica al problema della localizzazioni cerebellari. Monit. zool. ital. **56**, 164—166 (1948). — **Pearson, A. A.:**

The acustico-lateral centers and the cerebellum, with fiber connections, of fishes. J. Comp. Neur. **65**, 201—294 (1936). ~ The development and connections of the mesencephalic root of the trigeminal nerve in man. J. Comp. Neur. **90**, 1—46 (1949a). ~ Further observations on the mesencephalic root of the trigeminal nerve. J. Comp. Neur. **91**, 147—194 (1949b). — **Peele, T. L.**: Cytoarchitecture of individual parietal areas in the monkey *(Macaca mulatta)* and the distribution of the efferent fibers. J. Comp. Neur. **77**, 693—737 (1942). — **Pensa, A.**: Osservazioni e considerazioni sulla struttura della corteccia cerebellare dei mammiferi. Mem. R. Accad. naz. Lincei, Cl. Sci. Fis., Mat. e Nat., Ser. VI **5**, 25—50 (1931). — **Pfeiffer**: Über mehrkernige Ganglienzellen in der menschlichen Hirnrinde. Z. Neur. **114**, 530—566 (1928). ~ Purkinjezellverlagerung und vasaler Faktor. Arch. f. Psychiatr. **88**, 686—697 (1929). ~ Pathogenetische Betrachtungen zur Frage der Vulnerabilität der Purkinje-Zellschicht. Z. Neur. **140**, 276—299 (1932). — **Pines, L.**, u. **G. Liberson**: Über die olivocerebellaren Verbindungen beim Menschen. Anat. Anz. **78**, 188—206 (1934). — **Pitts, R. F.**: The respiratory center and its descending pathways. J. Comp. Neur. **72**, 605—625 (1940). — **Pitts, R. F., H. W. Magoun** and **S. W. Ranson**: Localization of the medullary respiratory centers in the cat. Amer. J. Physiol. **126**, 673—688 (1939). — **Poljak, S.**: An experimental study of the association, callosal and projection fibers of the cerebral cortex of the cat. J. Comp. Neur. **44**, 197—258 (1927). ~ The main afferent fiber systems of the cerebral cortex in primates. Berkeley, Calif.: Univ. Calif. Press 1932. — **Pompeiano, O.**: Two routes for the postural responses elicited from the intermediate part of the cerebellar anterior lobe. Proc. XX. Internat. Physiol. Congr. Brüssel, S. 734, 1956. — **Pompeiano, O.**, and **A. Brodal**: The origin of vestibulospinal fibres in the cat. An experimental-anatomical study with comments on the descending medial longitudinal fasciculus. Arch. ital. Biol. **95**, 166—195 (1957a). ~ Experimental demonstration of a somatotopical origin of rubrospinal fibers in the cat. J. Comp. Neur. **108** (1957b) (im Druck). ~ Spinovestibular fibers in the cat. An experimental study. J. Comp. Neur. **1958** (im Druck). — **Preisig, H.**: Le noyaux rouge et le pédoncle cérébelleux supérieur. J. Psychol. u. Neur. **3**, 215—230 (1904). ~ Étude anatomique et anatomopathologique sur un cas d'atrophie du cervelet. J. Psychol. u. Neur. **19**, 1—46 (1912). — **Probst, M.**: Zur Anatomie und Physiologie des Kleinhirns. Arch. f. Psychiatr. **35**, 692—777 (1902). ~ Zur Kenntnis der Hirnlues und über die Zwischenhirn-Olivenbahn (sowie Bemerkungen über den frontalen Anteil des Brückengraus, über das Monakowsche Bündel und die Pyramidenbahn). Jb. Psychiatr. **23**, 350—381 (1903). — **Putnam, I. K.**: The proportion of cerebellar to total brain weight in mammals. Proc. Kon. Akad. Wetensch. Amsterd. **31**, 1—14 (1928).

Quarti, G.: Sulle fibre a ghirlanda del cervelletto negli uccelli. Boll. Soc. med.-chir. Pavia **2**, 535—549 (1927).

Raaf, J., and **J. W. Kernohan**: A study of the external granular layer in the cerebellum. The disappearance of the external granular layer and the growth of the molecular and internal granular layers in the cerebellum. Amer. J. Anat. **75**, 151—172 (1944a). ~ Relation of abnormal collections of cells in posterior medullary velum of cerebellum to origin of medulloblastoma. Arch. of Neur. **52**, 163—169 (1944b). — **Radner, S.**: Vertebral angiography by catheterization. A new method employed in 221 cases. Acta radiol. (Stockh.) Suppl. 87, 134 S. (1951). — **Ramilo, R. C.**: Esterotaxis del núcleo dentado. Analisis del Wallerialis mo en el gato. Tesis doctoral. Actualidad Médica, Enaro **1952**, 3—16. — **Rand, R. W.**: An anatomical and experimental study of the cerebellar nuclei and their efferent pathways in the monkey. J. Comp. Neur. **101**, 167—224 (1954). — **Ranson, S. W., H. K. Davenport** and **E. T. Doles**: Intramedullary course of the dorsal root fibers of the first three cervical nerves. J. Comp. Neur. **54**, 1—12 (1932). — **Ranson, S. W.**, and **W. R. Ingram**: The diencephalic course and termination of the medial lemniscus and the brachium conjunctivum. J. Comp. Neur. **56**, 257—275 (1932). — **Rasdolsky, I.**: Beiträge zur Architektur der grauen Substanz des Rückenmarks. (Unter Benutzung einer neuen Methode der Färbung der Nervenfaserkollateralen.) Virchows Arch. **257**, 356—363 (1925). — **Rasmussen, A. T.**: An aberrant (recurrent) pyramidal bundle in the cat. J. Comp. Neur. **51**, 229—235 (1930). ~ Secondary vestibular tracts in the cat. J. Comp. Neur. **54**, 143—171 (1932). ~ Origin and course of the fasciculus uncinatus (Russell) in the cat, with observations on other fiber tracts arising from the cerebellar nuclei. J. Comp. Neur. **57**, 165—197 (1933). ~ Tractus tectospinalis in the cat. J. Comp. Neur. **63**, 501—525 (1936). — **Rasmussen, A. T.**, and **W. T. Peyton**: The location of the lateral spinothalamic tract in the brain stem of man. Surgery (St.Louis) **10**, 699—710 (1941) ~ Origin of the ventral external arcuate fibers and their continuity with the striae medullares of the fourth ventricle of man. J. Comp. Neur. **84**, 325—337 (1946). — **Retterer, E.**: Les cellules de Purkinje du cervelet sont des éléments uni- ou pluri-nuclées en voie de dégénéréscence. Cr. Soc. Biol. Paris **79**, 33—35 (1927). — **Rexed, B.**: The cytoarchitectonic organization of the spinal cord in the cat. J. Comp. Neur. **96**, 415—496 (1952). ~ Persönliche Mitteilung 1954. **Rexed, B.**, and **A. Brodal**: The nucleus cervicalis lateralis: A spinocerebellar relay nucleus. J. of Neurophysiol. **14**, 399—407 (1951). — **Rexed, B.**, and **G. Ström**: Afferent nervous connexions of the lateral cervical nucleus. Acta physiol. scand. (Stockh.) **25**,

219—229 (1952). — **Rhines, R.**, and **H. W. Magoun**: Brain stem facilitation of cortical motor response. J. of Neurophysiol. **9**, 219—229 (1946). — **Ries, F. A.**, and **O. R. Langworthy**: A study of the surface structure of the brain of the whale *(Balaenoptera physalus* and *Physeter catadon)*. J. Comp. Neur. **68**, 1—47 (1937). — **Riese, W.**: Über die Markreifung im Kleinhirn. Z. Neur. **94**, 629—638 (1925). — **Rigdon, R. H.**, and **D. E. Fletcher**: Lesion in the brain associated with malaria. Pathologic study on man and on experimental animals. Arch. of Neur. **53**, 191—198 (1945). — **Riley, H. A.**: The mammalian cerebellum. A comparative study of the arbor vitae and folial pattern. Res. Publ. Assoc. Nerv. Ment. Dis. **6**, 37—192 (1929). ~ The lobules of the mammalian cerebellum and cerebellar nomenclature. Arch. of Neur. **24**, 227—256 (1930). ~ An atlas of the basal ganglia, brain stem and spinal cord. Baltimore: Williams & Wilkins Company 1943. — **Robins, E., K. M. Eydt** and **D. E. Smith**: Distribution of lipides on the cerebellar cortex and its subjacent white matter. J. of Biol. Chem. **220**, 677—682 (1956). — **Robins, E.**, and **D. E. Smith**: A quantitative histochemical study of eight enzymes of the cerebellar cortex and subjacent white matter in the monkey. Res. Publ. Assoc. Nerv. Ment. Dis. **32**, 305—327 (1953). — **Robins, E., D. E. Smith** and **M. K. Jen**: The quantitative distribution of the enzymes of carbohydrate metabolism in the cerebellar cortex and subjacent white matter in the monkey. In: Proc. Soc. Ann. Symp. on Neurometabolism. New York: Paul Hoeber 1956. — **Robins, E., D. E. Smith** and **R. E. McCaman**: Microdetermination of purine nucleoside phosphorylase activity in brain and its distribution within the monkey cerebellum. J. of Biol. Chem. **204**, 927—937 (1953). — **Röthig, P.**: Beiträge zum Studium des Zentralnervensystems der Wirbeltiere. II. Über die Faserzüge im Mittelhirn, Kleinhirn und der Medulla oblongata der Urodelen und Anuren. Z. mikrosk.-anat. Forsch. **10**, 381—472 (1927). — **Roller, F. C. W.**: Ein kleinzelliger Hypoglossuskern. Arch. mikrosk. Anat. **19**, 383—395 (1881). — **Rosiello, L.**: Sull' origine delle fibre muschiose del cervelletto. Riv. Neur. **10**, 437—455 (1937). Zit. aus Zbl. Neur. **88**, 549 (1938). — **Rossi, G. F.**, and **A. Brodal**: Corticofugal fibres to the brain stem reticular formation. An experimental study in the cat. J. of Anat. **90**, 42—62 (1956). — **Rubinstein, B. G.**: Über doppelkernige Nervenzellen im Zentralnervensystem bei Schizophrenie und einigen anderen Psychosen mit besonderer Berücksichtigung des Thalamus opticus. Acta med. scand. (Stockh.) **81**, 215—238 (1934). — **Rüdeberg, S.-I.**: Persönliche Mitteilung 1956. — **Russel, C. K.**: The syndrome of the brachium conjunctivum and the tractus spinothalamicus. Arch. of Neur. **25**, 1003—1010 (1931). — **Russell, J. S. R.**: Degenerations consequent on experimental lesions of the cerebellum. Philosophic. Trans. Roy. Soc. Lond., Ser. B **186**, 633—660 (1895). — **Ruwaldt, M. M.**, and **R. S. Snider**: Projections of vestibular areas of cerebellum to the cerebrum. J. Comp. Neur. **104**, 387—401 (1956).

Saccone, A., and **J. A. Epstein**: Granuloblastoma, a primary neuroectodermal tumor of the cerebellum. J. of Neuropath. **7**, 287—298 (1948). — **Sachs, E.**, and **E. F. Fincher jr.**: Anatomical and physiological observations on lesions in the cerebellar nuclei in *Macacus rhesus*. Brain **50**, 350—377 (1927). — **Saetersdal, T. A. S.**: On the ontogenesis of the avian cerebellum. Part I. Studies on the formation of fissures. Univ Bergen. (Årbok). Nat. vit. rekke **1956a**, Nr 2, 15 S. ~ On the ontogenesis of the avian cerebellum. Part II. Measurements of the cortical layers. Univ. Bergen (Årbok). Nat. vit. rekke **1956b**, Nr 3, 53 S. — **Saito, M.**: Experimentelle Untersuchungen über die inneren Verbindungen der Kleinhirnrinde und deren Beziehungen zu Pons und Medulla oblongata. Arb. neur. Inst. Wien **23**, 74—106 (1922a). ~ Weitere Untersuchungen über die inneren Verbindungen der Kleinhirnrinde. Der Lobus anterior. Arb. neur. Inst. Wien **24**, 77—84 (1922b). — **Saito, T.**: Über das Gehirn des japanischen Flußneunauges *(Entosphenus japonicus Martens)*. Fol. anat. jap. **8**, 189—263 (1930). — **Salimbeny, T. A.**, et **I. Gery**: Contribution a l'étude de l'anatomie pathologique de la viellesse. Ann. Inst. Pasteur **8**, 557—610 (1912). — **Sanders, E. B.**: A consideration of certain bulbar, midbrain, and cerebellar centers and fiber tracts in birds. J. Comp. Neur. **49**, 155—222 (1929). — **Sántha, K. v.**: Neuer Beitrag zur Histopathologie der Tay-Sachs-Schafferschen Krankheit. Arch. f. Psychiatr. **86**, 665—676 (1929). ~ Über das Verhalten des Kleinhirns in einem Falle von endogen-afamiliärer Idiotie. Z. Neur. **123**, 717—793 (1930a). ~ Über die Entwicklungsstörungen der Purkinjeneurone. Arch. f. Psychiatr. **91**, 373—410 (1930b). ~ Die Cajal-Smirnowschen Fasern — ein normaler Bestandteil des menschlichen Palaeo-cerebellums. Arch. f. Psychiatr. **93**, 142—158 (1931). — **Schaffer, K.**: Der Kleinhirnanteil der Pyramidenbahn (die cerebellare Pyramide). Z. Neur. **27**, 435—482 (1915). ~ Beiträge zur Morphologie des Rhombencephalons. Z. Neur. **46**, 95—110 (1919). ~ Die anatomische und physiologische Bedeutung des Kleinhirnanteils der Pyramidenbahn. Arch. f. Psychiatr. **97**, 318—322 (1932). ~ Beitrag zur feineren Anatomie des Kleinhirnanteils der Pyramidenbahn. Z. Anat. **109**, 278—281 (1938). — **Scheibel, M. E.**, and **A. B. Scheibel**: Observations on the intracortical relations of the climbing fibers of the cerebellum. A Golgi study. J. Comp. Neur. **101**, 733—763 (1954a). ~ Persönliche Mitteilung 1954b. ~ The inferior olive. A Golgi study. J. Comp. Neur. **102**, 77—132 (1955). — **Scheibel, M. E., A. B. Scheibel, F. Walberg** and **A. Brodal**: Areal distribution of axonal and dendritic patterns in inferior olive. J. Comp. Neur. **106**, 21—49 (1956). — **Scheinker, I.:** Zur Frage der Pathogenese und Pathologie der Medulloblastome. Mschr. Psychiatr. **101**, 103—113 (1939). — **Scherer, H.-J.:** Beiträge zur pathologischen Anatomie des Kleinhirns. III. Genuine Kleinhirnatrophien. Z. Neur. **145**, 335—405 (1933). — **Schimert, J.:** Die Endigungsweise des Tractus vestibulos-spinalis. Z. Anat. **108**, 761—767 (1938). ~ Das Verhalten der Hinterwurzelkollateralen im Rückenmark. Z. Anat. **109**, 665—687 (1939). — **Schmeidel, G.:** Die Entwicklung der Arteria vertebralis des Menschen. Morph. Jb. **71**, 315—435 (1933). — **Schob, F.:** Weitere Beiträge zur Kenntnis der Friedreich-ähnlichen Krankheitsbilder. Z. Neur. **73**, 188—238 (1921). — **Scholten, J, M.:** Einige opmerkingen over de vergelijkende anatomie van de pars tonsillaris Bolk. I. Sub-Primaten. II. Primaten. Nederl. Akad. Wetensch., Afd. Natuurk. **52**, 168—182 (1943 a, b). ~ Een nadere beschouwing over de homologie der kleinehersendeelen van de sub-primaten, en primaten, met de van den mensch. Nederl. Akad. Wetensch., Afd. Natuurk. **52**, 514—522 (1943 c). ~ Comparative anatomy of the caudal part of the human and subprimate cerebellum. Proc. Kon. Nederl. Akad. Wetensch. **48**, 369—380 (1945). ~ De plaats von den paraflocculus in het geheel der cerebellaire correlaties. Akad. proefschr., Amsterd. **1946**, 1—235. — Quelques remarques sur les localisations cérébelleuses. Fol. psychiatr., neurol. neurochir. neerl. **1948**, 1—11. — **Shanklin, W. M.:** The central nervous system of Chamaeleon vulgaris. Acta zool. (Stockh.) **11**, 425—490 (1930). ~ The cerebella of three deep sea fish. Acta zool. **15**, 409—430 (1934). — **Sherrington, C. S.:** Note on the spinal portion of some ascending degeneration. J. of Physiol. **14**, 255—302 (1893). — **Sherrington, C. S.**, and **E. E. Laslett:** Remarks on the dorsal spinocerebellar tract. J. of Physiol. **29**, 188—194 (1903). — **Shimada, K.:** Contribution to anatomy of the central nervous system of the Japanese. XI. Upon the vermal arbor vitae. Okajimas Fol. anat. jap. **28**, 207—227 (1956). — **Shimazono, J.:** Das Kleinhirn der Vögel. Arch. mikrosk. Anat. **80**, 397—449 (1912). — **Sinnige, J. L. M.:** Anatomisch onderzoek over de verbindingen van de kleine hersenen bij den hond. Amsterdam: N.V. Noord-Holland. Uitg. Maatsch **1938**. — **Sjøqvist, O.**, and **E. A. Weinstein:** The effect of section of the medial lemniscus on proprioceptive functions in chimpanzees and monkeys. J. of Neurophysiol. **5**, 69—74 (1942). — **Smirnow, A. E.:** Einige Bemerkungen über myelinhaltige Nervenfasern in der Molekularschicht des Kleinhirns beim erwachsenen Hunde. Arch. mikrosk. Anat. **52**, 195—202 (1898). — **Smith, G. E.:** The primary subdivisions of the mammalian cerebellum. J. Anat. a. Physiol. **16**, 381—385 (1902). ~ Further observations on the natural mode of subdivision of the mammalian cerebellum. Anat. Anz. **23**, 368—384 (1903). — **Smith, M. C.:** The use of Marchi staining in the later stages of human tract degeneration. J. Neurol., Neurosurg a. Psychiatry **14**, 222—225 (1951). ~ The anatomy of the spino-cerebellar fibers in man. 1. The course of the fibers in the spinal cord and brain stem. J. Comp. Neur. **1957**. — **Smyth, G. E.:** The significance of lesions in the dentate nuclei apparently consecutive to disease of the frontal lobes. Brain **64**, 63—72 (1941). — **Snider, R. S.:** Alterations which occur in mossy terminals of the cerebellum following transection of the brachium pontis. J. Comp. Neur. **64**, 417—435 (1936). ~ Morphology of the cerebellar nuclei in the rabbit and cat. J. Comp. Neur. **72**, 399—415 (1940). ~ Electro-anatomical studies on a tectocerebellar pathway. Anat. Rec. **91**, 299 (1945). ~ Recent contributions to the anatomy and physiology of the cerebellum. Arch. of Neur. **64**, 196—219 (1950). ~ Interrelations of cerebellum and brain stem. Res. Publ. Assoc. Nerv. Ment. Dis. **30**, 267—281 (1952). — **Snider, R. S.**, and **J. W. Barnard:** Electro-anatomical studies on the afferent projection to the inferior olive. J. Comp. Neur. **91**, 243—257 (1949). ~ **Snider, R. S.**, and **E. Eldred:** Cerebral projections to the tactile, auditory and visual areas of the cerebellum. Anat. Rec. **100**, 714 (1948). ~ Maintenance of spontaneous activity within the cerebellum. Proc. Soc. Exper. Biol. a. Med. **72**, 124—127 (1949). ~ Cerebro-cerebellar relationships in the monkey. J. of Neurophysiol. **15**, 27—40 (1952). — **Snider, R. S., W. S. McCulloch** and **H. W. Magoun:** A cerebello-bulboreticular pathway for suppression. J. of Neurophysiol. **12**, 325—334 (1949). — **Snider, R., S.**, and **H. W. Magoun:** Facilitation produced by cerebellar stimulation. J. of Neurophysiol. **12**, 335—345 (1949). — **Snider, R. S.**, and **A. Stowell:** Evidence of a representation of tactile sensibility in the cerebellum of the cat. Federat. Proc. **1**, 82—83 (1942). ~ Receiving area of the tactile, auditory and visual systems in the cerebellum. J. of Neurophysiol. **7**, 331—358 (1944). — **Sosa, J. M.:** Der Golgische Apparat in der Kleinhirnrinde bei experimentellen Avitaminosen und in einigen physiologischen Zuständen. Vorl. Mitt. An. Inst. Neur. (Montevideo) **1**, 346—368 (1928). Zit. aus Zbl. Neur. **52**, 418 (1929). — **Spaier, E. L.:** Zur Frage der Verbindungen zwischen dem Vestibularnerven und dem Kleinhirn. Vestn. Otol. t. d. **1936**, Nr 2, 25—31. Zit. aus Zbl. Neur. **82**, 555 (1936). — **Spiegel, A.:** Über die degenerativen Veränderungen in der Kleinhirnrinde im Verlauf des Individualzyklus von *Cavia cobaya Marcgr.* Zool. Anz. **79**, 173—182 (1928). — **Spiegel, E. A.**, and **N. P. Scala:** Positional nystagmus in cerebellar lesions. J. of Neurophysiol. **5**, 247—260 (1942). — **Spielmeyer, W.:** Histopathologie des Nervensystems. Berlin: Springer 1922. — **Spitzer, A., u. J. P. Karplus:** Über experimentelle Läsionen an der Gehirnbasis. Arb. neur. Inst. Wien **16**, 348—436

(1907). — **Sprague, J. M.:** Cells of the ventral spinocerebellar tract. Anat. Rec. **106**, 289—290 (1950). ~ Single unit activity in spinocerebellar tract in cats. Federat. Proc. **10**, 131 (1951). ~ Spinal "border cells" and their role in postural mechanism (Schiff-Sherrington phenomenon). J. of Neurophysiol. **16**, 464—474 (1953). — **Staderini, R.:** Richerche sperimentali sopra la origine reale del nervo ipoglossi. Internat. Mschr. Anat. u. Physiol. **12**, 220—246 (1895). ~ Nucleus praepositus nervi hypoglossi o nucleo intercalato? Nota critica. Anat. Anz. **87**, 101—105 (1938). — **Stefanelli, A.:** Nids, glomérules et rosettes cérébellaires. Arch. di Biol. **89**, 61—68 (1933). — **Stevenson, L.,** and **F. Echlin:** Nature and origin of some tumors of the cerebellum. Arch. of Neur. **31**, 93—109 (1934). — **Stigliani, R.:** La cellula sinarmotica del cerveletto dell'Uomo. Diss. Lausanne 1937. — **Stöhr, Ph.:** Studien am menschlichen Kleinhirn mit O. Schultzes Natronlauge-Silbermethode und mit der ultravioletten Mikrophotographie. Z. Anat. **69**, 181—204 (1923). — **Stopford, J. S. B.:** The arteries of the pons and medulla oblongata. J. Anat. a. Physiol. **50**, 131—164 (1916a). ~ The arteries of the pons and medulla oblongata. Part II. The precise distribution of the arteries supplying the medulla oblongata and pons. J. Anat. a. Physiol. **50**, 255—280 (1916b). — **Stotler, W. A.:** An experimental study of the origin of the afferent fibers of the inferior olivary nucleus of the cat brain. Anat. Rec. **109**, 385—386 (1954). — **Strauss, H.:** Strangulationsfolgen und Hirnstamm. Z. Neur. Psychiatr. **131**, 363—374 (1931). — **Streeter, G. L.:** Die Entwicklung des Nervensystems. In F. Keibel und F. P. Mall, Handbuch der Entwicklungsgeschichte des Menschen, Bd. 2, S. 1—156. 1911. — **Strong, O. S.:** A case of unilateral cerebellar agenesia. J. Comp. Neur. **25**, 361—391 (1915). ~ Some observations on the course of the fibers from Clarke's column in the normal human spinal cord. Bull. Neur. Inst. (N.Y.) **5**, 165—179 (1936). — **Stroud, B. B.:** The mammalian cerebellum. J. Comp. Neur. **5**, 71—118 (1895). — **Sugar, O.,** and **R. W. Gerard:** Anoxia and brain potentials. J. of Neurophysiol. **1**, 558—572 (1938). — **Sunderland, S.:** The projection of the cerebral cortex on the pons and cerebellum in the macaque monkey. J. of Anat. **74**, 201—226 (1940). ~ The arterial relations of the internal auditory meatus. Brain **68**, 23—27 (1945). — **Suzuki, N.:** A contribution to the study of the mormyrid cerebellum. Annotationes Zool. Jap. **13**, 503—524 (1932). — **Swank, R. L.:** The relationship between the circumolivary pyramidal fascicles and the pontobulbar body in man. J. Comp. Neur. **60**, 309—317 (1934a). ~ Aberrant pyramidal fascicles in the cat. J. Comp. Neur. **60**, 355—359 (1934b). — **Szentágothai, J.,** and **A. Albert:** The synaptology of Clarke's column. Acta morph. (Budapest) **5**, 43—51 (1955). — **Szentágothai-Schimert, J.:** Die Bedeutung des Faserkalibers und der Markscheidendicke im Zentralnervensystem. Z. Anat. **111**, 201—223 (1941).

Tagaki, J.: Studien zur vergleichenden Anatomie des Nucleus vestibularis triangularis. I. Der Nucleus intercalatus und der Nucleus praepositus hypoglossi. Arb. neur. Inst. Wien **27**, 157—188 (1925). — **Takahashi, K.:** Die percutane Arteriographie der Arteria vertebralis und ihrer Versorgungsgebiete. Arch. f. Psychiatr. **111**, 373—379 (1940). — **Takasu, K.:** Zur Entwicklung der Ganglienzellen der Kleinhirnrinde des Schweines. Anat. Anz. **26**, 226—232 (1905). — **Tasiro, S.:** Experimentell-anatomische Untersuchung über die efferenten Bahnen aus den Vierhügeln beim Kaninchen. Z. mikrosk.-anat. Forsch. **45**, 321—375 (1939). ~ Experimentell-anatomische Untersuchung über die efferenten Bahnen aus den Vierhügeln der Katze. Z. mikrosk.-anat. Forsch. **47**, 1—32 (1940). — **Thomas, A.:** Le cervelet. Étude anatomique, clinique, et physiologique. Paris 1897. Zit. aus Ferraro u. Barrera 1935b. — **Thomas, D. M., R. P. Kaufman, J. M. Sprague** and **W. W. Chambers:** Experimental studies of the vermal cerebellar projections in the brain of the cat. J. of Anat. **90**, 371—384 (1956). — **Thomas, O. L.:** A comparative study of the cytology of the nerve cell with reference to the problem of neurosecretion. J. Comp. Neur. **95**, 73—101 (1951). — **Titrud, L. A.,** and **W. Haymaker:** Cerebral anoxia from high altitude asphyxiation. Arch. of Neur. **57**, 397—416 (1947). — **Torvik, A.:** Transneuronal changes in the inferior olive and pontine nuclei in kittens. J. of Neuropath. **15**, 119—145 (1956). — **Torvik, A.,** and **A. Brodal:** The cerebellar projection of the perihypoglossal nuclei (nucleus intercalatus, nucleus praepositus and nucleus of Roller) in the cat. J. of Neuropath. **13**, 515—527 (1954). ~ The origin of reticulospinal fibers in the cat. An experimental study. Anat. Rec. **128**, 113—137 (1957). — **Tronconi, V.:** Feinbau des Nucleus dentatus des Menschen. Italienisch. Riv. Pat. nerv. **40**, 137—240 (1932). Zit. aus Fazzari 1933. — **Tsai, Ch.:** The descending tracts of the thalamus and midbrain of the opossum, *Didelphys virginiana*. J. Comp. Neur. **39**, 217—248 (1925). — **Tschermak, A.:** Über den centralen Verlauf den aufsteigenden Hinterstrangbahnen und deren Beziehungen zu den Bahnen im Vorderseitenstrang. Arch. f. Anat. **1898**, 291—402. — **Tschernyscheff, A.:** Zur Frage der pathologischen Anatomie und der Leitungsbahnen des Kleinhirns bei Hirnaffektionen. Arch. f. Psychiatr. **75**, 301—354 (1925). ~ Über einige, die unteren Oliven, die Brücke und das Kleinhirn verbindende Bahnen. Arch. f. Psychiatr. **76**, 335—378 (1926). — **Tschernyscheff, A., u. I. Grigorowsky:** Über die arterielle Versorgung des Kleinhirns. Arch. f. Psychiatr. **89**, 482—569 (1930a). ~ Über die arterielle Versorgung des Kleinhirns. Arch. f. Psychiatr. **92**, 8—85 (1930b). — **Tschernischeff, V., u. A. Tschernyscheff:** Beitrag zur pathologischen Anatomie und zu den Leitungsbahnen des Rautenhirns bei den Kleinhirnbrückenwinkeltumoren. Arch. f. Psychiatr. **79**, 645—722 (1927). — **Tuge, H.:** Studies on the cerebellar function in the teleost. II. Is there a cerebello-tectal path? Marchi method. J. Comp. Neur. **60**, 225—236 (1934). ~ Studies on cerebellar function in the teleost. III. The mechanism of the efferent side of the cerebellum. Marchi method. J. Comp. Neur. **61**, 347—369 (1935).

Uchimura, Y.: Über die Blutversorgung der Kleinhirnrinde und ihre Bedeutung für die Pathologie des Kleinhirns. Z. Neur. **120**, 774—782 (1929). — **Uemura, H.:** Pathologisch-anatomische Untersuchungen über die Verbindungsbahnen zwischen dem Kleinhirn und dem Hirnstamm. Schweiz. Arch. Neur. **1**, 151—226, 342—388 (1917). — **Ule, G.:** Über die zentralen Kleinhirnkerne als möglichen Ursprungsort der Kletterfasern. Z. Zellforsch. **46**, 286—316 (1957). — **Upners, T.:** Experimentelle Untersuchungen über die lokale Einwirkung des Thiophens im Zentralnervensystem. Z. Neur. **166**, 623—645 (1939).

Valkenburg, C. T. van: Bijdrage tot de kennis eener localisatie in de menschelijke kleine hersenen. Nederl. Tijdschr. Geneesk. **1913**, No 1, 6—24. — **Vejas, P.:** Experimentelle Beiträge zur Kenntnis der Verbindungsbahnen des Kleinhirns und des Verlaufs der Funiculi graciles und cuneati. Arch. f. Psychiatr. **16**, 200—214 (1885). — **Verhaart, W. J. C.:** Die zentrale Haubenbahn bei Affen und Menschen. Schweiz. Arch. f. Neur. **38**, 270—283 (1936). ~ The pes pedunculi and pyramid. J. Comp. Neur. **88**, 139—155 (1948). ~ The central tegmental tract. J. Comp. Neur. **90**, 173—192 (1949). — **Vinolo, M. S.:** Lokalizacion proximal y medular de la degeneracion walleriana, tras destrucción esterotaxica de nucleos estatico-posturales (Estudio comparativo en los nucleos centrales del cerebelo y Deiters). Actualidad Méd. **1952**, 299—301. — **Vogt, C.:** La myelo-architecture du thalamus du cercopithèque. J. Psychol. u. Neur. **12**, Erg.-H., 285—324 (1909). — **Vogt, C. u. O.:** Morphologische Gestaltungen unter normalen und pathogenen Bedingungen. J. Psychol. u. Neur. **50**, 161—524 (1942). — **Vogt, H., u. M. Astwazaturow:** Über angeborene Kleinhirnerkrankungen mit Beiträgen zur Entwicklungsgeschichte des Kleinhirns. Arch. f. Psychiatr. **49**, 75—203, 235—250 (1912).— **Vogt, O.:** Die myelogenetische Gliederung des Cortex cerebelli. J. Psychol. u. Neur. **5**, 235—250 (1905). — **Voris, H. C., and N. L. Hoerr:** The hindbrain of the opossum, *Didelphys virginiana.* J. Comp. Neur. **54**, 277—355 (1932).

Walberg, F.: The lateral reticular nucleus of the medulla oblongata in mammals. A comparative-anatomical study. J. Comp. Neur. **96**, 283—344 (1952). ~ Descending connections to the inferior olive. In J. Jansen and A. Brodal, Oslo: Johan Grundt Tanum p. 249—263, 1954. ~ Über die sogenannte „Zentrale Haubenbahn". Arch. f. Psychiatr. u. Z. Neur. **193**, 252—260 (1955). ~ Descending connections to the inferior olive. An experimental study in the cat. J. Comp. Neur. **104**, 77—173 (1956). ~ Corticofugal fibres to the nuclei of the dorsal columns. Brain **80**, 273—287 (1957). ~ Descending connections to the lateral reticular nucleus (nucleus funiculi lateralis) of the medulla. An experimental study in the cat. In Vorbereitung. — **Walberg, F., and A. Brodal:** Pyramidal tract fibres from temporal and occipital lobes. An experimental study in the cat. Brain **76**, 491—508 (1953a). ~ Spinopontine fibers in the cat. An experimental study. J. Comp. Neur. **99**, 251—288 (1953b). — **Walker, A. E.:** The thalamic projection to the central gyri in macacus rhesus. J. Comp. Neur. **60**, 161—184 (1934). ~ The primate thalamus. Chicago: Univ. Chicago Press 1938. ~ The spinothalamic tract in man. Arch. of Neur. **43**, 284—298 (1940). — **Walker, A. E., and Th. A. Weaver jr.:** The topical organization and termination of the fibers of the posterior columns in *Macaca mulatta.* J. Comp. Neur. **76**, 145—158 (1942). — **Wallenberg, A.:** Neue Untersuchungen über den Hirnstamm der Taube. III. Die cerebrale Trigeminuswurzel. Anat. Anz. **25**, 526—528 (1904). ~ Sekundäre Bahnen aus dem frontalen sensiblen Trigeminuskerne des Kaninchens. Anat. Anz. **26**, 145—155 (1905). — **Wang, S. C., and H. L. Borison:** The vomiting center. A critical experimental analysis. Arch. of Neur. **63**, 928—941 (1950). — **Wang, S. C., and S. W. Ranson:** Autonomic responses to electrical stimulation of the lower brain stem. J. Comp. Neur. **71**, 437—456 (1939). — **Watt, J. S., and A. N. McKillop:** Relation of arteries to roots of nerves in posterior cranial fossa in man. Arch. Surg. **30**, 336—345 (1935). — **Weaver jr., Th. A., and A. E. Walker:** Topical arrangement within the spinothalamic tract of the monkey. Arch. of Neur. **46**, 877—883 (1941). — **Weber, A.:** Le réseau periterminal de J. Boeke dans les glomerulus cerebelleux chez les mammifères. C. r. Soc. Biol. Paris **145**, 476 (1951). ~ Aspects microscopiques nouveaux du tissu nerveux, fournis par la technique d'imprégnation argentique utilisé a l'Institut d'Anatomie de Genève. Revue neur. **93**, 817 bis 828 (1955). — **Weil, A.:** Measurements of cerebral and cerebellar surfaces. Comparative studies of the surfaces of endocranial casts of man, prehistoric men, and anthropoid apes. Amer. J. Physic. Anthrop., **13**, 69—90 (1929). — **Weil, A., E. Liebert and G. Heilbrunn:** Histopathologic changes in the brain in experimental hyperinsulinism. Arch. of Neur. **39**, 467—481 (1938). — **Weinberg, E.:** The mesencephalic root of the fifth nerve. A comparative anatomical study. J. Comp. Neur. **46**, 249—405 (1928). — **Weinberger, L. M., M. H. Gibbon and J. H. Gibbon:** Temporary arrest of the circulation to the central nervous system. Arch.

of Neur. **43**, 961—986 (1940). — **Weisschedel, E.:** Die zentrale Haubenbahn und ihre Bedeutung für das extra-pyramidal-motorische System. Arch. f. Psychiatr. **107**, 443—579 (1938). — **Weston, J. K.:** The reptilian vestibular and cerebellar gray with fiber connections. J. Comp. Neur. **65**, 93—199 (1936). — **Whitaker, J. G.,** u. **L. Alexander:** Die Verbindungen der Vestibulariskerne mit dem Mittel- und Zwischenhirn. J. Psychol. u. Neur. **44**, 253—376 (1932). — **Whiteside, J. A.,** and **R. S. Snider:** Relation of cerebellum to upper brain stem. J. of Neurophysiol. **16**, 397—413 (1953). — **Whitlock, D. G.:** A neurohistological and neurophysiological investigation of the afferent fiber tracts and the receptive areas of the avian cerebellum. J. Comp. Neur. **97**, 567—636 (1952). — **Williams, E. Y.:** Structural changes in the granular layer of the cerebellum. Arch. of Path. **28**, 206—217 (1939). — **Wilson, R. B.:** The anatomy of the brain of the whale *(Balaenoptera sulfurea)*. J. Comp. Neur. **58**, 419—480 (1933). — **Wilson, W. C.,** and **H. W. Magoun:** The functional significance of the inferior olive in the cat. J. Comp. Neur. **83**, 69—77 (1945). — **Winkelman, N. W.,** and **J. Eckel:** Origin of the cortico-cerebellar system as determined in human pathological material. Res. Publ. Assoc. Nerv. Ment. Dis. **6**, 481—493 (1929). — **Winkler, C.:** A case of olivo-pontino cerebellar atrophy and our conceptions of neo- and palaeocerebellum. Schweiz. Arch. Neur. **13**, 684—709 (1923). ~ Manuel de Neurologie. Tome I: L'anatomie du système nerveux, 3ème partie, Le Cervelet, S. 108—367. Haarlem: De Erven F. Bohn 1927. ~ Recherches sur le cervelet. Proc. Kon. Akad. Wetensch. Amsterd. **38**, 220—224 (1935). — **Winkler, C.,** and **A. Potter:** An Anatomical Guide to Experimental Researches on the Rabbit's Brain. Amsterdam 1911. ~ An Anatomical Guide to Experimental Researches on the Cat's Brain. Amsterdam 1914. — **Woodburne, R. Th.:** A phylogenetic consideration of the primary and secondary centers and connections of the trigeminal complex in a series of vertebrates. J. Comp. Neur. **65**. 403—502 (1936). — **Woodburne, R. Th., E. C. Crosby** and **R. E. McCotter:** The mammalian midbrain and isthmus regions. Part II. The fiber connections. A. The relations of the tegmentum of the midbrain with the basal ganglia in *Macaca mulatta*. J. Comp. Neur. **85**, 67—92 (1946). — **Woollard, H. H.,** and **J. A. Harpman:** The connexions of the inferior colliculus and of the dorsal nucleus of the lateral lemniscus. J. of Anat. **74**, 441—458 (1940). — **Woolsey, C. N.:** The somatic functions of the central nervous system. Annual Rev. Physiol. **9**, 525—552 (1947). — **Worster-Drought, C.,** and **I. M. Allen:** Thrombosis of the superior cerebellar artery. Lancet **1929** II, 1137—1139.

Yagita, K.: Über die Veränderung der Medulla oblongata nach einseitiger Zerstörung des Strickkörpers nebst einem Beitrag zur Anatomie des Seitenstrangkerne. Okayama-Igakkwai-Zasshi **1906**, 201. Zit. aus Zbl. Neur. **26**, 124—125 (1907). — **Yoda, S.,** and **Y. Katagiri:** Zur olivocerebellaren Verbindung der Katze. Z. mikrosk.-anat. Forsch. **50**, 256—272 (1941). — **Yoshida, I.:** Ein Beitrag zur Kenntnis der zentralen Vestibularisbahn. Fol. anat. jap. **2**, 283—288 (1924a). ~ Über die Nissl-Degeneration nach Kleinhirnläsionen. I. Teil. Über die Nissl-Degeneration in den Vestibularisendkernen und anderswo nach Kleinhirnläsionen. Okayama-Igakkwai-Zasshi **1924**b, 415—416. Zit. aus Kappers S. 263 u. Yoshida 1924a. **Yoss, R. E.:** Studies of the spinal cord. Part. I. Topographic localization within the dorsal spino-cerebellar tract in *Macaca mulatta*. J. Comp. Neur. **97**, 5—20 (1952). ~ Studies of the spinal cord. Part II. Topographic localization within the ventral spino-cerebellar tract in the macaque. J. Comp. Neur. **99**, 613—638 (1953).

Zand, N.: Le rôle des olives bulbaires. Encéphale **31**, 270—292 (1936). — **Zeman, W.:** Zur Frage der Hirngewebsschädigung durch Heilkrampfbehandlung. Arch. f. Psychiatr. u. Z. Neur. **184**, 440—457 (1950). — **Ziehen, T.:** Centralnervensystem. In v. Bardelebens Handbuch der Anatomie des Menschen, Bd. 4, Abt. 1, S. 1—576. Jena: Gustav Fischer 1903. ~ Centralnervensystem. In v. Bardelebens Handbuch der Anatomie des Menschen, Bd. 4, 2, S. 1—1546. Jena: Gustav Fischer 1934a. ~ Beiträge zur vergleichenden Anatomie des Kleinhirns. Anat. Anz. **78**, 182—187 (1934b). ~ Beiträge zur vergleichenden Anatomie des Kleinhirns. II. Zu den Verbindungsbahnen des Flocculus bei den Primaten. Anat. Anz. **80**, 25—37 (1935). — **Zimmermann, H. M.,** and **B. S. Brody:** Notes on the olivocerebellar connections. Yale J. Biol. Med. **5**, 477—485 (1933).

Namenverzeichnis.

(Die *kursiv* gedruckten Seitenzahlen beziehen sich auf die Literatur.)

Abbie, A. A. 32, 39, 40, 41, 42, 152, 207, *290*
Acirón, E. E. 38, *290*
Adachi, B. 275, *290*
Adams, R. D. 273, *290*
— s. Eecken, H. M. van der 270, *295*
— s. Kubik, Ch. S. 271, *299*
Addison, W. H. F. 97, 121, *290*
Adrian, E. D. 21, 172, 212, 224, 228, 235, 282, 284, *290*
Albert, A. s. Szentágothai, J. 169, *306*
Alexander, L. s. Whitaker, J. G. 237, *308*
— R. S. 216, *290*
Allegra, G. T. 213, 232, *290*
Allen, I. M. s. Worster-Drought, C. 271, *308*
— W. F. 227, 230, 245, 246, 247, 248, 249, 251, 254, 255, 259, 260, 261, 265, *290*
Alphin, T. H., u. W. T. Barnes 215, 216, *290*
Alsén, S., u. T. Petrén 280, *290*
Altmann, H.-W., u. H. Schubothe 109, *290*
Amorim, M. 98, *290*
Anderson, J. H. s. Berry, R. J. A. 275, 276, *291*
— R. F. 171, 172, 173, 176, 177, 178, *290*
Andrew, W. 97, 106, 107, 108, *290*
Arduini, A., u. O. Pompeiano 288, *290*
Argemi, J. s. Miskolczy, D. 98, *301*
Arnold 211
Astwazaturow, M. s. Vogt, H. 98, *307*
Atkinson, W. J. 273, *290*
Attardi, G. 107, *290*

Baffoni, G. M. 97, 98, 106, 122, *290*
Bailey, P., u. H. Cushing 99, *290*
Baker, A. B. s. Kabat, H. 109, *298*
Bakker, S. P. 222, *290*
Baldi, F. 127, *290*
Ban, T. s. Kanki, S. 211, *298*

Barnard, J. W. 221, 230, *290*
— u. J. L. Spann 234, *290*
— u. C. N. Woolsey 283, *290*
— s. Fox, C. A. 101, 104, 105, 115, 116, *295*
— s. Snider, R. S. 197, *305*
Barnes, W. T. s. Alphin, T. H. 215, 216, *290*
Barr, M. L. s. Moore, K. L. 108, *301*
Barrera, S. E. s. Blakeslee, G. A. 178, 222, 225, *291*
— s. Ferraro, A. 179, 180, 181, 182, *295*
Batini, C., u. O. Pompeiano 288, *290*
Baud, Ch.-A. 126, 130, *290*
— J. A. Baumann u. A. Weber 127, 130, *291*
Baumann, C. 109, *291*
— J. A. s. Baud, Ch.-A. 127, 130, *291*
Baxter, D. s. Olszewski, I. 179, 214, 217, 221, *302*
Beccari, N. 16, *291*
Bechterew, W. v. 203, 217, 221, 236, 237, 238, 239, 246, 251, *291*
Beck, E. 211, *291*
— G. M. 167, 171, 172, 173, 174, 175, 176, 177, 178, 183, *291*
Becker, H. 189, *291*
Bender, L. 243, 245, 246, 247, *291*
Berggren, S. M. 230, 245, 246, *291*
Bergmann 146, 147
Berry, C. M., R. C. Karl u. J. C. Hinsey 227, *291*
— R. J. A., u. J. H. Anderson 275, 276, *291*
Berthelsdorf, S. v. s. Larsell, O. *300*
Bertram, E. G. s. Fox, C. A. 121, 123, 131, *295*
Bertrand, I. s. Guillain, G. 271, *296*
Besta, C. 117, 203, 206, 207, *291*
Beusekom, G. T. van 241, *291*
Bielschowsky, M. 110
— u. A. Simons 98, 191, *291*
— u. Wolff 122, 127, *291*
— s. Hänel, H. 183, *296*

Biemond, A. 207, 266, *291*
— s. Brouwer, B. *293*
Blackstad, Th., A. Brodal u. F. Walberg 166, 194, *291*
— s. Brodal, A. 187, 194, 195, 196, 202, 241, *292*
Blakeslee, G. A., I. S. Freiman u. S. E. Barrera 178, 222, 225, *291*
Blumenau, L. 179, 182, *291*
Bodechtel, G. 109, *291*
— s. Gagel, O. 182, 222, *296*
Boeke, J. 47, 128, 129, 130, 132, 133, *291*
Boggon, R. H. s. Clark, W. E. le Gros 286, *294*
Bohm, E. 228, *291*
Bok, S. T. 239, *291*
Bolk, L. 22, 23, 28, 30, 35, 37, 38, 43, 44, 45, 50, 51, 52, 56, 57, 61, 62, 64, 65, 66, 67, 68, 70, 71, 72, 79, 81, 84, 90, 164, 167, 171, 180, 187, 196, 201, 207, 222, 233, 282, 286, *291*
Bonin, G. v. 105, *291*
Bonnet, V. s. Bremer, F. 239, *292*
Bonnevie, K., u. A. Brodal 99, 190, *291*
— s. Brodal, A. 99, 190, *292*
Borison, H. L., u. S. C. Wang 216, *291*
— s. Wang, S. C. 216, *307*
Borowiecki, S. 203, *291*
Borowsky, M. L. 95, 96, 97, 114, *291*
Botterell, E. H. 287
Bradley, O. C. 22, 24, 26, 31, 32, 37, 47, 62, 64, 66, 72, 90, *291*
Brain, W. R., P. M. Daniel u. J. G. Greenfield 110, *291*
Brandis, F. 17, *291*
Brattgård, S.-O., u. H. Hydén 107, *291*
Braunmühl, A. v. 189, *292*
Bremer, F., u. V. Bonnet 239, *292*
Brickner, R. M. 10. *292*
Brodal, A. 41, 99, 155, 161, 166, 179, 180, 183, 184, 185, 187, 188, 189, 190, 191, 192, 193, 200, 201, 203, 214, 217, 218,

219, 221, 222, 223, 224, 225, 226, 228, 229, 230, 239, 247, 283, *292*
Brodal, A., K. Bonnevie u. W. Harkmark 99, 190, *292*
— u. A. Chr. Gogstad 161, 220, 230, 231, *292*
— u. M. Harboe 221, *292*
— u. E. Hauglie-Hanssen 99, 190, *292*
— u. J. Jansen 146, 161, 172, 173, 202, 203, 204, 205, 206, 207, 213, 228, 282, 283, 284, 286, 288, *292*
— u. B. R. Kaada 182, 214, *292*
— K. Kristiansen u. J. Jansen 20, 21, 88, 213, *292*
— u. O. Pompeiano 174, 238, 239, *292*
— u. B. Rexed 178, 197, 240, *292*
— u. G. F. Rossi 217, *292*
— Th. Szabo u. A. Torvik 183, 240, *292*
— u. A. Torvik 174, 220, 235, 238, 239, *292*
— u. F. Walberg 213, 217, *292*
— F. Walberg u. Th. Blackstad 187, 194, 195, 196, 202, 241, *292*
— s. Blackstad, Th. 166, 194, *291*
— s. Bonnevie, K. 99, 190, *291*
— s. Jansen, J. 16, 89, 108, 153, 183, 241, 242, 243, 244, 245, 246, *298*
— s. Pompeiano, O. 174, 230, 231, 238, 259, 285, 286, *303*
— s. Rexed, B. 197, 240, *303*
— s. Rossi, G. F. 166, 221, *304*
— s. Scheibel, M. E. 202, *304*
— s. Torvik, A. 217, 229, 239, 285, *306*
— s. Walberg, F. 212, 213, 214, *307*
Brodmann 209
Brody, B. S. s. Zimmermann, H. M. 190, 191, *308*
Brookhart, J. M., G. Moruzzi u. R. S. Snider 145, *292*
Brouss 9
Brouwer, B. 183, 208, 215, 222, 266, *293*
— u. A. Biemond *293*
— u. L. Coenen 164, 183, 190, 191, 246, *293*
Brun, R. 154, 161, 179, 183, 190, 207, 208, 215, 222, *293*
Brunner, H. 20, *293*
Brzustowicz, R. J., u. J. W. Kernohan 99, *293*
Buchanan, A. R. 236, 237, 239, *293*

Bucher, V. M., u. S. M. Bürgi 232, *293*
Bürgi, S. M. *293*
— s. Bucher, V. M. 232, *293*
Burdach 179
Burr, H. S. 10, *293*
Buzzard, E. F. s. Collier, J. 170, 174, 178, 225, *294*

Cajal, S. Ramon y 20, 91, 100, 101, 103, 104, 112, 114, 115, 117, 120, 122, 123, 125, 126, 127, 128, 129, 131, 132, 134, 139, 140, 146, 147, 149, 151, 156, 159, 161, 168, 169, 172, 174, 178, 193, 194, 202, 208, 213, 223, 225, 227, 236, 246, 247, 254, 255, 258, *293*
Cammermeyer, J., u. R. L. Swank 107, *293*
Campbell, A. C. P. 119, 280, *293*
— B., S. C. Peterson u. R. Novick 110, *293*
— s. Grundfest, H. 145, 168, 169, 173, 174, *296*
Carpenter, M. B. *293*
— u. G. H. Stevens 251, 252, 253, 254, 256, 257, 259, 260, 261, 262, *293*
Carrea, R. M. E., u. H. Grundfest 174, 175, 176, 177, 178, *293*
— u. F. A. Mettler 218, 251, 252, 253, 254, 255, 256, 257, 258, 259, 260, 261, 262, *293*
— M. Reissig u. F. A. Mettler 133, 137, 139, 194, 197, *293*
Carter, W. B. s. Grundfest, H. 196, 197, 241, *296*
Castro, F. de 139, 140
Catalano, J. V. s. Morin, F. 174, 178, 241, *301*
Černyšev, A. 140, *293*
Chambers, W. W., u. J. M. Sprague 16, 89, 108, 267, 288, *293*
— s. Thomas, D. M. 183, 221, 249, 250, 251, 253, 256, 257, 258, 259, 265, *306*
Chang, H.-T. 139, 141, 168, 169, *293*
— u. Th. C. Ruch 43, 44, 176, 177, *293*
Charlton, H. H. 10, *293*
Chiarugi, E., u. O. Pompeiano 97, *293*
Christomanos, A., u. W. Scholz 109, *293*
Clark, S. L. *293*
— W. E. le Gros 259, 260, 261, 264, 265, *294*
— le Gros u. R. H. Boggon 286, *294*

Clarke, R. H., u. V. Horsley 164, 242, 243, 245, 246, *294*
Coenen, L. s. Brouwer, B. 164, 183, 190, 191, 246, *293*
Collier, J., u. E. F. Buzzard 170, 174, 178, 225, *294*
Combs, C. M. 228, 283, *294*
Conel, J. le Roy 3, *294*
Cooke, P. M. s. Henneman, E. 212, 285, *297*
Cooper, S., P. M. Daniel u. D. Whitteridge 235, *294*
— u. C. S. Sherrington 168, 169, 175, *294*
Corbin, K. B., u. F. Harrison 235, *294*
— u. J. C. Hinsey 168, *294*
Craigie, E. H. 17, 20, 21, 151, 213, 280, *294*
Critchley, MacDonald u., P. Schuster 270, 271, 272, 276, *294*
Crosby, E. C. s. Huber, G. C. 16, 17, 21, 151, *297*
— s. Kappers, C. U. Ariëns 8, 9, 10, 14, 16, 19, 21, 133, 137, 150, 151, 152, 155, 217, 232, *298*
— s. Woodburne, R. Th. 197, *308*
Crouch, R. L., u. J. K. Thompson 260, *294*
Cuneo, H. M. s. Gardner, E. 170, 175, *296*
Cushing, H. s. Bailey, P. 99, *290*

Daniel, P. M. s. Brain, W. R. 110, *291*
— s. Cooper, S. 235, *294*
Darkschewitsch 260, 268
Davenport, H. A., u. S. W. Ranson 230, *294*
— H. K. s. Ranson, S. W. 168, 181, 240, *303*
Davidoff, L. M., C. G. Dyke, Ch. A. Elsberg u. I. M. Tarlov 110, *294*
— s. Ferraro, A. *295*
Davison, Ch. s. Goodhart, S. Ph. 273, 274, *296*
— s. Haymaker, W. 109, *297*
Déjérine, J. 78, 79, 81, 84, 85, 86, 154, 155, 156, 162, 163, 211, 212, *294*
Dell, P. 239, *294*
Delorenzi, E. 106, *294*
Demole, V. 157, 243, *294*
Dennis, C. s. Kabat, H. 109, *298*
Denst, J. 109, *294*

D'Hollander, M. M. F., u. M. A. Gerebtzoff 294
Di Biagio, F., u. H. Grundfest 197, 294
Dixon, T. F., u. A. Meyer 109, 294
Dogiel, A. S. 132, 133, 294
Doles, E. T. s. Ranson, S. W. 168, 181, 240, 303
Dolley, D. H. 106, 108, 294
Doty, E. J. 20, 151, 152, 294
Dow, R. S. 11, 27, 145, 164, 187, 207, 212, 236, 237, 238, 239, 243, 245, 246, 287, 294
— u. G. Moruzzi 282, 283, 295
— s. Larsell, O. 25, 26, 27, 32, 35, 37, 38, 50, 300
Dowd, L. W. 295
Du Bois, F. S. 230, 295
Dumoff, E. s. Freeman, W. 109, 295
Dusser de Barenne, J. G., u. W. S. McCulloch 1, 295
Dyke, C. G. s. Davidoff, L. M. 110, 294

Echlin, F. s. Stevenson, L. 99, 306
Eckel, J. s. Winkelman, N. W. 212, 308
Ecker, A. 271, 272, 274, 276, 278, 295
Edinger, L. 22, 88, 90, 206, 239, 295
Eecken, H. M. van der, u. R. D. Adams 270, 295
Einarson, L. 103, 107, 295
— u. K. Lorentzen 107, 295
Eldred, E. s. Snider, R. S. 145, 212, 233, 284, 305
Ellis, R. S. 106, 295
Elsberg, Ch. A. s. Davidoff, L. M. 110, 294
Epstein, J. A. s. Saccone, A. 99, 304
Escolar, J. 168, 181, 295
Espagno, J. s. Lazorthes, G. 269, 270, 272, 273, 274, 277, 300
Essick, C. R. 214, 215, 295
Estable, C. 110, 111, 112, 115, 139, 140, 295
Eydt, K. M. s. Robins, E. 119, 304

Fananás 146, 147, 148
Fazzari, I. 269, 270, 272, 273, 275, 277, 279, 295
Ferguson, R. L. s. Haymaker, W. 109, 297
Fernández-Morán, H. 126, 295
Ferraro, A., u. S. E. Barrera 179, 180, 181, 182, 295

Ferraro, A., u. L. M. Davidoff 295
Ferrazas 146
Ferrier, D., u. W. A. Turner 211, 248, 295
Fincher jr., E. F. s. Sachs, E. 246, 261, 304
Flechsig, P. 165, 167, 211, 295
Fletcher, D. E., u. R. H. Rigdon 109, 295
— s. Rigdon, R. H. 109, 304
Foerster, O., u. O. Gagel 170, 175, 295
Foix, Ch., u. J. Nicolesco 264, 295
Forel, A. 230, 261, 295
Fox, C. A. 102, 103, 104, 111, 112, 114, 123, 135, 289, 295
— u. J. W. Barnard 101, 104, 105, 115, 116, 295
— u. E. G. Bertram 121, 123, 131, 295
— u. L. C. Massopust 104, 115, 295
— M. Ubeda-Purkiss u. L. C. Massopust 104, 115, 295
Frederikse, A. 14, 17, 295
Freedman, D. A., u. J. E. Schenthal 109, 295
Freeman, W., u. E. Dumoff 109, 295
Freiman, I. S. s. Blakeslee, G. A. 178, 222, 225, 291
Freygang jr., W. H. s. Landau, W. M. 278, 299
Friede, R. 105, 295
Fulton, J. F. 287
Fuse, G. 230, 248, 295
— u. C. v. Monakow 179, 191, 222, 296

Gagel, O., u. G. Bodechtel 182, 222, 296
— s. Foerster, O. 170, 175, 295
— s. Greving, R. 109, 296
Gairdner 4
Galen 278
Gans, A. 157, 296
Gardner, E., u. H. M. Cuneo 170, 175, 296
— E. D. s. Morin, F. 174, 228, 301
Gehuchten, A., van 146, 213, 218, 220, 222, 246, 247, 248, 251, 254, 255, 296
Gerard, R. W. s. Sugar, O. 109, 306
Gerebtzoff, M. A. 164, 194, 209, 211, 232, 241, 243, 246, 248, 249, 251, 252, 253, 258, 259, 260, 261, 262, 265, 296
— s. D'Hollander, M. M. F. 294
Gerhard, L. 119, 296

Gery, I. s. Salimbeny, T. A. 106, 304
Gibbon, J. H. s. Weinberger, L. M. 109, 307
— M. H. s. Weinberger, L. M. 109, 307
Ginzler, A. M. s. Haymaker, W. 109, 297
Glees, P. 115, 165, 170, 175, 181, 198, 213, 225, 296
— E. G. T. Liddell u. C. G. Phillips 213, 296
— R. B. Livingston u. J. Soler 181, 296
— u. J. Soler 182, 296
— u. E. Zander 197, 296
Globus, J. H. 109, 296
— J. H., u. H. Kuhlenbeck 99, 296
Gogstad, A. Chr. s. Brodal, A. 161, 220, 230, 231, 292
Goldin, L. 221, 296
Goldstein, K. 194, 296
Golgi, C. 101, 126, 128, 146
Goodhart, S. Ph., u. Ch. Davison 273, 274, 296
Goss, L. J. s. Mettler, F. A. 139, 301
Graf, C. s. McCulloch, W. S. 221, 301
Gray, L. P. 236, 249, 296
Greenfield, J. G. s. Brain, W. R. 110, 291
Greving, R., u. O. Gagel 109, 296
Grigorowsky, I. s. Tschernyscheff, A. 269, 270, 271, 272, 276, 306
Groebbels, F. 21, 296
Grünstein, A. M., u. N. Popowa 109, 296
Grundfest, H., u. B. Campbell 145, 168, 169, 173, 174, 296
— u. W. B. Carter 196, 197, 241, 296
— s. Carrea, R. M. E. 174, 175, 176, 177, 178, 293
— s. Di Biagio, F. 197, 294
— s. Mettler, F. A. 256, 301
Gudden, B. v. 166, 179, 221, 230, 256, 257, 296
Guerrier u. Villaceque 273, 296
Guillain, G., I. Bertrand u. N. Péron 271, 296
— s. Marie, P. 211, 212, 301
Gygax s. Nauta 249

Haddad, B. s. Morin, F. 174, 178, 197, 228, 301
Häggqvist, G. 169, 176, 241, 296
Haene, A. de 191, 296
Hänel, H., u. M. Bielschowsky 183, 191, 296

Haller, G. 37, 73, 76, 77, 86, *296*
Hampson, J. L. 212, 233, 284, *296*
— C. R. Harrison u. C. N. Woolsey 212, 284, *296*
Harboe, M. s. Brodal, A. 221, *292*
Harkmark, W. 21, 190, 213, *296*
— s. Brodal, A. 99, 190, *292*
Harms, J. W. 106, *297*
Harpman, J. A. s. Woollard, H. H. 213, 232, *308*
Harrison, C. R. s. Hampson, J. L. 212, 284, *296*
— F. s. Corbin, K. B. 235, *294*
Hashimoto, T. 236, 237, *297*
Hassler, R. 154, 156, 157, 158, 161, 262, 263, 264, 265, *297*
Hauge, T. 271, 272, 274, 275, 276, 278, *297*
Hauglie-Hanssen, E. s. Brodal, A. 99, 190, *292*
Hausman, L. 16, 151, *297*
Hayashi, M. 57, 61, 62, 88, 89, 94, 243, 288, *297*
Haymaker, W., u. Ch. Davison 109, *297*
— A. M. Ginzler u. R. L. Ferguson 109, *297*
— s. Kuhlenbeck, H. 99, *299*
— s. Titrud, L. A. 109, *306*
Hechst, B. 240, *297*
Heier, P. 4, 5, 6, *297*
Heilbrunn, G. s. Weil, A. 109, *307*
Held, H. 113, 127, 128, 129, *297*
Henle 36, 54, 73, 81, 86, 91
Henneman, E., P. M. Cooke u. R. S. Snider 212, 285, *297*
Henschen jr., F. 183, 190, 191, *297*
Herrick, C. J. 10, 11, 12, 13, 14, 16, 97, 150, 234, *297*
Hindenach, J. C. R. 14, 16, 17, *297*
Hines, M. 39, 40, 41, 151, 152, *297*
Hinsey, J. C. s. Berry, C. M. 227, *291*
— s. Corbin, K. B. 168, *294*
Hirako, G. 103, *297*
His 61
Hochstetter, F. 24, 38, 57, 58, 59, 60, 61, 62, 63, 64, 65, 66, 67, 68, 69, 70, 71, 72, 73, 74, 75, 78, 79, 86, 99, *297*
Höpker, W. 158, 159, 160, 161, *297*
Hoerr, N. L. s. Voris, H. C. 152, 232, 236, *307*
Hoevell, J. J. L. D. v. 150, *297*

Hogg, I. D. 168, 169, 170, 178, *297*
Hohman, L. B. 243, 245, 246, *297*
Holmes, G. *297*
— u. T. G. Stewart 183, 190, 191, 192, *297*
Holmgren, N. 3, *297*
— u. C. J. van der Horst 150, *297*
Hoogenboom, K. J. Hocke 8, *297*
Horsley, V. s. Clarke, R. H. 164, 242, 243, 245, 246, *294*
— s. MacNalty, A. S. 167, 169, 171, 173, 175, 176, 177, 178, 225, *300*
Horst, C. J. van der 6, 9, *297*
— s. Holmgren, N. 150, *297*
Hortega 146
Huber, G. C., u. E. Crosby 16, 17, 21, 151, *297*
— s. Kappers, C. U. Ariëns 8, 9, 10, 14, 16, 19, 21, 133, 137, 150, 151, 152, 155, 217, 232, *298*
— W. 98, *297*
Hunter, D., u. D. S. Russel 109, 119, *297*
Hydén, H. 107, *297*
— s. Brattgård, S.-O. 107, *291*

Ingersoll, E. H., H. W. Magoun u. S. W. Ranson *298*
Ingram, W. R. s. Ranson, S.W. 255, 259, 260, 261, 265, *303*
Ingvar, S. 15, 16, 19, 22, 37, 62, 66, 68, 72, 73, 75, 76, 77, 78, 86, 90, 95, 164, 167, 171, 174, 176, 222, 236, 287, *298*
Inukai, T. 106, *298*

Jacobsohn, L. 179, 217, 219, 221, 222, 228, 234, *298*
Jakob, A. 1, 2, 3, 22, 23, 57, 58, 59, 61, 62, 65, 68, 69, 70, 73, 75, 77, 78, 79, 86, 88, 89, 90, 91, 92, 93, 94, 95, 96, 97, 100, 101, 103, 110, 111, 112, 114, 115, 119, 120, 121, 122, 124, 125, 127, 128, 129, 132, 133, 134, 137, 139, 142, 144, 146, 147, 148, 149, 151, 154, 155, 156, 157, 160, 161, 162, 163, 167, 169, 171, 183, 192, 208, 215, 243, 269, 272, 273, 276, 278, 288, *298*
— K. 256, *298*
Jansen, J. 3, 26, 29, 30, 31, 32, 34, 35, 36, 37, 38, 39, 40, 47, 49, 50, 52, 54, 55, 56, 57, 66, 69, 73, 74, 75, 77, 78, 79, 81, 84, 85, 86, 87, 88, 89, 90, 152, 153, 163, 164, 171, 172, 173, 191, 192, 244, 245, 247, 249, 250, 252, 254, 255, 256, 260, 281, 283, *298*
Jansen, J. u. A. Brodal 16, 89, 108, 153, 183, 241, 242, 243, 244, 245, 246, *298*
— u. J. Jansen jr. 21, 153, 155, 160, 163, 247, 251, 256, 258, 262, 285, *298*
— s. A. Brodal 20, 21, 88, 146, 161, 172, 173, 202, 203, 204, 205, 206, 207, 213, 228, 282, 283, 284, 286, 288, *292*
— s. Löyning, Y. 52, 54, 75, 77, 78, 85, 86, 87, *300*
— s. Nyby, O. 209, 211, *302*
— jr., J. 212, 284, *298*
— s. Jansen, J. 21, 153, 155, 160, 163, 247, 251, 256, 258, 262, 285, *298*
Jelenska-Macieszyna, S. 213, 232, *298*
Jelgersma, G. 56, *298*
Jen, M. K. s. Robins, E. 119, *304*
Johnson, Th. N. 213, *298*
Johnston, J. B. 4, *298*
— T. B. 247, *298*
Juh Shen Shyu 16, 17, *298*

Kaada, B. R. s. Brodal, A. 182, 214, *292*
Kabat, H., u. C. Dennis 109, *298*
— C. Dennis u. A. B. Baker 109, *298*
Kanki, S., u. T. Ban 211, *298*
Kappers, C. U. Ariëns 4, 6, 7, 8, 10, 16, 20, 21, 150, 161, *298*
— — G. C. Huber u. E. C. Crosby 8, 9, 10, 14, 16, 19, 21, 133, 137, 150, 151, 152, 155, 217, 232, *298*
Karl, R. C. s. Berry, C. M. 227, *291*
Karplus, J. P. s. Spitzer, A. 207, *305*
Kashiwamura, T. 14, 17, *298*
Katagiri, Y. s. Yoda, S. 184, 189, *308*
Kato, H. s. Ono, M. 153, *302*
Kaufman, R. P. s. Thomas, D. M. 183, 221, 249, 250, 251, 253, 256, 257, 258, 259, 265, *306*
Kawakami, M. 16, 17, *298*
Keller, R. 213, *298*
Kernohan, J. W. s. Brzustowicz, R. J. 99, *293*
— s. Raaf, J. 96, 97, 99, *303*

Kershman, J. 97, *298*
Kesiunaité, D. 122, *298*
Kety, S. S. s. Landau, W. M. 278, *299*
Kimmel, D. L. 230, *298*
King, A. B. 271, *299*
— R. B. 133, 194, 197, *299*
Klimoff, J. 207, 243, 246, 251, *299*
Koelle, G. B. 107, *299*
Kölliker, A. 146
Környey, St. 109, *299*
Kohnstamm, O. 175, 194, *299*
Kooy, F. H. 185, 189, 191, *299*
Koster, S. 191, *299*
Krabbe, K. 15, *299*
Krainer, L. 109, *299*
Krause, F. 239, *299*
— W. 222, *299*
Kristiansen, Kr. 276
— s. Brodal, A. 20, 21, 88, 213, *292*
Kubik, Ch. S., u. R. D. Adams 271, *299*
Kubo 183
Kuhlenbeck, H. 99, *299*
— u. W. Haymaker 99, *299*
— s. Globus, J. H. 99, *296*
Kuithan, W. 64, *299*
Kuzume, G. 237, 238, 246, *299*

Lam, R. L., u. J. H. Ogura 239, *299*
Landau, E. 92, 112, 114, 115, 119, 122, 123, *299*
— W. M., W. H. Freygang jr., L. P. Rowland, L. Sokoloff u. S. S. Kety 278, *299*
Landolt, F. 269, 275, *299*
Lange, S. J. de 16, 232, *299*
Langelaan, J. W. 66, 69, 71, 72, 73, 74, 75, 76, 77, 79, *299*
Langworthy, O. R. 49, 56, 57, 169, *299*
— s. Ries, F. A. 57, *304*
Larsell, O. 3, 4, 5, 6, 7, 8, 9, 10, 11, 12, 13, 14, 15, 16, 17, 18, 19, 20, 21, 23, 24, 25, 26, 27, 28, 29, 30, 31, 32, 33, 34, 35, 36, 37, 38, 39, 41, 43, 44, 45, 46, 47, 48, 49, 50, 51, 52, 53, 54, 55, 58, 60, 62, 63, 64, 65, 66, 67, 68, 69, 70, 71, 72, 73, 74, 75, 76, 77, 78, 79, 80, 81, 82, 83, 84, 85, 86, 87, 88, 89, 90, 91, 150, 151, 152, 187, 191, 192, 232, 233, 234, 235, 236, 242, 287, *299*
— u. S. v. Berthelsdorf *300*
— u. R. S. Dow 25, 26, 27, 32, 35, 37, 38, 50, *300*
— u. D. G. Whitlock *300*

Laslett, E. E. s. Sherrington, C. S. 169, *305*
La Verne Freeman, G. s. Papez, J. W. 213, 232, *302*
Lazorthes, G., u. J. Poulhès 278, *300*
— — u. J. Espagno 269, 270, 272, 273, 274, 277, *300*
Leigh, A. D., u. A. Meyer 109, 110, 119, *300*
Levin, P. M. 209, *300*
Lewandowsky, M. 218, 225, 258, 260, *300*
Liberson, G. s. Pines, L. 190, 191, *300*
Liddell, E. G. T. s. Glees, P. 213, *296*
Liebert, E. s. Weil, A. 109, *307*
Liechtenhan, K. *300*
Lindner, D. s. Morin, F. 174, 178, *301*
Liss, H. R. s. Mettler, F. A. 256, *301*
Lissitza, F. M. 184, *300*
Liu, Chan-Nao 168, 169, 181, 182, *300*
Livingston, R. B. s. Glees, P. 181, *296*
Lloyd, D. P. C., u. A. K. McIntyre 174, *300*
Löwenberg, H. 122, *300*
Löwenstein, K. 211, *300*
Löwy, R. 245, 246, *300*
Löyning, Y., u. J. Jansen 52, 54, 75, 77, 78, 85, 86, 87, *300*
Loo, Y. T. 106, 107, *300*
Lorente de Nó, R. 174, 245, *300*
Lorentzen, K. s. Einarson, L. 107, *295*
Lotmar, F. 97, 98, 107, *300*
Lubin, A. J. s. Mettler, F. A. 133, 208, *301*
Ludwig-Hauri, L. *300*
Lüthy, F. 183, *300*
Lugaro, E. 121, 123, *300*
Luna, E. 239, *300*
Lyssenkow, N. K. 222, *300*

Macchi, G. 105, *300*
Mackiewicz, S. 191, *300*
MacNalty, A. S., u. V. Horsley 167, 169, 171, 173, 175, 176, 177, 178, 225, *300*
Magoun, H. W., u. R. Rhines 216, *300*, *301*
— s. Ingersoll, E. H. *298*
— s. McCulloch, W. S. 221, *301*
— s. Moruzzi, G. 216, *302*
— s. Pitts, R. F. 216, *303*
— s. Rhines, R. 216, *304*
— s. Snider, R. S. 216, 285, *305*

Magoun, H. W. s. Wilson, W. C. 187, 194, 197, *308*
Mahaim, A. 230, *301*
Marburg, O. 62, 215, 216, 219, 222, 225, 228, 229, 240, 246, 247, *301*
Mareschal, P. 185, *301*
Marie, P., u. G. Guillain 211, 212, *301*
Martínez, A. 211, *301*
Massopust, L. C. s. Fox, C. A. 104, 115, *295*
Masuda, N. 190, 207, 208, 211, *301*
Matzke, H. A. 179, 213, *301*
McCaman, R. E. s. Robins, E. 119, *304*
McCotter, R. E. s. Woodburne, R. Th. 197, *308*
McCrady 23, 24
McCulloch, W. S., C. Graf u. H. W. Magoun 221, *301*
— s. Dusser de Barenne, J. G. 1, *295*
— s. Snider, R. S. 216, 285, *305*
McIntyre, A. K. 174, *301*
— s. Lloyd, D. P. C. 174, *300*
McKillop, A. N. s. Watt, J. S. 269, 272, 273, *307*
Meessen, H., u. J. Olszewski 217, 218, *301*
Menke, E. *301*
Merk, R. 109, *301*
Mettler, F. A. 80, 81, 82, 83, 84, 197, 209, 211, 255, *301*
— u. L. J. Goss 139, *301*
— u. A. J. Lubin 133, 208, *301*
— F. L. Orioli, H. Grundfest u. H. R. Liss 256, *301*
— s. Carrea, R. M. E. 133, 137, 139, 194, 197, 218, 251, 252, 253, 254, 255, 256, 257, 258, 259, 260, 261, 262, *293*
— s. Orioli, F. L. 256, *302*
Meyer, A. s. Dixon, T. F. 109, *294*
— s. Leigh, A. D. 109, 110, 119, *300*
— J. E. 98, 109, *301*
Micheli, H. 127, *301*
Miskolczy, D. 98, 99, 112, 133, 157, 174, 181, 194, 224, *301*
— u. J. Argemi 98, *301*
Mitomo, S. s. Ogawa, T. 232, 233, *302*
Mitterwallner, F. v. 269, 272, *301*
Moffie, D. 230, *301*
Monakow, C. v. 168, 179, 181, 212, 222, *301*
— s. Fuse, G. 179, 191, 222, *296*
Moore, K. L., u. M. L. Barr 108, *301*

Morin, F., u. J. V. Catalano 241, *301*
— J. Catalano u. D. Lindner 174, 178, *301*
— u. E. D. Gardner 174, 228, *301*
— u. B. Haddad 174, 178, 197, 228, *301*
— H. G. Schwartz u. J. L. O'Leary 168, 169, 170, 175, 225, *301*
Morrison, L. R. 109, *301, 302*
Moruzzi, G. 108, 126, 287, 288, *302*
— u. H. W. Magoun 216, *302*
— u. O. Pompeiano 153, 288, *302*
— s. Brookhart, J. M. 145, *292*
— s. Dow, R. S. 282, 283, *295*
Mott, F. 168, *302*
Münzer, E., u. H. Wiener 20, *302*
Muskens, L. J. J. 21, 184, 197, *302*
Mussen, A. T. 37, 243, 248, 249, 251, 258, 259, 260, 261, 262, 265, *302*

Nakamura, T. 98, 230, *302*
Nakaya, T. 277, *302*
Nauta u. Gygax 249
— W. J. H. 166, 183, 250, 255, *302*
Nicolesco, J. s. Foix, Ch. 264, *295*
Noguchi, K. 232, *302*
Novick, R. s. Campbell, B. 110, *293*
Nyby, O., u. J. Jansen 209, 211, *302*
Nylén, C. O. 278, *302*

Obersteiner, H. 162, 221, 233, *302*
Ogawa, T. 57, 152, 153, 157, 232, 233, *302*
— u. S. Mitomo 232, 233, *302*
Ogura, J. H. s. Lam, R. L. 239, *299*
Okamoto 266
O'Leary, J. L. s. Morin, F. 168, 169, 170, 175, 225, *301*
Olmer, D. 97, *302*
Olszewski, J., u. D. Baxter 179, 214, 217, 221, *302*
— s. Meessen, H. 217, 218, *301*
Ono, M. *302*
— u. H. Kato 153, *302*
Orestano, 227, 261
Orioli, F. L., u. F. A. Mettler 256, *302*
— s. Mettler, F. A. 256, *301*
Ostertag, B. 99, *302*

Padget, D. H. 269, *302*
Palade, G. E. s. Palay, S. L. 108, 115, 126, *302*
Palay, S. L., u. G. E. Palade 108, 115, 126, *302*
Palmgren, A. 6, *302*
Papez, J. W. 17, 21, 218, 227, *302*
— u. G. la Verne Freeman 213, 232, *303*
— u. W. A. Stotler 197, 227, *302*
Pass, I. J. 168, 169, 170, 181, 182, *302*
Passaponti, A. *302*
Pearson, A. A. 4, 5, 6, 9, 10, 150, 234, 235, *302*
Peele, T. L. 209, *303*
Pensa, A. 106, 112, 121, 122, 126, 128, 132, 135, 136, 137, *303*
Péron, N. s. Guillain, G. 271, *296*
Peterson, S. C. s. Campbell, B. 110, *293*
Petrén, T. s. Alsén, S. 280, *290*
Peyton, W. T. s. Rasmussen, A. T. 176, 215, *303*
Pfeiffer 98, 107, *303*
Phillips, C. G. s. Glees, P. 213, *296*
Pines, L., u. G. Liberson 190, 191, *303*
Pitts, R. F. 216, 221, *303*
— H. W. Magoun u. S. W. Ranson 216, *303*
Poljak, S. 209, *303*
Pompeiano, O. 288, *303*
— u. A. Brodal 174, 230, 231, 238, 259, 285, 286, *303*
— s. Arduini, A. 288, *290*
— s. Batini, C. 288, *290*
— s. Brodal, A. 174, 238, 239, *292*
— s. Chiarugi, E. 97, *293*
— s. Moruzzi, G. 153, 288, *302*
Popowa, N. s. Grünstein, A. M. 109, *296*
Potter, A. s. Winkler, C. 218, *308*
Poulhès, J. s. Lazorthes, G. 269, 270, 272, 273, 274, 277, 278, *300*
Preisig, H. 222, 251, *303*
Probst, M. 179, 197, 243, 246, 258, *303*
Putnam, I. K. *303*

Quarti, G. 127, *303*

Raaf, J., u. J. W. Kernohan 96, 97, 99, *303*
Radner, S. 271, 278, *303*

Ramilo, R. C. *303*
Rand, R. W. 152, 256, 259, 260, 261, 265, *303*
Ranson, S. W., H. K. Davenport u. E. T. Doles 168, 181, 240, *303*
— u. W. R. Ingram 255, 259, 260, 261, 265, *303*
— s. Davenport, H. A. 230, *294*
— s. Ingersoll, E. H. *298*
— s. Pitts, R. F. 216, *303*
— s. Wang, S. C. 216, *307*
Rasdolsky, I. *303*
Rasmussen, A. T. 197, 213, 232, 236, 237, 240, 243, 245, 248, 249, 250, 251, 253, 255, 257, 258, 259, 260, *303*
— u. W. T. Peyton 176, 215, *303*
Reese 15
Reissig, M. s. Carrea, R. M. E. 133, 137, 139, 194, 197, *293*
Retterer, E. 103, *303*
Retzius, G. 122, 146
Rexed, B. 168, 240, 241, *303*
— u. A. Brodal 197, 240, *303*
— u. G. Ström 241, *303*
— s. Brodal, A. 178, 197, 240, *292*
Rhines, R., u. H. W. Magoun 216, *304*
— s. Magoun, H. W. 216, 300, *301*
Ries, F. A., u. O. R. Langworthy 57, *304*
Riese, W. 124, *304*
Rigdon, R. H., u. D. E. Fletcher 109, *304*
— s. Fletcher, D. E. 109, *295*
Riley, H. A. 30, 37, 38, 40, 56, 73, 77, 86, 233, *304*
Robins, E., K. M. Eydt u. D. E. Smith 119, *304*
— u. D. E. Smith 119, *304*
— D. E. Smith u. M. K. Jen 119, *304*
— — u. R. E. McCaman 119, *304*
Röthig, P. 13, 14, *304*
Roller, F. C. W. 219, 228, 229, *304*
Rosiello, L. 133, 174, *304*
Rossi, G. F., u. A. Brodal 166, 221, *304*
— s. Brodal, A. 217, *292*
Rowland, L. P. s. Landau, W. M. 278, *299*
Rubinstein, B. G. 107, *304*
Ruch, Th. C. s. Chang, H.-T. 43, 44, 176, 177, *293*
Rüdeberg, S.-I. 150, 151, *304*
Russel, C. K. 271, *304*
— D. S. s. Hunter, D. 109, 119, *297*

Russell, J. S. R. 14, 21, 155, 248, 249, *304*
Ruwaldt, M. M., u. R. S. Snider *304*

Saccone, A., u. J. A. Epstein 99, *304*
Sachs, E. 260
— u. E. F. Fincher jr. 246, 261, *304*
Saetersdal, T. A. 17, 97, *304*
Saito, M. 164, 243, 245, 246, *304*
— T. 4, *304*
Salimbeny, T. A., u. I. Gery 106, *304*
Sanders, E. B. 17, 20, 21, 151, 239, *304*
Sántha, K. v. 107, 139, 140, 141, *304*
Scala, N. P. s. Spiegel, E. A. *305*
Schaffer, K. 191, 216, 240, *304*
Schaper, A. 97
Scheibel, A. B. s. Scheibel, M. E. 111, 112, 113, 115, 117, 118, 123, 130, 131, 132, 136, 137, 138, 142, 143, 144, 145, 146, 202, 289, *304*
— M. E., u. A. B. Scheibel 111, 112, 113, 115, 117, 118, 123, 130, 131, 132, 136, 137, 138, 142, 143, 144, 145, 146, 202, 289, *304*
— — F. Walberg u. A. Brodal 202, *304*
Scheinker, I. 97, 99, *305*
Schenthal, J. E. s. Freedman, D. A. 109, *295*
Scherer, H.-J. 189, *305*
Schimazono 21
Schimert, J. 166, 168, *305*
Schmeidel, G. 269, 276, *305*
Schob, F. 98, *305*
Scholten, J. M. 17, 26, 30, 31, 32, 34, 35, 36, 37, 38, 50, 51, 52, 55, 57, 64, 65, 68, 69, 71, 73, 74, 75, 76, 77, 78, 83, 84, 85, 86, 88, 191, *305*
Scholz, W. s. Christomanos, A. 109, *293*
Schröder, A. H. 146, 148, 149
Schubothe, H. s. Altmann, H.-W. 109, *290*
Schütz, 230
Schultze 104
Schuster, P. s. Critchley 270, 271, 272, 276, *294*
Schwartz, H. G. s. Morin, F. 168, 169, 170, 175, 225, *301*
Shanklin, W. M. 14, 16, 17, 151, *305*
Sherrington, C. S. 181, 182, *305*
— u. E. E. Laslett 169, *305*

Sherrington, C. S. s. Cooper, S. 168, 169, 175, *294*
Shimada, K. *305*
Shimazono, J. *305*
Simons, A. s. Bielschowsky, M. 98, *291*
Sinnige, J. L. M. 203, 206, 207, 247, 259, 260, *305*
Sjøqvist, O., u. E. A. Weinstein 182, *305*
Smirnow, A. E. 139, 140, *305*
Smith, D. E. s. Robins, E. 119, *304*
— G. E. 22, 52, 64, 66, 68, 71, 72, 75, 90, *305*
— M. C. 165, 167, 170, 171, 175, 176, 178, *305*
Smyth, G. E. *305*
Snider, R. S. 133, 153, 208, 233, 237, *305*
— u. J. W. Barnard 197, *305*
— u. E. Eldred 145, 212, 233, 284, *305*
— u. H. W. Magoun 216, 285, *305*
— W. S. McCulloch u. H. W. Magoun 216, 285, *305*
— u. A. Stowell 21, 172, 224, 228, 233, 235, 282, *305*
— s. Brookhart, J. M. 145, *292*
— s. Henneman, E. 212, 285, *297*
— s. Ruhwaldt, M. M. *304*
— s. Whiteside, J. A. 246, *308*
Sokoloff, L. s. Landau, W. M. 278, *299*
Soler, J. s. Glees, P. 181, 182, *296*
Sosa, J. M. 107, *305*
Spaier, E. L. 238, *305*
Spann, J. L. s. Barnard, J. W. 234, *290*
Spiegel, A. 106, *305*
— E. A., u. N. P. Scala *305*
Spielmeyer, W. 107, 109, *305*
Spitzer, A., u. J. P. Karplus 207, *305*
Sprague, J. M. 168, 169, 174, 175, 178, *306*
— s. Chambers, W. W. 16, 89, 108, 267, 288, *293*
— s. Thomas, D. M. 183, 221, 249, 250, 251, 253, 256, 257, 258, 259, 265, *306*
Staderini, R. 219, 228, 229, *306*
Stefanelli, A. 5, 126, 128, *306*
Sterzi 6, 7
Stevens, G. H. s. Carpenter, M. B. 251, 252, 253, 254, 256, 257, 259, 260, 261, 262, *293*
Stevenson, L., u. F. Echlin 99, *306*

Stewart, T. G. s. Holmes, G. 183, 190, 191, 192, *297*
Stigliani, R. 122, *306*
Stilling, 154, 155, 162, 163, 167
Stöhr jr., Ph. 104, *306*
Stopford, J. S. B. 272, 273, 274, *306*
Stotler, W. A. 198, *306*
— s. Papez, J. W. 197, 227, *302*
Stowell, A. s. Snider, R. S. 21, 172, 224, 228, 233, 235, 282, *305*
Strauss, H. 109, *306*
Streeter, G. L. 24, 36, *306*
Ström, G. s. Rexed, B. 241, *303*
Strong, O. S. 168, 169, 222, *306*
Stroud, B. B. 22, 32, 64, *306*
Sugar, O., u. R. W. Gerard 109, *306*
Sunderland, S. 203, 206, 207, 209, 211, 272, 273, *306*
Suzuki, N. 9, *306*
Swank, R. L. 215, 216, 227, 240, *306*
— s. Cammermeyer, J. 107, *293*
Szabo, Th. s. Brodal, A. 183, 240, *292*
Szentágothai, J., u. A. Albert 169, *306*
Szentágothai-Schimert, J. 105, 106, 169, 192, 208, 237, *306*

Tagaki, J. 230, *306*
Takahashi, K. 271, *306*
Takasu, K. 97, *306*
Tarlov, I. M. s. Davidoff, L. M. 110, *294*
Tasiro, S. 197, 213, 232, *306*
Tello 146
Terrazas 149
Thomas 227
— A. 181, 248, *306*
— D. M., R. P. Kaufman, J. M. Sprague u. W. W. Chambers 183, 221, 249, 250, 251, 253, 256, 257, 258, 259, 265, *306*
— O. L. 108, *306*
Thompson, J. K. s. Crouch, R. L. 260, *294*
Titrud, L. A., u. W. Haymaker 109, *306*
Torvik, A. 189, *306*
— u. A. Brodal 217, 229, 239, 285, *306*
— s. Brodal, A. 174, 183, 220, 235, 238, 239, 240, *292*
Tronconi, V. 277, *306*
Tsai, Ch. 212, 232, *306*
Tschermak, A. 179, *306*

Tschernyscheff, A. 207, 208, *306*
— u. I. Grigorowsky 269, 270, 271, 272, 276, *306*
— s. Tschernyscheff, V. 273, *306*
— V. u. A. Tschernyscheff 273, *306*
Türck 211
Tuge, H. 10, *307*
Turner, W. A. s. Ferrier, D. 211, 248, *295*

Ubeda-Purkiss, M. s. Fox, C. A. 104, 115, *295*
Uchimura, Y. 98, 279, *307*
Uemura, H. 207, 208, 215, 265, *307*
Ule, G. 137, 139, *307*
Upners, T. 109, 119, *307*

Valkenburg, C. T. van 157, *307*
Vejas, P. 222, 230, *307*
Verhaart, W. J. C. 197, 209, 211, 227, *307*
Villaceque s. Guerrier 273, *296*
Vinolo, M. S. *307*
Vogt, C. 260, 265, *307*
— u. O. Vogt 119, 155, 156, 158, 160, *307*
— H., u. M. Astwazaturow 98, *307*
— O. *307*
— s. Vogt, C. 119, 155, 156, 158, 160, *307*
Voris, H. C., u. N. L. Hoerr 152, 232, 236, *307*

Walberg, F. 183, 197, 198, 199, 200, 201, 202, 222, 223, 227, 240, 284, 286, *307*
— u. A. Brodal 212, 213, 214, *307*
— s. Blackstad, Th. 166, 194, *291*

Walberg, F. s. Brodal, A. 187, 194, 195, 196, 202, 213, 217, 241, *292*
— s. Scheibel, M. E. 202, *304*
Walker, A. E. 175, 260, 265, 286, *307*
— u. Th. A. Weaver jr. 181, 182, *307*
— s. Weaver jr., Th. A. 175, *307*
Wallenberg, A. 164, 235, 260, 274, *307*
Waller 165
Wang, S. C., u. H. L. Borison 216, *307*
— u. S. W. Ranson 216, *307*
— s. Borison, H. L. 216, *291*
Watt, J. S., u. A. N. McKillop 269, 272, 273, *307*
Weaver, jr. Th. A., u. A. E. Walker 175, *307*
— s. Walker, A. E. 181, 182, *307*
Weber, A. 126, 127, 130, 133, *307*
— s. Baud, Ch.-A. 127, 130, *291*
Weigert 146, 168, 169
Weil, A. *307*
— E. Liebert u. G. Heilbrunn 109, *307*
Weinberg, E. 234, *307*
Weinberger, L. M., M. H. Gibbon u. J. H. Gibbon 109, *307*
Weinstein, E. A. s. Sjøqvist, O. 182, *305*
Weisschedel, E. 197, 227, *308*
Weston, J. K. 16, 17, 151, 236, *308*
Whitaker, J. G., u. L. Alexander 237, *308*
Whiteside, J. A., u. R. S. Snider 246, *308*
Whitlock, D. G. 17, 19, 20, 21, 171, 232, 233, 235, 236, 239, *308*
— s. Larsell, O. *300*

Whitteridge, D. s. Cooper, S. 235, *294*
Wiener, H. s. Münzer, E. 20, *302*
Williams, E. Y. 109, 119, *308*
Wilson, R. B. 57, *308*
— W. C., u. H. W. Magoun 187, 194, 197, *308*
Winkelman, N. W., u. J. Eckel 211, 212, *308*
Winkler, C. 124, 151, 154, 155, 203, 206, 207, 208, 211, 215, 222, 230, 239, 240, 248, 251, 252, 253, 254, 259, 261, *308*
— u. A. Potter 218, *308*
Wolff s. Bielschowsky, M. 122, 127, *291*
Woodburne, R. Th. 5, 17, 20, 234, *308*
— E. C. Crosby u. R. E. McCotter 197, *308*
Woollard, H. H., u. J. A. Harpman 213, 232, *308*
Woolsey, C. N. 86, *308*
— s. Barnard, J. W. 283, *290*
— s. Hampson, J. L. 212, 284, *296*
Worster-Drought, C., u. I. M. Allen 271, *308*

Yagita, K. 222, *308*
Yoda, S., u. Y. Katagiri 184, 189, *308*
Yoshida, I. 179, 238, *308*
Yoss, R. E. 169, 170, 171, 173, 174, 175, 176, 177, 178, *308*

Zand, N. 197, *308*
Zander, E. s. Glees, P. 197, *296*
Zeman, W. 109, *308*
Ziehen, T. 74, 75, 79, 80, 81, 85, 154, 155, 156, 158, 159, 162, 179, 215, 221, 222, 229, 233, 240, *308*
Zimmermann, H. M., u. B. S. Brody 190, 191, *308*

Sachverzeichnis.

Die Bezeichnung ff. nach einer Ziffer besagt, daß das Thema an dieser Stelle am ausführlichsten behandelt ist. f. nach einer Ziffer weist auf eine Fußnote hin.

Angioarchitektonik der Kleinhirnrinde 278 ff.
Angiographie der Kleinhirngefäße 271, 274, 275, 276
Area acusticolateralis bei *Amphibien* 11, 13
— — bei *Cyclostomen* 3, 4
— — bei *Fischen* 6, 8, 9
— —, somatisch-sensorische Längszone 11
Area trigemini 4
— —, somatisch-sensorische Längszone 11
ARNOLDS Bündel 211
Arteria auditiva interna 273
— cerebelli inferior anterior 272 ff., 276, 277
— — — media 273
— — — posterior 273 ff., 276, 277
— — superior 269 ff., 276, 277, 278
Arterien des Kleinhirns 269 ff.
Assoziationsfasern der Kleinhirnrinde 164
Assoziationszellen im Kleinhirn 119, 122
Astrocyten der Körnerschicht 149
— des Marklagers 149
Astrogliafasern in den Glomeruli 129 ff.
Auricula, Aurikel 6, 13
— bei *Vögeln* 18, 20

Baculus (ZIEHEN) 162
BERGMANNsche Glia 147
Bindearm s. Brachium conjunctivum
Blutgefäße des Kleinhirns 269 ff.
Brachium conjunctivum 251 ff.
— bei *Amphibien* 12, 14
— —, *Cyclostomen* 6
— —, Fasertopographie 251 ff.
— —, *Fischen* 8, 10
— —, *Menschen* 263 ff.
— —, *Reptilien* 17
— —, *Säugern* 251
— —, Ursprung 251
— —, *Vögeln* 21
— — ascendens 256
— — —, Terminalgebiet im Mittelhirn 258
— — —, — im Zwischenhirn 260
— — —, Verbindung mit dem Globus pallidus 261
— — —, — mit der Regio subthalamica 261
— — —, ,,uncrossed ascending limb" 257
— — descendens dorsale 254
— — — ventrale 255
— — — —, Endigungsweise 256
— pontis, corticofugale Fasern 245
Brücke s. Pons

CAJAL-SMIRNOWsche Fasern 92, 139 ff.
Cellule intermediare von LUGARO 121
— intercalate von PENSA s. Interkalierte Zellen
Chemie der PURKINJE-Zellen s. PURKINJE-Zellen
Circumolivares Bündel s. Fasciculus circumolivaris
CLARKEsche Säule 167, 168 ff., 174, 178, 182, 196 f.
Commissura alba (anterior und posterior, STILLING) 163
— cerebellaris bei *Amphibien* 12, 14
— —, *Cyclostomen* 5
— —, *Menschen* 63
— —, *Reptilien* 16
— —, *Säugern* 23
— —, *Vögeln* 20
— interfastigialis s. Decussatio interfastigialis
— (vestibulo)lateralis bei *Amphibien* 12
— —, *Cyclostomen* 5
— —, *Fischen* 6, 8, 9
— —, *Menschen* 63
— —, *Reptilien* 16
— —, *Säugern* 23, 27
— —, *Vögeln* 20
Commissurfasern des Kleinhirns 164
COOPER-SHERRINGTONs ,,border cells" 175
Copula pyramidis 52, 53
Corpus cerebelli bei *Amphibien* 11, 12, 13, 14
— —, *Cyclostomen* 4
— —, *Fischen* 6, 8, 9, 10
— —, *Reptilien* 15, 16, 19
— —, *Vögeln* 17, 19
— —, Morphogenese, bei *Säugern* 27 ff.
— —, —, beim *Menschen* 64 ff.
— —, Morphologie, bei *Säugern* 49 ff.
— —, —, beim *Menschen* 79 ff.
— pontobulbare 214 ff., 240
Corticofugale Fasern des Kleinhirns, lange 245
— — im Brachium conjunctivum und Brachium pontis 245, 246
Corticonucleäre Verbindungen beim *Menschen* 266
— —, *Säugern* 241 ff.
— —, Lobus anterior 243
— —, — posterior 243, 244
— —, Zusammenfassung 266
Corticopontine Fasern s. Tractus corticopontinus
— —, abberante 215
Crista cerebellaris bei *Cyclostomen* 4

Crista cerebelli, Ontogenese 58
Crus I und II 59 ff.
Culmen monticuli beim *Menschen* 66, 71
— — bei *Säugern* s. Lobulus IV, V, H IV, H V

Dachkern s. Nucleus fastigii
Declive, Morphogenese, Differenzierung, beim *Menschen* 81
—, —, — bei *Ratten* 34
Decussatio brachiorum conjunctivorum 254
— interfastigialis 163
Degenerationsmethoden 165 ff.
Dentatum s. Nucleus dentatus
— magnocellulare, parvocellulare 157
Dornen an Dendriten der PURKINJE-Zellen 104 ff.
Dorsale Kappe von KOOY 185 ff.
Dorsomediale Zellsäule der unteren Olive von MARESCHAL 185 ff.

Eminentia granularis 6, 7
— ventralis 12
Entwicklungsstörungen des Kleinhirns 190 ff.
Epithelzellen (GOLGI) 147

FAÑANÁS (gefiederte) Zellen 147
Fasciculus s. auch Tractus und die einzelnen Bündel
— arcuatus bulbi von SCHAFFER 240
— circumbulbaris s. Fasciculus circumolivaris
— circumolivaris 215, 240
— longitudinalis medialis und Vestibulariskerne 239
— uncinatus bei *Amphibien* 14
— —, *Reptilien* 17
— —, *Säugern* 249
— —, Terminalgebiet des 250
Faserkörbe der PURKINJE-Zellen 110 ff., 112, 125, 126, 135, 136
Fasern s. Nervenfasern
Faserstruktur der Kleinhirnrinde 123 ff.
— —, örtliche Unterschiede 92, 124
Faserverbindungen des Kleinhirns 165 ff.
  s. auch Tractus
— — bei *Amphibien* 13
— —, *Fischen* 8, 9, 10
— —, *Petromyzon* 5
— —, *Reptilien* 16
— —, *Säugern*, afferente 167 ff.
— — —, efferente 241 ff.
— —, Studium der, Methoden 165 ff.
— —, *Vögeln* 20, 21
Fibrae arcuatae internae und externae 218
— — — beim *Menschen* 215
— cerebellorubrales s. Tractus cerebellorubralis
— fastigiobulbares rectae 250
— — —, Terminalgebiet 251
— pontocerebellares bei *Vögeln* 20
— semicirculares externae, internae 163
— vestibulo-cerebellares s. Tractus vestibulocerebellaris

Fissura ansoparamediana, Ontogenese 32
— intraculminata 70
— intraparafloccularis beim *Menschen* 68, 69
— —, *Säugern* 32
— mediana cerebelli 60
— paraflocularis beim *Menschen* 68, 69
— —, *Säugern* 31, 32
— posterior superior 33
— posterolateralis bei *Fischen* 6
— —, *Menschen* (Ontogenese) 62, 63
— —, *Reptilien* 15
— —, *Säugern* 23
— —, *Vögeln* 19
— postnodularis et floccularis (STREETER) 23
— praecentralis 65, 70
— praeculminata 65, 70
— praepyramidalis, beim *Menschen* 64, 68, 69
— —, *Säugern* 32, 33
— —, *Vögeln* 19
— praetonsillaris 68
— prima 15
— —, Ontogenese 64
— secunda 15
— —, Ontogenese beim *Menschen* 68, 69
— —, *Säugern* 32
— superior posterior 69
FLECHSIGsche Bahn s. Tractus spinocerebellaris dorsalis, 167 ff.
Flocculo-noduläres Syndrom 99
Flocculus 15
—, Faserstruktur 124
—, Faserverbindungen, afferente 236, 237
—, —, efferente 246
— beim *Menschen* 79
—, *Säugern* 26
—, *Vögeln* 18
Flocculusstiel 25, 26
Folium I—X bei *Säugern* 43 ff.
—, *Vögeln* 18 ff.
Folium-Tuber vermis, Morphogenese, *Ratte, Katze* 34
— — beim *Menschen* 82
Formatio reticularis 216 ff.
Furchen s. Fissura
Furchenbildung beim *Menschen* 62 ff.
—, Reihenfolge 65

Gefiederte Zellen nach FAÑANÁS s. FAÑANÁS
Girlandenfasern des Kleinhirnmarkes 122, 127, 162
Glia s. Makro-, Mikro-Oligoglia
Gliazellen der Kleinhirnrinde 146 ff.
—, Entwicklung 95
Globus pallidus, Fasern zur unteren Olive 198 ff.
Glomeruli cerebellosi 113, 118, 119, 127 ff.
GOLGIsche Epithelzellen 147
GOLGI-Zellen der Körnerschicht 92, 101, 118, 119 ff.
—, abberante 122
—, Achsenzylinder 119 ff.
—, Dendriten 119 ff.

GOLGI-Zellen, Entwicklung 96
—, synaptische Verbindungen 123, 136, 143
—, verlagerte 123
GOWERsche Bahn s. Tractus spinocerebellaris ventralis s. 174ff.
GUDDENsche Methode, modifizierte 166, 184

Hakenbündel s. Fasciculus uncinatus
HELWEGsches Bündel 187f.
Hilus des Zahnkerns 157
Hinterstrangfasern 181ff.
Hinterstrangkerne 179
— und Kleinhirn, Verbindungen s. Tractus cuneocerebellaris 178ff.
Horizontalzellen der Körnerschicht 119, 120
Hortegaglia s. Mikroglia
Hypoglossuskern s. Perihypoglossale Verbindungen 228ff.

Incisura fastigii, erste Anlage 62
— mediana marginalis (HOCHSTETTER) 59
Innenschicht in der Kleinhirnrindenentwicklung 93, 95
Interkalierte Zellen 106, 121, 122f., 126
Intermediäre Zellen 121, 123
Interstitielle Zellen im Marklager 122
Inversion s. Kleinhirnplatte

Keimschicht für Kleinhirnrinde s. Matrix
Kleinhirn, erste Anlage 58
—, Associationsfasern 164
—, Blutgefäßversorgung 269ff.
—, Einteilung, anthropotomische und vergleichend-anatomische 88ff., Abb. 197
—, Größe der Läppchen 55, 56
—, Markmasse 162ff.
—, Morphogenese, beim *Menschen* 57ff.
—, —, *Säugern* 22ff.
—, Morphologie, beim *Ameisenigel* 41
—, —, *Amphibien* 10ff.
—, —, *Cetaceen* 56
—, —, *Cyclostomen* 3ff.
—, —, *Fischen* 6ff.
—, —, *Menschen* 79ff.
—, —, —, Zusammenfassende Übersicht 87ff.
—, —, *Monotremen* 39
—, —, *Reptilien* 14ff.
—, —, *Säugern* 39ff.
—, —, *Schnabeltieren* 39
—, —, *Vögeln* 17ff.
—, —, Übersicht, *Säugern* 41
—, Phylogenese 3ff.
—, Verbindungen 165
—, —, afferente 167ff.
—, —, efferente 241ff.
—, —, — beim *Menschen* 263ff.
—, —, —, Zusammenfassung 266ff.
Kleinhirnatrophie 110, 189ff.
Kleinhirngeschwülste 99
— und Kleinhirngefäße 271, 272, 276
Kleinhirnkerne bei *Amphibien* 150
—, Blutgefäßversorgung 276ff.
— bei *Fischen* 150

Kleinhirnkerne, Homologie 151
—, Lage, Phylogenese 150ff.
—, *Reptilien* 151
—, *Säugern* 151ff.
—, *Vögeln* 151
—, *Wassersäugern* 152
—, Verbindungen, bei *Amphibien* 13, 14
—, —, *Reptilien* 16
—, —, *Säugern*, efferente 247 s. auch Fasciculus uncinatus und Brachium conjunctivum
—, —, —, Zusammenfassung 267
—, —, *Vögeln* 20
— als Ursprungsort der Kletterfasern 139
Kleinhirnlokalisation 281ff.
Kleinhirnmark, Aufbau 162ff.
Kleinhirnmißbildungen 99
Kleinhirnplatte 28, 58, 59, 60
—, Inversion 61, 62
Kleinhirnrinde, Blutgefäßversorgung 278ff.
—, Entwicklung, ontogenetische 93ff.
— bei *Cyclostomen* 4
—, *Fischen* 7
—, Funktionen und Anatomie, Übersicht 141ff., 280ff.
—, Glia-Architektonik 146
—, Histologie 91ff., 100ff.
—, Leitungsmechanismus 141ff.
—, Makroglia 147
—, Myelo-Architektonik 92
—, Schema 90
Kleinhirnstiel, unterer, cerebellofugale Fasern 248
Kleinhirnwulst, äußerer 59, 61
—, innerer 60, 61
Kleinhirncysten 99
Kletterfasern 104, 108, 118, 123, 125, 134ff.
— an Dendriten der PURKINJEschen Zelle 104
— und Leitungsmechanismus der Kleinhirnrinde 136, 137ff., Abb. 136
—, Ursprung 137ff.
Körner s. Körnerzellen
Körnerschicht, definitive (innere) 92, 94, 97
—, —, Astrocyten 147ff.
—, —, Leitungsmechanismus 144ff.
—, embryonale (äußere) 93ff., 96ff.
—, —, persistierende Reste 99
—, —, Rückbildung 94, 96ff.
Körnerzellen der Kleinhirnrinde 101, 113ff., 119
—, Achsenzylinder 113
—, Dendriten 117
— bei *Fischen* 7
—, Histologie 113ff.
— in der Ontogenese 96
—, quantitative Daten 116ff.
—, synaptische Verhältnisse 115ff., 123
—, verlagerte 98
Korbfasern um PURKINJE-Zellen 110ff.
Korbzellen, Achsenzylinder 110ff.
—, —, Endigungsweise um PURKINJE-Zellen 104, 110ff.
—, Histologie 101, 110ff.
—, quantitative Daten 112

Korbzellen, synaptische Verhältnisse 111 ff., 113, 123, 136
Kugelkern s. Nucleus globosus

Lamina dissecans 94
Leitungsmechanismus der Kleinhirnrinde 141 ff.
Lingula, *Katze* 44
—, *Macaca* 44
—, *Mensch* 66, 80
—, Morphogenese, beim *Menschen* 70
—, *Ratte* 43
—, *Vögeln* 19
Lipofuscinpigment 157, 160, 161
Lippenfurche, äußere, Ontogenese 59
Lobuli I—X von LARSELL, bei *Säugern* 43 ff.
— bei *Vögeln* 18 ff.
Lobulus I, beim *Menschen* 80
— —, bei *Säugern* 43
— II, beim *Menschen* 80
— —, bei *Säugern* 44
— III, beim *Menschen* 80
— —, bei *Säugern* 45
— IV, beim *Menschen* 81
— —, bei *Säugern* 45
— V, beim *Menschen* 81
— —, bei *Säugern* 46
— VI, beim *Menschen* 81, 82
— —, bei *Säugern* 46
— VII, beim *Menschen* 82, 83
— —, bei *Säugern* 47
— VIII, beim *Menschen* 83
— —, bei *Säugern* 47, 48
— IX, beim *Menschen* 83
— —, bei *Säugern* 48
— X, beim *Säugern* 48
— H I—V, beim *Menschen* 80, 81
— —, bei *Säugern* 50
— H VI, beim *Menschen* 83
— —, bei *Säugern* 50
— H VII, beim *Menschen* 84, 85
— —, bei *Säugern* 51
— H VIII, beim *Menschen* 86
— —, bei *Säugern* 52, 53
— IX, beim *Menschen* 86
— —, bei *Säugern* 54
— ansiformis, Morphogenese, beim *Menschen* 76
— —, —, bei *Säugern* 38
— ansoparamedianus, Morphogenese, bei *Säugern* 38
— centralis beim *Menschen* 66, 71, 80
— gracilis, Homologie 78
— —, Morphogenese 78
— —, Morphologie 85
— lateralis bei *Amphibien* 13
— paramedianus, Morphogenese, beim *Menschen* 78
— —, —, *Säugern (Ratte, Katze, Schwein, Cetaceen)* 37
— —, Morphologie, bei *Säugern* 52, 53
— profundus (DEJERINE) 84
— quadrangularis, pars post. 84

Lobulus quadrangularis, Homologie 76
— —, Morphogenese 75
— semilunaris, Homologie 76
— —, Morphogenese 76
— — inferior, Homologie 77
— — —, Morphologie 84, 85
— — superior, Homologie 77
— — —, Morphologie 84
— simplex beim *Menschen* 84
— —, Morphogenese, beim *Menschen* 75
— — —, *Säugern* 38, 39
Lobus anterior, Morphogenese, beim *Menschen* 65, 66, 67, 70 ff.
— —, —, *Säugern* 28, 29, 30
— —, —, Hemisphärenanteil 31
— —, Morphologie, beim *Menschen* 79, 80
— —, —, *Säugern* 50
— —, somatotopische Lokalisation 173
 s. auch somatotopische Ordnung
— flocculonodularis, bei *Amphibien* 11
— —, Morphogenese, bei *Säugern* 24 ff.
— —, Morphologie, beim *Menschen* 79
— —, —, *Säugern* 48, 49
— —, *Reptilien* 15
— —, Verbindungen 246
— —, *Vögeln* 18
— posterior, Morphogenese, beim *Menschen* 71 ff.
— —, —, bei *Säugern* 31
— —, *Vögeln* 19
— —, Morphologie, beim *Menschen* 81 ff.
— —, —, *Säugern* 50 ff.
— vestibularis bei *Fischen* 6, 8, 9, 11, 12

Makroglia 147
Mantelschicht in der Rindenentwicklung 93
MARCHI-Methode 165
Markgeflecht, sublobuläres 163
Matrix 93, 95, 96
Medulloblastom 99
Metaterminale Fasern 126, 127
Methoden zum Studium der Faserverbindungen 165 ff.
Mikroglia in der Kleinhirnrinde 149
Molekularschicht der Kleinhirnrinde 4, 92
—, markhaltige Fasern 127
—, Leitungsmechanismus 143 ff.
— in der Ontogenese 93, 96, 97
Moosfasern in der Körnerschicht und in den Glomeruli 113, 117, 118, 125, 127 ff., 130 ff.
— und Leitungsmechanismus der Kleinhirnrinde, Abb. 131, 144 ff.
—, Ursprung 133

Nebenflocke (HENLE) 73
Neodentatum 158
Nervenfasern, Degeneration von 165 ff.
Nervus glossopharyngicus, Kleinhirnverbindungen 239
— trigeminus, Kleinhirnverbindungen 233 ff.
— vagus, Kleinhirnverbindungen 239

Nervus vestibularis, Kleinhirnverbindungen 235 ff.
Neuroprotofibrillen 126
Neurosome 128
Nodulus 15, 27
— beim *Menschen* 79
—, Faserstruktur 124
Nucleus(ei) arcuatus(si) 214 ff.
— β der unteren Olive von BRODAL 185 ff.
— caudatus, Fasern zur unteren Olive 198 ff.
— cerebelli 9, 13, 14, 16, 150 ff.
— cervicalis lateralis 197, 240 ff.
— comitans hypoglossi 221
— cuneatus externus 178 ff.
— — —, Faserverbindungen 179 ff.
— dentatus 157 ff.
— —, Form und Größe 157, 160
— —, Gefäßversorgung 277 ff.
— —, Gliazellen 161
— —, Lipofuscinpigment 159, 160
— —, Struktur 158
— —, Verbindungen, afferente 161, 230 ff.
— —, —, efferente 161, 265
— emboliformis 155, 156
— —, Verbindungen, efferente 264
— fastigii 16
— — beim *Menschen* 154
— —, *Säugern* 153
— —, Gefäßversorgung 277
— —, Verbindungen 155
— funiculi anterioris 221
— — lateralis s. Nucleus reticularis lateralis
— — teretis 228 f.
— globosus 155
— intercalatus von STADERINI 228 ff.
— —, Kleinhirnverbindungen 229 ff.
— interfasciculares N. hypoglossi von JACOBSOHN 219, 221
— interpositus 16
— — bei *Säugern* 154
— lateralis 8, 16, 150
— — (dentatus) bei *Säugern* 154, 157 ff.
— — oblongatae s. Nucleus reticularis lateralis
— — valvulae 8, 10
— medialis 16, 17, 150
— MONAKOW s. Nucleus cuneatus externus s. 178 ff.
— octavo-motorius anterior 150
— olivaris s. Oliva inferior
— pontis 203
— —, afferente Verbindungen 208 ff.
— —, efferente Verbindungen 203 ff.
— —, Homologon bei *Vögeln* 213 f.
— praepositus N. hypoglossi 219, 228 ff.
— —, Kleinhirnverbindungen 229 ff.
— reticularis lateralis 217, 221, 223
— — —, afferente Verbindungen 225 ff.
— — —, funktionelle Bedeutung 227
— — —, Kleinhirnverbindungen 221 ff.
— — —, —, Endigungsweise 224
— — — beim *Menschen* 224
— — paramedianus 217, 218 ff.
— — —, funktionelle Bedeutung 221
— — —, Kleinhirnverbindungen 218 ff., 239

Nucleus(ei) reticularis paramedianus beim *Menschen* 221
— — tegmenti pontis 203, 204 f., 217 ff.
— ROLLER 219, 228 ff.
— —, Kleinhirnverbindungen 229 ff.
— ruber 230
— —, afferente Verbindungen 258 ff.
— —, efferente Verbindungen 198 ff.
— —, — — mit dem Kleinhirn 230 ff.
— tecti s. Nucleus fastigii

Oligodendroglia im Dentatum 161
— in den Glomeruli 128, 132
— in der Kleinhirnrinde 149
Oliva inferior 185 ff.
—, afferente Verbindungen 189 f., 197 ff.
—, efferente Verbindungen s. Tractus olivocerebellaris 183 ff.
—, feinerer Bau 202
Olivocerebellare Verbindungen 183 ff., s. auch Tractus olivocerebellaris
Olivopontocerebellare Atrophie 189 ff.

Palaeodentatum 158
Paraflocculus 15
— bei *Reptilien* 15
—, *Säugern* 26
—, —, Morphogenese 35, 36
—, *Vögeln* 18, 20
Paraflocculus accessorius beim *Menschen* 87
— —, *Säugern*, Morphogenese 36
— dorsalis 53, 86
— —, Morphogenese beim *Menschen* 75
— ventralis 54, 86
— —, Morphogenese beim *Menschen* 71, 72
Parallelfasern der Molekularschicht 104, 105, 112, 113 ff., 123, 124, 125
Pars interposita bei *Reptilien* 15, 16
— lateralis bei *Reptilien* 15, 16
Pedunculus flocculi 25, 26
Periaquaeductales Grau, Fasern zur unteren Olive 197, 198 ff.
Perihypoglossale Kerne 228
—, funktionelle Bedeutung 230
—, Kleinhirnverbindungen 228 ff.
Periterminales Reticulum 129, 133 f.
Pfropfkern s. Nucleus emboliformis
Plexus extraciliaris 163
— infracellularis 103, 123 ff.
— infraganglionaris s. Plexus infracellularis
— intraciliaris 163
— intraganglionaris 123 ff.
— intragranularis 123, 125
— supracellularis 103, 123 ff.
— supraganglionaris s. Plexus supracellularis
Polymorphe Zellen in der Körnerschicht 121, 126
Ponskerne s. Nuclei pontis
Pontocerebellare Verbindungen 202 ff. s. auch Tractus pontocerebellaris
PURKINJEsche Körbe s. Faserkörbe

PURKINJE-Schicht der Kleinhirnrinde 92, 97 ff.
PURKINJE-Zellen 95, 101 ff.
—, Achsenzylinder 101
—, —, Kollateralen 101
—, Altersveränderungen 106 ff.
—, chemischer Aufbau 107 ff.
—, Faserkörbe s. Faserkörbe
— bei *Fischen* 7
—, Funktionszustände 103, 107, 108
—, Histologie 101, 103 ff., 108
— in der Ontogenese 95, 96, 97 ff.
— bei *Petromyzon* 4
—, quantitative Daten 104 ff., 116
—, Reaktion auf Schäden verschiedener Art 108 ff., 279
—, synaptische Verhältnisse 104 ff., 143
—, verlagerte 98 ff., 103, 120
—, zweikernige 106 ff.
Pyramidenbahn, Kleinhirnanteil 216, 240 ff.
Pyramis vermis, Ontogenese, *Ratte* 33, 34
— — beim *Menschen* 83

Radiärfasern der Körnerschicht 125
Randschleier der embryonalen Kleinhirnrinde 93
RASDOLSKY-Methode 166
Rautenlippe 26
Recessus lateralis 11, 12, 13, 15, 25, 26
Rete nervosa diffusa von GOLGI 126 ff., 128
Reticuläre Substanz s. Formatio reticularis
Reticulocerebellare Fasern s. Tractus reticulocerebellaris
Retrograde Zellveränderungen, Studium der 166
— — in der reticulären Substanz 217 ff.
— — in der unteren Olive 184, 189 f.
— — in PURKINJE-Zellen 108
Rindenplatte der embryonalen Kleinhirnlamelle 93
ROLLERscher Kern s. Nucleus ROLLER

Silberimprägnationsmethoden zum Studium von degenerierenden Nervenfasern 165
Somatotopische Lokalisation, und somatotopische Endigung von Fasern 282 ff.
— —, cerebrocerebellare 284
— —, Lobulus paramedianus 224, 282 ff.
— —, Lobus anterior 173, 177, 182, 224, 226, 282 ff.
— —, Oliva inferior 195 ff., 200
Spinocerebellare Verbindungen 167 ff. s. auch Tractus spinocerebellaris
Sternzellen, äußere 101, 112 ff.
—, synaptische Verhältnisse 112 ff., 136
—, große s. GOLGI-Zellen der Körnerschicht
—, innere s. Korbzellen
Striae medullares 215, 216
Substantia reticularis s. Formatio reticularis
Sulcus s. auch Fissura
— anonymus 62
— declivialis 34, 35

Sulcus horizontalis, erste Anlage 69
— inferior anterior 68
— — posterior 68
— obliquus 68
— uvularis 1—2
— —, *Ratte* 33
Synarmotische Zellen 122

Tangentialfasern der Molekularschicht 110 ff., 124, 125
Tectocerebellare Verbindungen 232 ff.
Terminale Boutons 103, 110, 112, 115, 118, 136
— Degeneration, Methode der 166
Thalamus, Verbindungen mit dem Kleinhirn 260 ff.
Tonsilla cerebelli, Gefäßversorgung 245 ff.
— —, Homologie 73, 86
— —, Morphogenese 71, 72
— —, Morphologie 86
Tractus annuloolivaris von METTLER 197
— bulbocerebellaris bei *Amphibien* 14
— — bei *Reptilien* 17
— centralis tegmenti s. Zentrale Haubenbahn
— cerebellobulbaris bei *Fischen* 8
— —, *Reptilien* 17
— —, *Vögeln* 21
— cerebellomotorius bei *Plagiostomen* 8
— cerebelloolivaris 189 f., 198
— cerebelloreticularis 221, 249 ff., 255 ff.
— cerebellorubralis 231, 232, 258 ff.
— cerebellotectalis 6, 10
— cerebellovestibularis 8, 245
— — et bulbaris bei *Plagiostomen* 8
— cochleocerebellaris bei *Reptilien* 16
— —, *Vögeln* 20
— corticoolivaris 198 ff.
— corticopontinus 209 ff.
— —, abberante Fasern 215
— —, funktionelle Bedeutung 212
— — beim *Menschen* 211 ff.
— cuneocerebellaris 178 ff.
— —, Endigungsgebiet 179 ff.
— —, Endigungsweise 181
— —, Faserkaliber 181
— —, Funktion 182
— lineocerebellaris 5
— lobocerebellaris 5, 8, 10
— mesencephalocerebellaris 8, 10
— olivocerebellaris 183 ff.
— —, Endigungsgebiete 187 ff.
— —, Endigungsweise 133, 193
— —, Faserkaliber 192
— — bei *Fischen* 8, 10
— —, Funktion 197, 201
— — beim *Menschen* 189 ff.
— — bei *Reptilien* 17
— — bei *Vögeln* 21
— pallidoolivaris 197 ff.
— pontocerebellaris 203 ff.
— —, Endigungsweise 133, 208
— —, Faserkaliber 208
— —, Lokalisation 207

Tractus pontocerebellaris beim *Menschen* 207 ff.
— — bei *Vögeln* 21
— reticulocerebellaris 8, 10, 216 ff.
— —, Endigungsweise 133, 224
— — bei *Vögeln* 21
— rubrocerebellaris 230 ff.
— rubroolivaris 197 ff.
— rubrospinalis 230 f., 231
— saccocerebellaris 5
— spinocerebellaris dorsalis 167 ff.
— — — bei *Amphibien* 14
— — —, *Fischen* 8, 10
— — —, *Reptilien* 16
— — —, *Vögeln* 20
— — —, Endigungsgebiet im Kleinhirn 171 ff.
— — —, Endigungsweise 133, 174
— — —, Faserkaliber 169
— — —, Funktion 174
— — intermedius 178
— — ventralis 5, 8, 14, 16, 167, 174 ff.
— — —, Endigungsgebiet im Kleinhirn 176
— — —, Faserkaliber 176
— — —, Funktion 178
— spinoolivaris 194 ff.
— —, Endigungsweise der Fasern 202
— —, Funktion 197
— spinopontinus 213 ff.
— spinovestibularis 174 f.
— striocerebellaris 239
— — bei *Vögeln* 21
— tectocerebellaris 232 ff.
— — bei *Amphibien* 14
— —, *Cyclostomen* 5
— —, *Fischen* 8, 10
— —, *Menschen* 233
— —, *Reptilien* 17
— —, *Säugern* 232 ff.
— —, *Vögeln* 20
— tectopontinus bei *Säugern* 213
— thalamoolivaris 197
— trigeminocerebellaris 233 ff.
— — bei *Amphibien* 14
— —, *Cyclostomen* 5
— —, *Fischen* 8, 10
— —, *Menschen* 234 ff.
— —, *Reptilien* 16
— —, *Säugern* 233 ff.

Tractus trigeminocerebellaris, *Vögel* 20
— uncinatus s. Fasciculus uncinatus
— utriculocerebellaris 5
— vestibulocerebellaris 235 ff.
— — bei *Reptilien* 16
— — —, *Vögeln* 20
— — —, Endigungsweise 133, 237
— — —, Ursprung von sekundären Fasern 236 ff.
— vestibulospinalis 285
Transneuronale Veränderungen 189 f.
— — in PURKINJE-Zellen 108
Trigeminocerebellare Verbindungen 233 ff.
Tuberculum acusticum 24
— cerebelli 58 s. auch Crista cerebelli
Tuber posterius 34
TÜRCKS Bündel 211

Untersuchungsmethoden 165 ff.
Uvula, Faserstruktur 124
— beim *Menschen* 83
—, Morphogenese, *Ratte* 33

Vagus, Kleinhirnverbindungen 239
Valvula cerebelli 8, 9, 10
Venen des Kleinhirns 278
Ventrolateraler Auswuchs der unteren Olive von KOOY 185 ff.
Verbindungen, corticonucleäre, bei *Säugern* 241 ff.
Vestibulocerebellare Verbindungen 235 ff.
Vierhügel, Verbindungen s. Tractus tectocerebellaris, Tractus tectopontinus
Vincula lingulae 80
Vlies, inneres, äußeres 163

WALLENBERGsches Syndrom 274

Zahnkern s. Nucleus dentatus
Zentrale Haubenbahn 197
Zentrales Höhlengrau s. Periaqueductales Grau
Zwischenschicht der embryonalen Kleinhirnrinde 93

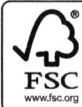

MIX
Papier aus verantwortungsvollen Quellen
Paper from responsible sources
FSC® C105338

If you have any concerns about our products,
you can contact us on
ProductSafety@springernature.com

In case Publisher is established outside the EU,
the EU authorized representative is:
**Springer Nature Customer Service Center GmbH
Europaplatz 3, 69115 Heidelberg, Germany**

Printed by Libri Plureos GmbH
in Hamburg, Germany